나도 응급의료 전문가

김영설 옮김
Yuki Mitani 저자
Nobuaki Shime 감수

도서출판 대한의학

역자 서문

응급실은 삶과 죽음의 처절한 현장이며, 단 1분 1초가 아쉬워 생명줄을 놓치게 된다. 의료인이라면 누구나 응급 현장에 놓이게 되며 자신의 실력을 총동원하여 꺼져가는 생명을 붙잡아야 하는 사명을 가지고 있다.

최근의 응급의료통계 자료는 다양한 사회적 요인의 영향으로 응급실 내원 환자가 증가하고 있지만 전문 인력은 충분하지 않다고 한다. 사실 응급실에서뿐 아니라 일상 외래 진료나 병동에서 긴급 환자를 만날 기회가 늘고 있다. 따라서 모든 의사가 응급 상황에 대처할 수 있는 역량을 갖추어야 하지만 응급의료에 대한 교육은 어렵고 각종 수기를 숙달하기 위한 지침서는 많지 않다고 생각한다.

응급 현장에서 진료의 흐름이 어렵다고 느껴질 수도 있지만 응급의료에서는 시간 경과에 따른 평가와 개입이 어느 정도 정해져 있다고 한다. 이런 응급의료에 필요한 평가와 개입 과정을 이 책은 흥미롭게 해설하고 있다. 머리글자 LEMON, MOANS, HOP 등을 이용한 기관 삽관 위험 평가나 SOAPMD를 이용한 준비 그리고 DOPE를 이용한 문제해결 등은 응급 환자의 평가와 개입에 빠짐없는 대처가 가능하게 해 줄 것이다. 따라서 응급의료를 처음 시작한 의료인뿐 아니라 이미 경험이 많은 의료인에게도 도움이 될 것으로 생각한다.

이 책은 쇼크 환자의 접근에 대해 조직에서 일어나는 미세환경을 임상적 거시적 환경에서 평가하는 방법도 제시하고 있다. 임상 의사가 쇼크 환자에게 무심히 시행하던 임상 평가에 이런 생리적 배경이 있다고 알려주어 쇼크 환자 진료가 크게 개선될 수 있을 것으로 생각한다.

이 책이 응급 상황을 만나는 모든 의료인에게 도움이 되어 멋진 응급의료가 이루어지기를 기대한다.

2025년 2월

경희대학교 의과대학 명예교수 김영설

용이 되어라

— 서문을 대신한 감수의 글 —

미타니 유우키의 저서『모두의 응급의학과(일본 출간 제목)』가 출판된다고 한다. 정말 축하할 일이다. 그는 의료 경력 겨우 4년 남짓인 젊은 의사다. 아직 30대 초반에 불과한 나이에 의학서적을 집필하다니 상식을 벗어난 일이다. 적어도 나에게 불가능했던 일이다(당연한 이야기일까). 그러나 할 수 있는 사람은 있다.

저자는 용이다. '모두'는 구름을 의미한다. 용 아래에 구름이 모여들고, 비를 내리고, 오곡백과가 무르익게 한다. 임상 현장에서 무엇보다 중요한 ABCD 접근의 보급을 통해 보이지 않는 수많은 환자가 구원을 받을 수 있다. 어느 신약보다도, 어느 첨단 기술보다도 중요한, 의료의 본질에 뿌리를 둔 기본 의료의 보급이 이 책을 통해 가능해질 것이다.

물론 내용에 다소 미흡한 부분이 있다. 세부 표현이나 의학 서술에 가볍게 느껴지거나 부족함을 느끼는 독자도 있을 것이다. 그러나 그것도 하나의 묘미로 받아들이고 싶다. 이런 책은 지금까지 없었다. 새로운 시도의 첫걸음은 언제나 좌절과 실패와 함께하기 마련이다. 그것으로 충분한 것이다.

젊은 용은 지금도 앞으로도 나름의 고난과 비판을 겪게 될 것이다. 어쩌면 그 비판이 더욱 많을 수도 있다. 그러나 좌절하지 않고 용이 되기를 바란다. 그리고 주위에 많은 구름을 모아, 푸른 대지에 축복의 비를 내리기를.

용이 되어라, 구름은 저절로 모여들 것이다

무인 小路実篤

2022년 9월

여름의 끝 무렵, 평화대로 너머 구름 사이로 지는 석양을 바라보며

히로시마대학 대학원 의과학 연구과 응급집중치료의학

Nobuaki Shime

머리말

우선 ABCD가 안정적인지 확인하고, OO검사를 시행하여….

여러분은 이렇게 써 있는 응급의료 책을 한 번쯤 읽어본 적이 있을 것입니다. 복통이든 실신이든 어떤 주소로 내원한 환자에서나 우선 A(기도), B(호흡), C(순환), D(의식)를 평가하여 안정화 시키는 **ABCD 접근** 시행은 응급의료의 기본입니다.

기본이라고 하지만, 사실 **ABCD의 평가와 안정화야말로 응급의료에서 가장 어려운** 부분이라는 것도 사실입니다. 그러나 많은 책에서 이런 설명이 처음 몇 줄로 끝나는 경우가 많으며, 총론적 설명을 읽어봐도 결국 제대로 이해하지 못하겠다는 느낌을 받는 경우가 많았을 것입니다. 여러 **핸드북이나 참고서를 공부해도 어쩐지 응급의료가 제대로 시행되지 못하는 이유는, ABCD 접근을 진정으로 이해하지 못했기 때문입니다.**

이 책은 응급의료에 종사하는 전공의나 젊은 의사뿐 아니라, 모든 의료 종사자와 학생들이 ABCD 접근을 보다 깊이 학습할 수 있도록 만든, 말 그대로 '모두를 위한' 한 권입니다. 고심하며 최선을 다해 일하는 의료인과 함께 응급실 진료를 재현하여 현장감을 느끼며 학습할 수 있도록 구성하였습니다. 책을 다 읽고 난 그날부터 ABCD 접근을 실천할 수 있도록, 초기 진료에서부터 필요한 사고의 흐름을 철저히 파고들었습니다. **지원팀을 기다리는 동안 시행해야 할 구체적 행동 계획과, 언뜻 안정적으로 보이는 중환자를 놓치지 않기 위한 진료 방법을 배우는** 것도 이 책의 목적입니다.

물론 이 ABCD 접근이라는 주제는 응급의료 중에서도 방대한 주제이므로 아직 미숙한 필자 혼자서 다루기에 결코 충분하지 않다는 것을 잘 알고 있습니다. 그러나 **제가 미숙하기에 오히려 초심자가 고민할 만한 요점에 철저히 다가갈 수 있다**고 믿으며 이 책을 출판하게 되었습니다. 또한 필자의 부족한 지식과 내용을 보완해 주시도록 병원의 윗사람을 비롯하여 응급의학은 물론 인생의 스승이신 선생님들, 온라인에서 만난 존경하는 선생님들, 믿음직한 후배들, 그리고 매일 병원에서 도움을 주시는 다양한 직종의 의료인들 등 **'모두의' 큰 지원을 받아 어떻게든 완성할 수 있었습니다.** 책을 출판할 기회를 주신 미야자키 노리키 선생님, 이 책의 주제와 구성을 함께 고민해 주신 마츠바라 토모야스 선생님, 독자의 시각에서 책을 조망하며 여러 가지로 아낌없이 조언해 준 든든한 후배 하타마 코스케 선생님, 교정을 담당해 주신 카와무라 유미코 님, 일러스트 작업을 함께해 주신 카쿠노 후치 님, 그리고 칼럼 집필을 맡아주신 모든 선생님께 이 자리를 빌려 감사의 말씀을 드립니다. 또한 이 책을 감수해 주신 시메 노부야키 교수님, 칼럼 집필뿐 아니라 모든 원고를 검토해 주시고 다양한 상담에 응해 주신 저의 형님과 같은 존재인 타카바 아키히로 선생님, 기획과 편집을 담당해 주신 나카가이의학사의 미야자키 마사히로 님과 코이시 유키 님께도 깊은 감사의 마음을 전합니다.

2022년 9월

히로시마대학 응급집중치료의학

Yuki Mitani

이 책의 사용법

이 책은 응급의료에 종사하는 전공의와 젊은 의사뿐 아니라, '모두'가 ABCD 접근과 심폐소생에 대해 더 깊이 배울 수 있도록 작성되었습니다.

실제 임상 상황에서 각 장면을 쉽게 상상할 수 있고, 진료의 흐름이 끊기지 않도록 필요한 학습 내용을 필요한 순서대로 담았습니다. 따라서 기본적으로는 처음부터 차례대로 읽기를 권하지만, 분야에 따라 어려움을 느낄 수 있는 부분도 있을 것입니다.

새로운 것을 배우는 과정에서 세부 내용이 궁금할 수 있지만, 정말 중요한 내용은 다음에 반드시 설명이 나오게 되어 있습니다. 만약 궁금증이 해소되지 않더라도, 앞으로 스스로 학습하기에 필요한 힌트가 있을 것으로 믿습니다. 우선 시간이 있을 때 계속 읽어 일단 책을 처음부터 끝까지 읽어보십시오. 그리고 2번, 3번 반복해서 읽다 보면 처음 읽었을 때 이해하지 못했던 내용을 점차 이해할 수 있을 것입니다. 처음 읽기에서 발견하지 못했던 새로운 깨달음도 있을지 모릅니다. 즐거운 마음으로 여러 번 읽어보길 바랍니다.

마지막으로, 이 책의 주된 독자로 예상되는 여러 분야의 의료인에게 메시지를 전합니다.

【의학 분야 학생(의대생, 간호대생)】

임상 현장의 치료 내용을 세부적으로 이해하기에 어렵게 느낄 수 있습니다. 세세한 의문점이나 난해한 내용에 얽매여 무리하게 이해하려고 하기보다는, 우선 응급의료와 ABCD 접근의 전체적 개념 파악에 집중하면 좋습니다. 응급의료의 기본 개념을 이해할 수 있으면, 국가시험 문제도 근거를 가지고 답할 수 있게 될 것입니다.

【전공의 1년 차】

첫째 목표는 '응급실에서 실제로 활용할 수 있게 되는 것'이라고 생각합니다. 우선 첫인상 평가와 1차평가(primary survey)를 시행하며, 중환자를 상급 의사에게 의뢰하는 것을 목표로 합니다. 말초정맥로 확보 및 혈액가스 분석 등 초기 대응에서 중요한 기법과 검사도 조금씩 익혀나가길 바랍니다.

【전공의 2년 차】

ABCD 접근을 시행하며, 지원을 받을 때까지 어떻게든 생명을 유지할 수 있는 기법을 익힙니다. 2년 차 전공의가 되면 병원에 따라서는 혼자 당직을 서야 하는 경우도 있습니다. 혼자서도 중환자를 안정화시킬 수 있도록 치료 방침 결정을 위해 필요한 검사를 마스터하고, 생명 유지에 필요한 개입 폭을 계속 넓혀 나가기를 바랍니다.

【상급 전공의 또는 그 이상 경력 의사】

이미 알고 있는 내용이 많을지도 모르지만, 습관적으로 시행했던 ABCD 접근에 미처 알지 못했던 점이 있을 것입니다. 또한, 이 책에서는 응급의료를 목표로 하는 의사가 반드시 알고 있어야 할 수준 높은 내용을 곳곳에 수록했습니다. 이를 습득하여 진료의 질을 높이기 바랍니다.

【간호사】

첫 인상 평가와 1차평가를 위한 신체 진찰은 응급실뿐 아니라 병동에서도 매우 유용합니다. 이런 이상 상태가 나타나는 기전을 이해하면, 침상에서 시행할 수 있는 개입 범위가 넓어질 것입니다(예: 흡인에 의한 무기폐 ➡ 션트 ➡ 이상 부위를 위로 하는 체위 변경 등). 또한, 삽관이나 중심정맥관 삽입(CVC) 같은 기법 설명 부분에서는 준비 사항에서부터 철저하게 설명하고 있으므로, 처치 보조의 예습과 복습에 활용해 주세요.

【구급대원】

1차평가와 기본생명유지(BLS)는 병원 도착 전 단계에서도 매우 중요합니다. 모니터의 수치에 의존하지 않는 신체 진찰 지식을 깊이 익혀 보다 높은 수준의 평가와 개입을 목표로 합니다. 또한, 병원 도착 전의 정보를 바탕으로 의료인은 어떻게 생각하여 어떤 준비를 하는지 각 장의 브리핑에서 배울 수 있습니다.

캐릭터 소개

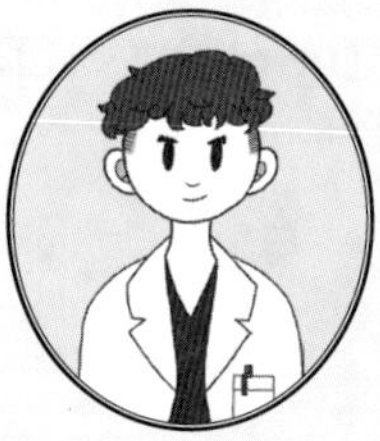

- **아츠시**

(전공의 3년 차, 응급의학과)

열정적 마음을 가진 전공의이며 파마머리가 트레이드마크.
사실은 자연 파마가 아니며 주기적으로 미용실에서 파마하고 있다는 건 비밀.

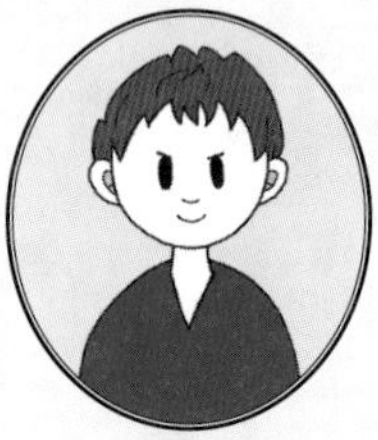

- **하야테**

(전공의 1년 차, 관심 분야: 외과 전반)

야구부에서 쌓은 체력과 상쾌한 인사가 매력적.
때로 주위를 살피지 않고 앞서 나가는 성격이 단점.

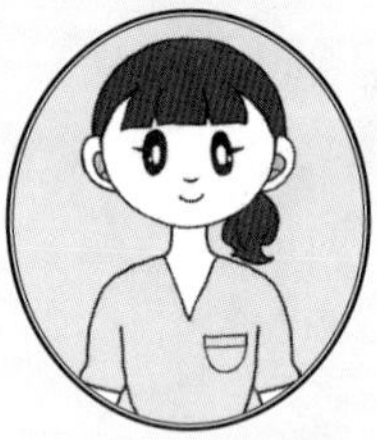

- **히카리**

(전공의 1년 차, 관심 분야: 마취, ICU 관리)

의과대학에서 항상 우수한 성적을 기록한 모범생.
완벽해 보이지만, 수술복 앞뒤를 잘못 입는 등 천연스러운 면도.

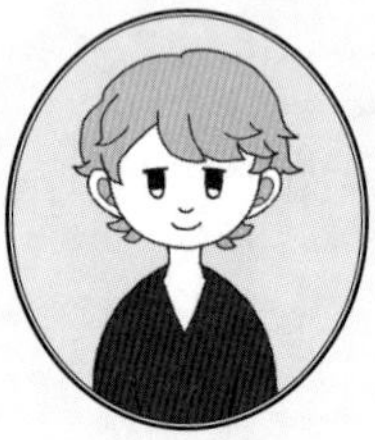

- **노조미**

(전공의 1년 차, 관심 분야: 순환기)

믿음직스럽지 않게 보일 때도 있지만, 손재주는 동기 중에서 최고.
취미는 기타 연주이며 중학생 때부터 시작한 실력은 상당한 수준.

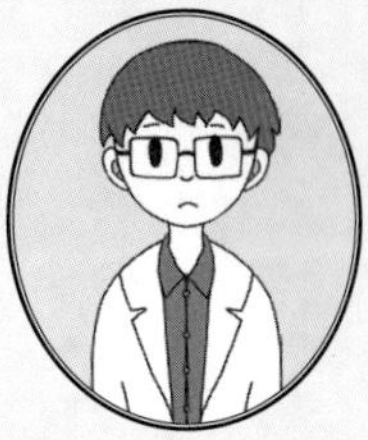

- **츠바사**

(전공의 1년 차, 관심 분야: 연구, 신경생리학)

학생 때부터 연구실에 소속되어 기초 연구를 해온 노력가.
끝말잇기, 체스, 퍼즐을 좋아하여 너무 몰두하다 보면 어느새 아침을 맞는 경우도 자주 있음.

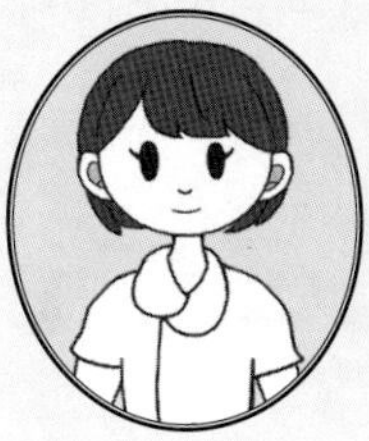

- **사쿠라**

(간호사 4년 차, 응급실 근무)

대학생 때 여자 농구부 주장으로 활동했던 꼼꼼한 성격의 소유자.
일을 능숙하게 해내며 업무가 느린 직원에게 다소 강한 어조로 말하는 경우도 있음.

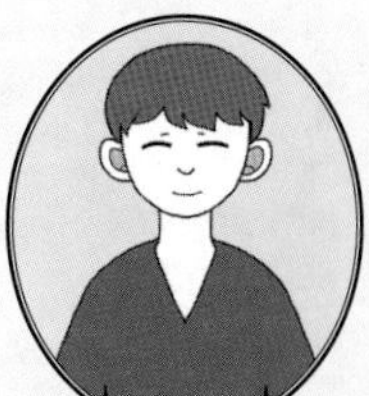

- **미즈호**

(간호사 7년 차, 응급실 근무)

병원에서 누구보다도 친절하여 의지가 되는 유도 검은띠의 남성 간호사.
세 아이의 아빠로 육아에도 열심.

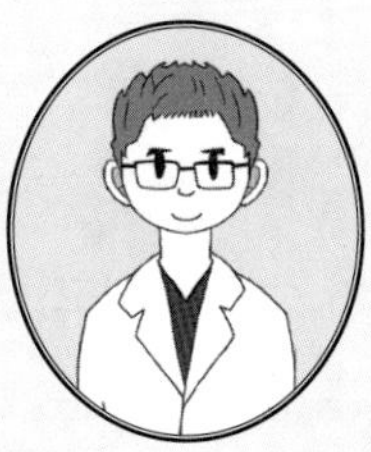

- **노부로**

(의사 경력 25년, 응급의학과 부장)

응급의학, 마취, 집중 치료에 모두 능통한, 믿음직한 베테랑 의사.
후배 교육과 의학 발전에 헌신하고 있음.

목 차

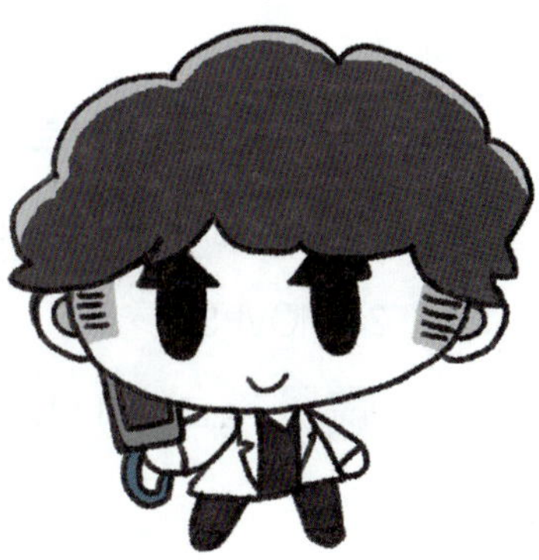

Airway — 기도 —

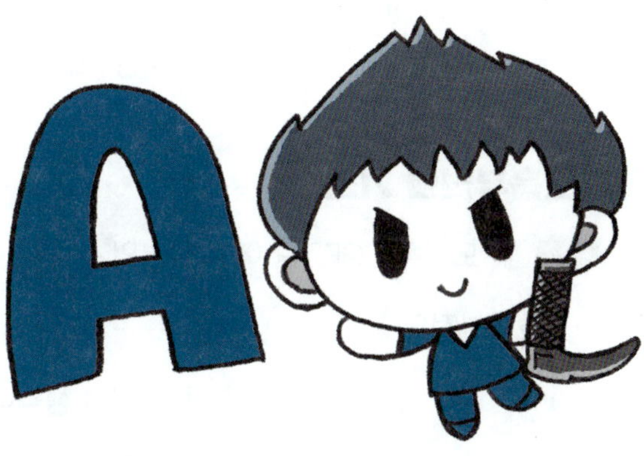

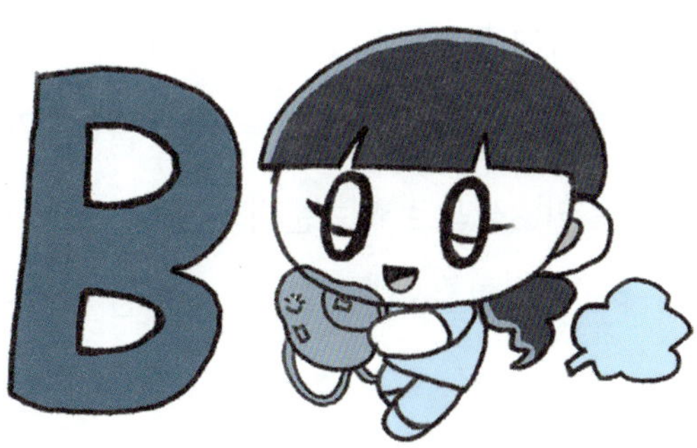

Circulation — 순환 —

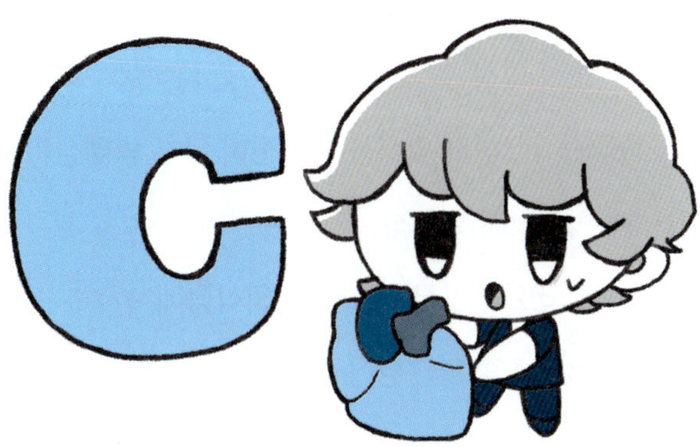

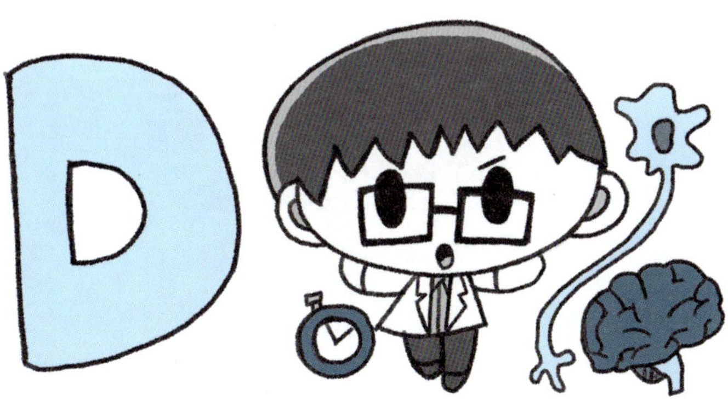
D

CPR — 심폐정지 — 371

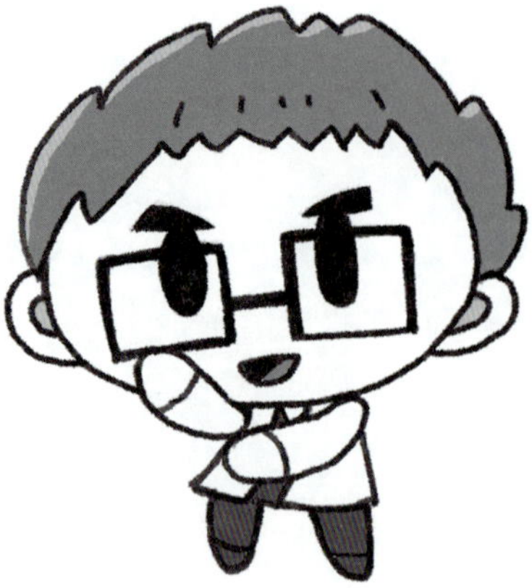

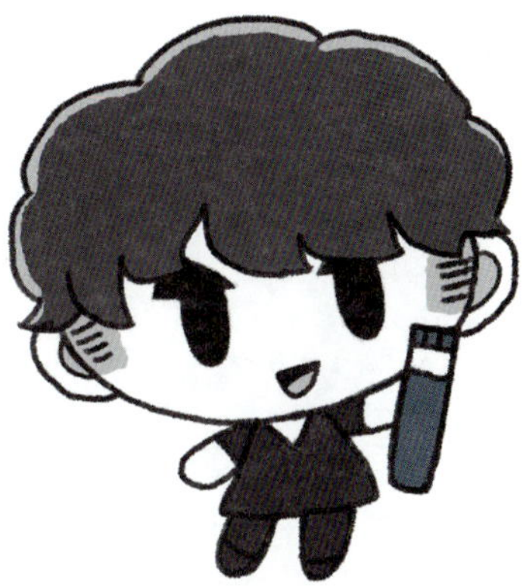

General

— 총론 —

- 첫인상 평가에서 중증으로 판단하면 지원 요청하며 OMI!
- 활력징후나 검사 결과에 얽매이지 말고, primary survey에서 이상 여부 평가!
- A부터 순서대로 평가와 개입을 진행하며, ABC 안정화가 최우선!
- ABC를 안정시킨 후 향후 치료 방침 결정에 필요한 검사와 진찰을 진행하여 판단!

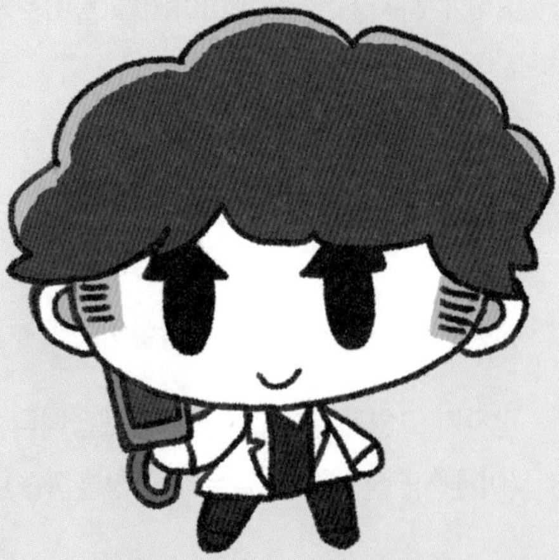

General — 총론 —

1 ABCD 접근

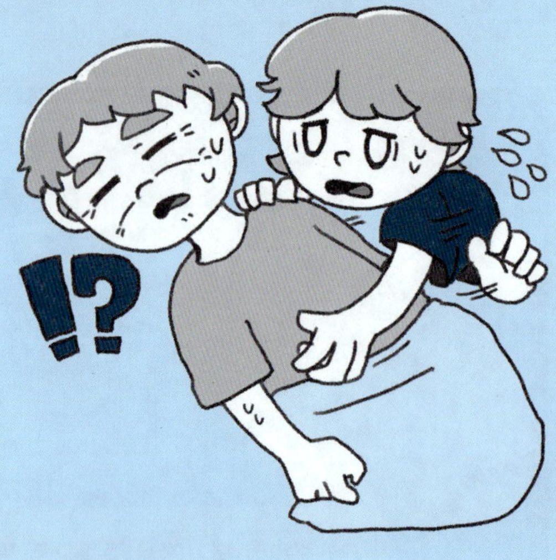

오늘도 붐비는 응급실…
오늘부터 응급의학과 근무를 시작한 노조미선생은 어딘가 불안한 모습으로 침착하지 못하다.
마침 상태가 나빠 보이는 환자가 구급차로 실려 왔다.

〈응급실 앞에서〉

구급대원: 발열과 산소화가 나쁜 70대 남성입니다! 잘 부탁드립니다!
(구급차에서 환자를 내리며)

노조미: 와, 뭔가 상태가 힘들어 보이는데… 어, 어떻게 하지….

환자: 헉… 헉….

노조미: 어떻게 하지? 어, 일단 이야기를 들어보자…. 저기요! 오늘 무슨 일이 있었어요?

환자: 숨, 숨 막혀! 숨 막혀요!

노조미: 아… 어떻게 하지? 뭔가 심각한 것 같은데….

사쿠라: 선생님, 정신 차리세요! 처치실이 가득 차서 좁은데 진료실로 옮겨도 될까요?

노조미: 갑자기 그렇게 말하면… 아, 알겠습니다. 진료실에서 보겠습니다….
(이 환자, 심각한 것 같은데 괜찮을까…)

그때, 응급의학과 고년차 아츠시 선생이 급히 도착했다.

…! 이 환자 상태가 꽤 나빠 보이네. 초기 진료는 'ABCD 접근'에 따라 시행해요. **우선 첫인상 평가**에 의한 중증도 체크야.

그, 그렇군요.

저기요! 들리세요? 이름이 어떻게 되세요? (요골동맥을 촉지하며)

헉헉… 네…. 후지이입니다….

감사합니다. 발성은 명확히 하고 있지만, 빠른호흡이 있는 것 같군. 요골동맥 촉진도 약하네. 이름을 말할 수 있으니 어느 정도 의식은 유지되고 있는 것 같군. 첫인상 평가에서 **호흡과 순환 이상이 의심되는 긴급 상태네!** 중환자로 보이니, 인력을 모아 처치실로 옮깁시다!

네! 역시 심각한 상태군요…. 알겠습니다!

〈처치실로 옮긴 후…〉

산소 투여와 모니터를 부착하고 바로 말초정맥로를 확보합니다! 사쿠라 선생은 정맥로 확보와 채혈을 부탁해요.

네, 알겠습니다!

다음에 primary survey의 진료 흐름에 따라 생리적 이상을 평가합니다. 우선 A(기도)에 대해 발성이 가능하니 괜찮습니다. B(호흡)는 입술에 청색증이 보이고, 상당한 빠른호흡이 있네요. 노력호흡도 심해 보입니다. 그리고 C(순환)는….

…(10분 후)

정리하자면, B(호흡) 평가에서 빠른호흡과 산소화불량, C(순환)에서는 저혈압과 빈맥, D(의식)에서 경도의 의식장애, E(체온 및 환경 조절)에서 고체온 이상을 확인할 수 있네. 신체 소견, 초음파, 혈액가스 분석 결과에서 폐렴에 의한 패혈증쇼크 가능성이 있어요. 각 항목에 대한 치료 개입을 진행합니다!

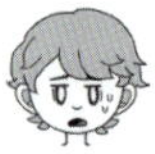

아! 네~!

임상 경험이 적은 전공의에게 **신속한 평가와 의사 결정이 필요한 응급실은 그야말로 시련의 장**입니다. 주소와 중증도가 다른 환자가 연이어 이송되어 오면, 무엇부터 손을 쓰면 좋을지 고민할 때가 많습니다.

구급차 사이렌 소리만 들어도 가슴이 두근거리는데, 하물며 중환자가 이송되었을 때는 긴장감이 극도로 높아져 머릿속이 새하얘지게 됩니다. 반면, 고년차는 환자의 중증도와 병태생리를 빠르게 파악하여, 적절한 검사를 오더하며 치료 개입을 신속히 진행합니다. 그렇다면, 왜 이런 차이가 나는 것일까요?

우선 떠오르는 생각은 임상 경험과 지식양의 차이입니다. 분명히 초기 진료의 숙련도와 현장의 판단 능력과 관련이 있습니다. 하지만 필자가 생각하는 가장 중요한 차이는 다릅니다. 그것은 **응급의료에서 초기 평가 형태인 'primary survey'를 숙달했는가에 달려 있습니다!**

1 Primary survey

❶ Primary survey란?

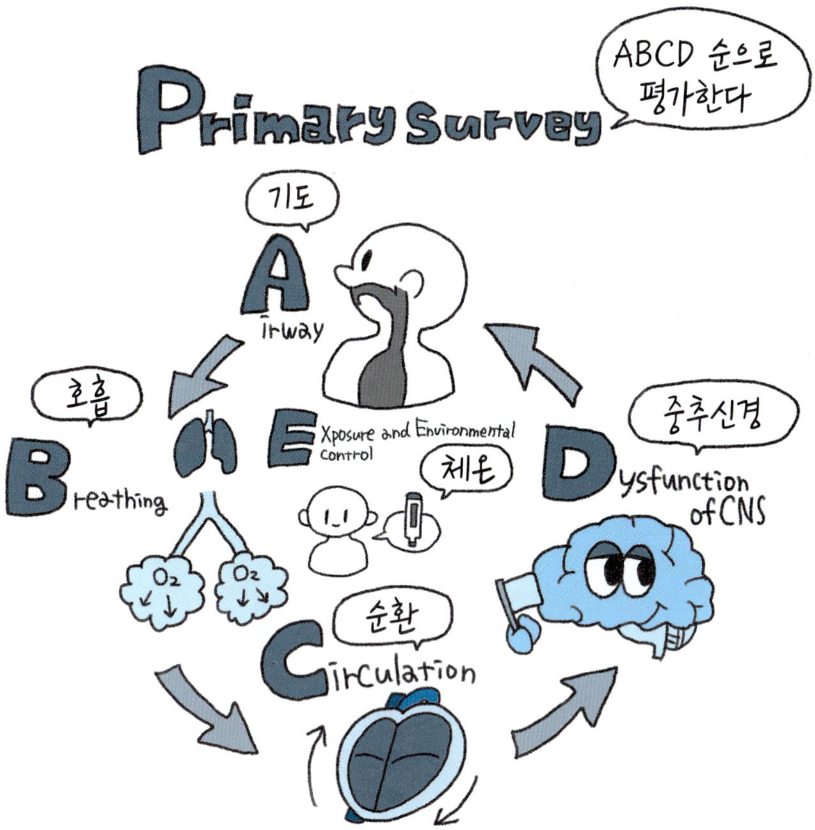

Primary survey는 **생명 유지에 관여하는 생리적 이상의 조기 인지에 중점을 둔 진료 방법**입니다. 다양한 설명이 있지만, 심폐소생의 기초를 마련한 체코의 마취과 의사 Peter Safar 등이 1980년대에 제안한 개념이라고 알려져 있습니다[1]. 기도, 호흡, 순환, 중추신경 등 생명 유지와 관련 요소를 산소 유입 순서에 따라 평가하는 접근입니다. 외상 환자의 초기 진료에서 특히 중요한 개념이라고 했지만[2], **어떤 증례에도 우선 primary survey에 따른 평가가 응급 의료의 기본 원칙**입니다.

❷ Primary survey의 중요성

응급의료에 대한 모든 문헌과 참고서는 primary survey의 중요성을 강조하고 있습니다. 그 이유는 **primary survey가 활력징후나 첫인상만으로 알 수 없는 이상을 발견하고, 중증도가 높은 증례의 파악에 매우 도움이 되기** 때문입니다. 모니터의 수치나 검사 결과가 겉보기에 정상처럼 보여도 실제로는 중환자인 경우가 많습니다. 어떤 증례에서나 primary survey에 따르는 형태로 평가하면, 생명에 직결되는 이상을 놓치거나 치료의 지연을 방지할 수 있습니다.

모니터의 활력징후나 검사 수치에 집중하다가 중환자를 놓치는 상황은 흔히 발생하는 문제입니다. 이상을 놓치거나 인지가 늦어지지 않도록 **자신의 오감을 최대한 활용하여 신체 진찰에서부터 평가**를 진행합니다. 우선 눈앞에 있는 환자를 **보고, 듣고, 느끼는** 초기 평가를 시행하고, 그다음에 모니터와 검사에서 얻은 정보를 참고합니다. 처음부터 모니터나 차트의 수치에 집중하여, 신체 진찰을 소홀히 하면 안 됩니다.

2 ABCD 접근

❶ ABCD 접근이란?

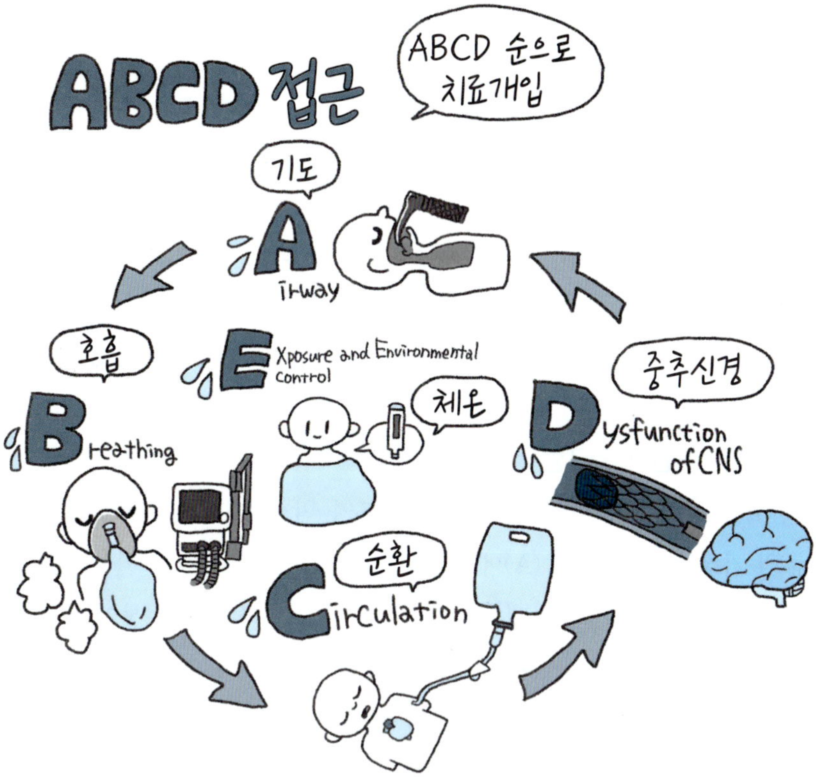

Primary survey에서 이상을 인지한 다음에는 신속한 치료 개입과 치료에 대한 효과 판정을 반복하는 진료 사이클을 계속합니다. Primary survey에서 치료 개입을 포함한 일련의 진료 흐름을 **ABCD 접근**이라고 부릅니다.

이 접근에 등장하는 알파벳은 각각 다음을 의미합니다. **A는 기도(Airway), B는 호흡(Breathing), C는 순환(Circulation), D는 의식(Dysfunction of CNS)**을 나타냅니다. 이 4가지 요소에 체온 및 환경 조절(Exposure and Environmental control)을 뜻하는 E를 더하여 ABCD 접근이라고 부르기도 합니다. 이것은 모두 생명 유지에 매우 중요한 요소이며 **평가와 개입은 이 ABCD 순서로 시행하는 것이 원칙**입니다.

그렇다면 왜 ABCD 순서로 평가와 개입을 진행할 필요가 있을까요? 실제로 이 순서의 접근에는 중요한 이유가 있습니다.

❷ 산소공급의 흐름과 ABCD 접근의 관계

응급의료에서는 **생명 유지에 가장 큰 영향을 미치는 산소공급 유지를 우선시**합니다. 산소는 사람에서 생명 유지에 가장 중요한 에너지 생산에 사용하므로, (다음 페이지 Point) 어떤 환자나 산소공급을 우선 고려하며 초기 진료를 진행합니다.

(1) 산소공급의 흐름

산소는 우선 기도를 통하여 폐에 도달하고, 그 후 폐포에서 주위의 모세혈관을 지나 혈관 안으로 들어갑니다. 이어서 산소를 포함한 혈액이 심장에 의해 전신으로 보내져서 각 장기와 조직에 산소가 공급됩니다. 즉, 사람은 알파벳 순서인 **A(기도), B(호흡), C(순환)의 순서로 산소를 공급받음**을 알 수 있습니다. 이런 일련의 흐름인 **상류에서부터 순서에 따라 평가하고 개입해야 저산소에 빠진 중환자를 구할 수 있습니다.**

예를 들어 평소 건강한 남성이 떡을 먹다가 기도가 막혔다고 가정해 봅시다. 기도 폐쇄에 의해 산소공급의 가장 상류인 기도(A)에 이상이 생기면, 호흡이나 순환에 문제가 없어도 저산소 상태가 됩니다. 중증 저산소 상태에 의해 결국 장기와 조직에 손상이 일어나며, 떡에 의한 기도 폐쇄 결과로 호흡(B)이나 순환(C)에 이상이 생깁니다. 이때 기도 폐쇄에 의한 호흡과 순환 이상에만 집중하여 산소 마스크환기에 의한 호흡 보조나 카테콜아민을 이용한 순환 유지에만 노력하고 상류에서 발생한 기도 폐쇄를 해소하지 않으면 환자의 저산소 상태는 개선되지 않습니다.

(2) ABCD 접근의 관계

기도(A)의 평가에서는 기도 확보가 필요한 기도 폐쇄(기도의 이상)를 조기에 인지하여 폐쇄 해소를 시도합니다. 호흡(B)에서는 산소요법이나 인공호흡이 필요한 호흡부전(호흡의 이상)을 발견하여 신속하게 치료를 시작합니다. 순환(C)에서는 쇼크(순환의 이상)를 되도록 빨리 인지하여, 생리식염수 투여나 카테콜아민을 사용하며, 때로 쇼크의 원인에 직접 개입합니다. D를 포함한 ABCD의 4개 중에서 **ABC는 특히 산소공급에 관여하는 중요한 요소**이므로, **초기 치료는 우선 ABC의 안정화에 전념**합니다.

Point! 왜 산소공급이 중요한가?

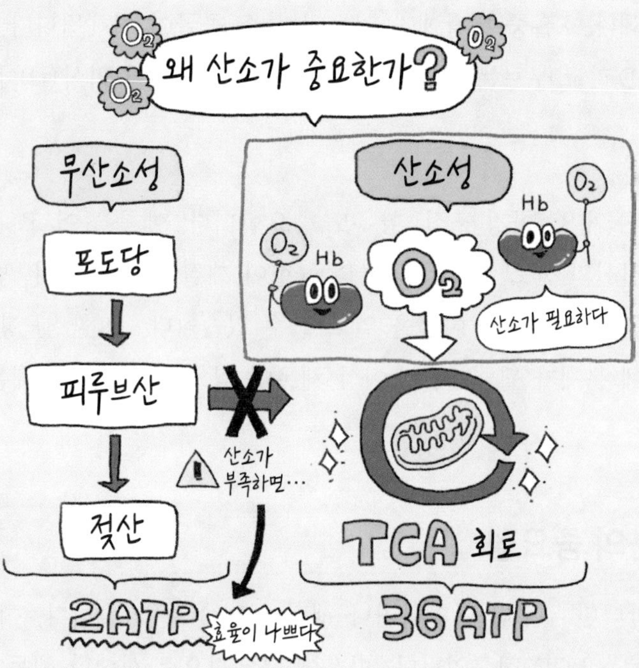

사람의 몸 안에서는 **포도당과 산소를 이용하여 에너지를 만드는 산소성 대사 기전(산소성 대사)**이 있습니다. 구체적으로 포도당분해 과정(해당계)에서 포도당이 피루브산으로 바뀐 후 미토콘드리아 안의 TCA 회로에서 에너지를 생산합니다.

하지만 **산소가 부족하면 산소가 필요한 산소성 대사가 제대로 작동하지 않습니다.** 이에 따라 어쩔 수 없이 **산소가 필요하지 않은 무산소 대사 기전**으로 에너지를 생산합니다. **무산소 대사는 에너지 생산 효율이 나빠** 전신의 각 장기와 세포에서 필요한 에너지를 충분히 생산할 수 없습니다. 무산소 대사 상태가 지속되면, 에너지 부족에 의해 장기장애나 세포 손상으로 이어지게 됩니다.

이처럼 **산소는 사람의 생명 유지에 가장 중요한 에너지 생산의 원천**이므로, 언제나 충분한 산소공급을 의식하며 진료해야 합니다.

ABC가 안정되면 뇌에 충분한 산소가 공급되며, 뇌의 호흡중추에서 산소를 공급하는 명령이 내려와서 ABC의 사이클을 계속 돌릴 수 있습니다. 그러나 중증 의식장애(D의 이상)에 의해 일어난 기도 폐쇄나 호흡중추 장애가 있으면 산소 공급이 저해됩니다. 이처럼 생명을 위협할 수 있는 **'절박 D'**라고 부르는 중증 의식장애에 초점을 두어 의식(D)에 대한 평가와 개입도 중요합니다.

또한, 체온 등의 E(체온, 환경 조절) 항목도 중요합니다. 예를 들어 고체온에 의해 산소 소비량이 증가하면, 전신의 산소 수요와 공급의 균형이 깨질 수 있습니다. 반대로 과도한 저체온은 서맥이나 산증에 의해 순환 이상을 일으킬 수 있습니다. E(환경) 항목을 잊지 말고 평가하여, 생명 유지에 문제가 될 수 있는 이상 체온이 있으면 신속하게 체온 조절을 시작합니다.

❸ ABCD 접근의 중요성

특히 중환자를 만나면 누구나 당황하거나 생각이 멈출 수 있습니다. 이럴 때 진료의 길잡이가 되는 것이 바로 ABCD 접근입니다. 다음에 구체적으로 시행할 행동이 무엇인지 **사전에 진료의 틀을 익혀 두면 긴장되는 상황에서도 침착하게 대응할 수 있습니다.** 필자도 중환자의 대응에 당황할 때가 있지만, 마음속으로 항상 ABCD, ABCD를 되뇌며 진료를 진행합니다. 특히 이상에 대한 개입이 늦어져 치명적 상태가 될 수 있을 때도 ABC 평가와 개입에 중점을 둡니다. 만약 ABC가 안정되면 제 자신도 침착하게 되어 정보 수집과 진료가 가능합니다.

참고 Primary survey와 ABCD 접근의 사용 구분

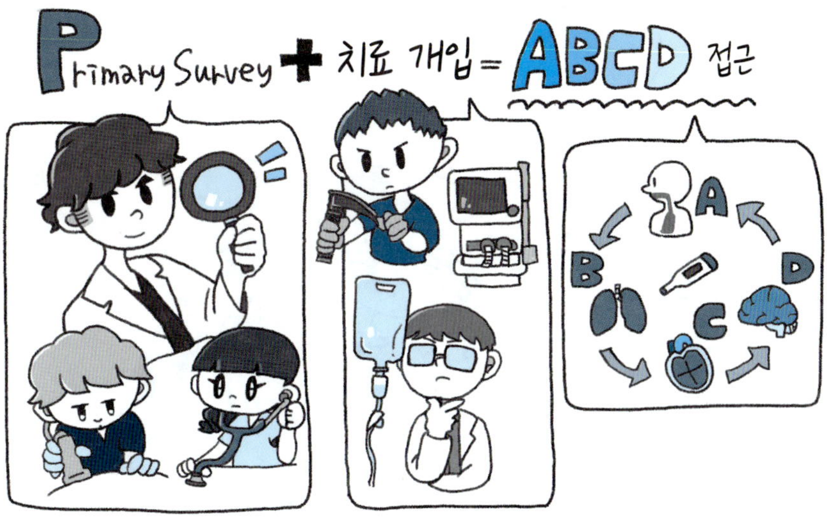

앞으로 자주 등장할 용어를 다시 한번 정리합니다. 생명을 위협하는 **생리적 이상을 발견하기 위한 초기 평가를 primary survey, 이런 초기 평가에 더하여 치료 개입과 효과 판정의 반복을 ABCD 접근**이라고 부릅니다. 문헌이나 책에 따라서는 primary survey와 ABCD 접근을 거의 같은 의미로 취급하는 경우도 있으며, 실제 임상 현장의 대화에서 의도적으로 구분하여 사용하는 경우는 많지 않다는 인상입니다. 개인적으로 이런 용어를 엄격하게 구분할 필요는 크지 않다고 생각합니다. 하지만, 이 책에서는 JATEC※1에서 제안한 외상 초기 진료가이드라인의 정의[2)]에 따라, **응급의료에서 초기 평가를 위한 틀은 primary survey, primary survey에 치료 개입과 재평가를 포함한 진료는 ABCD 접근**이라고 부릅니다.

[용어 해설]

※1 JATEC(Japan Advanced Trauma Evaluation and Care): 일본 외상진료연구기구

3 첫인상 평가

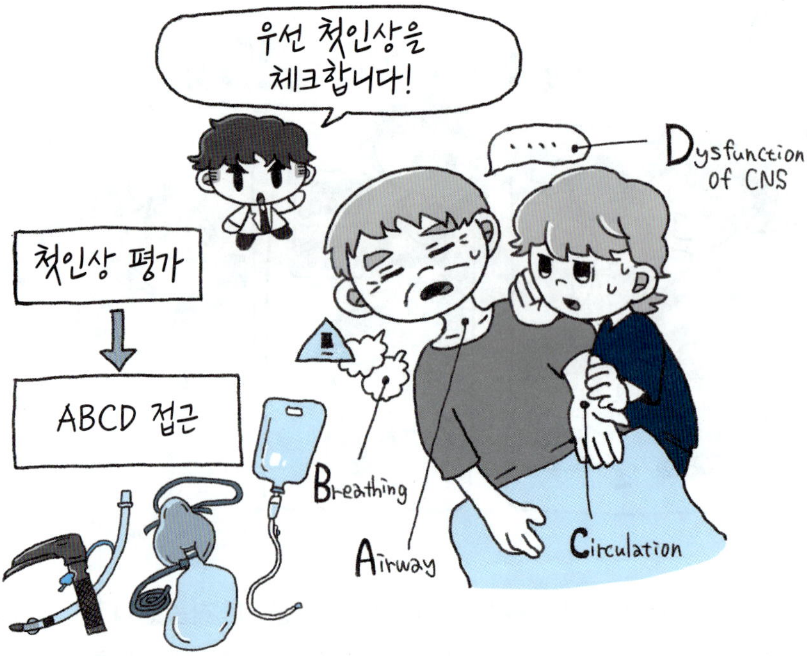

	평가 항목
General appearance(전신 상태)	●얼굴색과 표정 ●겉모습
Airway(기도)	●발성 ●기도 협착음
Breathing(호흡)	●눈에 띄는 호흡수 이상 ●노력호흡
Circulation(순환)	●피부의 냉감, 식은땀 ●맥박 촉지
Dysfunction of CNS(의식)	●자발적 눈 뜨기 ●지시 동작
Environment(환경, 체온)	●명백한 체온 이상 ●옷이 젖거나 오염

(1) 첫인상 평가의 의미와 중요성

ABCD 접근을 진행하기 전에, 우선 이 장소에서 대응할 수 있는 중증도인가(응급실에서 넓은 처치실이나 ICU 이동이 필요한가), 혼자 대응할 수 있는 상황인가(즉시 지원을 요청해야 하는가) 등이 초기 진료에서 빠른 판단이 필요합니다. 이런 순간적 판단에는 신체 진찰에 의한 첫인상 평가가 도움이 됩니다[3].

모니터는 환자 상태 파악에 매우 유용하지만 구급차에서 응급실로 이송될 때 모니터를 일시적으로 떼는 경우가 있으며, 일반 병동에서 모니터가 부착되지 않은 경우도 많습니다. 눈앞 환자의 중증도를 빠르게 평가하기 위해 의존할 수 있는 것은 결국 자신의 오감입니다. 중환자라고 조기에 인지하면 지원 요청, 처치실 이동, 치료 개입 준비 등이 원활하게 진행될 수 있습니다. 본격적으로 ABCD 접근을 시작하기 전에 우선 신속한 첫인상 평가부터 진료하는 습관이 좋습니다.

(2) General appearance 평가(시진)

우선 눈앞의 환자를 한눈에 살펴보고 그 인상에서 중증 여부를 포함한 전신 상태(General appearance)를 평가합니다. 응급실로 이송된 직후나 입원 환자의 병실을 방문했을 때 몇 초간의 짧은 순간에, 얼굴색, 표정, 호흡 양상 등을 힌트로 환자의 전신 상태를 '양호함, 나쁨, 매우 나쁨, 소생(심폐소생 필요)'으로 구분합니다. 여기서 가장 중요한 것은 심정지 또는 이에 준하는 상태인 '소생'이 필요한 환자를 놓치지 않는 것입니다. 눈을 감고 움직이지 않으며, 창백하고 호흡이 없으면 심정지 가능성이 높으므로, 즉시 BLS 알고리즘(➡ p.372)을 적용해야 합니다. 중증으로 판단되면, 환자에게 말을 걸거나 통증 자극을 주어 반응 여부를 확인합니다. 반응이 없으면 곧바로 호흡과 맥박을 확인한 후 심정지로 판단되면 즉시 심폐소생을 시작합니다(➡ p.381).

General appearance에는 평가자의 직감이 어느 정도 반영되므로, 임상 경험이 부족한 초보자에게는 다소 어렵게 느껴질 수 있습니다. 이 평가를 체계적으로 이해하기에 도움이 되는 개념으로 상급소아소생술(PALS※2) 가이드라인의 PAT 접근이 있습니다[4]. 이 접근은 소아 환자의 중증도를 평가하는 방법이지만 성인의 첫인상 평가에도 도움이 됩니다.

[용어 해설]

※2 PALS(Pediatric Advanced Life Support): 상급소아소생술

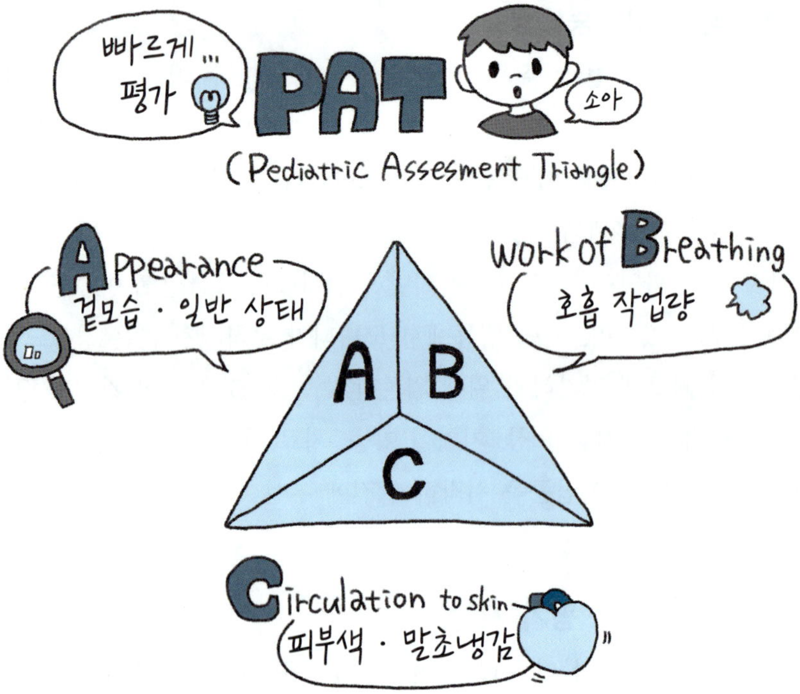

(American Heart Association, 편. PALS 시행매뉴얼 AHA 가이드라인 2020에 의거. 시너지 2021.[4])를 참고하여 작성)

구체적으로,

외관: Appearance(근육 긴장도, 주위 자극에 대한 반응, 시선, 대화 등)
호흡: Work of Breathing(쌕쌕거림, 노력호흡, 함몰호흡, 앓는소리, 콧날개호흡)
순환: Circulation to skin(피부 창백, 피부색, 말초 냉감)

이상 3개 항목을 중심으로 '겉모습의 인상'을 주관적으로 평가합니다. Primary survey에 등장한 A가 PAT에서는 기도가 아니라 외관이라는 점이 중요합니다. 반복하는 이야기이지만, PAT를 통한 전신 상태의 평가 목적은 초기 진료의 행동 계획을 결정하는 중증도 판정에 있습니다. 평가에 시간을 낭비하지 말고, 이 3개 항목을 단서로 환자의 전신 상태를 몇 초 안에 빠르게 판단합니다.

익숙하지 않아 자신감이 없어도 한눈에 전신 상태를 파악하는 습관을 길러 상급의에게 정기적으로 피드백을 받아 감각을 익히도록 합니다.

(3) General appearance 평가(간단한 신체 진찰과 환자의 반응 확인)

다음에 지금 '소생'이 필요한 상태가 아니면, 앞에서 학습한 primary survey의 ABCD 순서에 따라 간단한 신체 진찰을 시행합니다. 우선 환자의 이름을 부르며 요골동맥 맥박 촉지를 확인합니다. 이때 환자가 자신의 이름을 명확히 말할 수 있으면, 어느 정도 A(기도)와 D(의식)가 유지되고 있다고 평가합니다. 이어서 말초 냉감과 맥박을 촉지하면서 동시에 호흡 양상을 관찰합니다. 얕고 빠른 호흡이거나 노력호흡이 있으면 B(호흡)의 이상을, 말초 냉감이나 맥박이 약하면 C(순환)에 이상을 일으킬 가능성이 있다고 판단합니다. 손으로 만져 뚜렷한 이상 체온이 있는지, 저체온을 일으키는 젖은 옷을 입고 있는지 E(체온)에 대해서도 함께 확인합니다. 이런 첫인상 평가하는 흐름을 몇 번 반복하여 익숙해지면, 15초 정도에 이상을 발견할 수 있습니다.

(4) 지금까지의 결론

이렇게 첫인상을 파악한 후, primary survey와 ABCD 접근을 이어가는 중요성에 대해 설명했습니다. 이런 진료 형태가 얼마나 중요한지, 일반 진료를 의식하는 사람에게는 낯설거나 불필요하다고 느낄 수도 있습니다. 하지만 이 책을 마지막까지 읽게 되면 응급의료에서 **primary survey와 ABCD 접근이 모든 진료의 근간이며 소홀히 할 수 없는 개념**이라고 느끼게 될 것입니다. 다음에는 primary survey와 ABCD 접근이 응급실 진료의 전체 흐름에서 어디에 위치하는지, 응급의료의 전체 모습 살펴보기를 배울 것입니다.

요약

- ☑ 환자를 만난 직후 **15초 정도에 첫인상 확인!**
- ☑ 생명에 위협이 되는 생리적 이상을 **primary survey**에 따라 평가!
- ☑ 활력징후나 검사 수치에 의존하지 않고, **오감을 총동원한 신체 진찰**에서 이상 평가!
- ☑ 산소공급의 순서를 의식하여 **ABCD 접근** 실시!

【참고문헌】

1) Dalton HJ. Crit Care Med. 2021; 1: 49.
2) 일본외상학회 외상초기진료 개정 제6판 편집위원회, 편저. JATEC 제6판. 헬스출판. 2021.
3) 일반사단법인 일본내과학회전문의제도 심의회 응급위원회, 편저. 내과응급진료지침 2022. 종합의학사. 2022.
4) American Heart Association, 편. PALS 시행매뉴얼 AHA 가이드라인 2020에 의거. 시너지. 2021.

General — 총론 —

2 응급의료의 총론

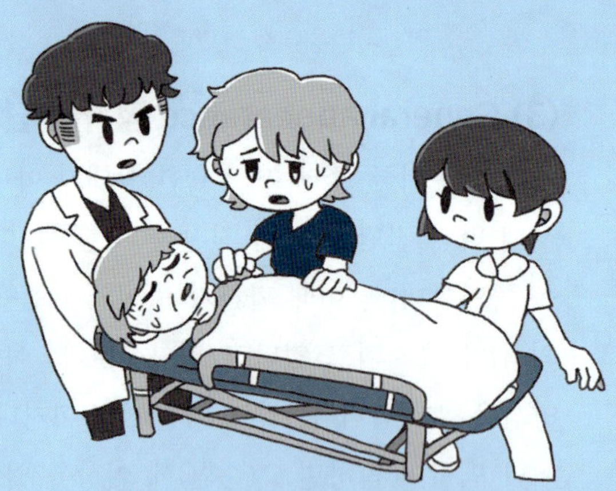

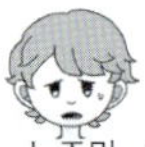
노조미

아츠시 선생님, 아까 정말 감사했습니다. 중환자가 눈앞에 있으면 항상 당황하게 되어서….

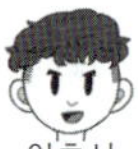
아츠시

나야말로 고마워! 처음에는 누구나 그렇게 되니 너무 신경 쓰지 말고, ABCD 접근을 염두에 두고 침착하게 진료할 수 있어야지.

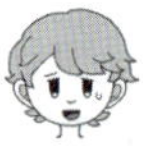

알겠습니다. 그런데 저는 막상 상황이 닥치면 머리가 새하얘져서, 응급의료에는 적성이 맞지 않을지도 모르겠어요….

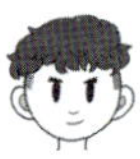

처음에는 누구나 그렇게 느끼지. 하지만 중증도에 따라 진료를 어떻게 진행할지, 응급실의 진료 흐름은 사실 어느 정도 정해져 있어.

응급실에는 매일 중증도가 다양한 환자들이 이송되어 옵니다. 얼마나 중증이든지 무언가 초기 대응을 하지 않으면 안 됩니다. 또한 응급의료와 관계없는 부서에 근무하는 의료인도 병원 안에서 응급 상황을 마주칠 가능성이 있습니다. **모든 의료인은 다양한 중증도가 예상되는 응급 환자의 초기 대응에 대한 지식을 갖출 필요가 있습니다.** 여기서는 응급의료의 전체적 흐름을 알아보겠습니다.

1 응급의료의 흐름도

응급의료의 전체적 진행을 흐름도로 정리했습니다. 응급의료에는 시간 경과에 따른 평가와 개입 항목이 어느 정도 정해져 있습니다. 중증도를 조기에 파악하여 필요시 지원을 요청하며, 각각의 이상에 대해 순서에 따른 치료 개입 진행이 환자의 생명을 구합니다. 이제 단계별 구체적 행동을 순서대로 배웁니다.

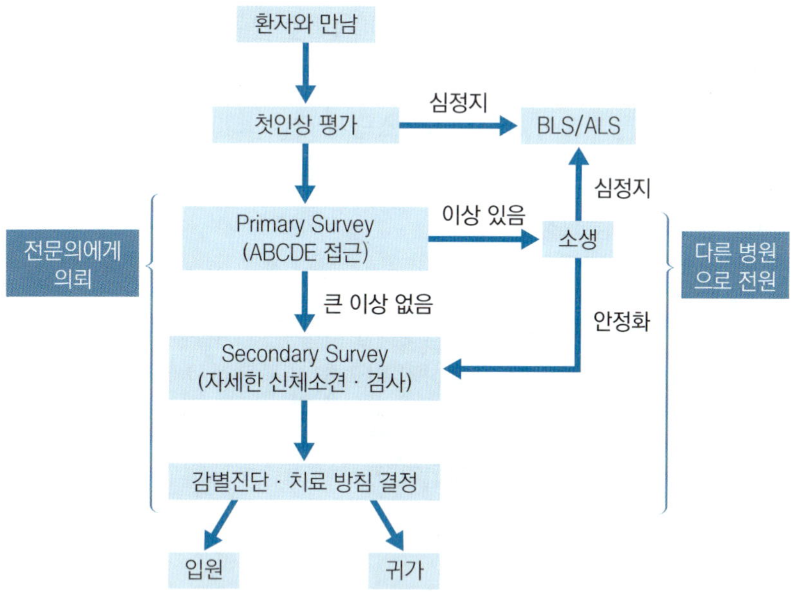

【그림】 응급의료의 흐름도
(일본내과학회, 편. 내과응급진료지침. 종합의학사. 2016 참고)

❶ 첫인상 평가

환자와 만났을 때 먼저 해야 할 일은 앞에서 설명한 **첫인상 평가**(➡ p.12)입니다[2]. 모니터나 활력징후가 아니라 오감을 총동원하여 중증도를 빠르게 평가합니다. 만약 이 단계에서 명확한 이상이 발견되면 즉시 지원을 요청합니다. 병원 안의 필요한 인력을 모으기 위해 큰 소리로 지원을 요청하며 원내 신속대응시스템(RRS)※1이 마련되어 있으면 주저하지 말고 담당 부서에 연락합니다.

※1 RRS = Rapid Response System
대부분의 '급성 악화'에는 전조가 있다는 점에 착안한 병원 안의 대응시스템. 원내의 급성 악화에 대응할 뿐만 아니라, 중환자를 조기에 인식할 수 있도록 병원 시스템을 조정하며 직원 교육도 담당합니다.

Point! 지원 요청은 결코 부끄러운 일이 아니다!

"지금까지 네 말 중에서 가장 용감한 말은 뭐야?"
내가 묻자 말은 이렇게 대답했다.
"도와줘."
— Mackesy C. The Boy, the Mole, the Fox and the Horse.

이것은 필자가 가장 좋아하는 책에 나오는 특별히 아끼는 한 구절입니다.

막상 지원을 요청하려고 해도 내 판단이 틀리면 어쩌지…, 또는 내가 혼자 처리할 수 없다고 보이면 창피할 거야… 같은 부정적 심리가 자연스럽게 작동합니다. 그러나 이런 불안을 가지고 혼자서 중환자를 진료하는 것은 매우 위험합니다. **눈앞 환자의 중등도가 조금이라도 높다고 판단하면 주저하지 않고 지원을 요청합니다.**

무엇보다 지원 요청은 결코 부끄러운 일이 아닙니다. 중환자의 치료 개입은 대부분 여러 사람의 협력이 필요하며, 혼자서 모든 것을 해결하기 어렵습니다. 그래서 베테랑이라도 지체 없이 지원을 요청해야 한다고 생각합니다. **지원 요청은 용기 있는 행동이며, 팀으로 환자를 구하는 응급의료에서 절대 빠트릴 수 없는 행동 계획**입니다.

지원 요청 후에는 신속하게 **산소 투여, 모니터 부착, 말초정맥로 확보**를 시행하여 시간 낭비하지 않고 지원을 기다립니다. 이런 3개의 처치를 기억하기 쉽게 OMI라고 부르며, 각각 O_2 (산소 투여), Monitor(모니터 부착), IV(말초정맥로 확보)의 앞 글자를 따서 만들었습니다. 이것은 어떤 중환자에게도 가장 먼저 필요한 개입이므로, OMI를 반사적으로 실시하는 습관을 가져야 합니다. 이것은 응급외래의 대응은 물론이고, 일반 병동이나 검사실에서 나타나는 급성 악화 상황에서도 도움이 됩니다. 활력징후를 평가하는 모니터를 부착하고, 산소 보유주머니 마스크에 의해 10 L/min(산소요법 ➡ p.149 참조)으로 산소를 투여하며, 정맥로 확보를 지시합니다.

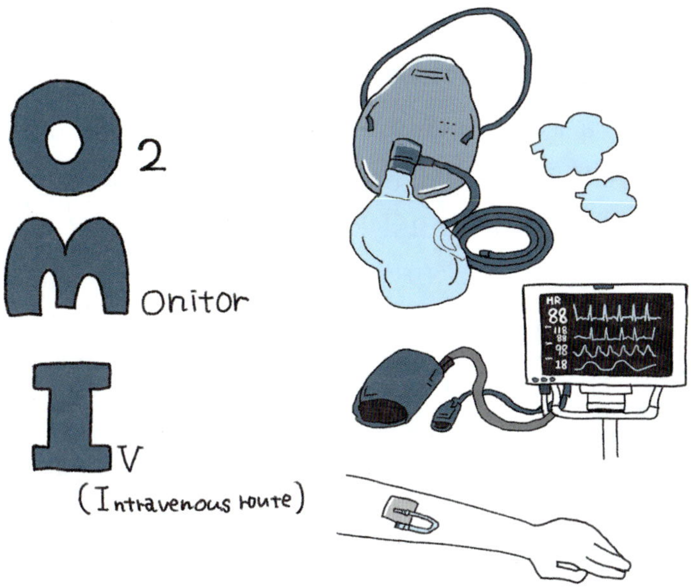

❷ Primary survey, ABCD 접근

첫인상 평가 후에 primary survey를 진행하여 생명에 직결된 생리적 이상을 평가합니다. ABCD 접근(➡ p.7)에 따라 산소 유입의 상류에 위치한 이상부터 순서대로 개입합니다. ABCD 중에서도 특히 ABC의 이상에 대한 개입을 서둘러서 환자 상태 안정화를 최우선으로 합니다. 때로 D의 이상은 초기 진료 단계에서 명확한 치료 개입이 어려울 수도 있지만 ABC를 유지하면 저산소증에 의한 2차 중추신경 손상을 방지할 수 있습니다.

❸ Secondary survey

ABC에 큰 이상이 없거나 ABC가 안정화 후에는 secondary survey로 넘어갑니다. 여기서는 **자세한 신체 진찰과 AMPLE※2 등의 병력청취에 의해 질환을 감별**해 갑니다. 예상한 감별진단 중에서 가능성이 높아 보이는 질환의 진단이나 제외를 위한 검사를 이 시점에 시행합니다.

※2 AMPLE
응급의료의 모든 증례에서 체계적으로 확인해야 할 병력청취 항목을 기억하기 위한 머리글자. 각각 A: Allergy(알레르기), M: Medication(복용 약제), P: Past history/Pregnancy(과거력/임신 여부), L: Last meal(마지막 식사시간), E: Event/Environment(부상 기전/부상 현장 상황)를 가리킵니다.

초기 진료에서 많은 의료 인력이 투입되어 여러 이상을 동시에 치료 개입이 가능하지 않으면 **반드시 ABC를 안정화시킨 후에 secondary survey로 진행이 원칙**입니다.

활력징후가 불안정한 상태에서 CT 촬영을 시행하면, 최악의 경우 검사 중에 심정지가 발생할 가능성이 있어 절대로 피해야 합니다(➡ p.312). 또한, secondary survey 중에 환자의 상태가 불안정해지면 다시 ABCD 접근으로 돌아가 환자의 안정화에 집중합니다.

❹ 향후 치료 방침 결정

(1) 기본적 사고방식

응급실에서 잠정적 진단을 내린 후에는 전문과 의뢰 협진 필요성을 고려하며 대략적 치료 방침을 정합니다.

예를 들어 진찰이나 검사에 의해 요골 원위단 골절로 진단되었다고 가정해 봅시다. 앞으로 수술이 필요하다고 해도 오늘 긴급하게 수술해야 할지, 일단 귀가 후 추후 대기 수술을 시행할지 전문과 의사와 상의하여 종합적으로 판단합니다.

(2) 진단이 확정되지 않으면?

상황에 따라서는 초기 진료에서 진단이 확정되지 않는 상황도 있습니다.

응급의료는 중증도와 긴급도가 높은 질환의 치료가 주된 역할이며, 반드시 확정진단을 내릴 필요는 없습니다. 응급실에서 최소한으로 시행해야 할 일은 **'생명 구하기에 필요한 치료 개입'**과 **'향후 치료 방침의 결정'**입니다. 다시 말해서 진단을 내리지 못하여도 귀가 또는 입원에 대한 판단은 내려야 합니다.

일괄적으로 말할 수는 없지만, 기본적으로 증례의 주소, 감별진단, 현재의 전신 상태, ADL, 사회적 배경 등을 고려하여 치료 방침을 결정합니다. 고령이거나 의식장애에 의해 환자 본인이 의사 결정을 내리기 어려운 경우에는 가족과 본인의 의사를 존중하여 치료 방침을 논의해야 합니다. 개별적 특성이 높아 일률적 판단이 어려운 경우도 많지만, 이런 점이 응급의료의 매력이라고 생각합니다. 치료 방침을 알아가기 위해서는 실제 임상 현장에서 많은 경험을 쌓아가며 배워야 합니다.

2 전원 이송을 고려할 시점

또한, 자신 병원의 시설과 인력을 객관적으로 평가하여 관리하는 것도 중요합니다. 진료 중인 환자가 자신이 근무 중인 병원에서 초기 치료를 완수할 수 있는지를 항상 의식해야 합니다. 예를 들어 primary survey에서 인지한 이상에 대한 치료나 검사가 자신의 병원에서 완수하기 어렵다고 판단하면 전문병원으로 전원 이송을 고려합니다. 그러나 전문 병원으로 이송이 필요할 정도의 중환자는 대부분 ABC 이상 동반이 많습니다. 따라서 전원 이송을 결정한 경우에도 이송 전에 자신의 병원에서 개입 가능한 ABC 이상(긴장기흉에 대한 흉강 배액 등)은 없는지 반드시 확인해야 합니다.

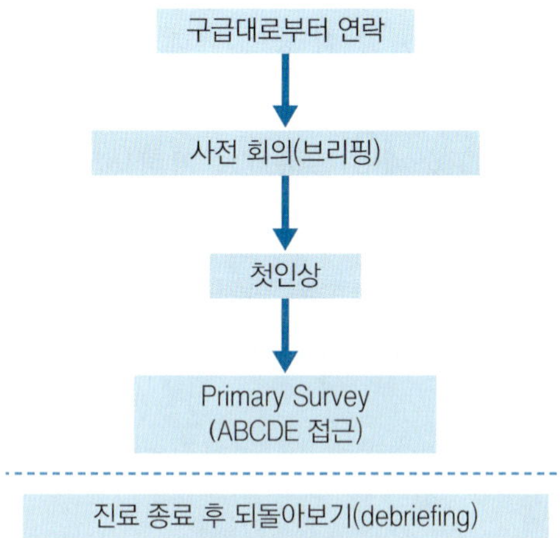

【그림】 진료의 흐름

3 이 책에서 다루는 진료의 흐름

이 책에서는 지금까지 확인한 일련의 흐름에 따른 진료의 진행을 설명합니다. 특히 **ABCD 접근**을 집중적으로 학습할 수 있는 구성을 목표로 하였습니다.

(1) 브리핑

우선 구급대에서 연락받은 이송 요청 정보를 바탕으로 진료를 담당할 팀원과 **사전 회의(브리핑)**를 시행합니다. 연락받은 정보와 의무기록에서 확인할 수 있는 병력과 과거력을 바탕으로 필요한 물품, 검사, 대략적 치료 방침을 모든 인원이 공유합니다.

(2) 첫인상 평가

환자가 도착하면, 구급차에서 내려 응급실에 도착할 때까지의 짧은 시간에 즉시 **첫인상을 평가**합니다. **중증이라고 판단되면 즉시 스태프와 정보를 공유하고, 처치하기 쉬운 공간을 확보할 수 있는 장소로 이송합니다.**

(3) ABCD 접근

환자 이송 후에는 신체 소견, 모니터, 각종 검사를 바탕으로 **ABCD 접근**을 진행합니다. 브리핑에서 논의된 내용을 기반으로 각자의 역할을 나누어 평가와 개입을 순서에 따라 진행합니다.

(4) 되돌아보기

초기 진료가 종료된 시점에 함께 대응한 팀원과 **되돌아보기**(debriefing)를 시행합니다. 이번 대응에서 잘된 점, 향후 개선이 가능할 점 등에 대해 이야기하여 다음 진료에 반영합니다. 이 회의는 앞으로의 응급의료에 대해 배울 수 있는 가장 좋은 기회입니다. 아무리 바빠도 의사뿐 아니라 다양한 직종의 팀원과 함께 되돌아보기 기회를 마련하는 습관이 중요합니다.

이제 다음 장에서부터 실제로 응급 이송된 환자를 진료하면서 **ABCD 접근**에 대해 배웁니다. 초기 진료에 참여하는 팀원과 함께 증례를 가상으로 체험하며, 응급의료에 대해 재미있게 학습해 봅시다!

요약

- ☑ **첫인상 평가**, primary survey에 의해 생리적 이상을 조기에 인지!
- ☑ 이상이 있으면 **즉시 지원 요청**!
- ☑ 원칙적으로 **ABC가 안정되기 전까지** secondary survey로 넘어가지 않는다!
- ☑ 진료 중에 상태가 다시 악화되면 **ABCD 접근**으로 돌아간다!
- ☑ 자신과 의료기관의 대응 능력을 객관적으로 평가하여 전원 이송에 주저하지 않는다!
- ☑ 진료 전 **회의(브리핑)**와 증례 **되돌아보기(debriefing)**를 반드시 시행하여 더 좋은 응급의료를 목표로 한다!

【참고문헌】

1) 일본내과학회, 편저. 내과응급진료지침. 종합의학사. 2016.
2) 일본응급의학회, 일본응급의학회 전문의인정위원회, 편저. 응급진료지침 개정 제5판. 헬스출판. 2018.
3) 志賀 隆. 당직핸드북. 제2판. 중외의학사. 2022.

전문가에게 들었다! 브리핑과 되돌아보기의 중요성

응급실에서는 많은 의료인의 개입이 필요하며, 진료 팀의 역량이 환자의 예후에 직결됩니다. 팀 워크를 활성화하기 위해서는 ① **브리핑,** ② **작전회의,** ③ **되돌아보기** 등 3개 항목이 매우 중요합니다.

① 브리핑

브리핑은 **사전 회의**를 의미합니다. 팀 내에서 대략적 계획과 역할을 미리 공유합니다. 브리핑을 통해 수술 환자의 사망률 감소, 의료인의 업무 부담 경감 등의 보고가 있으며[1], 진료 팀의 역량이 향상되었습니다. 구체적으로, 환자를 받기까지의 짧은 시간에 다음 항목을 확인합니다. 특히 다른 직종이나 전공의의 제안이나 우려 사항은 매우 유익한 경우가 많으므로, 직종이나 경험 연수와 관계없이 적극적으로 대화합니다.

□ 팀원의 자기소개 □ 현재까지 알려진 정보 공유
□ 예상되는 문제는 무엇인가? □ 변화가 있다면 어떤 가능성이 있는가?
□ 역할 분담 □ 자원은 충분한가? □ 제안이나 우려되는 점이 있는가?

② 작전회의(huddle)

임기응변으로 시행하는 협의를 말합니다. 응급의료에서 primary survey나 secondary survey의 정리가 이에 해당합니다. 현재 환자의 상황과 향후 예정을 확인하여 팀의 인식 공유로 역량을 올릴 수 있습니다. **특히 갑작스러운 상태 변화나 ICU 입실, CT 촬영 후 등의 시점에 잠깐이라도 진지한 팀원과의 협의는 매우 중요합니다.**

③ 되돌아보기

되돌아보기에서 일련의 진료에 대한 논의, 성찰, 시행한 행위에 대한 근거 확인 등을 시행합니다. 되돌아보기 시행으로 팀의 역량이 20–25% 개선되었다는 보고도 있습니다[2]. 응급 환자는 끊임없이 밀려오기 때문에 되돌아보기를 미루거나 잊기 쉽습니다. 환자 대응 직후나 근무 종료 후에 짧은 시간이라도 1례씩 되돌아보기는 중요합니다. 이런 성찰 과정이 다음 진료를 보다 나은 방향으로 이끄는 중요한 밑거름이 됩니다. 구체적으로 다음 항목을 중심으로 팀원 전체가 논의합니다.

- □ 의사소통은 명확했는가?
- □ 역할과 책임이 이해되었는가?
- □ 상황을 지속적으로 파악했는가? □ 업무량 배분은 적절했는가?
- □ 업무 지원 요청과 지원 제공이 이루어졌는가?
- □ 과오가 있었는가, 또는 회피할 수 있었는가?
- □ 잘된 점은 무엇인가? □ 개선할 점은 무엇인가?

현립 히로시마병원 응급의학과 **佐伯辰彦**

【참고문헌】

1) Purdy E. Clin Exp Emerg Med. 2020; 7. 1-4.
2) Tannenbaum SI. Hum Factors. 2013; 55. 참조(https://www.ahrq.gov/team- stepps/index.html)

Airway

— 기도 —

- 기도 이상은 초긴급! 활력징후가 아니라 신체 진찰에서 이상을 발견한다!
- 기도에 이상이 있으면 기도 확보! 우선 간단하고 저침습적 방법으로 시작
- 마스크 환기는 가장 중요한 기술! 삽관이 불가능하더라도 마스크 환기가 가능하면 생명을 구할 수 있다!
- 기관 삽관은 위험 평가와 전략이 중요!
- 삽관 불가+마스크 환기 불가는 초긴급! 외과적 기도 확보를 주저하지 않는다!

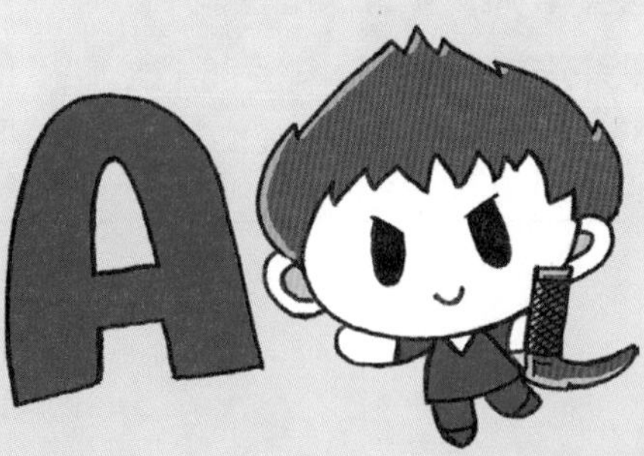

Airway — 기도 —

1 기도 이상

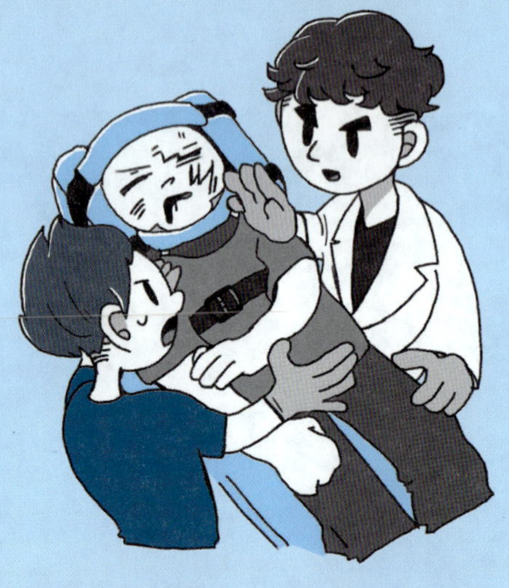

비가 내리기 시작한 저녁 무렵, 외상 환자 수용 요청이 들어왔습니다.

[구급대에서 제공한 정보]

증례: 30세 남성

주소: 얼굴 타박상, 얼굴 변형, 오른쪽 아래팔 변형

현 병력: 오늘 18시경, 직장에서 오토바이를 타고 귀가하던 중 넘어지며 전봇대에 충돌하여 부상. 주위의 목격자가 응급 요청하여 본원으로 이송.
구급대 도착 당시 얼굴 타박상, 코피, 오른쪽 아래팔 변형, 개방상처 등이 있었음.
의사소통은 가능하지만 입안 출혈이 계속되어 대화가 어려움.
명확한 사지 마비나 감각 이상은 없음.

과거력: 특이 사항 없음.

복용 약: 없음.

생활력: ADL 자립, 직업은 목수

활력징후: GCS 15, 체온 36.1℃, 혈압 132/80 mmHg, 맥박 92/분, 호흡수 20/분, SpO_2 100%(산소 10 L/분 투여)

<브리핑>

하야테

교통 외상 환자입니다! 오토바이 자가사고인 것 같네요. 일단 바이탈사인은 괜찮아 보이니, 수액실에서 혈액검사를 하고 팔의 엑스레이를 빨리 찍어야겠어요! 늦은 시간이 되면 정형외과 선생님에게 의뢰하기 어려우니까요!

아츠시

잠깐만요, 하야테 선생! 병력을 들었다고 해서 안정 상태인지 판단할 수는 없어요.

하지만 혈압이나 SpO_2에는 문제가 없어 보이고, 의식 상태도 괜찮아 보이니, 일단 중증은 아닌 것 같은데요….

정말로 중증이 아니라고 단언할 수 있을까? 팔 변형 이외에 이 병력에서 걱정되는 손상 부위가 있지.

다른 부위라면… 얼굴의 외상일까요?

그렇지. 얼굴 외상은 때로 출혈이나 얼굴 변형으로 기도 폐쇄를 일으키는 위험한 병력의 하나야. 기도 관리 장비 준비와 말초정맥로 확보, 일반 혈액검사와 혈액가스 분석 준비도 해야지. 오, 구급차가 도착했네.

알겠습니다! 보러 가보겠습니다!

<대화>

구급대원

잘 부탁드립니다!

감사합니다! (환자를 보며) 들리세요? 이름이 뭐에요?

환자

컥컥… 컥컥….

입안에서 피가 흘러 넘치고 있네요…. 어떡하지….

컥! 컥컥컥….

바로 첫인상을 평가해!

…! 알겠습니다! 해보겠습니다!

〈첫인상 평가〉

General appearance(전신 상태): 나쁨
A(기도): 발성 불분명, 입안에 다량의 혈액 저류
B(호흡): 2-3초에 한 번. 노력호흡 없음
C(순환): 요골동맥 촉지 가능
D(의식): 의사소통 가능. 양손으로 악수 가능
E(환경/체온): 명확한 체온 이상 없음

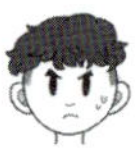
발성이 명확하지 않고, 출혈에 의해 기도가 폐쇄되고 있을 가능성이 있어. 이건 중증 증례야. 서둘러 처치실로 옮깁시다!

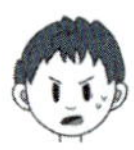
구급대에서 들었던 활력징후는 안정적이었는데….

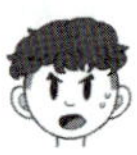
기도 이상을 놓치면 불과 몇 분 안에 심정지가 나타날 수 있는 초긴급 상태야. 게다가 초기에는 활력징후에 이상이 나타나지 않아 발견이 늦어지기 쉬워. 평가와 개입을 서두르지!

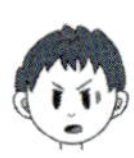
알겠습니다!

1 기도 이상

기도 이상은 기도에 해부학적 또는 생리적 이상이 있는 상태를 말합니다. **기도 응급**이라고도 부르며, 주로 상기도 폐쇄가 문제가 됩니다. 기도는 숨을 들이마시고 내쉴 때 공기가 통과하는 경로이므로 폐쇄와 같은 이상이 있으면 체내로 산소가 전혀 공급되지 않게 됩니다. 만약 기도가 완전히 폐쇄되면, 심한 저산소 상태가 되어 **몇 분 내로 심정지**에 이를 수 있습니다. 특히 산소 예비능[※1] 이 적은 임신부, 비만, 소아 등에서는 1-2분 정도의 시간적 여유밖에 없습니다[1)].

[용어 설명]

※1 산소 유입이 중단되어도 스스로 보상할 수 있는 능력.

이처럼, **기도 이상은 매우 긴급한 문제**이지만 **겉보기에 SpO_2가 안정적이거나 발성이 어느 정도 가능하다**는 이유에서 실제로 **자주 간과됩니다.** 일상 임상 업무 중에 병동에서 기도 이상을 간과한 결과 심정지에 이른 증례를 경험할 때마다 기도 평가의 중요성을 절실히 느끼게 됩니다. 이것은 의료인으로서 반드시 피해야 할 사태입니다. 어떤 환자에서나 우선 의식 확인에 이어 발성을 확인합니다. **발성을 확실히 들을 수 없으면 기도 응급 가능성을 염두에 두고 진료를 진행합니다.**

기도 폐쇄는 호흡이나 순환의 이상에 비해 치료 개입이 매우 단순합니다. 예를 들어 호흡부전이나 순환부전은 인공호흡이나 보조 순환을 이용하기 위해 많은 시간과 인력이 필요하며, 최선을 다해도 환자를 살릴 수 없는 경우가 있습니다. 그러나 기도 폐쇄는 조기에 인지하여 신속히 기도를 확보하면 환자를 살릴 수 있습니다. 이런 사실을 뒤집어 말하면, 기도 이상으로 환자를 잃는 것은 의료인의 역량 부족으로 볼 수도 있습니다. 누구나 맞닥뜨릴 가능성이 있는 응급 상황이므로 그럴 때를 대비하여 기도 관리의 숙달이 중요합니다.

2 상기도 폐쇄

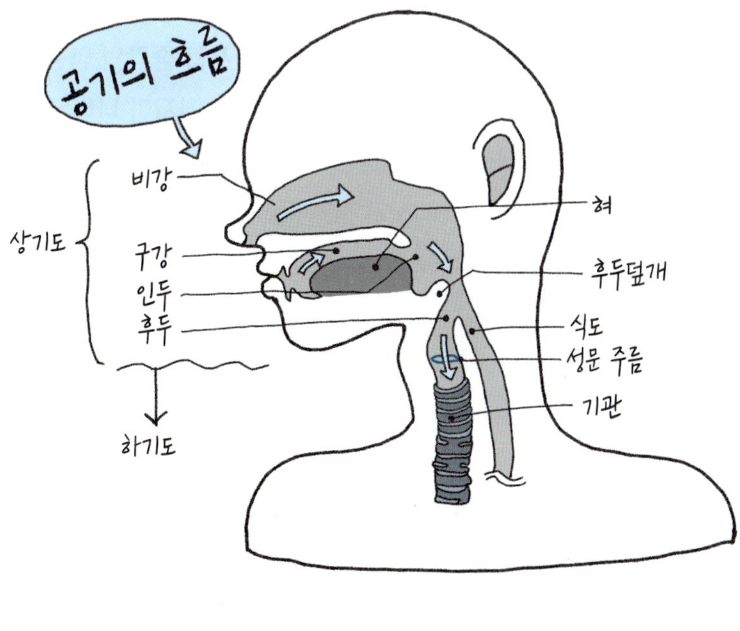

기도 이상에서 가장 흔한 것은 **상기도 폐쇄**입니다. 혀뿌리, 연구개, 후두덮개 등에 의해 공기 통로가 막힌 상태를 말합니다. 기도 이상이라고 하면 상기도 폐쇄를 말하는 경우가 많기 때문에, 원인과 개입 방법을 알고 있어야 합니다. 원인은 크게 ① **의식장애**와 ② **기질적 폐쇄** 2가지로 나눕니다. 어떤 원인의 폐쇄인지 아는 것은 기본적 개입 방침 결정에 매우 중요합니다.

❶ 의식장애

여러분은 혹시 침실에서 아버지의 코 고는 소리 때문에 잠들기 어려웠던 경험을 한 적이 있나요? 이런 수면 중 코골이의 원인은 대부분 의식 저하에 따른 상기도의 기능적 폐쇄입니다.

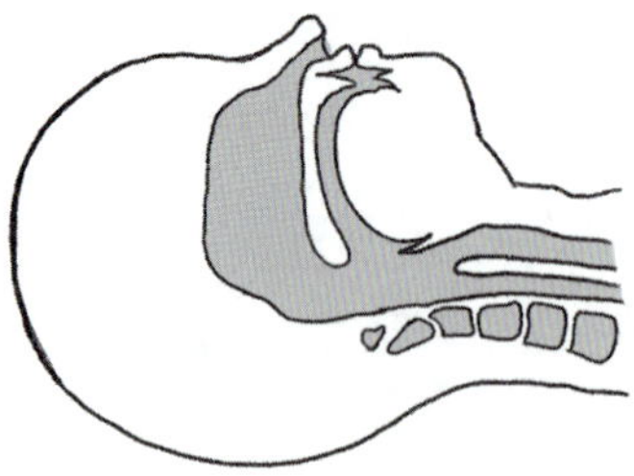
• 의식이 명료한 상태

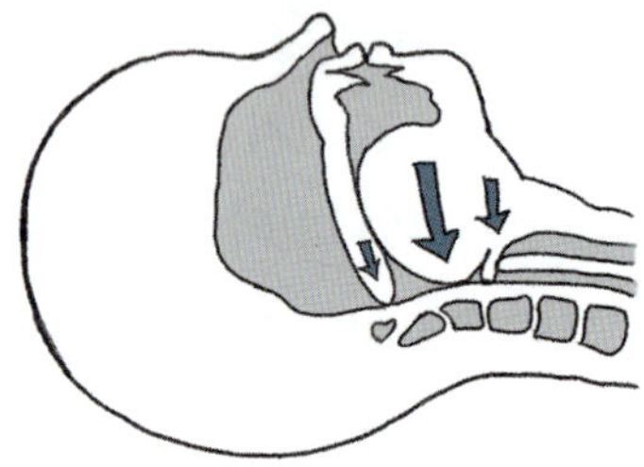
• 의식장애가 있을 때

의식이 명료하면 왼쪽 그림처럼 바로 누워도 공기 통로가 유지됩니다. 반면 **의식장애가 있으면 오른쪽 그림처럼 혀뿌리, 연구개, 후두덮개의 힘이 빠지고 중력의 영향을 받아 인두 뒷벽 쪽으로 내려옵니다.** 또한, **머리가 앞으로 숙여지거나 아래턱이 처지며 나타날 수도 있습니다.** 이런 요소가 복합적으로 작용하여 의식장애에서 상기도 폐쇄가 일어납니다[2)].

개입에는 우선 수동적 기도 확보나 기도유지기(airway)를 이용하여 기도 열기를 시도합니다. 개선되지 않으면 확실한 기도 확보 방법으로 기관 삽관을 고려합니다. 구체적 기도 확보 순서는 다음에 학습합니다(➡ p.42).

❷ 기질적 폐쇄

다른 원인으로 질환이나 외상에 의한 **기도의 해부학적 폐쇄**가 있습니다. 이를 **기질적 폐쇄**라고 하며, 출혈이나 구토물의 흘러내림에 의한 폐쇄, 안면 외상에 의한 상기도 구조물의 변형, 급성중증과민증에 의한 후두 부종 등의 원인이 있습니다. 특히 'killer sore throat'[※2]를 알고 있어야 합니다.

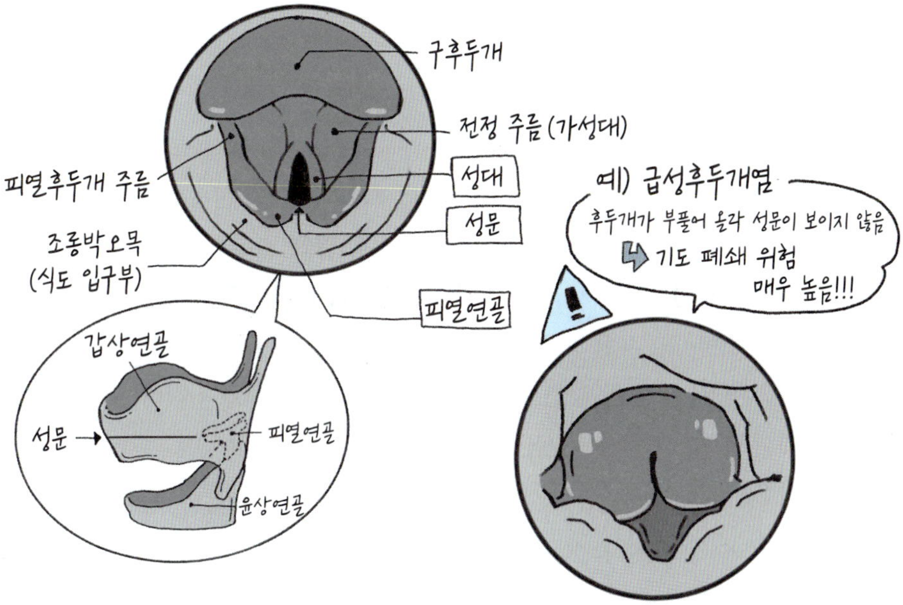

Point! Killer sore throat란?

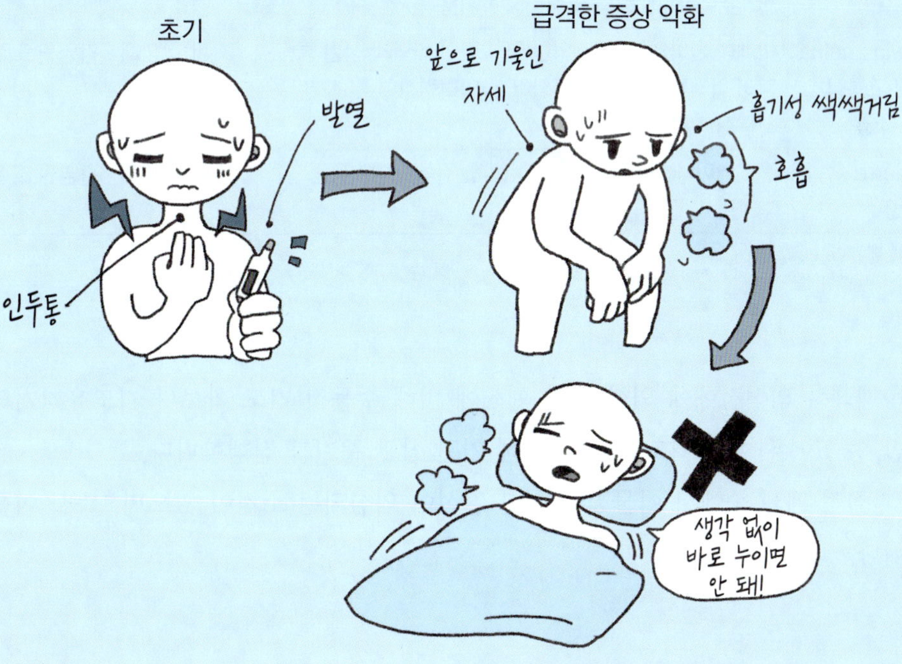

【용어 설명】

※2 호흡곤란과 함께 인두통이나 입벌림장애 등을 주소로 한다. 내인성으로 치명적 기도 이상을 일으키는 질환군

Killer sore throat라고 부르는 기질적 기도 폐쇄를 일으키는 무서운 질환이 몇 개 있습니다[3]. 이런 질환은 기도 응급 위험이 매우 높기 때문에 초기 진료에서 이를 의심하여 적절한 대응이 무엇보다 중요합니다. 환자는 몸을 앞으로 기울인 자세에서 호흡곤란을 호소하며, 여기에 인후통, 입벌림장애, 쉰목소리 등의 증상이 있으면 바로 이 질환을 의심하여 신속하게 상급 의사나 이비인후과 의사에게 의뢰하여 기도 확보 준비를 진행합니다. **필요 없이 바로 누운 자세로 체위를 바꾸면 몸을 앞으로 기울인 자세에서 겨우 유지되던 기도가 좁아질 가능성이 있어 매우 위험합니다.** 호흡곤란을 호소할 때 CT 등의 영상 평가에 앞서, 기관 삽관 등 확실한 기도 확보 필요성을 생각해야 합니다. 만약 삽관 전에 CT 촬영이 필요하면 지원 인력을 기다려 후두경 등을 사용하여 기도를 자세히 평가하고 촬영 시 세심한 주의를 기울여야 합니다.

	병태생리	증상	치료
급성 후두덮개염	후두덮개의 세균 감염에 의한 후두덮개 부종	관찰한 인두 소견에 비해 심한 인두통, 삼킴 곤란, 침 분비 증가	항생제 · 스테로이드
편도 주위 고름집	인두 주위 염증의 악화에 의한 고름집 형성	인두통, 경부 통증, 삼킴 통증, 쉰목소리	항생제 · 감염원 조절※
인후 고름집	상기도염, 림프절염 악화에 의한 인두 후벽에 고름집 형성	인두통, 삼킴 통증, 목쉰 소리, 기운목	항생제 · 감염원 조절
Ludwig angina (턱밑 고름집)	아래턱 치아의 충치에 의한 염증이 아래턱 부위로 파급되어 고름집 형성	입안 바닥의 심한 통증, 입벌림장애	항생제 · 감염원 조절
Lemierre 증후군	편도염이나 인두염이 호전된 후 화농성 혈전성 정맥염	인두통 · 경부 통증	항생제 · 감염원 조절

※절개 배농이나 흡인 배액 등

기질적 폐쇄는 의식장애에 의한 기도 폐쇄에 비해 수동적 기도 확보나 기도유지기의 효과가 부족할 수 있어 확실한 기도 확보를 위해 기관 삽관 준비를 진행합니다.

또한, 기질적 폐쇄 중에서 이물질에 의한 질식이 의심되는 소견이 있으면, 즉시 이를 제거해야 합니다.

Point! 질식을 의심하는 소견과 대처법

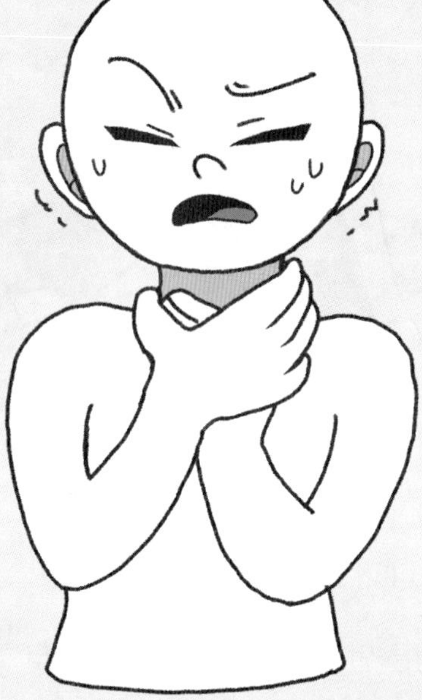

'Choke sign'이라고 부르는, 고통스럽게 환자가 목을 손으로 감싸고 있는 행동을 알고 있나요?

이것은 이물질에 의해 기도가 폐쇄되었을 때 나타나는 소견이며, 즉시 질식을 해소하지 않으면 빠르게 저산소 상태에 빠지게 됩니다[4]. 지원 요청과 동시에 즉시 질식을 해소하는 방법을 알아 두어야 합니다.

긴급 기도 처치 카트가 근처에 있으면, **후두경으로 후두를 보며 마길집게(Magill forcep) 등을 이용하여 이물질 제거를 시도합니다.** 기구를 바로 사용할 수 없거나, 후두 노출에서 보이지 않는 하기도 폐쇄에는 **하임리히법**으로 응급 처치를 시도합니다.

우선 질식한 환자의 등 뒤에 서서 복부를 두 팔로 감쌉니다. 한 손으로 주먹을 쥐고 환자의 명치 부위에 대고 다른 손으로 주먹을 감싸 쥐고 대각선 위 방향으로 압박합니다. 이물질이 제거될 때까지 시도하지만, 효과가 없으면 등을 강하게 때려 이물질 배출을 시도합니다(등 두드리기법).

하임리히법은 내장 손상 위험이 있으므로 주의합니다. **합병증이 걱정되면 등 두드리기법을 시행하며 지원을 요청해야 합니다.** 참고로, 소아에서는 힘을 약간 약하게 사용하며, 불안하면 등 두드리기를 우선 시도합니다. 만약 이 방법으로 이물질이 제거되지 않으면 흉골압박을 시도합니다.

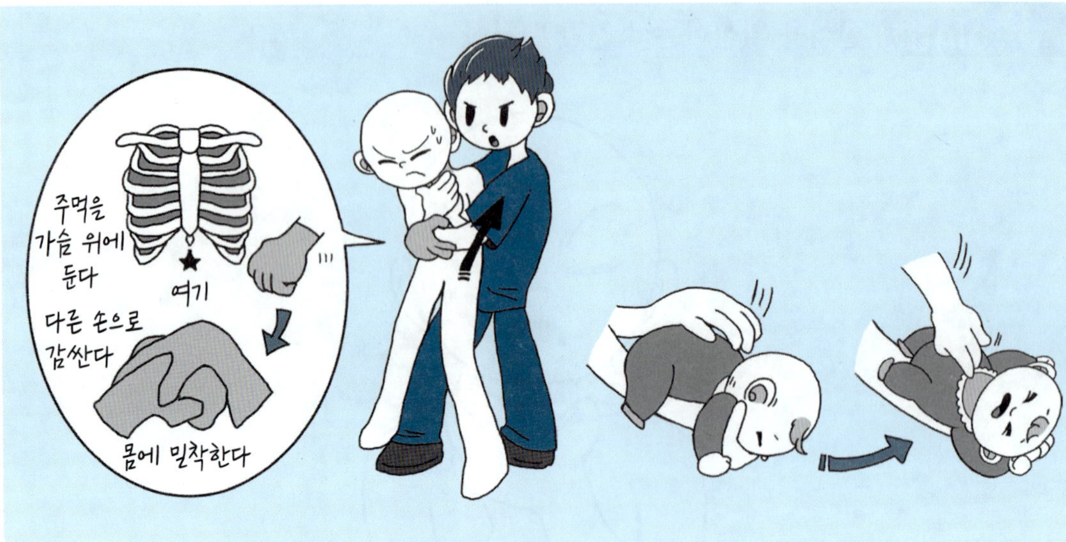
주먹은
가슴 위에
둔다
여기
다른 손으로
감싼다
몸에 밀착한다

스트레처카로 이동하겠습니다! 하나, 둘, 셋!

하야테 선생, 사쿠라 선생은 언패키징(➡ p.101)과 모니터 부착을 부탁해. 나는 산소 투여와 입안 흡인을 진행할게!

언, 언패키징?? 어디서부터 무엇을 떼내라는 거지…?

사쿠라: …정말, 선생님! 비켜요! 실례하겠습니다~ . (찢는 소리 찍찍…)

죄, 죄송합니다! 좋아, 이제 모니터를 붙이자….

이제 입안을 흡인합니다, 조금만 참아 주세요~ (쪼르륵)

꾸르르… 꾸르르….

조금 나아졌나요?

(끄덕임)

아까보다 기도 폐쇄가 약간 좋아진 것 같지만, 여전히 상기도는 막혀 있는 상태인 것 같아. 평가가 급하군!

To be continued…

요약

- ☑ 기도 이상은 초긴급 상황! 활력징후가 아니라 시진과 청진으로 이상을 발견!
- ☑ 기도 폐쇄가 확인되면 원인에 따라 신속히 기도 확보를!
  ① 기질적: 원칙적으로 기관 삽관 등 확실한 기도 확보를!
  ② 의식장애: 수동적 기도 확보나 기도유지기도 선택지!
- ☑ 기질적 기도 폐쇄에서 생각 없이 바로 누우면 기도 폐쇄가 악화할 수 있어 위험!
- ☑ 초크 사인이 보이면 질식을 의심하여 하임리히법이나 등 두드리기를!

【참고문헌】

1) Hardman JG. Br J Anaesth. 2006; 97: 564-70.
2) Reber A. Anaesthesist. 2011; 60: 259-64.
3) Loftis L. Semin Pediatr Infect Dis. 2006; 17: 5-10.
4) 일본내과학회, 편. 내과응급진료지침. 종합의학사; 2016.

2 기도 평가

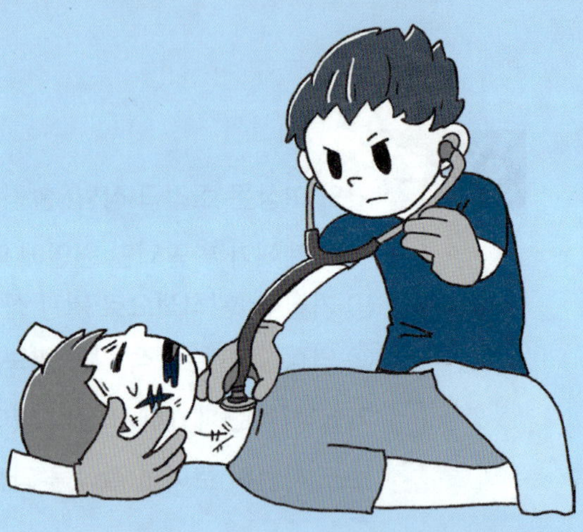

사쿠라: 모니터 연결 완료했습니다!

아츠시: 좋아, 바이탈사인 확인해.

【증례의 경과】

【모니터의 활력징후】

(산소 10 L/분, 보유주머니 마스크 투여 중)

HR 80회/분, BP 115/65 mmHg, SpO_2 97%, RR 20회/분

하야테: 오, SpO_2가 떨어지지 않았네! 정말 다행이야….

안심하면 안 돼! 기도 이상은 활력징후로 평가할 수 없다고 했지.

앗…! 저는 기도가 흡인으로 열렸다고 생각하여 안심했어요. 기도 평가를 진행하겠습니다!

그래, primary survey는 무엇을 기준으로 진찰을 진행하지? 하야테 선생, 기억해요?

음… 아마도… 그렇지요! 육감을 바탕으로 평가를 진행하지요! 제가 야구에서 다진 선구안을 최대한 활용해서 판단해야죠…!

… 그건 육감이 아니라 오감이지. 그중에서도 시각, 청각, 촉각을 의식하여 진찰하는 것이 중요해. **보고, 듣고, 느끼는** 것이 키워드야! 한번 해볼까!

기도 평가

(표 1) A(기도)의 평가 항목(일본내과학회. 내과응급의료지침 2022를 참고하여 작성)

ABCD 접근	보고	듣고	느끼고
Airway(기도)	• 입안 출혈, 구토물, 이물질 • 입술, 혀의 부종 • 침 흘림 • 흡기 시 흉골 상승 • 기관 견인 • 함몰 호흡 • 시소 호흡 • 아래턱 흔들림	• 발성(쉰 목소리, 굵은 목소리) • 이상 호흡음 들숨쌕쌕거림(stridor) • 코골이 소리	• 공기 흐름

※ 원활하게 대화할 수 있으면 기도는 대체로 문제가 없으므로 자세한 평가 생략 가능

(표 1)에 A(기도)의 평가 항목을 정리했습니다. 실제로 어떤 흐름으로 무엇을 평가해야 하는지 이미지하기 쉽도록 구체적 평가 순서를 설명합니다.

❶ 환자에게 말 걸기

우선 **환자에게 말을 걸어 원활한 대화가 가능하면 기도에 문제가 없다고 생각해도 좋습니다.** Primary survey는 시간이 생명이므로 기도 평가를 그 시점에서 끝내고 다음 평가 항목으로 넘어갑니다. 만약 발성이 명확하지 않거나, 상기도에서 명확한 이상음이 들리면 다음 평가를 이어서 진행합니다.

❷ 청진 평가

다음에 **호흡음을 확인**합니다. 기도 이상을 시사하는 청진 소견으로 반드시 알아 두어야 할 것은 **협착음**(stridor)입니다(➡ p.123 참조). 이 소리는 흡기 시에 들리는 이상음이며 **들숨쌕쌕거림**이라고도 부릅니다. 청진기를 사용하지 않아도 들을 때가 있습니다. 기도 직경이 50% 이상 좁아지면 이 소리가 나타난다고 알려졌으며[2], 이 소리가 들리면 **고도의 상기도 폐쇄 가능성을 시사**합니다. **즉시 지원을 요청하고 기관 삽관 준비를 시작**합니다.

그 밖에 혀뿌리 처짐에 의한 코 고는 소리나 입안 액체 저류에 의한 꾸르륵거리는 소리로 기도 이상을 알 수 있습니다.

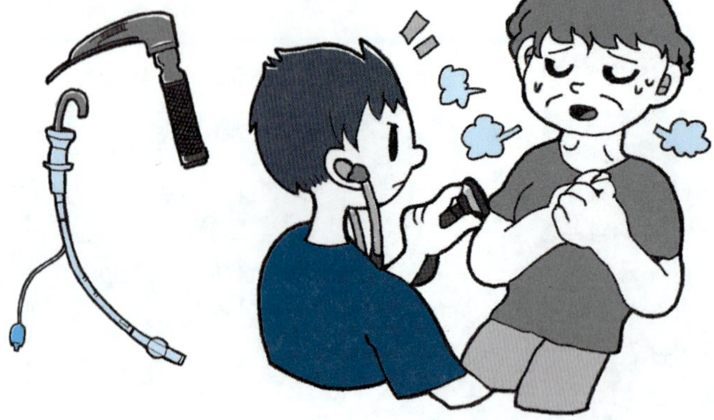

한편, 이상음만을 근거로 기도 평가를 하면 안 됩니다. **기도가 완전히 폐쇄되면 공기 이동이 없어져서 호흡음이 전혀 들리지 않습니다.** 상기도 폐쇄를 놓치면 몇 분 후에 급속히 진행되는 저산소 상태에 의한 심정지가 기다리고 있습니다. **청진뿐 아니라 시진으로도 기도를 평가**합니다.

❸ 시진 평가

호흡음을 확인하는 동시에 아래턱의 변형이나 흔들림, 입안 출혈, 구토물, 이물질이 있는지 평가합니다. 입 옆으로 침이 흘러나오면 침 삼키기를 방해할 정도로 심한 인후두 부분의 염증이나 부종을 시사합니다. 예를 들어 급성 후두덮개염 등의 '5 killer throats'가 숨어 있을 가능성이 있습니다(➡ p.31).

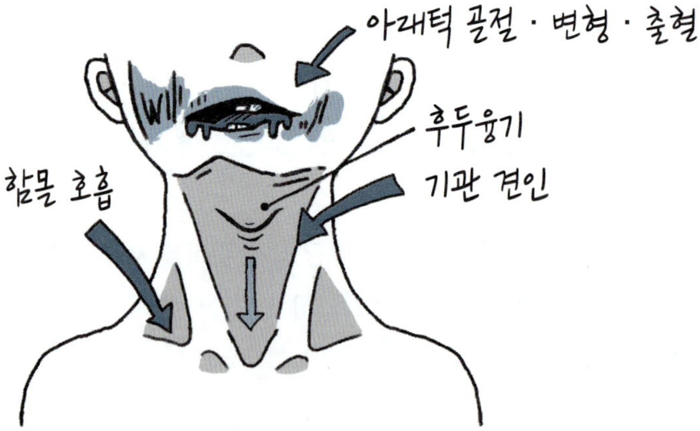

다음에 **흡기 시의 호흡 양상**을 평가합니다. 상기도 폐쇄가 심하면 어떻게든 폐로 공기를 보내기 위해 호흡근이 움직입니다. 이에 따라 심한 흡기 노력으로 흉강 내 음압이 증가합니다. 시진에서 흉강 내 음압을 반영하여 후두가 아래쪽으로 끌리는 기관 견인과 빗장위오목이나 흉골파임의 함몰을 볼 수 있습니다.

또한, 외형적으로 아래턱과 목 부위에 이상 소견은 없는지 평가합니다. 이번처럼 얼굴 외상이 있으며 아래턱에 불안정성이 보이면 혈종에 의해 기도가 압박되거나 아래턱 골절에 의해 마스크환기나 기관 삽관이 어려울 가능성이 있습니다. 목 부위 혈종에 의해 기도가 정중앙에서 벗어나는 편위(tracheal deviation)가 있으므로, 기도가 정중앙에 있는지 확인합니다. 이처럼 기도 평가에서 목 부위의 진찰은 매우 중요하며 반드시 목의 외형과 흡기 시의 호흡 양상에 주목합니다.

환자가 호흡할 때의 자세도 중요합니다. 상기도는 누운 자세에서 중력의 영향을 받아 좁아지므로, 후두덮개염이나 목 부위의 고름집이 있는 환자는 상체를 앞으로 기울이는 자세를 취하는 경향이 있습니다. 상기도 폐쇄가 의심될 때 생각 없이 누운 자세로 체위를 바꾸면 상기도 폐쇄가 진행될 위험이 있으므로 피해야 합니다[4](➡ p.31).

우선 말을 걸어보는 것이었죠! 들리나요? 이름이 어떻게 되지요?

꺽꺽….

환자

발성에 문제가 있는 것 같네…. 목에서 나는 소리를 들으며 경부와 흉부의 시진을 진행합니다!

이 환자는 경추 손상 가능성도 부정할 수 없어. 넥칼라(목 보호대)가 착용되어 있네. 구급대원이 머리를 고정한 넥칼라를 제거하고 정확히 평가하지!

전문가에게 들었다! 가슴이 올라가면 기도가 괜찮은 걸까?

'기도 평가에서 가슴이 올라가는지 확인하라'는 말을 들은 적이 있나요? 필자도 역시 전공의 때 이런 교육을 받은 적이 있습니다. 하지만, 이 평가 방법만으로 기도 폐쇄 여부를 판단하면 때로 놓칠 가능성이 있습니다. 상기도 폐쇄에서 '가슴이 전혀 움직이지 않는다'고 오해하고 있지는 않나요? 실제로 기도 폐쇄 상태에서는 호흡 보조근을 사용하여 어떻게든 폐를 확장하려고 노력하기 때문에 갈비뼈가 움직입니다. 그 결과, **기도 폐쇄 상태에서도 흉곽이 약간 올라갑니다. 상기도 폐쇄에서 말하는 '가슴이 올라간다'는 표현은 엄격히 말해서 '흉곽이 올라간다'고 인식**하면 보다 정확합니다. 기도 폐쇄를 일으켰을 때 흉골은 음압에 의해 아래로 약간 내려갑니다. 자신의 입과 코를 막고 깊이 숨을 쉬어보세요. 이 상태에서 흉골 위에 손을 올려놓으면 흉골이 아래로 약간 내려감을 느낄 수 있을 것입니다. 실제로 환자의 진찰에서 흉골 위에 손을 올려놓으면 흉곽 움직임을 평가하기 쉬워지므로 알아두면 좋습니다.

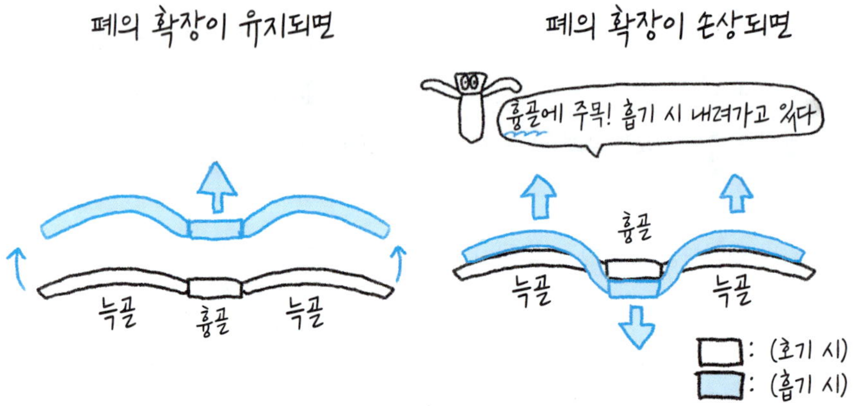

(자발적 호흡 평가 지침서 작성 워킹그룹, 편. 자발호흡 평가 가이드라인. 일본호흡치료법의학회. 2019. 참고)

JA 현립 히로시마병원 응급 · 집중치료과 **高場章宏**

【참고문헌】

1) 자발적 호흡 평가 지침서 작성 워킹그룹, 편. 자발호흡 평가 가이드라인. 일본호흡치료법의학회. 2019.

〈증례 경과〉

【신체 진찰】

입안 출혈 있음, 목 부위에 뚜렷한 혈종 없음, 기도 견인 있음

빗장뼈위오목 및 흉골파임 함몰 있음

발성 불명확, 협착음 들림

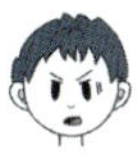
역시 기도에 이상이 있는 것 같네요!

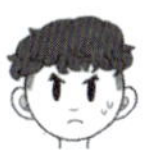
그렇지, 어떻게든 기도를 확보할 수 있도록 개입 시작!

To be continued…

요약

- ☑ 기도 평가는 우선 환자에게 말을 걸어 발성을 확인 !
- ☑ 협착음(stridor)이 들리면 심각한 기도 폐쇄 가능성이 높음!
  기관 삽관을 서두른다!
- ☑ 목 부위에 주목한 시진이 중요!
- ☑ 가슴이 올라가는 것은 갈비뼈가 아니라 흉곽의 움직임에 주목!

【참고문헌】

1) 일본내과학회, 편저. 내과응급진료지침. 종합의학사. 2016.
2) Rees L. BJA CEPD Rev. 2002; 2: 134-8.
3) Klein MR. Emerg Med Clin North Am. 2019; 37: 69-80.
4) Sutthiprapaporn P. Dentomaxillofac Radiol. 2008; 37: 130-5.

Airway — 기도 —

3 기본적 기도 확보

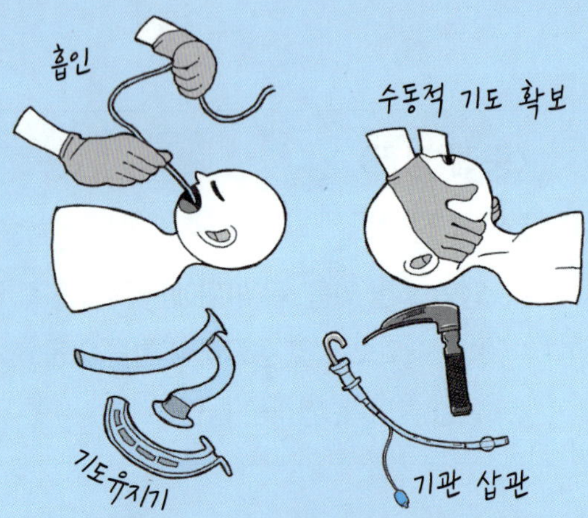

환자: 꺽꺽….

아츠시: 빨리 기도를 확보해야겠네요!

하야테: 선생님! A의 이상이면 망설이지 말고 기도 삽관입니다! 야구부 선배가 추천해 준 비디오 강의 『불타는 전공의! 열혈 ER 요약!』에서 그렇게 배웠어요!

뭔가 정열적 느낌의 제목이네…. 물론, 기관 삽관은 효과적 기도 확보 방법이야. 하지만 기관 삽관보다 간단히 시도할 수 있는 것도 많이 있어!

네! 정말 그런 게 있나요?

1 기도 확보

앞에서 하야테 선생님처럼, 기도 확보라고 하면 바로 기관 삽관을 떠올리는 분이 많지 않을까요? 실제로 기관 삽관은 효과적이며 확실한 기도 확보 방법입니다. 또한, 시각적으로도 인상적이며, 전공의가 반드시 숙달하고 싶다고 동경하는 수기의 하나입니다. 그래서 기도 확보라는 말을 들으면 바로 기관 삽관을 떠올리는 것도 이해합니다. 하지만, 기관 삽관과 같은 고도의 기도 확보 방법 이외에 간단하고 환자에게 부담이 적은 방법이 있습니다.

기도 확보의 원칙은 **짧은 시간 안에 준비할 수 있고, 환자에게 침습이 적은 방법부터 시도**입니다. 우선, 바로 실행할 수 있는 기본적 기도 확보 방법부터 차례로 배워봅시다.

❶ 입안 흡인

구강 내 흡인은 침, 가래, 혈액, 구토물 등을 기침하여 배출하지 못할 때 적응입니다[1]. 얼굴 외상이나 구토 병력, 그리고 입안의 시진에서 출혈이나 구토 등에 의해 기도 폐쇄를 의심하면 우선 입안 흡인을 시행합니다. 반면, 급성 후두덮개염이 의심되면 흡인 자극에 의해 부종, 출혈, 후두 경련 등의 합병증이 나타나서 상기도 폐쇄로 이어질 위험이 있어 흡인은 금기입니다. 환자가 분비물을 스스로 배출할 수 있으면 불필요한 흡인은 피해야 합니다.

❷ 수동적 기도 확보

흡인 시행 후에도 계속 기도 폐쇄를 의심할 수 있는 가래 끓는 듯한 소리가 들리면, 다음으로 **수동적 기도 확보**를 시도합니다. 우선, 아래턱의 중앙 부분을 살짝 들어올립니다. 이를 **턱끝 들어올리기**라고 합니다. 이때 한 손을 이마 위에 대고 들어올리면 목은 뒤로 굽힘 상태가 됩니다. 이 방법으로 혀가 앞으로 이동하여 혀뿌리, 연구개, 후두덮개에 의한 폐쇄가 해소됩니다. 이때 주의할 요점은, 아래턱을 들어올리거나 머리를 뒤로 젖힐 때 경추 윗부분의 신전입니다. **경추 손상이 의심되는 상황에서 이런 신전 동작이 척수 손상을 악화시킬 가능성이 있어** 피해야 합니다.

그래도 기도가 폐쇄되어 있으면 **아래턱 들어올리기**를 시도합니다. 이 방법은 수동적 기도 확보 중에서 가장 효과적이지만, 앞에서 소개한 방법보다는 약간의 숙련이 필요합니다. 우선, 입을 약간 벌린 상태에서 **아래쪽 치열이 위쪽 치열보다 앞으로 나오게 만듭니다.** 일본 개그맨 시무라 켄이 턱을 내미는 동작을 의식하면 이해하기 쉬울 것입니다. **새끼손가락을 아래턱뼈 안쪽의 오목한 부분(하악지)에 걸어 천장을 향해 들어올리면,** 가라앉아 있던 혀뿌리가 올라가게 됩니다. 그 결과, 인두 후벽과의 공간이 확보되어 기도 폐쇄가 해소됩니다. 이 방법은 후두덮개에 의한 기도 폐쇄 해소에도 효과가 있습니다.

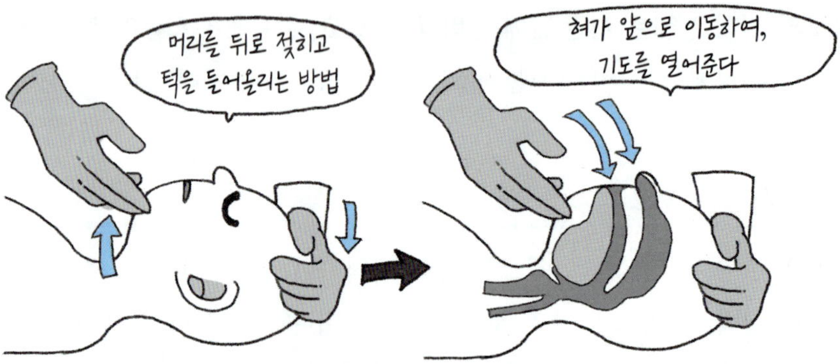

• 턱끝 들어올리기

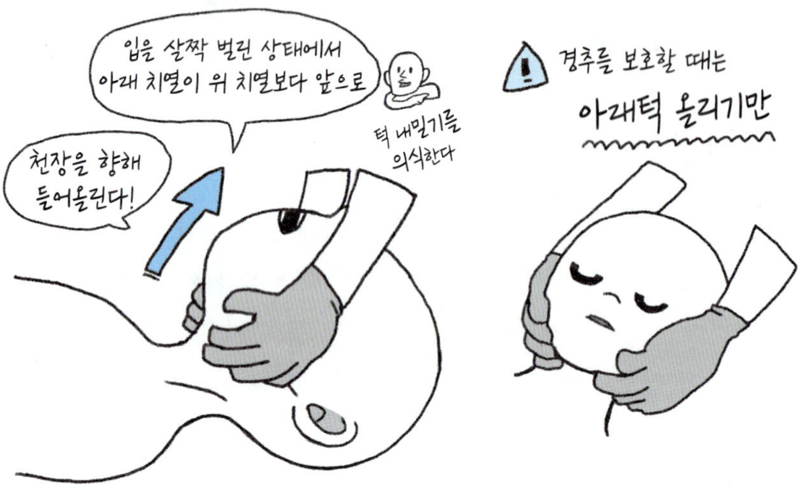

• 아래턱 들어올리기

이렇게 머리 뒤로 젖히기와 아래턱 들어올리기에 입 열기를 결합한 방법을 **삼중기도수기**(triple airway maneuvers)라고 부릅니다. 이 방법은 마스크 환기 시행에서도 매우 효과적 기도 확보 방법이므로 반드시 실시할 수 있도록 익혀 두어야 합니다.

❸ 기도유지기

수동적 기도 확보로 기도가 열리면 이 상태를 유지하기 위해 **기도유지기(airway)** 장비를 사용할 수 있습니다. 손으로 아래턱 들어올리기를 몇 분 이상 계속하기는 매우 힘든 일이기 때문입니다. 기도유지기에는 코안이나 입안에 넣는 2종류가 있으며, 각각 **경비 기도유지기**, **경구 기도유지기**라고 부릅니다.

1) 경비 기도유지기

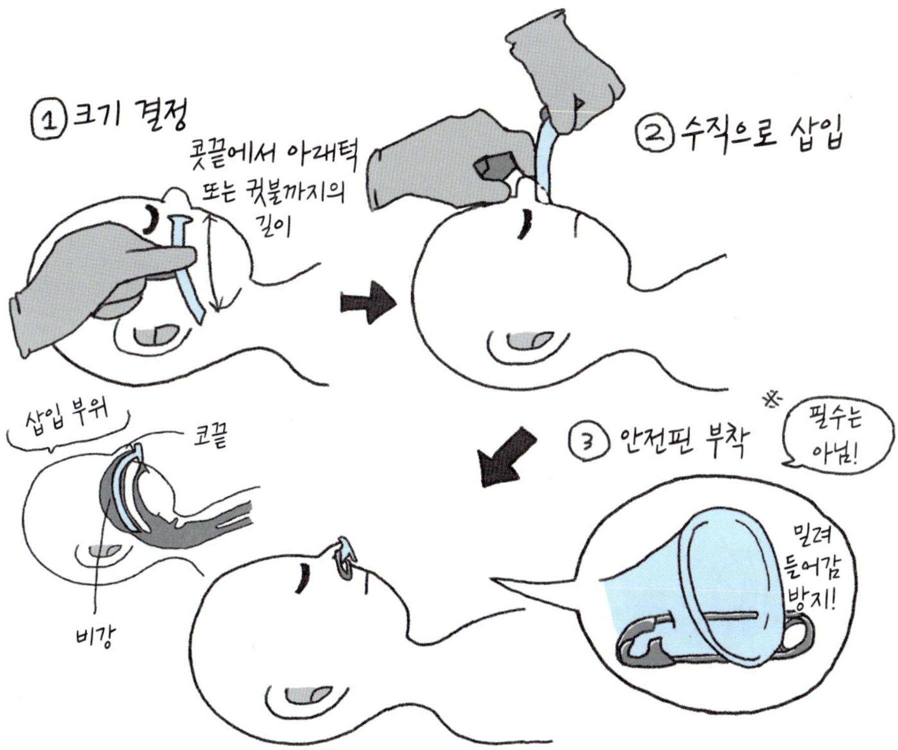

경비 기도유지기를 사용하는 목적은 비강과 연구개에 의한 상기도 폐쇄의 해소입니다. 경구 기도유지기에 비해 환자에게 불편이 적으며, 구토 반사가 있거나 입을 벌리지 못할 때도 사용할 수 있습니다[2]. 의식이 있는 환자에게도 사용하기 쉬운 장치이며 실제로 경비 기도유지기를 더 자주 사용하는 경향입니다. 크기 선택은 **비강에서 하악각 또는 귓불까지의 길이**를 참고합니다[3]. 너무 깊이 삽입하면 식도로 들어가서 환기를 할 수 없으므로 주의합니다.

삽입은 얼굴에 대해 수직으로 밀어 넣습니다. **두개저 골절이 있으면 금기**이며, 이 증례처럼 얼굴이나 머리에 외상이 있으면 사용하지 않는 것이 안전합니다. 때로 코피가 날 수 있어 출혈 경향이 있는 환자에서는 주의합니다.

삽입 후 기도유지기의 끝부분에 안전핀을 부착할 수 있습니다. 안전핀은 앞에서 설명한 것처럼 기도유지기가 너무 깊이 들어가서 오히려 환기 불량을 일으켰을 때 위치를 조정하거나, 기도유지기가 비강과 인두로 깊이 들어가는 것을 방지하는 2가지 목적으로 사용합니다. 기본적으로 경비 기도유지기의 앞부분은 트럼펫처럼 넓게 만들어져서 전체가 안으로 밀려 들어가지 않게 되어 있으므로, 앞의 2가지 문제가 없으면 안전핀을 사용하지 않아도 좋습니다. 안전핀이 환자의 코를 찌르지 않도록 주의합니다.

2) 경구 기도유지기

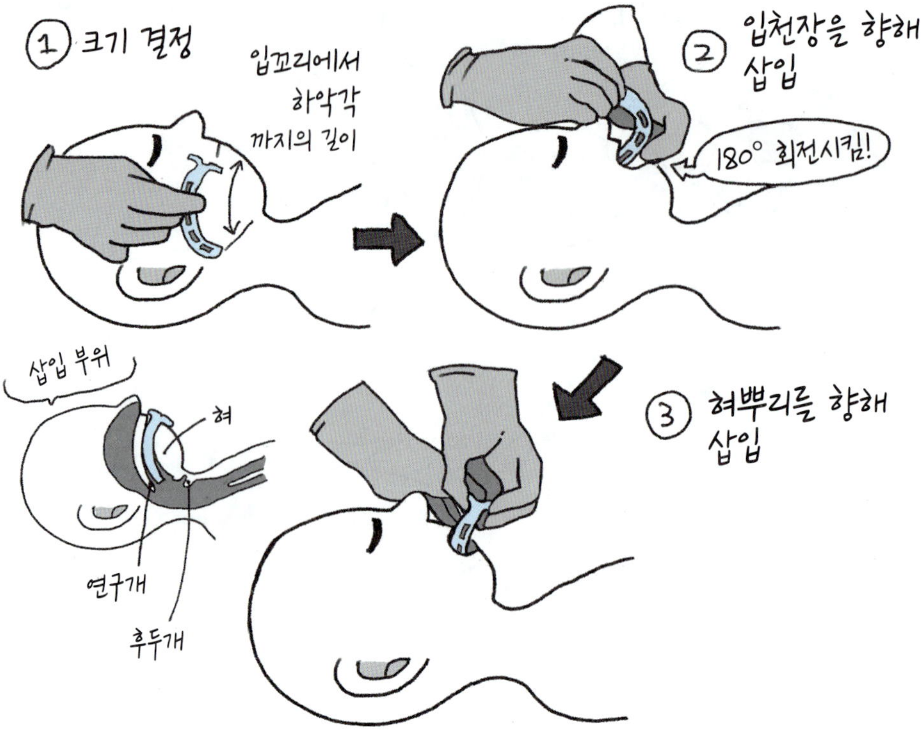

경구 기도유지기를 사용하는 목적은 혀뿌리가 내려가 인두 후벽에서 기도를 막은 상태의 해소입니다. 이를 위해 인두까지 삽입해야 합니다. 그림을 보며 상상할 수 있는 것처럼 삽입 깊이가 매우 깊습니다. 이 정도의 깊이로 이물질이 삽입되면 구토 반사가 일어나므로 의식이 있는 환자에게는 금기입니다[4].

기도유지기의 크기 선택은 **앞니에서 하악각까지의 길이**가 기준입니다. 삽입할 때 혀가 같이 밀려 들어가 제대로 삽입되지 않을 수 있어 설압자를 이용하여 혀를 피해 삽입합니다. 기도유지기를 반대로 삽입 후 입안에서 180도 회전하는 방법도 있지만, 구강 점막을 손상시켜 출혈을 일으킬 가능성이 있어 부드럽게 시행해야 합니다.

2 기본적 기도 확보의 흐름

거듭 강조하지만 기도 확보는 침습도가 낮은 순서대로 시도가 원칙입니다. 그러나 침습도 이외에 환자의 상태에 따라 적절한 방법을 선택해야 합니다. 예를 들어 경추 손상 가능성이 있으면 목을 뒤로 젖히는 동작을 피해야 하며, 의식 상태나 두개저 골절 가능성에 따라 경비/경구 기도유지기를 구분할 필요가 있습니다. 마지막으로, 이번에 소개된 기도 확보 방법의 사용 구분을 간단한 흐름도로 작성했습니다. 증례에 따라 적절한 흐름에 따라 기도 확보를 시도합니다.

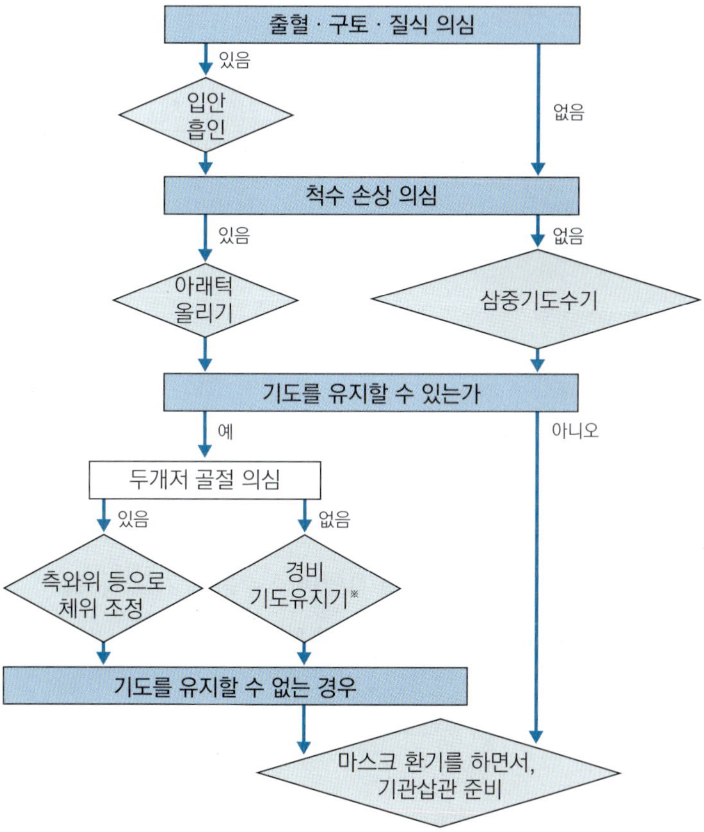

※ 구토 반사가 없으며 깊은 혼수 상태이면 경구 기도유지기 고려.

우선 다시 한번 입안의 혈액을 흡인합니다! (쭈르르르르…)

꾸르르… 꾸르르….

역시 아직 상기도 폐쇄가 아직 있는 것 같아. 외상 환자이고 경추 손상 가능성도 있어 아래턱 올리기로 기도 확보를 시도하지!

자, 이렇게 하면… 어떨까요?

…꾸르… 꾸르….

역시 아직 폐쇄된 것 같네. 경비 기도유지기를 사용하여 볼까요?

헷갈리기 쉬운 점인데, 기도유지기는 수동적 기도 확보가 효과가 있을 때만 적응이 되지. 수동적 기도 확보가 실패한 증례에서는 다음 단계를 고려해야 해. …그런데 그 사이 SpO_2 수치가 떨어지는 경고음이 들리네….

사쿠라: 선생님, SpO_2가 90% 아래로 떨어졌어요!

와! 큰일이네…!

To be continued…

요약

- ☑ **기도에 이상이 있으면 즉시 기도 확보! 우선 간단하고 저침습적 방법부터!**
- ☑ **가래 끓는 듯한 소리가 들리면, 우선 흡인이나 수동적 기도 확보를!**
- ☑ **수동적 기도 확보가 잘 이루어지면 기도유지기 고려!**

【참고문헌】

1) American Association for Respiratory Care. Respir Care. 1992; 37: 130-5.
2) Davies JD. Respir Care. 2014; 59: 1608-10.
3) Roberts K. Emerg Med J. 2005; 22: 394-6.
4) Nimmagadda U. Middle East J Anaesthesiol. 2016; 23: 605-9.
5) 일본내과학회, 편저. 내과응급진료지침. 종합의학사. 2016.

Airway — 기도 —

4 마스크 환기

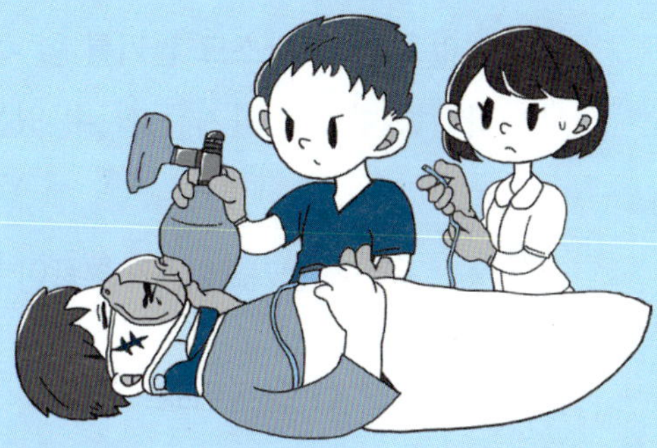

사쿠라: 선생님, SpO_2가 90% 아래로 떨어졌어요!

하야테: 우, 우선 산소를 10 L/분에서 15 L/분으로 올려요!

우선이라고요? 선생님, 정말 그걸로 괜찮을까요?

아츠시: 기도 폐쇄가 계속되고 있고, 무엇보다 호흡도 약해지고 있어. 이제부터 마스크 환기로 바꾸어야 해!

…! 알겠습니다! 마스크 환기는 마취통증의학과에서 해본 적이 있어요. 저에게 맡겨주세요!

든든하네! 그러면, 응급 카트에서 BVM을 가져올래?

1 마스크 환기

지금까지의 기도 확보 방법으로 환자가 원활하게 호흡할 수 있으면 문제가 없겠지만, 기도 개방이 불충분하거나 의식 저하에 의해 호흡이 약해지면 보조 환기가 필요합니다. 이런 상황에서 가장 간단하게 사용할 수 있는 보조 환기는 백밸브마스크(BVM)를 이용한 마스크 환기입니다.

마스크 환기는 호흡 관리에서 가장 중요한 기법입니다. 기관 삽관 같은 고도의 기도 확보를 할 수 없을 때도 **마스크 환기를 할 수 있으면 저산소증에 의한 심정지를 방지할 수 있습니다.** 우선, 확실한 마스크 환기를 할 수 있는 것이 중요합니다.

음… 이건가요? 뭔가 부품이 분리되어 바로 사용할 수 없는 것 같은데…. 혹시 고장인가요?!

정말, 선생님… 잠깐 주세요! …네, 조립 완료했어요!

아, 감사합니다….

사쿠라 선생, 고마워요! 응급 현장에서 자주 사용하는 비품은 구조도 이해해야지. 평소부터 사용법에 익숙하지 않으면, 정작 필요한 순간에 곤란해질 수 있거든!

죄송합니다…. 공부하겠습니다!

2 BVM의 기초 지식

❶ 부품 설명

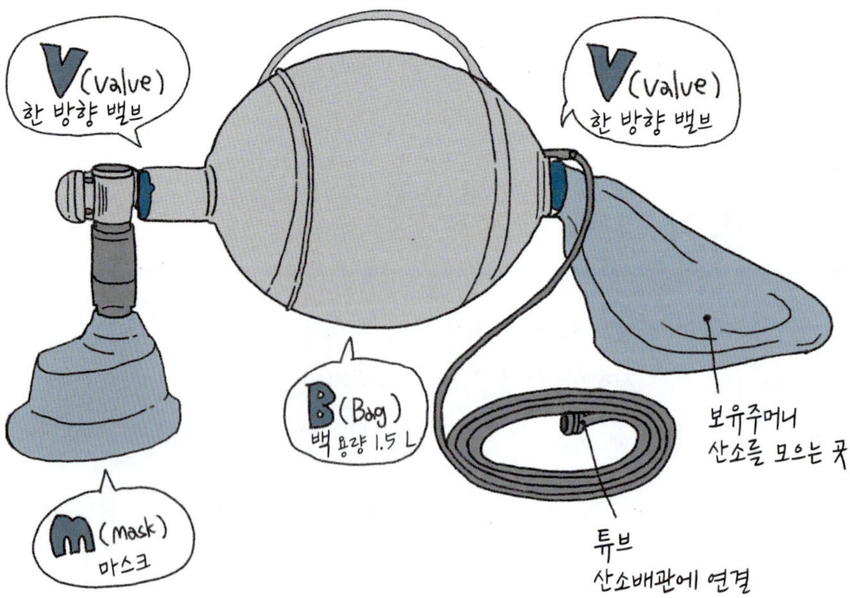

응급 현장에서 가장 사용하기 쉽고, 등장 빈도가 높은 것은 **BVM**입니다. 병원에 따라 **앰부**(Ambu: air mask bag unit), **소생백** 등으로 부르기도 합니다. 우선, BVM의 기본적 구조를 배워 봅시다. BVM이라는 명칭에서 각각 B(백), V(밸브), M(마스크)가 어느 부분에 해당하는지 알고 있나요?

1) B(Bag)

BVM 본체의 중앙에 있는 주머니 부분입니다. 이 백을 한 손으로 잡고 눌러서 압력으로 공기를 보낼 수 있습니다. 그렇다면 이 백에 어느 정도의 공기를 담을 수 있을까요? 후배들에게 이것을 물으면 대부분 500–1,000 mL라고 대답하지만, **성인용은 표준으로 1,500 mL를 사용합니다. 여러분이 생각하는 것보다 백의 용량이 큽니다.** 환자의 상태나 체격에 따라 다르지

참고 백을 누르는 손은 오리 입?!

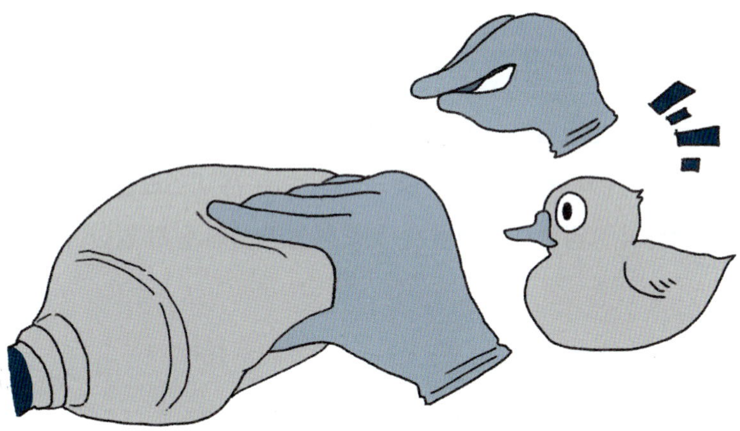

1회 환기량이 너무 많거나 너무 적어도 좋지 않으며 실제로 어느 정도의 힘으로 백을 눌러야 할지 모를 때가 많습니다. 필자는 전공의 때 선배로부터 **백을 누르는 손을 '오리 입 모양 만들기' 를 의식하면** 적당한 환기량이 된다는 가르침을 기억하고 있습니다. 이 오리 입 모양을 의식하며 손으로 환기를 시행하면 약 500–600 mL의 공기를 보낼 수 있다는 보고도 있습니다[2]. 물론, 오리 입을 만들기에 너무 집중하여 흉곽의 움직임이나 마스크 밀착 평가를 소홀히 하면 안 됩니다.

만, **일반적으로 필요한 1회 환기량은 체중 1 kg당 6-8 mL**라고 알려져 있으므로, **체중 50 kg 환자에게 300-400 mL 정도면 충분**합니다. 이것은 BVM을 가볍게 누르는 정도로 충분히 공기를 보낼 수 있는 환기량이며, 구체적으로는 흉곽이 올라가는 것을 확인할 수 있는 최소한의 양이라고 말할 수 있습니다[1](흉곽 상승의 정확한 평가 방법은 전문가에게 들었다! ➡ p.40 참조). 응급 상황에서 긴장한 의료인이 BVM을 전력을 다하여 백을 누르는 장면을 자주 보지만 이러면 과환기가 될 수 있습니다. 과도한 환기의 시행은 기도뿐 아니라 식도로도 공기가 들어가 위가 팽창되어 위 내용물의 구토나 역류 위험이 높아집니다. 항상 적절한 환기를 염두에 둡니다.

2) V (밸브)

밸브(valve)는 판막입니다. 심장 해부학에 나오는 대동맥판처럼 어떤 **물질을 한쪽으로만 보내는 한 방향 밸브**를 떠올리면 좋습니다. BVM 본체에는 2개의 밸브가 있습니다. 보유주머니와 백 사이에 있는 밸브는 저장된 산소를 백 방향으로 흐르게 하고, 백과 마스크 사이에 있는 밸브는 공기를 마스크 쪽으로 이동하는 역할을 합니다.

3) M (마스크)

환자의 입과 코를 덮는 부분입니다. 나이와 성별에 따라 적절한 크기가 다르기 때문에, 환자에게 맞는 마스크 크기를 선택합니다. 적절한 크기의 기준은 **마스크를 얼굴에 댔을 때, 코뿌리에서 아랫입술 또는 아래턱 중앙까지를 덮을 수 있으며 눈꺼풀에 닿지 않아야** 합니다.

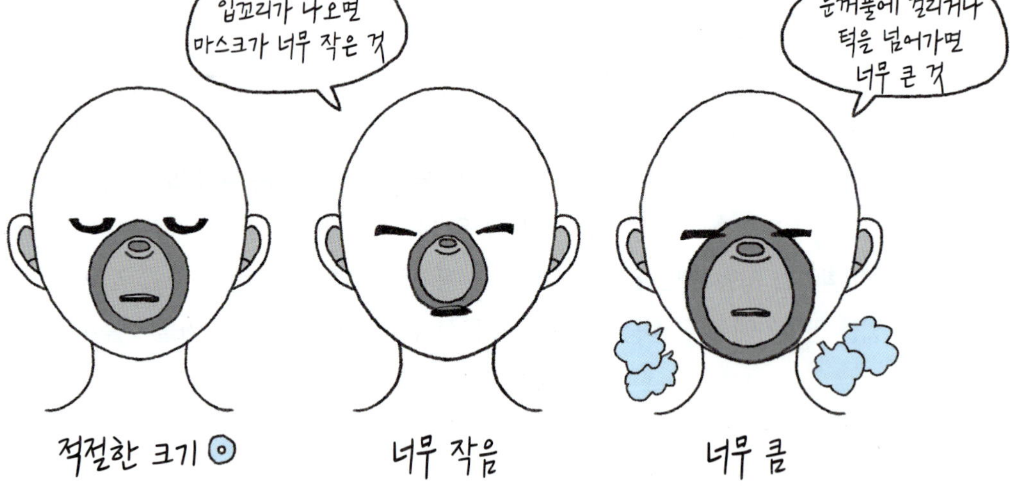
입꼬리가 나오면
마스크가 너무 작은 것
눈꺼풀에 걸리거나
턱을 넘어가면
너무 큰 것
적절한 크기 ◎
너무 작음
너무 큼

4) 기타 구조물

그 밖에 **산소를 저장하는 주머니인 보유주머니와 산소배관에 연결하여 산소를 공급받는 튜브**가 있습니다. 산소배관에서 보내온 산소는 보유주머니에 저장되었다가 한 방향 밸브에 의해 백 부분과 마스크 부분으로 전달됩니다. 보유주머니를 부착하면 거의 100%에 가까운 산소 농도로 마스크 환기가 가능합니다. 참고로 보유주머니를 부착하지 않고 산소배관에 연결하면 산소 농도는 40-50%라고 알려져 있습니다[3).

❷ 사용 시 주의사항

BVM의 원리를 배우면 생각보다 간단하여 누구나 쉽게 사용할 수 있을 것 같지만, 실제 사용 시 확인해야 할 몇 가지 주의점이 있습니다. 우선, **각 부품이 확실히 연결되었는지 확인**하고, **사용 전에 공기가 새지 않는지 점검**해야 합니다. 또한, 순수 산소를 공급할 수 있도록 **산소의 유량을 기본적으로 10 L/분 이상**으로 투여하고, **보유주머니가 충분히 팽창되어 있는지 확인**하여 사용합니다. 보유주머니가 팽창되지 않으면 고농도 산소 투여가 이루어지지 않습니다.

Point! 잭슨 리스란?

응급실에는 자동 팽창식 소생 백(Ambu bag) 이외에 **비자동 팽창식 소생 백(잭슨 리스 회로)** 이라는 BVM 시스템이 있습니다. '잭슨'으로 줄여 부르기도 합니다. 이 명칭은 개발자 잭슨 리스(G. Jackson Rees)라는 리버풀대학 의사의 이름에서 유래되었습니다. 이 두 장치의 차이를 알고 있는가요?

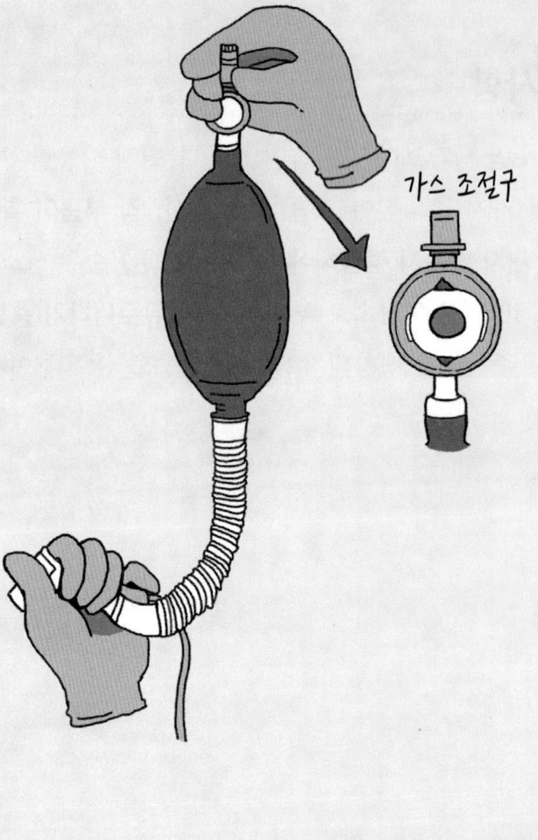

위 그림에서 보듯이, 잭슨 리스는 Ambu bag과 구조에 차이가 있습니다. **산소 배관에 연결된 튜브가 마스크와 백 사이에 위치**하며, **백에 가스 조절구가 있다**는 점이 특징입니다. 가스 조절구에는 화살표 표시가 있으며, 이것은 화살표 방향으로 공기가 배출된다는 것을 의미합니다. 이 조절구를 돌려 닫으면 백 안에 가스를 저장할 수 있습니다. 산소 배관에 연결한 후에 반드시 조절구가 닫혀 있는지 확인해야 합니다. 필자가 전공의 때 이 조절구를 열린 상태로 두고 산소를 공급했는데 백이 부풀지 않자, "이거 고장 났어요!"라고 외친 적이 있습니다. 옆에 있던 간호사 선생님이 말없이 조절구를 닫아준 부끄러운 에피소드가 떠오르네요….

이 **두 장치의 가장 큰 차이는 산소 배관 없이 자체적으로 재팽창할 수 있는가**입니다. BVM은 산소 배관에 연결되지 않아도 백이 스스로 팽창하기 때문에 산소 탱크가 없는 상황에서도 바로 사용할 수 있습니다. 반면, 잭슨 리스는 산소 배관이나 탱크에서 공기를 공급받지 않으면 백이 부풀지 않습니다. 또한, 마스크가 환자의 얼굴에 확실히 밀착되지 않으면 공기가 새 나가 백이 쭈그러질 수 있습니다. 따라서 산소 탱크나 산소 배관이 없는 환경에서도 즉각 대응이 가능하도록 BVM이 응급 카트에 기본적으로 구비되어 있습니다.

이 설명만 들으면 잭슨 리스가 사용하기 어려운 장비처럼 느낄 수 있지만, 실제로 많은 장점이 있습니다. 예를 들어 가스 조절구를 조정하여 PEEP(호기말 양압)(➡ p.159)나 높은 기도 내 압력을 만들 수 있으며, 공기를 밀어 넣을 때 기도의 저항이나 폐의 강직도(순응도)를 느낄 수 있습니다. 가래가 막혀 있으면 백 안에서 '가래 끓는 소리'가 들리거나 손으로 진동을 느낄 수 있습니다. 사용하는 상황과 증례에 따라 적절히 구분하여 사용하면 좋습니다.

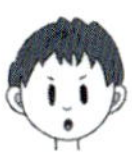
좋아, 보유주머니 안에 산소가 충분히 차 있네…. 마스크 환기 시작해요!

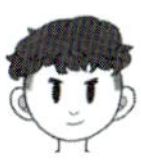
좋아, EC법으로 마스크도 잘 잡고 있네. 환기가 잘 되고 있어?

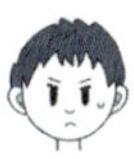
음…. 마스크가 제대로 밀착되지 않아서인지, 백을 눌러도 환기가 되고 있다는 오른손의 감각이 없어요.

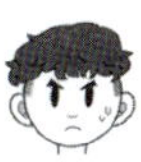
마스크에서 공기가 새고 있군. 왼손을 조금 더 오른쪽으로 누르는 느낌으로 밀착시켜 보면 어떨까?

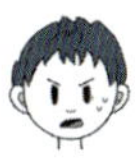
해보겠습니다! 음, 그래도 잘 안되는 것 같네요.

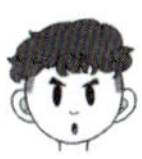
좋아, 내가 도와줄 테니, 둘이서 환기를 해 볼까!

3 마스크 환기법의 기본

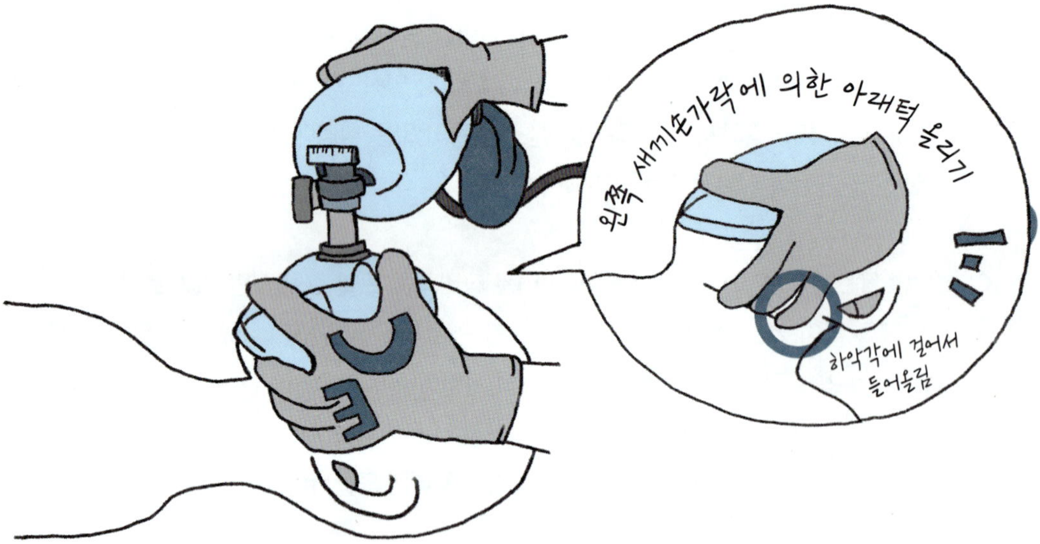

마스크 환기의 가장 중요한 목적은 수동적으로 기도를 확보하면서 양압환기에 의한 환기의 보조입니다. 왼손으로 마스크를 얼굴에 확실히 밀착시키고 기도를 확보한 상태에서 오른손으로 백을 눌러 환기합니다. 이때 왼손으로 마스크를 유지하는 방법을 EC법이라고 합니다. 왼손의 엄지와 검지로 'C' 모양을, 중지, 약지, 소지로 'E' 모양을 만드는 것처럼 보이지 않습니까?

❶ 수동적 기도 확보

수동적 기도 확보 방법은 아래턱을 들어올려 기도를 열어주는 것입니다. **아래턱을 들어올리기는 하악각에 새끼손가락을 걸어 천장을 향해 계속 들어올리기**를 의식하면 좋습니다. 앞에서 설명한 손을 이용한 아래턱 들어올리기와 같습니다. 많은 사람이 오른손잡이므로 왼손 작은손가락으로 계속 힘을 주기는 어려우며 시간이 지나면서 피로해져 유지가 불충분해질 가능성이 있어 주의합니다.

❷ 마스크 밀착

마스크 환기에서 중요한 또 하나의 요소는 **마스크와 얼굴을 완벽히 밀착하는 것**입니다. 왼손의 새끼손가락으로 아래턱을 들어올린 상태에서 엄지와 검지를 사용하여 마스크를 고정합니다. 이때 손가락을 마스크 본체의 접합부 근처에 위치시키고, 얼굴 쪽으로 압력을 가하여 마스크와 얼굴 사이에 틈이 생기지 않도록 밀착시킵니다.

❸ 마스크 환기 동안 평가

마스크 환기를 하면서 환기 상태를 평가하여 필요에 따라 약간 조정합니다. 구체적으로 다음 항목을 고려합니다.

【마스크 환기 동안 평가 항목】

- 백을 가볍게 눌러 환기할 수 있다(저항이 적다)
- 백을 눌렀다 떼는 동작에 맞추어 흉곽이 위아래로 움직인다
- 흉부 청진에서 호흡음이 명확히 들린다
- 복부가 팽창하지 않는다(공기가 식도로 들어가지 않음)

4 마스크 환기가 잘되지 않을 때

마스크 환기를 계속해도 흉곽이 올라가지 않고, SpO_2도 떨어진다면……. 이런 상황이면 마스크 환기가 제대로 이루어지지 않는 가능성이 높습니다. 마스크 환기가 실패하는 원인에는 크게 2가지가 있으며, 때로 2개의 문제가 동시에 나타나기도 합니다. 각각의 실패 원인과 이에 대한 대처 방법을 알아야 합니다.

❶ 기도 확보의 불충분

백을 눌렀을 때 심한 저항을 느끼거나, 상당한 힘이 필요하면 **기도가 충분히 열리지 않았을** 가능성이 높습니다. 또한, 환기에 따라 복부가 팽창하는 경우도 기도가 부분적으로 폐쇄되어 상대적 많은 공기가 식도로 들어간 결과를 생각할 수 있습니다. 이런 상황에서는 다시 **새끼손가락을 사용하여 아래턱 들어올리기**를 시도합니다. 그래도 어려우면 일단 마스크를 떼고 **삼중기도수기를 다시 시작**합니다[4].

❷ 마스크 밀착의 불충분

마스크 환기 중에 마스크와 얼굴 사이로 공기가 새는 느낌이 들거나, 백을 눌러 저항이 거의 없으면 **마스크 밀착이 충분하지 않을** 수 있습니다. 엄지와 검지를 마스크 중앙에 놓고 눌러도 공기가 마스크 오른쪽과 오른쪽 뺨 사이로 새 나갈 수 있습니다. 이때는 **마스크를 잡고 있는 왼손을 중앙에서 약간 오른쪽으로 전체적으로 기울여** 마스크의 오른쪽 부분에 압력을 줍니다.

❸ 2인법

여러 가지 방법을 시도해도 환자의 체격이나 자신의 손 크기 등의 문제에 의해 기도 확보나 마스크 밀착이 어려울 수 있습니다. 이럴 때 주위에 지원해 줄 수 있는 사람이 있으면 **2인법**을 시도합니다. 한 사람은 **환자의 머리 쪽에 서서 양손을 사용하여 아래턱 들어올리기와 마스크 유지**를 시행하고, 다른 사람은 백을 눌러 환기에 집중합니다. 이 방법은 이제까지 한 손으로 시행하던 기도 확보와 마스크 밀착을 양손으로 시행할 수 있어, 보다 확실한 환기가 가능합니다.

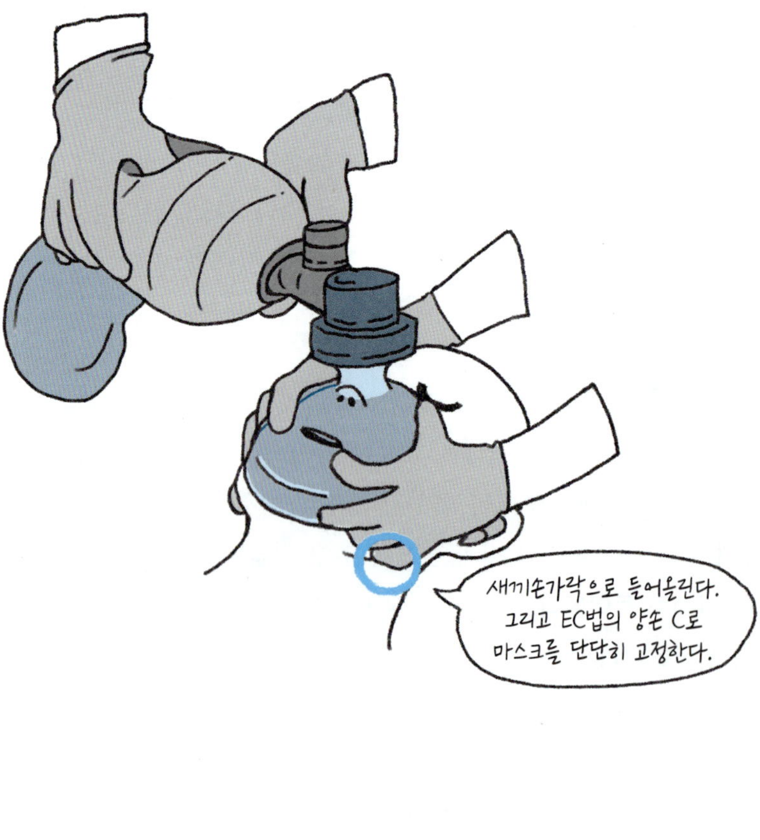
새끼손가락으로 들어올린다.
그리고 EC법의 양손 C로
마스크를 단단히 고정한다.

마스크가 제대로 밀착되고, 공기도 새지 않네요!

어떻게 해도 잘 안될 때 2인 환기법이라는 선택지를 생각하면 당황하지 않을 수 있어. **마스크 환기가 어려우면 2인 환기법!** 이것이 마스크 환기에서 중요해.

좋습니다! 두 사람이 누르며 이제 되도록 많이 환기시키지요!

잠깐만요, 선생! 지금 환자에게 진정제를 사용하지 않았고, 환자가 스스로 자발 호흡을 잘하고 있지요. 이런 상황에서 무리하게 많은 환기를 시도하면 환자가 더 힘들어질 수 있어요.

아…. 그러네요. 마취통증의학과 실습 때는 항상 충분히 진정하고 환기를 시작하는 경우가 많아서, 그런 점을 의식하지 못했네요.

그렇지, **환자의 자발호흡 시점에 맞추어 환기해야지.**

현재 SpO_2는 92%입니다. 흉곽 움직임이 아까보다 나아진 것 같네요.

SpO_2 상승이 좀 미흡하네…. 어떻게 해야 할까요….

To be continued…

요약

- ☑ 마스크 환기는 가장 중요한 기법! 삽관할 수 없어도 마스크 환기가 가능하면 환자를 살릴 수 있다!
- ☑ 마스크 환기의 기본은 EC법!
- ☑ 왼손으로 기도 확보와 마스크 밀착을 의식!
- ☑ 마스크 환기가 어려울 때는 2인법!
- ☑ 과도한 환기는 위 내용물의 구토와 역류 위험성이 큼!

【참고문헌】

1) Baskett P. Resuscitation. 1996; 31: 231-4.
2) 谷内達哉. 지금까지 듣지 못한 기자재 사용법.제54회 백밸브마스크. 근대소방 2017; 55: 98-101.
3) Barnes TA. Respir Care. 1990; 35: 960-8.
4) Brown CA, et al. The walls manual of emergency airway management. LWW. 2017.

5 기관 삽관의 적응

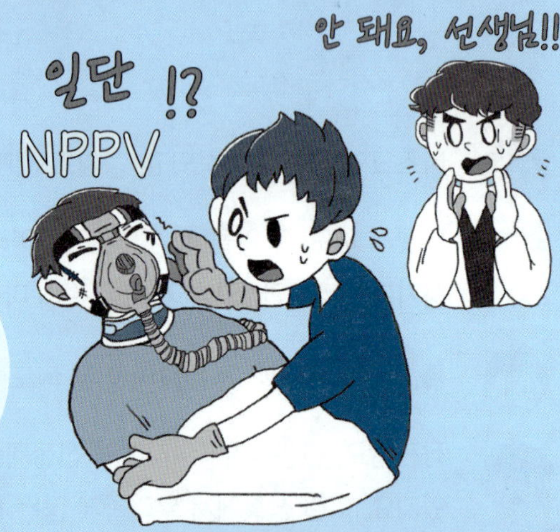

아츠시: 2인법으로 마스크 환기를 해도 기도 폐쇄가 계속되고 있네…. 출혈도 멈추지 않고…. 좋아, 기관 삽관이다!

하야테: 아츠시 선생님, 그런데 아직 SpO_2는 떨어지지 않았어요…. 아까 즉시 삽관은 성급하다고 말했는데, 삽관은 힘들고, 아직 조금 더 버틸 수 있을 것 같아요! 숨쉬기 힘든 환자에게 NPPV[※1]가 효과적이라고 비디오 강좌 『불타는 전공의! 열혈 ER 요약!』에서 배웠어요!

물론 **활력징후**만 보면 괜찮아 보일 수도 있지만, 지금은 일시적으로 산소화가 유지되고 있을 뿐이야. 기도의 부분 폐쇄가 해소되지 않았어. 출혈에 의해 더 심한 기도 폐쇄가 진행될 가능성도 있어. 아무리 장비를 이용한 환기 보조에도 기도 자체를 확보할 수는 없어.

그렇군요…. 응급의학과 선생님은 항상 신속하게 기관 삽관을 결정한다는 이미지가 있어요. 왜 그렇게 망설임 없이 결정을 내릴 수 있나요?

기도 삽관의 적응은 **3가지 질문**에 따라 생각하면 명확해질 거야.

【용어 설명】

※1 NPPV (non-invasive positive pressure ventilation): 비침습적 양압환기… NPPV는 「호흡」 부분에서 자세히 설명합니다 (➡ p.162)

1 기관 삽관 적응을 고려하는 3가지 질문

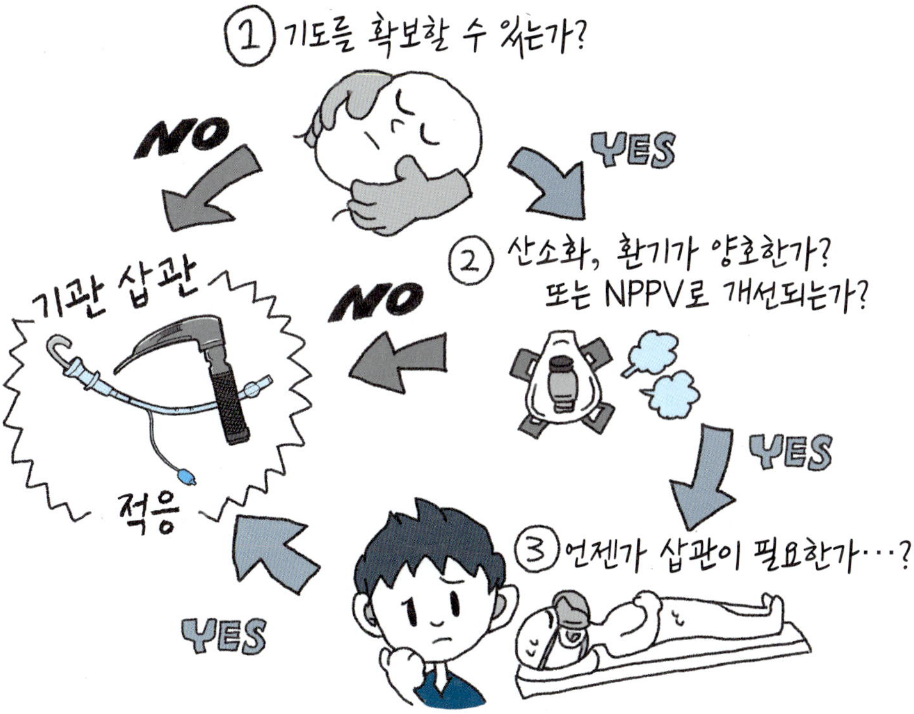

응급실에서 기관 삽관 적응의 고려에는 다음 **3가지 질문**에 따라 생각하면 간단히 결단할 수 있습니다[1].

첫 번째 질문은, **기도가 확보되고 있는가**입니다. 지금까지 배운 다양한 기도 확보법(➡ p.47 그림 참조)을 사용해도 기도가 확보되지 않으면 확실한 기도 확보가 필요합니다. 이때 기관 삽관 적응이라고 판단합니다.

두 번째 질문은, **산소화 및 환기 장애가 있는가**입니다(산소화 및 환기는 ➡ p.115 참조). 고도의 산소화 장애나 환기 장애가 있으면 기관 삽관 및 인공호흡 관리의 적응입니다. 그러나 NPPV가 적합한 상태(심장성 폐부종, COPD 급성 악화)에 의한 산소화 및 환기 장애에는 기관 삽관 전에 NPPV 사용도 하나의 방법입니다. 그러나 금기 사항이 있거나 NPPV 시도에도 실패하면 지체 없이 기관 삽관을 결정합니다.

세 번째 질문은, **앞으로 기관 삽관이 필요해질 가능성이 있는가**입니다. 현시점에서는 삽관이 필요하지 않아도, 이후 상태가 악화하여 삽관이 필요할 가능성이 있으면, 상태가 양호할 때 미리 삽관하는 것이 바람직합니다. 예를 들어 신부전 병력이 있는 패혈증쇼크 환자에게 대량의 수액을 투여하고 있는 상황을 상상해 봅시다. 시간이 지나면서 충혈이 진행되고 산소화가 악화할 가능성이 높아집니다. 이때, 기관 삽관을 통해 인공호흡 관리가 필요할 수 있습니다. 상태가 악화된 후에 기관 삽관을 시도하면 중증도가 더 높아질 위험이 있으며, 시술 자체의 실패 가능성도 증가합니다. 또한, 의료 인력 상황도 기관 삽관 시점의 결정에 중요한 요인의 하나입니다. 예를 들어 야간에 인력이 부족한 상황보다는, 주간에 인력이 충분한 시간에 기관 삽관을 미리 시행하면 더 안전할 수 있습니다. 따라서, 앞으로 기관 삽관이 필요할 가능성이 있다고 종합적으로 판단하면, 가장 적절한 시점에 지체 없이 기관 삽관을 시행합니다.

그러면 이 **3가지 질문**에 따라 이 증례의 기관 삽관 적응을 다시 확인해 봅시다. Primary survey 평가 결과, 외상에 의한 입안 출혈과 하악골 골절에 의해 기도(A) 이상을 인지했습니다. 흡인, 수동적 기도 확보, 2인법을 통한 마스크 환기의 시행에도 기도 폐쇄가 해소되지 않았고 출혈도 지속되어 기도가 확보되고 있다고 보기 어려운 상황입니다. **확실한 기도 확보가 필요하다고 판단되어** 아츠시 선생님은 삽관을 결정한 것입니다.

2 MOVES

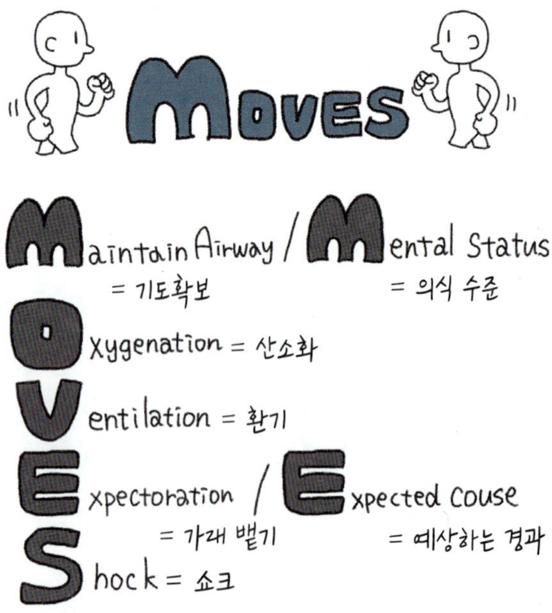

앞에서 소개한 3가지 질문에 따른 기관 삽관 결정은 임상 현장에서 primary survey 흐름에 따라 쉽게 기억할 수 있어 권고합니다. 3가지 질문과 별개로 기관 삽관 적응을 외우기 위한 'MOVES'라는 머리글자가 있어 여기서 소개합니다[2].

3가지 질문을 자신에게 던져 기관 삽관이 필요한 상황을 놓치지 않도록 확인하기 위해 이것도 알아둡니다.

Point! 쇼크(C의 이상)와 의식장애(D의 이상)도 기관 삽관의 적응!

MOVES 항목에는 앞에서 설명한 3가지 질문에서 크게 강조하지 않았던 **쇼크와 의식장애도 기관 삽관 적응이 될 수 있다**는 점을 반드시 기억해야 합니다.

쇼크 상태는 전신의 순환 역학이 무너져 기본적으로 **산소공급량이 감소**한 상태입니다. 따라서, 보다 효율적 인공호흡을 위해 기관 삽관을 고려합니다. 또한, 쇼크 상태에서는 환자가 어떻게든 산소를 더 많이 받아들이려고 힘들게 호흡하거나, 혈압을 유지하려고 교감신경 활성이 항진되어 **산소 소비량이 증가**합니다. 기관 삽관 후 진정을 시행하고 인공호흡으로 환기를 보조하면 산소 소비량을 줄일 수 있습니다(➡ p.226).

그리고 의식 장애는 앞에서 설명한 대로 기도 이상을 일으키는 원인의 하나입니다(➡ p.30). 또한, 호흡중추에 이상이 있으면 느린호흡이나 호흡장애가 되어 호흡 이상의 원인이 될 수도 있습니다. 기관 삽관을 고려하는 하나의 기준으로 **GCS 8점 이하**가 있으며, 급격한 경과에서 **GCS가 2점 이상 감소**하는 '절박 D'(➡ p.311)가 의심될 때가 있습니다.

이번에 설명한 쇼크와 의식장애는 3가지 질문 중에서 **'앞으로 기관 삽관이 필요할 가능성이 있는가'**에 해당된다고 볼 수 있습니다. 3가지 질문 중에서 가장 판단하기 어려울 수 있습니다. 고민이 되면 primary survey로 돌아가는 것이 중요합니다.

그렇군요! 정말 이해하기 쉽게 설명해 주셨어요! 그런데 3가지 질문 중에서 '앞으로 기관 삽관이 필요할 가능성이 있는가'는 특히 어렵게 느껴져요….

그렇지, 기관 삽관이 필요한지 아닌지 미묘한 상황은 자주 겪게 되고, 고민도 많아. 하지만 만약 **삽관이 늦어지면 환자의 예후가 나빠질 가능성이 있기** 때문에, 어느 정도 과대평가(overtriage)는 허용된다고 생각해.

그렇군요…. 응급의학과 선생님들은 겉으로 보기에 신속하게 결정하는 것처럼 보이지만, 머릿속에서는 많은 고민을 하고 있었군요.

이후 환자의 상태가 나빠지면서 **3가지 질문이나 MOVES 중 하나라도 해당될 가능성이 있거나, 순환부전이나 의식장애 등을 primary survey 과정에서 불안정한 생리적 징후를 보면 망설이지 말고 기관 삽관을 결단**해야 해. 만약 삽관 후 그 우려가 해소되면 조기에 발관하면 돼. 그렇게 하면 환자에게 주는 부담도 최소화할 수 있어!

알겠습니다! 좋아요, 그렇게 결정했다면 기관삽관입니다!

To be continued…

요약

- ☑ 기관 삽관의 적응은 3가지 질문(① 기도가 확보되고 있는가, ② 산소화 및 환기 장애가 있는가, ③ 앞으로 삽관이 필요할 가능성이 있는가?)으로 판단!
- ☑ MOVES를 이용하여 삽관이 필요한 시점을 놓치지 않도록!
- ☑ C(순환)나 D(의식)의 이상도 삽관의 적응이 될 수 있다!

【참고문헌】

1) Brown CA. The walls manual of emergency airway management. LWW. 2017.
2) 舩越　拓. Hospitalist 내과응급진료지침. 2019; 7: 645-6.

6 기관 삽관 전략과 준비

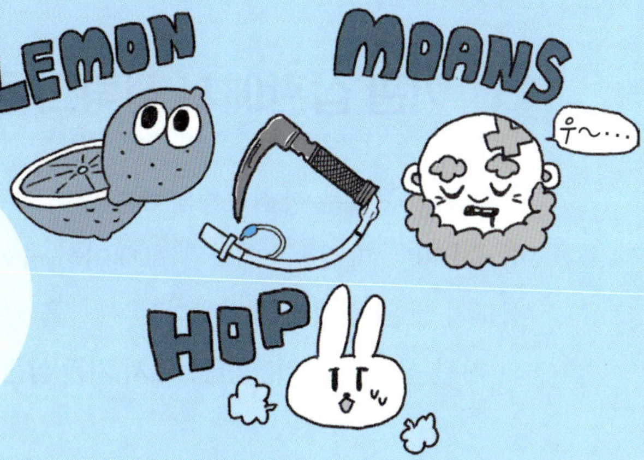

아츠시: 기관 삽관 적응을 판단하여 이제 삽관을 시작하겠습니다.

하야테: 삽관이면 저에게 맡겨주세요! 마취통증의학과 로테이션에서 많이 경험했어요!

오, 든든하네…. (정말 괜찮은 걸까…?)

그럼 후두경과 튜브를 주세요! 바로 하겠습니다….

잠깐! 필요한 물품은 준비되었나? 흡인기나 약은?

아! 맞네요….

서두르는 마음은 이해하지만, 시술을 시작하기 전에 준비와 전략을 세우는 것이 중요해. 무엇보다 이 환자는 마스크 환기가 매우 어려울 가능성이 있어. 만약 한 번에 삽관을 성공하지 못했을 때 다음 단계를 어떻게 진행할지도 미리 생각해야 해.

그렇군요…. 이건 선생님의 풍부한 경험에서 우러나온, 이른바 오랜 경력에서 나오는 감각인가요?

경험도 한몫할 수 있겠지만, 삽관을 하기 전에 평가해야 할 사항은 어느 정도 정해져 있어.

1 기관 삽관에서 전략의 중요성

전공의 중에는 마취통증의학과에서 기관 삽관을 몇 번 경험하여 자신이 있다고 생각합니다. 하지만, 마취통증의학과 로테이션 중에 경험한 기관 삽관은 이미 수술 전 평가에 의해 위험도가 낮은 증례에 해당한다는 사실을 알고 있었나요? 사전에 저위험으로 평가된 예정 수술의 기관 삽관과 달리, **응급실에서 기관 삽관은 그렇게 간단하지 않습니다.**

수술실에서 관리하기 어려운 기도, 즉 어려운 기도 증례는 1-2%에 불과하지만, 응급실에서는 이 비율이 11-50%까지 증가한다고 말합니다[1]. 과거력 등 배경 정보를 충분히 수집할 수 없으며, 사전에 철저히 준비할 시간적 여유가 부족할 수 있습니다. 이렇게 제한된 시간에도, **응급실에서는 실패할 위험을 평가하고, 실패 시 대안을 포함한 전략을 세우는 것이 중요합니다.** 그리고 다음 계획 실행에 필요한 물품은 무엇인지 등 다양한 가능성을 고려합니다.

2 전략 수립 방법

구체적인 전략은 'ABC planning'이라 부르며, ABC 3가지 항목을 중심으로 계획하면 효과적입니다.

❶ Assessment: 삽관 방법과 진정 깊이

우선, **눈앞의 환자에게 삽관을 시도했을 때 예상하는 위험**을 평가합니다. 이 평가가 전략 수립에서 가장 중요한 부분입니다. 항목별로 암기하기 쉬운 머리글자를 참고하여 평가를 진행합니다.

1) 삽관 곤란 예측: 'LEMON'

우선, **삽관이 어려울 것**인지 평가합니다. 평가 항목은 'LEMON'이라는 머리글자로 외우면 기억하기 쉽습니다.

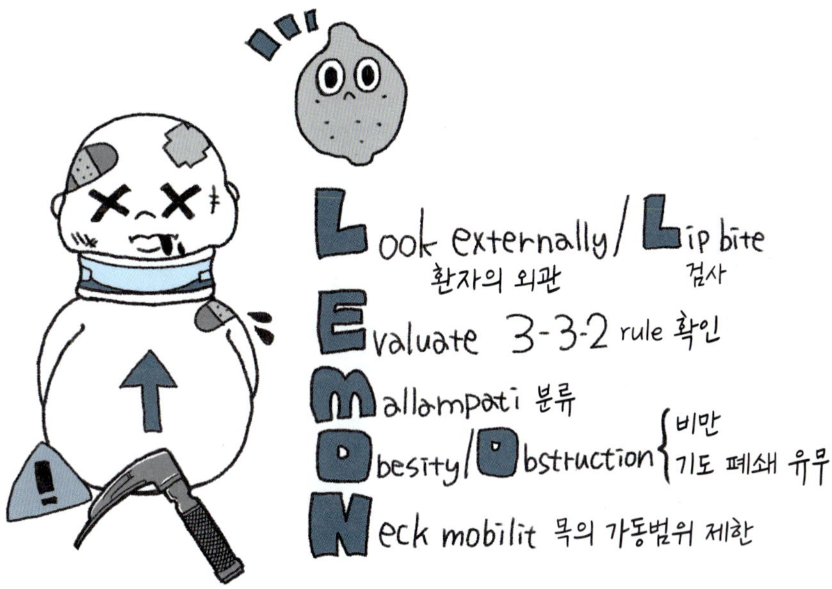

● L: (1) Look externally(환자의 외관) (2) (Upper) Lip bite test

(1) Look externally

목이 짧거나 턱이 작고 아래턱이 뒤로 밀려 있다, 입이 작거나 앞니가 튀어나와 있는 등의 신체적 특징이 있을 때.

(2) Lip bite test

아래턱을 앞으로 내밀어 아랫니로 윗입술을 깨물 수 있는지 확인하는 검사(깨물 수 없으면 삽관이 어려울 가능성이 있다고 평가). 지시에 따라 반응하기 어려운 중환자는 평가가 어려우므로 생략할 수 있다.

● E: Evaluate 3-3-2 rule

입을 벌렸을 때 3손가락, 아래턱에서 설골까지 3손가락, 설골에서 갑상연골까지 2손가락까지 들어갈 간격이 있는가

● M: Mallampati 분류

응급실에서 긴급한 상황으로 삽관에 여유가 시간이 없으면 생략. 최근에는 M의 중요성이 낮아져 M을 제외한 LEON (modified-LEMON) 평가가 유용하다고 한다[3].

● O: (1) Obstruction(폐쇄) (2) Obesity(비만)

(1) Obstruction

이물질로 기도가 폐쇄되어 후두의 시야 확보 곤란

(2) Obesity

비만 환자의 상기도에는 과도한 조직이 존재하여 직접 후두경으로 성문을 확인하기 어렵다. 또한, 기능적 잔기량이 적어 무호흡이 있을 때 산소 포화도가 빠르게 감소한다[4].

● N: Neck mobility (경추의 가동 범위 제한)

척수손상 의심 등, 머리를 뒤로 젖힐 수 없을 때 후두부 관찰 난이도가 높아진다.

이 환자의 LEMON 평가는 출혈에 의한 기도 폐쇄가 있으며, 목 칼라로 경추가 고정되어 **삽관 어려움의 위험이 높다**고 판단할 수 있습니다.

2) 환기 곤란 예측 'MOANS'

다음에 **마스크 환기 어려움의 위험을 평가**합니다. 만역 기관 삽관을 실패해도 마스크 환기가 제대로 되면 심정지를 방지할 수 있습니다. 마스크 환기 위험 평가 항목은 **'MOANS'**라는 머리글자로 외울 수 있으며, 영어 '신음소리'를 의미하는 단어입니다.

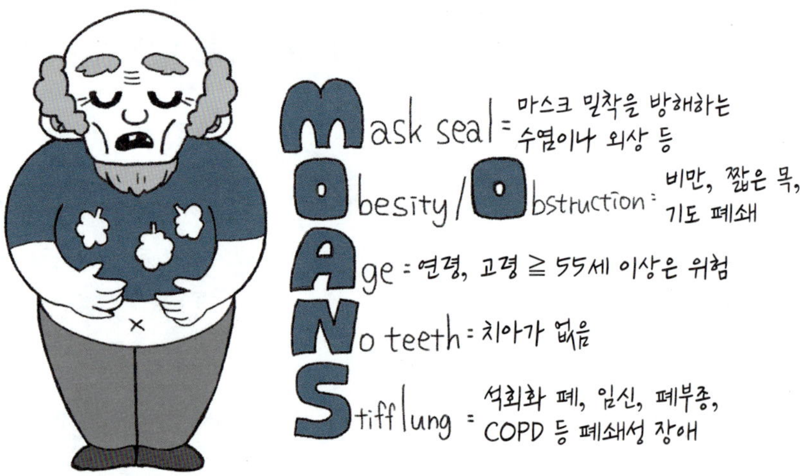
Mask seal = 마스크 밀착을 방해하는 수염이나 외상 등
Obesity / Obstruction = 비만, 짧은 목, 기도 폐쇄
Age = 연령, 고령 ≧ 55세 이상은 위험
No teeth = 치아가 없음
Stiff lung = 석회화 폐, 임신, 폐부종, COPD 등 폐쇄성 장애

● M: Mask seal (마스크 밀착)

수염이 있거나 외상으로 얼굴 변형이 있으면 마스크 밀착이 어렵다.

● O: ① Obesity (비만), ② Obstruction (기도 폐쇄)

흉곽의 순응도 저하나 기도 저항 증가에 의해 환기에 더 높은 양압이 필요하여 환기가 어려움을 예상할 수 있다.

● A: Age(연령)

고령 환자는 산소 예비능이 적으며 보통 빰이 꺼져 마스크와 얼굴 사이에 틈이 생기기 쉬워 마스크 밀착이 어렵다.

● N: No teeth(치아 없음)

빰이 꺼져 마스크와의 사이에 틈이 생기므로 마스크 밀착이 어려워진다.

● S: Stiff lung(폐 경직)

폐의 순응도가 낮거나 기도 저항이 높으면 환기에 더 높은 양압이 필요하여 환기가 어렵다.

이 증례는 얼굴 외상이 있는 환자이며, 얼굴 변형이 심하면 마스크 밀착 어려움을 예상할 수 있습니다. 또한, 입안 출혈이 있어 기도 폐쇄 위험이 높으며, **삽관 어려움뿐 아니라 마스크 환기조차 불가능할(CVCI※1) 가능성**을 염두에 두어야 합니다. 현재도 2인법이 아니면 마스크 환기가 어려운 상황이므로, 삽관에서 약제를 사용하면 마스크 환기가 더욱 어려워질 가능성이 높습니다.

3) 환자의 예비력 평가 'HOP'

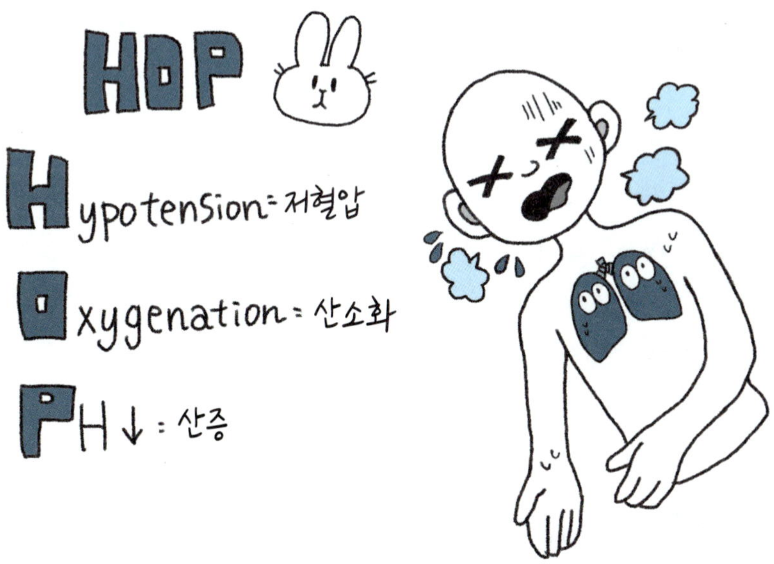

【용어 설명】

※1 CVCI(Cannot Ventilation and Cannot Intubation): 기관 삽관도, 마스크 환기도 불가능한 상태

삽관할 환자의 **예비력을 평가**하여 삽관에 의한 합병증을 예상할 수 있습니다. 삽관 시 진정제 사용에 의해 혈관이 확장되거나 양압환기에 의해 정맥 환류량이 감소하면서 저혈압이나 빈맥이 나타날 수 있습니다. 삽관 전부터 혈압이 낮은 환자는 심정지에 이를 위험이 있으므로 주의합니다. 물론 산소화 상태가 좋지 않은 환자 역시 고위험군에 해당합니다. 한 번에 삽관을 성공하지 못하면 순식간에 산소화가 악화할 수 있습니다. 그리고 종종 간과되기 쉬운 DKA(당뇨병 케토산증)와 같은 심한 대사산증으로 큰호흡이나 빠른호흡으로 보상하고 있는 환자도 고위험입니다. 삽관 수기 중에 호흡을 장시간 중단시키면 산증 진행에 의한 순환부전이나 심한 경우 심정지를 일으킬 수 있습니다.

위에서 설명한 3가지 위험요인, **저혈압(Hypotension), 산소화(Oxygenation), 산증(pH)을 합하여 'HOP'로 외우면** 좋습니다. 저혈압 발생 가능성이 높으면 승압제 준비, 산증 진행이 예상되면 탄산수소나트륨 사용, 자기 호흡이 유지된 의식하 삽관 시도 등의 준비가 중요합니다. 특히 **저혈압에 승압제가 중요**하며, 500 mL의 등장 교질용액 투여만으로는 삽관 후 저혈압 방지 효과가 없다고 알려져 있습니다[5,6]. 사전에 볼루스 투여가 가능한 희석 노르에피네프린을 준비합니다(예: 1A를 생리식염수 19 mL에 20배 희석하여 1 mL씩 볼루스 투여).

Point! 삽관 전에 반드시 기흉을 제외한다

삽관 전 다양한 위험요인의 평가에 더하여 **기흉은 없는가**도 함께 평가해야 합니다. 기흉 환자에게 양압환기를 시행하면 기흉이 악화되어 긴장기흉으로 심정지를 일으킬 가능성도 있습니다. 특히, 이 증례처럼 고에너지 외상 환자에서는 흉부 타박에 의한 외상성 혈기흉 위험이 높다고 할 수 있습니다. Primary survey 단계에서 기흉을 의심할 수 있는 피하기종, 호흡음의 좌우 차이, X선이나 초음파 소견 등을 종합적으로 평가합니다. 기흉 가능성이 높다고 판단하면 삽관 전에 흉강 배액을 검토합니다(➡ p.177).

4) 윤상갑상인대 절개곤란 예측

CVCI로 판단하면 DAM 알고리즘※2에 따라 대처하지만, 윤상갑상인대 절개(➡ p.93)도 주저하지 않는 것이 중요합니다. 이를 신속히 시행하려면 사전에 마음의 준비와 필요한 물품 준비가 필요합니다. LEMON이나 MOANS 평가에 의해 위험이 높다고 판단하면 윤상갑상인대 절개 가능성도 미리 확인하면 좋습니다. **실제로 환자의 목 부분을 만져 보는 것이 중요**합니다. 촉진으로 윤상갑상인대가 명확히 확인되면 절개가 가능할 수 있으므로, 피부 펜 등으로 표시해 둡니다.

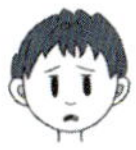

뭔가 외워야 할 머리글자가 너무 많아 혼란스러워지는데요….

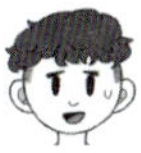

그렇지, 정말 많이 등장해서 짜증이 날 수도 있지. 하지만 이런 머리글자는 임상에서 정말 중요한 요소를 조금이라도 이해하기 쉽도록 정리해 둔 위대한 선배들의 지혜야!

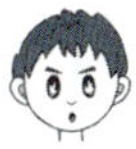

알겠습니다! 이제 선배들에게 감사한 마음을 가지며 열심히 외우겠습니다!

5) 기관 삽관에서 약제 사용

지금까지의 위험 평가를 참고하여, 삽관에 사용할 기구나 삽관 방법, 그리고 사용할 약제를 결정해야 합니다. 응급실에서는 대부분의 경우 환자의 마지막 식사 시간이 명확하지 않기 때문에 삽관과 환기 곤란 위험이 낮으면 RSI※3라고 부르는 도입으로 삽관합니다. 약제 사용량은 환자의 삽관 어려움이나 예비능을 예측하여 조정합니다.

전문가에게 들었다! 철저하게 설명한다! 기관 삽관에서 약제 사용법

기관 삽관에서 어떤 약제를 선택하고, 얼마나 투여할지를 결정하는 과정에서 혼란을 겪는 일이 많을 것입니다. 이때 '미다졸람은 GABA 작용이 있어…'와 같은 약리학 지식을 전해 들어도 실제 임상에서 크게 도움이 되지 않는다고 생각합니다. 따라서, 응급의가 실제 기관 삽관에서 어떻게 약제를 선택하는지 철저하게 설명하겠습니다. 크게 나누어 다음 2가지를 고려합니다.

1) 근이완제를 사용할 것인가

근이완제를 사용하면 삽관이 쉬워지므로, 삽관 곤란이나 마스크 환기 곤란, 환자의 예비능 위험이 없으면 근이완제를 사용하여 RSI를 시행합니다.

【용어 설명】

※2 DAM(Difficult Airway Management): 기도 확보 곤란 증례 관리.

※3 RSI(Rapid sequence intubation): 신속 도입 기관 삽관. 위 내용물 역류와 흡인 위험을 우려하여, 되도록 마스크 환기를 하지 않고 진정과 근이완을 동시에 시행하여 신속하게 삽관하는 도입 기법.

한편, 근이완제를 사용하면 혀뿌리가 내려가서 기도 확보가 어려울 수 있으며, 자기 호흡 정지에 의해 저산소증이나 산혈증이 진행될 위험이 있습니다. 기도 확보가 어려울 것으로 예상되거나, 적절한 산소 투여에도 저산소혈증이 있을 때, 중증 대사산증이 있으면 근이완제는 사용하지 않고 최소한의 진정제만으로 기관 삽관을 시도하는 선택이 있습니다(의식하 삽관이라고 부릅니다). 특히, 급성 후두덮개염 등에서 기관 삽관이 어려울 것으로 예상되는 증례는 의식하 삽관을 선택하며, 성문 개방 상태를 시각적으로 확인하는 기관지 내시경이나 부지(bougie) 등의 다양한 장비를 사용하는 경우도 있습니다. 구체적 방법은 곤란 기도 관리 가이드라인[1]을 참조합니다.

또한, 위험이 있는 증례에서 근이완제(로쿠로늄)를 사용할 때는 대항제인 슈가마덱스를 준비해 둡니다.

2) 쇼크 상태인가

쇼크 상태인가 아닌가에 따라 약제 선택이 달라집니다. 기관 삽관 후에 진정제의 영향이나 양압환기에 의해 정맥 환류량이 감소하면서 혈압이 떨어지기 쉽습니다. 삽관 전에 혈압이 낮거나 혈압 저하를 예상하는 증례는 혈압이 크게 떨어지지 않는 약제를 사용합니다. 구체적으로 프로포폴이나 미다졸람 등의 진정제 사용은 피하고, 케타민을 사용합니다. 혈압 저하에 대비하여 노르아드레날린 1A를 생리식염수 20 mL에 희석하여 1-2 mL씩 볼루스 투여할 수 있도록 사전에 준비해 둡니다.

전공의가 알아야 할 삽관에서 사용하는 약제를 표로 정리하였으니 참고하기 바랍니다.

	역할	혈압	호흡 억제
프로포폴	진정	↓↓	++
미다졸람	진정	↓	++
케타민	진정(약한 진정)	→~↑	-
펜타닐	진통	↓↓	+
로쿠로늄	근 이완	→	호흡정지

약제 투여량은 교과서에 각각 체중당 투여량으로 기재되어 있습니다. 하지만 모든 숫자를 암기하기는 어려우며 긴급한 기관 삽관 상황에서 하나씩 계산하기는 현실적으로 불가능합니다. 여기서 제안하고 싶은 것은 **모든 숫자를 1로 통일하여 기억하는 '1의 법칙'**입니다. 기억하기 쉽지요? 이 표에 제시된 약제 투여량은 비교적 적게 계산되어 있으므로 필요하다고 판단하면 적

절히 추가 투여합니다. 앞에서 설명했듯이 약제 과도 투여에 의해 혈압이 지나치게 떨어지기보다는 부족한 투여가 좋습니다.

	교과서의 양	간편한 1의 법칙
진정제		
미타졸람	0.1–0.2 mg/kg	0.1 mg/kg
프로포폴	2 mg/kg	1 mg/kg
케타민	1–2 mg/kg	1 mg/kg
진통제		
펜타닐	2–4 μg/kg	1 μg/kg보다 많음
근이완제		
로쿠로늄	0.7–1.2 mg/kg	1.0 mg/kg

참고문헌

1) Apfelbaum V, et al. Anesthesiology. 2022; 136: 31-81.

현립 히로시마병원 응급의학과 **佐伯辰彦**

❷ Back up plan: 실패 대비 계획

아무리 치밀하게 위험을 평가하고 계획을 세워도 기관 삽관이 잘되지 않을 때가 있습니다. 만일의 사태를 대비하여 사전에 **실패했을 경우의 Plan B를 마련해 두어야 합니다.** 삽관 곤란이나 마스크 환기 곤란 위험이 있으면, 삽관이 실패했을 때를 대비하여 **후두마스크 등 성문 위 장비를 준비**합니다. 가장 피해야 할 상황은 CVCI (➡ p.69 참조)입니다. 만약 CVCI로 판단되면 주저하지 말고 외과적 기도 확보를 시행해야만 환자를 살릴 수 있습니다.

전문가에게 들었다! 응급실에서의 후두경과 비디오 후두경의 사용 구분

여러분 병원의 응급실은 긴급 기관 삽관이 필요할 때 어떤 기구를 사용하고 있나요? 기존 후두경에 더해, 최근에는 비디오카메라가 부착된 AWS(에어웨이 스코프®), McGRATH MAC®, GLIDESCOPE®, 아이겔 후두마스크 LMA 등 다양한 기구가 보급되고 있으며 병원마다 주로 사용하는 기구가 다릅니다. AWS 튜브는 레일을 따라 밀어 넣으면 삽관이 가능하여 구조대원이 병원 밖에서 삽관에 사용하는 경우도 있습니다. 그러나 AWS는 사용할 수 있는 튜브 크기가 제한적이라는 단점이 있습니다. McGRATH는 취급 방법이 후두경과 비슷하여 사용자가 익숙하다고 느낄 수 있는 특징이 있습니다. 응급실처럼 긴급한 상황에서는 삽관이 '성공'해야만 의미가 있습니다. 삽관 성공률이 높은 기구를 선택합니다.

기존 후두경과 비디오 후두경을 비교한 몇 개의 연구가 발표되었으며, 일부 논문은 비디오 후두경이 기존 후두경보다 단번에 '성공'하는 비율이 높았다고 보고했습니다[1,2].

응급실에서 긴급 기관 삽관에 대비하여 비디오 후두경을 비치한 병원이 많을 것입니다. 특히 초기 전공의나 삽관에 자신이 없는 젊은 응급의가 비디오 후두경을 상급의의 지도하에 시술할 수 있으면 편안할 것입니다. 또한, 지도하는 상급의도 '성문을 확실히 확인했다'를 시각적으로 확인할 수 있어 더욱 안심할 수 있습니다.

긴급 기관 삽관이 필요한 상황은 응급실만은 아닙니다. 병원 안에서 갑작스러운 환자 상태 악화, 병원 밖의 진료, 재난 현장 등 다양한 환경을 생각할 수 있습니다. 또한, 응급실에 비디오 후두경이 없는 병원에서 근무할 수도 있습니다. 이런 상황에서도 기도 응급에 대처할 수 있도록 기존 후두경을 사용하는 수기에도 충분한 숙달이 필요합니다. 필자는 비디오 후두경 사용에서도 '직접 성문을 확인할 수 있는' 후두 노출법을 항상 염두에 두고 시술하려고 노력합니다.

기도 확보는 ABCD 접근의 첫 번째 단계이며 어떤 기구를 사용하여도 확실한 기관 삽관이 되도록 꾸준히 훈련해야 합니다.

오사카시립대학 의학부 부속병원 구명응급센터 **佐尾山裕生**

【참고문헌】

1) Suzuki K, et al. BMJ Open. 2019; 9: e024927.
2) Okamoto H, et al. Resuscitation. 2019; 136: 70-7.

❸ Call for help: 지원 요청

'위험하다'고 생각하면 사람을 부른다! 이것은 응급 현장에서 가장 중요한 사고방식이라고 해도 과언이 아닙니다. 위험 평가 결과, 기도 확보가 어려울 것으로 판단되면 팀에서 기도 확보에 가장 정통한 전문가를 즉시 호출합니다.

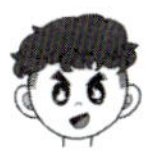

좋아, 그럼 이 환자에게 기관 삽관을 시행하기 위한 전략을 세워 보자!

〈기관 삽관 전략〉

A (평가)

- **위험 평가**

LEMON, MOANS 평가에 의해 **삽관 곤란과 환기 곤란 위험이 높다고** 확인

호흡 상태를 평가하고, 신체 소견과 청진 소견에서 **명확한 기흉이 없다고** 확인

- **장비 선택**

성문을 시각적으로 쉽게 볼 수 있는 McGRATH 사용

- **도입 및 약제 선택(환자 체중 약 50 kg 예상)**

삽관 곤란이 예상되므로 **근이완제는 사용하지 않음**

약제로는 미다졸람 5 mg, 펜타닐 50 μg 사용

(삽관 후 저혈압 가능성을 고려하여 노르아드레날린 준비)

B (실패 시 계획)

부지 또는 AWS 사용

환기 곤란에 대비하여 **후두마스크** 준비

두 번의 삽관 실패 또는 환기 후 SpO_2가 90% 이하로 떨어지면 외과적 기도 확보

촉진으로 윤상갑상인대를 확인하고 표시

C (지원 요청)

기도 관리에 정통한 응급의학과 부장에게 연락

좋아, 윤상갑상인대에 펜으로 표시했어.

삽관 곤란이나 마스크 환기 곤란 위험 평가를 제대로 하지 않고, 아무런 준비 없이 삽관을 시도하려 했던 것을 생각하니 정말 무섭네요…!

응급실에서의 삽관은 철저한 계획 수립과 준비가 필수야! 실제로 삽관을 진행하기까지는 이렇게 많은 의사결정이 필요하다는 것을 명심해.

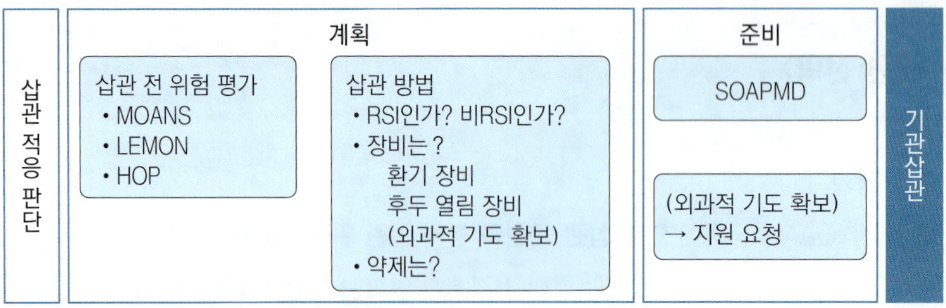

(그림) 응급실에서 기관 삽관 순서

[船越　拓. Hospitalist 내과응급진료지침 2019; 7권 4호[7]를 참고하여 일부 수정. SOAPMD는 뒤에서 설명 (➡ p.79)]

다음부터는 이런 일련의 흐름을 매끄럽게 실천하도록 신경 쓰겠습니다!

요약

- 기관 삽관은 위험 평가와 전략이 중요!
- LEMON, MOANS, HOP로 삽관 환자의 위험 평가!
- 삽관 실패 시 'Plan B'를 미리 생각한다! 실패 후에 생각하면 늦는다!
- 삽관이 어려울 때 반드시 도움이 될 사람을 미리 모은다!
- 삽관 불가+마스크 환기 불가 상황은 초긴급! 외과적 기도 확보를 주저하지 않는다!

【참고문헌】

1) Mosier JM. Am J Respir Crit Care Med. 2020; 201: 775-88.
2) Detsky ME. JAMA. 2019; 321: 493-503.
3) Hagiwara Y. Am J Emerg Med. 2015; 33: 1492-6.
4) Benumof JL. Anesthesiology. 1997; 87: 979-82.
5) Janz DR. Lancet Respir Med. 2019; 7: 1039-47.
6) Russell DW. JAMA. 2022; 328: 270-9.
7) 舩越　拓. Hospitalist 내과응급진료지침. 2019; 7: 645-6.

Airway — 기도

7 기관 삽관

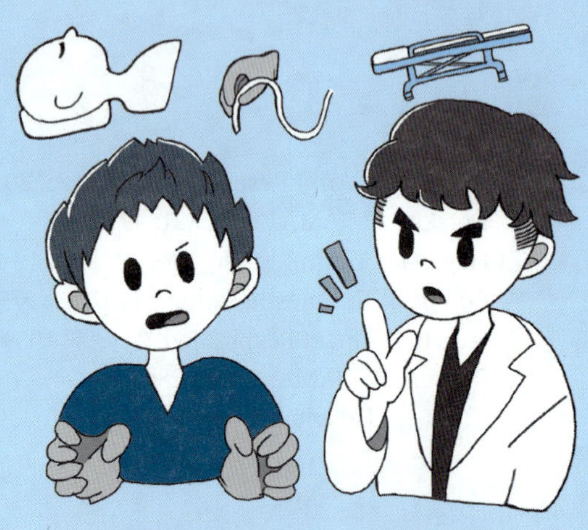

하야테: 좋아! 전략을 제대로 세웠으니, 이제 삽관을 시작합니다!

아츠시: 그래, 마지막으로 준비를 점검해 볼까?

준비는 이제 완벽합니다! 그럼 시작하겠습니다!

어, 스트레처카 높이가 이대로 괜찮을까?

아, 그러고 보니 조금 낮은 것 같기도 하네요….

흡인 준비와 호흡기 설정도 아직 안 되어 있네? 출혈로 시야가 확보되지 않을 가능성도 있고, 어렵게 삽관을 성공해도 호흡기가 준비되어 있지 않으면 당황하게 될 거야.

그랬군요…. 삽관에 필요한 물품만 신경 쓰고 있었어요….

필요한 물품은 물론이고, 처치할 때의 높이나 환자의 체위까지, 삽관 전에 준비할 것이 정말 많아!

1 기관 삽관 준비

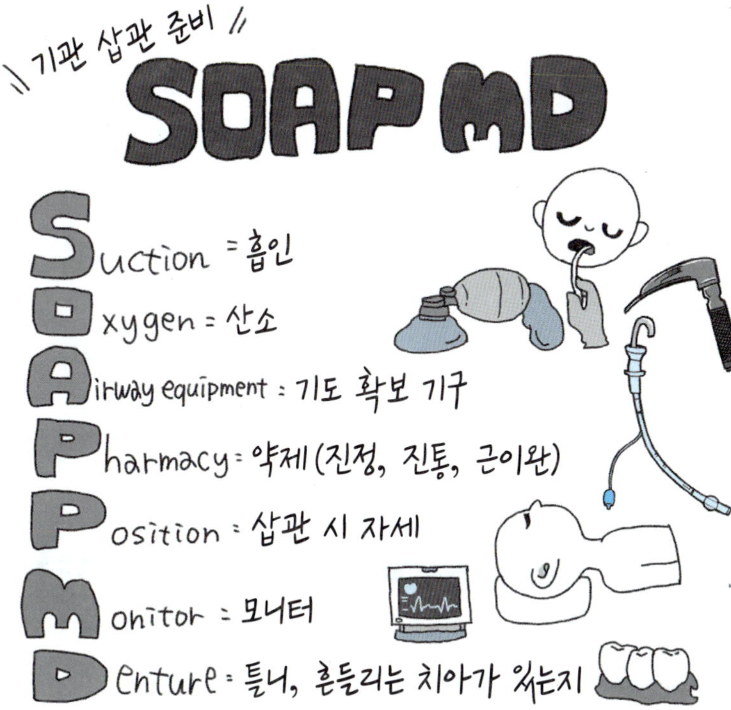

삽관을 결정하고 전략을 세웠다면 다음 단계는 준비입니다. 이때 필요한 물품을 준비하는 것은 물론이고, **인원이 충분한지, 환자의 체위는 적절한지, 그리고 광범위한 시야에서 전체적 상황을 확인**합니다. 삽관 준비에 익숙하지 않을 때 준비 머리글자 'SOAPMD'를 기억하여 복창하며 진행합니다.

입안 분비물이나 출혈을 제거하기 위한 흡인 장비, 산소공급 및 환기를 위한 산소 탱크와 BVM, 후두경과 기관 튜브도 환자의 연령이나 체격에 맞는 것을 선택합니다. 전략을 세우면서 예상한 약제(➡ p.71)를 준비하고, 스트레처카 높이 조정, 활력징후 확인을 위한 모니터 등의 환경도 정비하고, 환자에게 틀니가 있는지도 확인합니다.

물품 준비에서 특히 잊기 쉬운 것은 기관 삽관 후 확인에 사용할 $EtCO_2$ 모니터와 인공호흡기 준비입니다. 인공호흡기는 단순히 가까운 곳에 두기만 해서는 안 되며, 회로에 연결하여 바로 환기를 시작할 수 있도록 전원을 켜고 설정을 완료한 후, 테스트 폐를 연결하여 작동 상태를 미리 점검해야 합니다. 필자도 호흡기 설정을 소홀히 하여, 삽관 자체는 성공했으나 인공호흡기 문제 때문에 30분 동안 수동 환기를 계속해야 했던 쓰라린 경험이 있습니다.

Point! 기관 튜브의 크기와 커프 확인

기관 삽관 시행 상황에서 구체적 지시와 준비가 필요합니다. 사용할 **기관 튜브의 직경과 튜브 고정 위치에 대한 성별, 연령별 기준을 알고 있으면** 준비가 원활하게 진행됩니다.

▼기관 튜브 내경

성인 남성 8.5 mm (8.0–9.0)

성인 여성 7.5 mm (7.0–8.0)

소아(2–6세) 4.0 + (연령÷4)

▼기관 튜브 고정

성인 남성: 22–23 cm

성인 여성: 20–22 cm

소아(2–6세) 12 + (연령÷2)

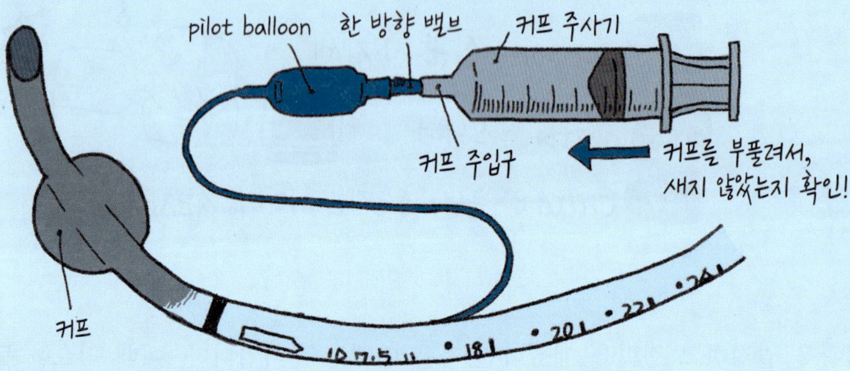

튜브를 준비할 때 속침(stylet)에 윤활제를 발라 삽입하며, 커프에 손상이 없는지 확인합니다. 기낭(cuff) 주입구에 주사기를 연결하여 공기 주입과 제거를 확인합니다.

입과 성문이 직선으로 가장 짧은 경로가 되도록 sniffing position(다음 페이지, Point 참조)을 만들기 위해 머리 밑에 베개를 놓고, 머리를 약간 뒤로 젖히도록 체위를 조정합니다. 이 자세는 기도 공간을 가장 넓게 확보하여[1], 후두 노출에서 시야에 후두 전체를 보기 쉽게 합니다. 비만 환자에서 담요 등을 사용하여 귓구멍과 흉골 상단의 높이를 맞추는 방법도 효과적입니다[2]. 실제로 환자의 입을 열어 후두가 잘 보이는지 평가하며, 동시에 틀니나 흔들리는 치아가 있는지 확인도 잊지 않아야 합니다.

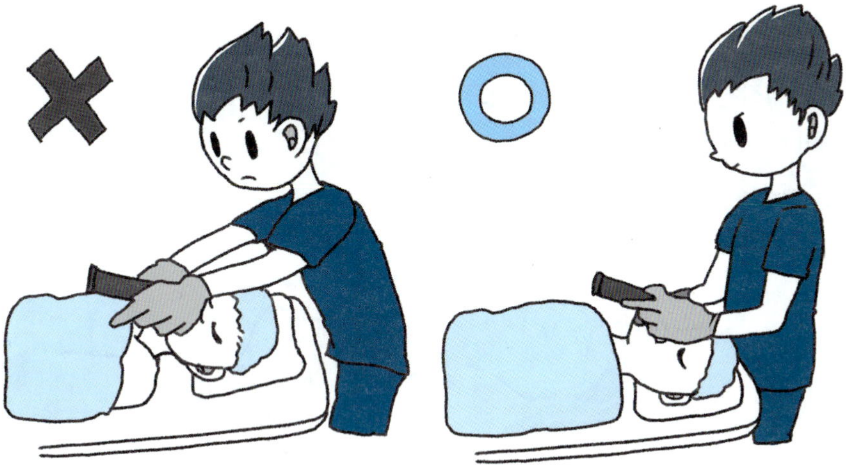

삽관은 환자의 머리맡에 서서 환자를 최대한 머리 쪽으로 이동시킵니다. 팔을 단단히 고정하며, 불필요한 힘이 들어가지 않도록 침대 높이를 조정합니다.

Point! Sniffing position이란?

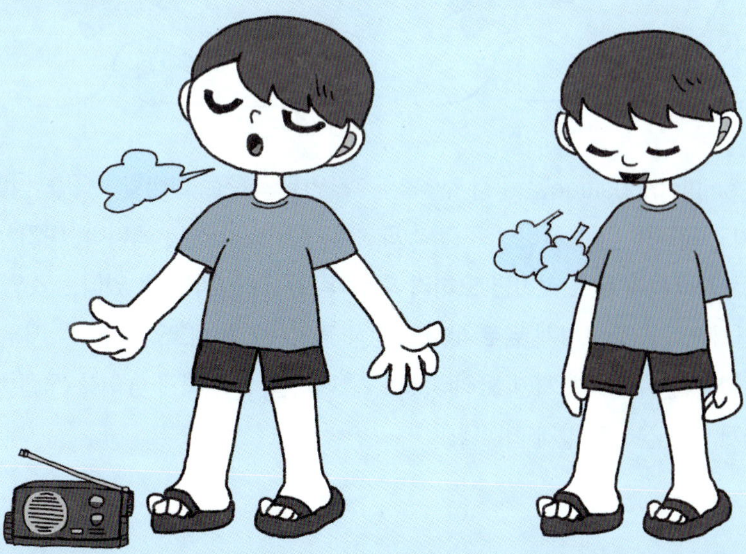

건강 체조 마지막 단계에서 심호흡할 때의 자세를 떠올려 보세요. 사실 이때의 머리와 목의 자세가 가장 효율적으로 공기를 들이쉴 수 있는 sniffing position이며, 기도 관리에 적합한 자세입니다. 참고로 sniffing은 '냄새를 맡다'라는 의미입니다.

우리가 심호흡할 때는 **턱을 살짝 들고 머리를 뒤로 젖힌 상태**가 됩니다. 이때 **입에서 성문까지의 경로가 일직선이 되며, 공기가 드나드는 경로가 가장 짧아집니다.** 그렇다면 똑바로 누운 환자를 sniffing position으로 만들려면 어떻게 해야 할까요? 요점은 **머리 아래에 베개를 받치는** 것입니다. 많은 사람이 어깨 아래에 베개를 놓는다고 착각하고 있어 주의합니다. 베개의 높이는 약 7-8 cm 정도로 조정합니다[4].

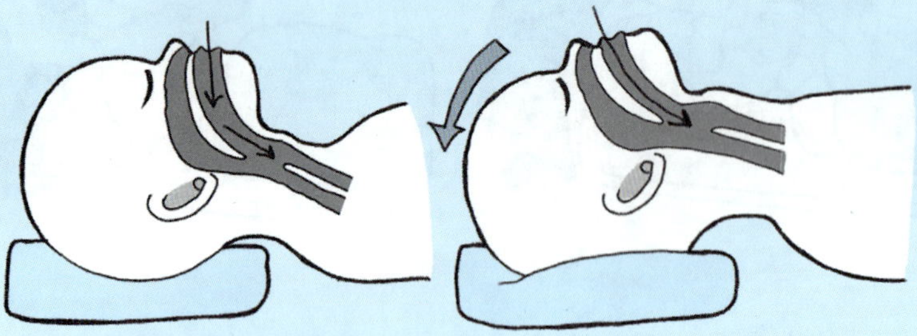

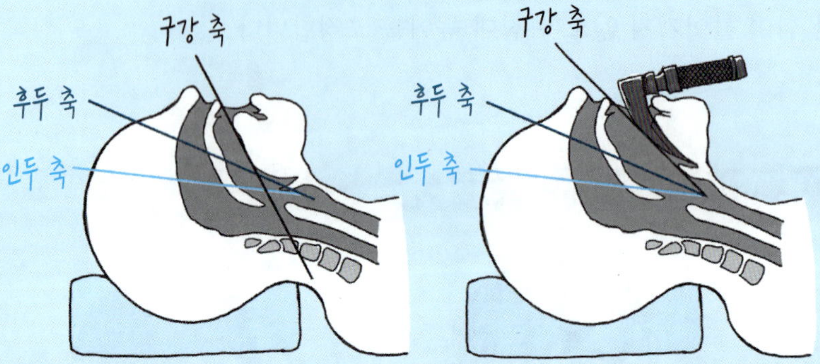

위 그림처럼 sniffing position은 구강 축, 후두 축, 인두 축으로 설명할 수 있습니다. 머리 밑에 베개를 받치고 머리를 뒤로 젖히면 구강 축과 후두 축이 일직선이 됩니다. 여기서 주의해야 할 점은, **머리를 지나치게 뒤로 젖히면 오히려 후두와 기도가 압박될 수 있다**는 것입니다. 예를 들어 가글할 때처럼 목을 과도하게 뒤로 젖히고 숨을 들이쉬어 보세요. 숨쉬기가 매우 어렵지 않나요? 경추가 완전히 뒤로 젖혀지면 오히려 기도가 폐쇄됩니다. 베개 높이를 적절히 조절하며 머리가 과도하게 뒤로 젖히지 않게 합니다.

흡인 기구가 바로 손에 닿는 위치에 있는지, 실제로 흡인되는지도 확인해. 입안 분비물이나 구토물을 확실히 흡인할 수 있도록 큰 구경의 경성(anchor) 카테터를 선택해. 그리고 활력징후를 잘 볼 수 있도록 모니터를 이동시켜 줘.

정말 신경 써야 할 게 많네요….

기도 관리는 시간과의 싸움이며 어떤 상황에서도 당황하지 않도록 준비하는 것이 중요해. 준비가 특히 수기 성공률에 큰 영향을 주지. 수기는 준비가 80%야. 자 이제 약제를 투여할 테니, 선생님은 삽관에 집중해!

…약제 투여 후.

그럼 시작합니다…. 우선 입을 크게 벌리고… 역시 출혈이 많네요. 흡인 부탁합니다!

사쿠라 예, 시작해요!

음, 잘 보이지 않네요….

지금, 눈앞에 무엇이 보이지?

음, 편도선? 그 너머에 구멍이 있는 것 같기도 하고….

삽관할 때 보통 어떤 구조물이 보이는지 알고 있는 것은 중요해. 그런데 하야테 선생은 후두경을 잡는 방법이 독특하네….

2 후두경 조작

입을 열고 후두경을 사용하여 후두를 노출하는 일련의 과정에서 **해부학적으로 후두경을 어떻게 진행할까에 대한 이미지와 시야에 보이는 구조물의 이해**가 중요합니다.

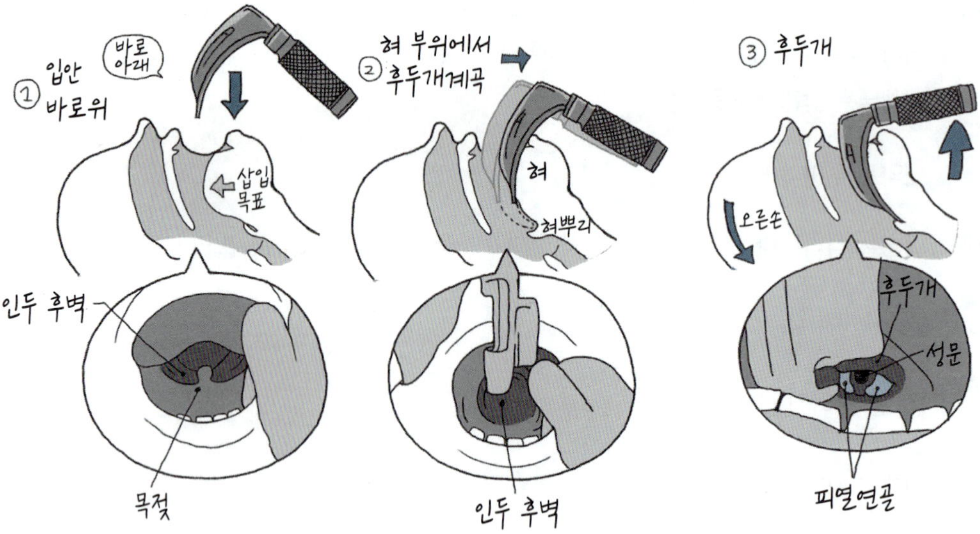

❶ 입 벌리기

입을 벌리는 동작은 오른손을 사용한 **손가락교차법(cross finger)**이 교과서적으로 기본입니다[5]. 이 과정이 제대로 이루어지지 않으면 그 후 후두 노출이 어려워지므로, 입을 확실히 연 후에 엄지와 검지로 입을 유지합니다. 손가락교차법 사용에서 주의할 점은, 입을 열기 위해 엄지를 환자의 발쪽으로 밀어 넣으면 들어 올린 아래턱이 다시 아래로 내려갑니다. **엄지를 천장을 향해 힘을 주는 느낌으로 입을 열면** 아래턱의 들어올림을 유지할 수 있습니다.

그 밖에도 엄지와 중지를 사용하는 손가락교차법, 검지와 중지를 교차하지 않고 입을 여는 방법도 있습니다. 어떤 방법을 사용해도 좋으며 **후두경 삽입에 충분한 공간 확보와 입 벌림을 유지하며 들어올린 아래턱이 유지**되도록 의식하는 것이 중요합니다.

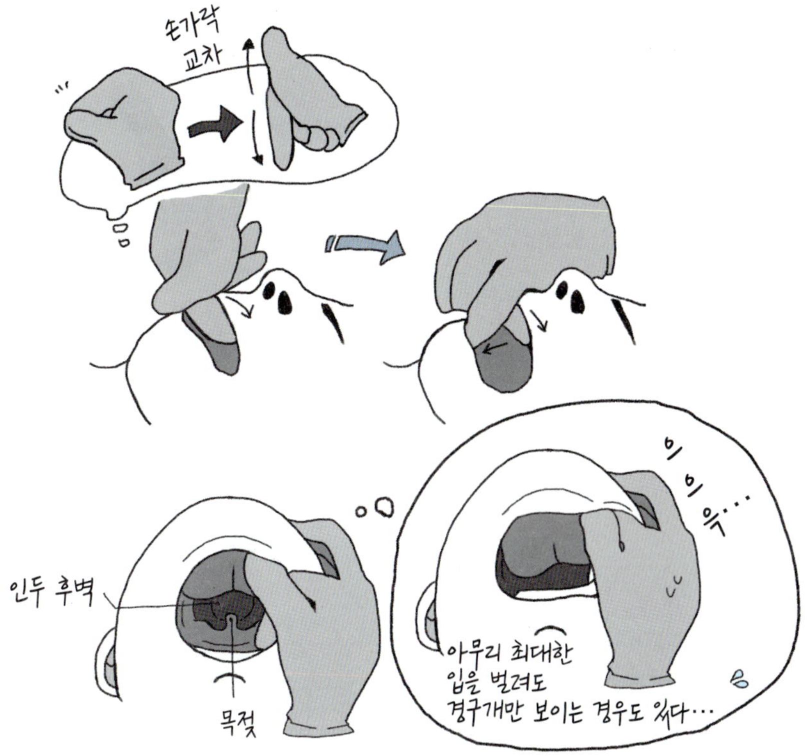

❷ 블레이드 삽입

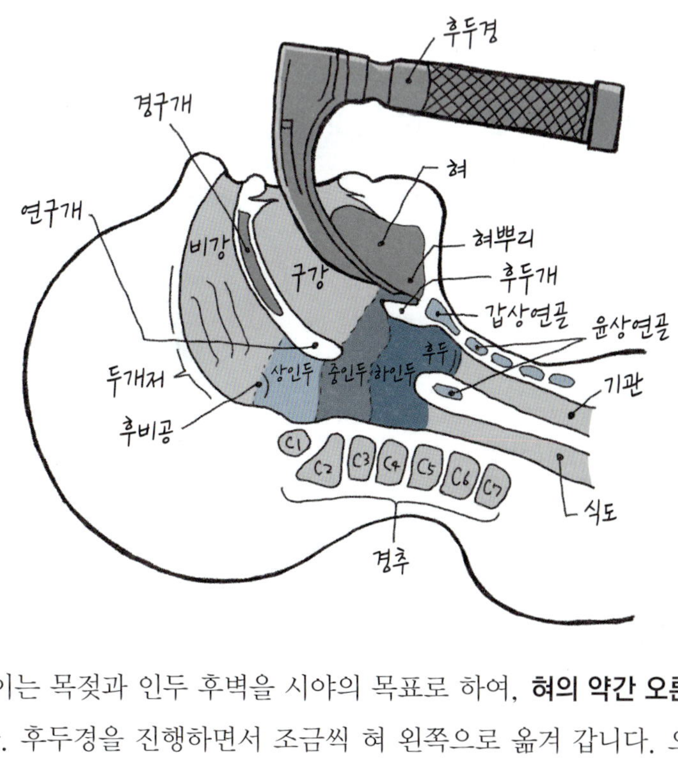

입을 열어 보이는 목젖과 인두 후벽을 시야의 목표로 하여, **혀의 약간 오른쪽 측면에서 후두경을 삽입**합니다. 후두경을 진행하면서 조금씩 혀 왼쪽으로 옮겨 갑니다. 오른손은 손가락교차법으로 입을 벌린 상태를 계속 유지합니다.

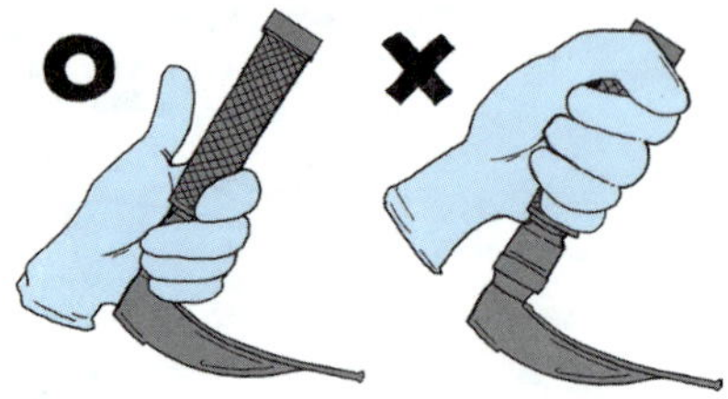

후두경은 엄지를 제외한 나머지 4손가락으로 잡으며, 되도록 **블레이드의 뿌리** 부분을 잡습니다. 손잡이 끝을 움켜쥐는 방법으로 잡으면, 후두 노출 시에 지렛대처럼 힘을 주게 되어 앞니가 부러질 위험이 높아 주의합니다. 이렇게 잘못된 후두경 조작을 흔히 '비틀기'라고 표현합니다. 후두경을 혀를 따라 삽입한다는 이미지를 가지고 진행하면, 후두덮개를 시야에 확보할 수 있습니다. 후두덮개의 위쪽에 보이는 홈을 후두덮개곡이라고 부르며, 이곳에 블레이드의 앞 끝 도달이 최종 목표입니다. 가능하면 혀뿌리를 따라 후두덮개의 위를 지나가도록 블레이드를 조작합니다.

❸ 후두 노출

블레이드가 후두덮개곡에 도달하면 이제 본격적으로 후두 노출을 시작합니다. 이때 **후두경을 비틀지 않고, 천장을 향해 부드럽게 들어올린다**는 느낌으로 조작하면 후두덮개가 말끔히 위로 올라가며 성문이 시야에 들어오게 됩니다. 후두 노출이 제대로 이루어지면, 성문을 포함하여 성대와 후두를 확인할 수 있습니다(아래, 전문가에게 들었다! 참조).

전문가에게 들었다! 성문과 성대의 차이점은…?

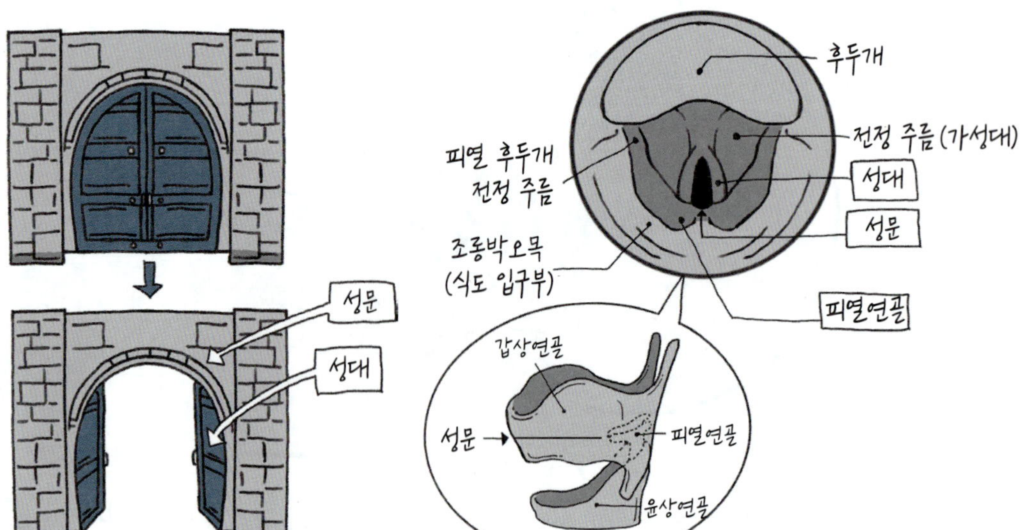

여기서 미타니 유우키는 '후두경을 비틀지 않고… 천장으로 들어올리면… 성문이 시야에 들어옵니다, 라고 설명하고 있습니다. 한편,

응급 상황에서 삽관에 어려움을 겪는 전공의를 돕기 위해 달려온 전문의가 "성대가 제대로 열려 있어?"라는 말을 들은 적이 있을 것입니다. 그렇다면 성문과 성대는 어떤 차이가 있고, 어떻게 구분하여 사용할까요?

성문은 대저택의 정문에 비유할 수 있습니다. 정문은 보통 문 자체와 가운데서 열리는 2개의 문짝으로 이루어져 있다고 알고 있지요. 그렇습니다. **성문과 성대는 마치 문과 문짝의 관계와 같습니다.**

삽관 시에 튜브가 **성문 뒤쪽에 있는 식도 개구부로 잘못 삽입하지 않도록 주의**해야 합니다(이를 알아차리지 못하면 치명적입니다!). 식도 개구부는 대저택의 주방이나 식당으로 연결되는 부엌문과 같습니다. 이 부엌문에는 2개의 문짝이 없어 정문과 부엌문을 확실히 구분할 수 있습니다.

후두경을 삽입하면 우선 대저택의 정문(성문)을 확인합니다. 그리고 그 문에 열려 있는 2개의 문짝(성대)이 있으며, 정문 뒤에 있는 식당으로 이어지는 부엌문(식도 개구부)이 아님을 확인합니다. 확인이 끝났으면, 튜브를 정문(성문)에 있는 2개의 문짝(성대) 사이로 통과시켜 기도에 삽입합니다. 이렇게 하면 삽관은 확실히 성공입니다!

독협의과대학 사이타마 의료센터 **浅井 隆**

3 기관 튜브 삽입

성문이 시야에 들어오면, 오른손으로 기관 튜브를 건네받아 삽입합니다. 전공의를 보면, 이 순간에 도와주는 사람을 보려고 고개를 돌려, 어렵게 확보한 성문에서 시선을 떼는 경우가 종종 있습니다. **절대로 시선을 다른 곳으로 돌리지 말고, 왼손으로 후두경을 고정한 상태에서 튜브를 건네받아야 합니다.**

그리고 의외로 의식하지 못하는 것은 튜브를 잡는 방법입니다. **튜브 앞 끝이나 입구가 아니라 적당한 위치를 손가락으로 집습니다.** 시야의 성대를 튜브가 가리지 않도록 주의하며 성대 바로 앞까지 부드럽게 튜브를 유도하여 그다음에 삽입하면 됩니다.

성문을 통과할 때 강하게 밀어 넣지 않으며 **조심스럽게 성문 너머에 튜브를 '놓는다'는 느낌**을 의식합니다. 거칠게 삽입하면 성대가 손상되어 쉰 목소리나 성대마비의 원인이 될 수 있습니다.

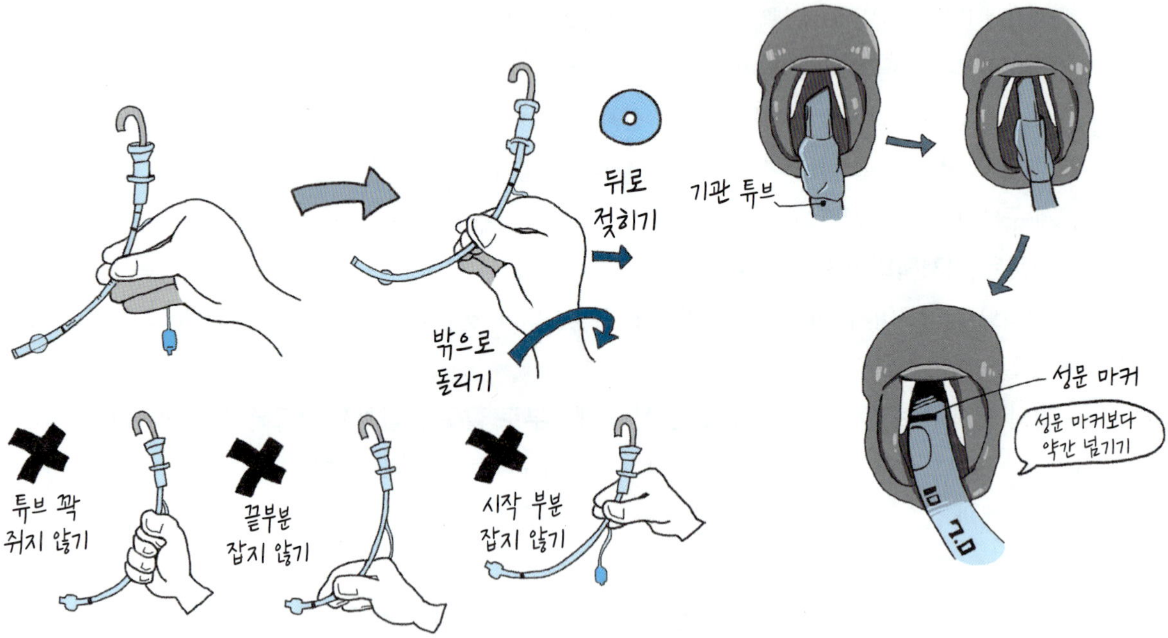

스타일렛을 언제 제거할지는 삽관자의 선호에 따라 달라질 수 있지만, 최소한 성대 바로 앞(위 그림 오른쪽 끝)에서 제거는 조금 이르다고 할 수 있습니다. 기관 튜브가 성대를 완전히 통과했음을 확인한 후에 스타일렛을 제거합니다. 이 부분도 사람에 따라 다르지만, 스타일렛의 끝부분만 약간 제거하는 경우와 스타일렛의 완전한 제거를 선호하는 경우가 있습니다. 개인적으로는 **스타일렛 끝부분만 약간 빼고 남겨두면** 튜브 유도가 쉽다고 생각합니다. 스타일렛이 필요하지 않으면 보조자에게 신호를 보내 완전히 제거합니다.

성대를 통과하면 커프 전체가 성대를 지나게 하고, 추가로 약 2 cm 정도 더 진행합니다. 튜브 끝이 성문을 통과했어도, 커프가 성대에 닿으며 튕겨져 식도로 잘못 들어갈 수 있습니다. 성문 표시 부분까지 확실한 삽입을 목표로 절대 시선을 떼지 않고 진행합니다.

튜브 삽입이 완료되면 보조자가 커프 주입용 주사기를 이용하여 커프에 공기를 주입합니다. **커프에 주입하는 공기는 5 mL 정도면 충분**합니다. 간혹 10 mL 주사기의 공기를 모두 주입하는 경우를 보는데, 이것은 과잉입니다. 기관에 압력이 가해지면 기관 점막 손상이나 성대 기능이 저하를 일으킬 수 있으므로, **처음에 5 mL를 주입하고 그래도 누출이 있다면 조금씩 추가** 주입합니다. 참고로 5 mL 주입에서 커프 압력은 대략 20–30 cmH_2O 정도이며, 이것은 인공호흡 관리 중 유지에 적절한 커프 압력입니다.

4 삽관 후 확인

삽관 후 튜브가 기관 안에 제대로 위치하는지, 튜브 끝이 적절한 위치에 있는지 확인합니다.

❶ 기관 내 삽관 확인

커프를 팽창시킨 후, 우선 백 환기를 시행하여 흉곽의 올라옴과 좌우 차이를 확인합니다. 이때 흉곽이 올라오지 않거나 상복부가 팽창하면 튜브가 식도에 삽입되었을 가능성이 높다고 판단합니다. 또한, 기관 안에 튜브가 제대로 삽입되어 있으면 튜브 안에서 김 서림과 그 김이 위아래로 움직이는 모습을 확인할 수 있으므로 이를 함께 평가합니다.

흉곽의 올라감을 확인한 후에는 청진기를 사용하여 흉부 호흡음을 평가합니다. 삽관 후 기본적 확인 방법은 우선 심와부에서 위포음(위에 공기가 들어가는 소리)이 들리지 않는지 확인하며, 흉부의 상하좌우 4부위를 포함하여 모두 5부위를 청진합니다. 청진에 문제가 없다고 판단해도, 튜브 위치가 너무 얕거나 때로 너무 깊어 한쪽 폐만의 삽관이 경험상 자주 있습니다. 청진만으로 기관 안 삽관 확인을 끝내면 안 됩니다.

기관 안 삽관 확인에는 파형이 표시되는 호기 CO_2 모니터※1의 파형 이용을 심폐소생 가이드라인에서 권고합니다[4)]. 민감도와 특이도 모두 높은 확인 방법이지만, 한쪽 폐에만 삽관된 상태의 판단은 어려우므로 주의가 필요합니다. 호기 CO_2 파형을 참고하며 흉부 X선 영상과 함께 튜브가 적절한 위치에 있는지 확인합니다.

❷ 튜브 위치 조정

기관 튜브의 위치 확인과 조정에 흉부 X선 영상을 참고합니다. 튜브가 너무 깊어 튜브 끝이 기관지에 들어가서 한쪽 폐에만 공기가 전달되는 편측 폐 환기에 주의합니다. 반대로, 너무 얕으면 튜브가 저절로 빠질 위험이나, 커프가 성대를 압박하여 성대 마비나 되돌이 후두신경마비 위험이 높아집니다.

【용어 설명】

※1 $EtCO_2$(end-tidal CO_2): 호기 종말기의 호기 중 이산화탄소 분압을 의미. 이산화탄소 분압측정기(capnometer)로 측정. 주로 환기가 제대로 이루어지는가의 평가에 이용합니다.

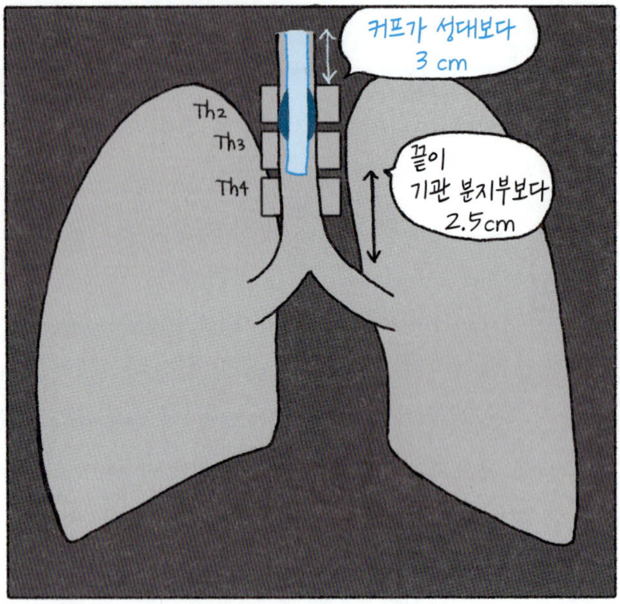

그 밖에 알아 두어야 할 원칙은 ① **커프가 성대에 걸리지 않았고, 튜브 끝이 기관 분지부를 넘지 않도록 유지,** ② **위치가 목의 굴곡이나 신전에 따라 앞뒤로 약 2 cm 이동한다** 등입니다. X선에서 적절한 튜브 끝 위치는 제2–4흉추이며, 기관 분지부에서 입 쪽으로 2–3 cm 위치입니다. 소아는 제2흉추, 신생아는 제1흉추입니다.

❸ 고정 및 인공호흡기 연결

고정 방법과 고정 위치는 병원이나 병동의 규정에 따라 다를 수 있습니다. 테이프로 고정하거나, 앵커패스트®나 토마스홀더® 같은 장치를 사용하는 경우도 있습니다. Bite block 삽입에서는 혀궤양에 주의합니다.

고정이 끝나면 연결기를 준비하여 인공호흡기에 접속합니다. 호흡기에 연결 후 압력과 환기량 지표, 그래픽 파형, 흉곽의 올라감, 호기 CO_2 모니터 등을 확인하여 환기에 문제가 없는지 확인합니다.

음, 그래도 잘 보이지 않습니다!

좋아, 손을 바꾸어 내가 해 볼게! 오, 이건… 얼굴 변형이 심해서 성문이 보이지 않네. 마스크 환기로 돌아가.

기도 확보가 어려운 환자가 있다고 들었는데, 이분인가요?

노부로

노부로 선생님! 와주셔서 감사합니다! 이 환자는 얼굴 외상이 있어 기관 삽관도 환기도 어려운 (CVCI) 증례입니다.

선생님, SpO_2가 90%에서 더 올라가지 않습니다!

이건 이른바 기도 긴급 상황이군요.

네…. 외과적 기도 확보가 필요할 것 같습니다!

그렇군요, 제가 도와드리겠습니다. 아츠시 선생, 준비 시작해 주세요.

알겠습니다!

To be continued…

요약

- ☑ **삽관 준비는 철저한 준비가 필요! 물품뿐 아니라, 인력 배치와 체위 조정 등 삽관까지 순서를 예상!**
- ☑ **후두 노출 요령은 '해부학적 이해'와 '시야에 보이는 구조물에 대한 이미지'!**
- ☑ **튜브 끝이 성대 마커를 확실히 넘기도록 부드럽게 진행할 것!**
- ☑ **기관 안 삽관 여부는 $EtCO_2$ 모니터, 튜브 위치는 흉부 X선으로 확인!**

【참고문헌】

1) Isono S. Anesthesiology. 2005; 103: 489-94.
2) Parker BK. West J Emerg Med. 2019; 20: 323-30.
3) Davies JD. Respir Care. 2014; 59: 810-22.
4) JRC 소생가이드라인 2020 작성편집위원회, 편. JRC 2020 심폐소생가이드라인. 일본소생협의회. 2020.
5) 浅井　隆. Dr. 아사이의 모두의 기도확보 1권. 중외의학사. 2016.

Airway — 기도 —

8 외과적 기도 확보

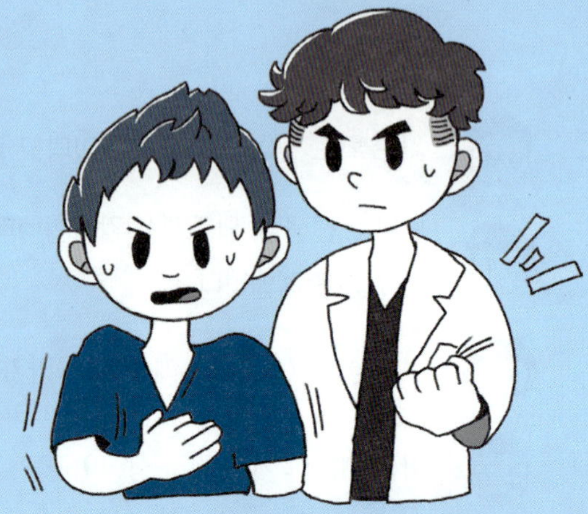

하야테: 외과적 기도 확보군요…! 절개와 천자가 있다고 배운 적이 있습니다! 아무래도 빠르게 진행하기 위해 우선 천자를 하는 건가요?

아츠시: 상황이나 긴급성에 따라 다르지만, 응급실처럼 필요한 물품이 어느 정도 바로 준비할 수 있으면 확실한 기도 확보를 위해 절개 후 튜브 삽입이 기본이야. 천자는 충분한 기도 확보나 환기를 할 수 없을 때 나중에 절개하기 위해 일시적으로 시간을 버는 수단이라고 생각하면 좋아.

알겠습니다. 하지만, 막상 메스로 절개를 하려니 용기가 나지 않네요….

그렇지, 망설이는 게 당연해…. 하지만 기도 폐쇄가 일어나 치료가 몇 분이라도 늦어지면, 그다음에 기다리고 있는 것은 심정지야. 절개하지 않으면 안 될 때가 있지…!

1 외과적 기도 확보

외과적 기도 확보를 시행하는 목적은 **상기도 폐쇄 등에 의한 기도 이상이 있을 때 확실한 기도 확보를 위해서**입니다. 다른 기도 확보 방법과 비교하여 확실성은 높지만, 침습도가 높다는 특징이 있습니다. 우선 흡인, 수동적 기도 확보, 기관 삽관 등을 시도하고 그래도 기도 확보가 어려울 때 마지막 선택지로 시행합니다. 일본의 응급실에서 시행 빈도는 긴급 기도 확보 중에서 0.1–0.3%로 드물지만[1], 만약을 대비하여 반드시 익혀야 할 수기입니다.

2 윤상갑상인대 절개

❶ 윤상갑상인대의 해부학

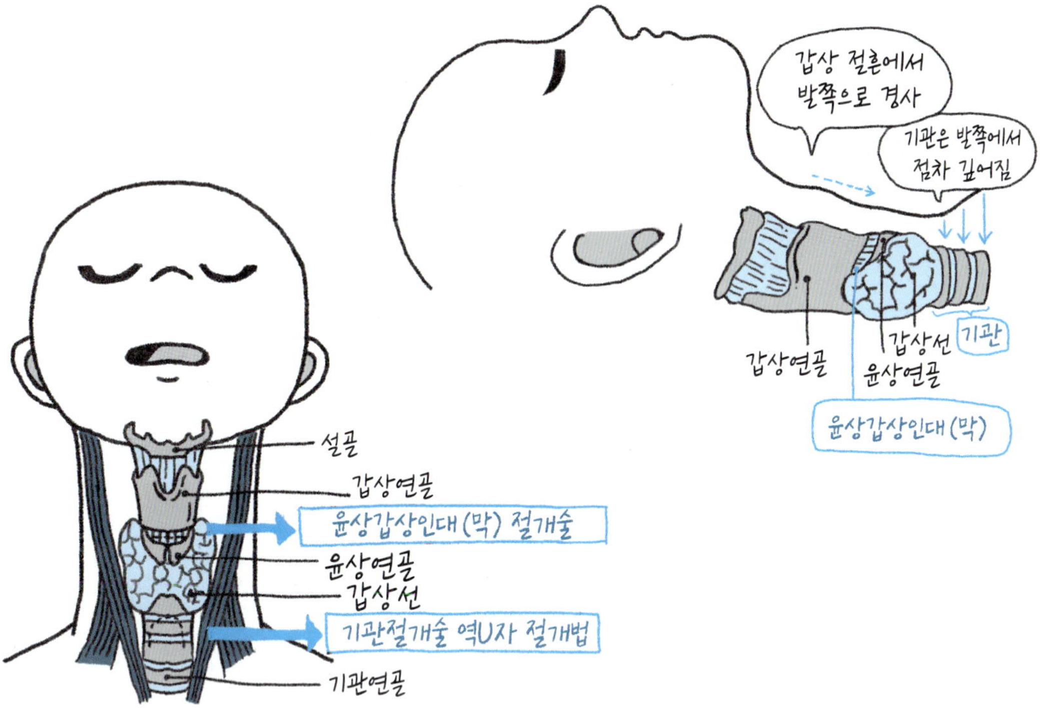

외과적 기도 확보가 필요할 때는 매우 긴급한 상황이 많습니다. 평소에 자신이나 동료의 목을 촉진하여 윤상갑상인대를 확인하는 연습을 해두면 좋습니다. 요령은 엄지와 중지로 갑상연골을 단단히 고정하고, 검지로 윤상갑상인대를 찾아 정중선을 의식하며 촉진하는 것입니다.

Point! 윤상갑상인대 절개와 기관절개의 위치가 같은가?

외과적 기도 확보에 대해 전공의에게 이야기할 때 윤상갑상인대 절개와 외과적 기관절개 부위를 혼동하는 경우가 있습니다. 일반적 기관절개는 제1 또는 제2기관 연골에 역U자 모양으로 절개 기관절개 튜브를 삽입합니다. 해부학적으로 발 쪽으로 갈수록 피부 표면에서부터의 거리가 점차 깊어지므로 이를 염두에 두고 정확한 부위를 선택해야 합니다.

❷ 구체적인 절차

【준비 물품】

스피츠 메스, 굴곡 집게, 튜브(기관 튜브 또는 기관절개 튜브), 커프 주사기(5-10 mL), 소독제, 소공포

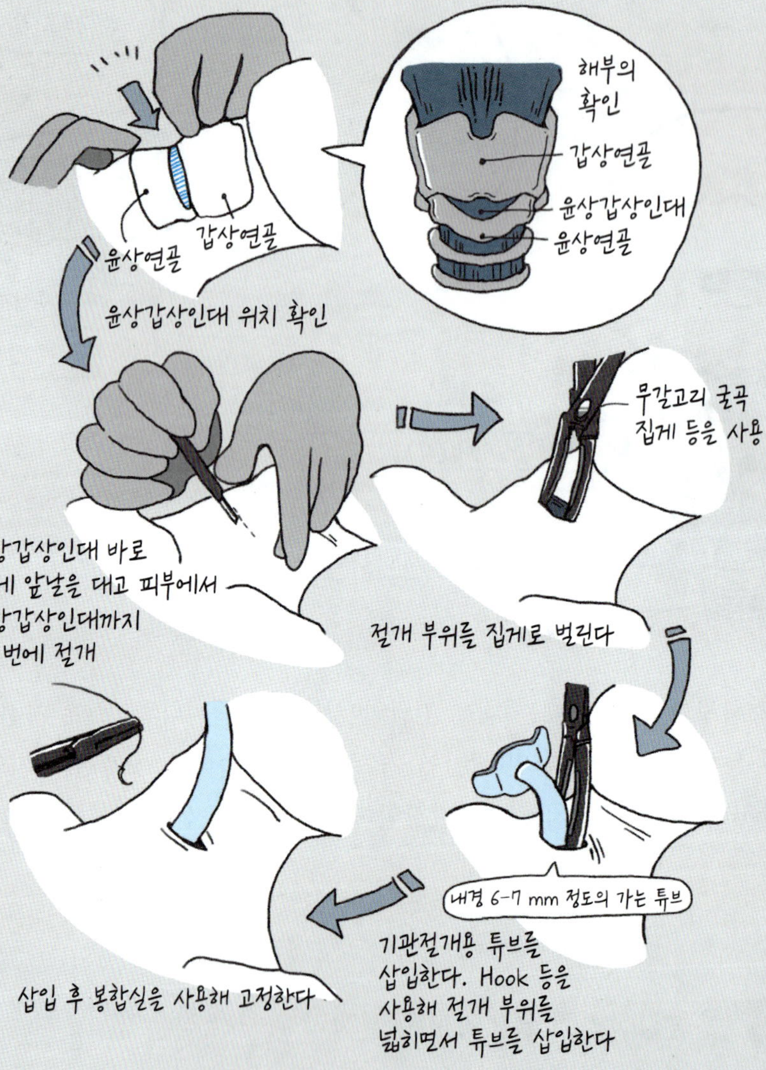

(일본외상학회 외상초기진료 개정 제6판 편집위원회, 편저. JATEC 제6판. 헬스출판. 2021[2])를 바탕으로 작성)

구체적 순서를 그림으로 요약했습니다. 실제 시행은 매우 긴급한 상황이므로 이 모든 과정을 몇 분 내에 완료해야 합니다.

1) 갑상연골과 윤상갑상인대 확인

만약 준비할 여유가 있고, 경추 손상 가능성이 없으면 먼저 어깨 받침을 이용하여 목을 신전시키는 자세(갑상선 체위)를 만듭니다. 환자의 오른쪽에 서서 알코올 솜이나 클로르헥시딘 에탄올로 목 부위를 소독하는 소독 순서를 시행합니다. 소독 전에 손가락으로 갑상연골과 윤상연골을 촉진하여 위치를 확인하고 펜으로 표시해 둡니다. 구체적으로 왼손 엄지와 중지로 갑상연골을 잡고 정중을 의식하며 검지로 윤상갑상인대를 촉지합니다. 환자의 의식이 명료하면 절개 시에 상당한 통증이 따르므로 국소마취를 고려하지만 긴급 상황에서 필수는 아닙니다.

2) 절개

다음에 윤상갑상인대 바로 위 피부를 2–3 cm 절개합니다. 기본적으로 가로 절개를 시행하지만, 출혈을 줄이기 위해 세로 절개를 선택해도 좋습니다. 예상보다 많은 출혈이 나타날 수 있지만 당황하지 말고 거즈로 압박하여 지혈하며 집게를 사용하여 조금씩 노출시켜 윤상갑상인대에 1.5 cm 절개를 추가합니다. 최초의 피부 절개에서 윤상갑상인대 바로 위라고 확인 할 수 있으면 윤상갑상인대까지 한 번에 가로로 절개할 수도 있습니다. 절개 후에는 집게나 왼손 검지를 절개 부위에 넣어 절개 부위를 확실히 고정합니다.

3) 절개 부위 확장

절개 구멍이 좁으면 집게를 절개 부위에 삽입하여 둥글게 절개 부위를 확장합니다. 우선 가로 방향으로 확장하고 90도 회전하여 세로 방향으로 확장합니다. 그 후 다시 가로 방향으로 확장한 상태에서 집게를 계속 고정합니다.

4) 집게의 위치 변경

튜브를 삽입할 수 있을 정도로 절개부가 충분히 확장되었는지 확인하고 가로 방향으로 열린 상태에서 왼손으로 집게를 바꿔 잡고 계속 고정합니다.

5) 튜브 삽입

오른손으로 튜브를 건네받아 절개 부위에 삽입합니다. 스타일렛이나 부지를 사용하면 성문 쪽으로 잘못 들어가는 것을 피할 수 있습니다. 보통 기관절개 튜브 이외의 기관 삽관 튜브(내경 6.0 mm 등)를 사용할 수도 있습니다. 삽입이 끝나면 커프 주사기로 커프를 팽창시킨 뒤, 기관 삽관에서처럼 흉곽의 올라옴과 청진 등을 통해 적절히 삽입되었는지 확인합니다(➡ p.89).

튜브 깊이가 바뀌지 않도록 주의하며 봉합실로 튜브를 확실히 고정합니다.

전문가에게 들었다! 나는 이렇게 한다! 윤상갑상인대 절개의 실제

절개 시에 전경정맥(바깥쪽)이 손상되면 출혈이 나타나서 시야 확보가 어려워지거나, 환자가 출혈을 흡인할 가능성이 있으므로, 미리 흡인기와 거즈를 준비해야 합니다. 시야를 확보하지 못한 상태에서 피하나 세로칸에 삽입하면 치명적입니다(삽입 후 기관 안으로 들어갔는지 확인하기 위해, 흡인 카테터가 부드럽게 들어가는지를 최초 확인법으로 사용할 수 있습니다). 또한, 서두르거나 조작이 거칠면 후두 손상, 식도 열상, 갑상선 손상 등의 합병증을 일으킬 가능성이 있으므로, 되도록 부드럽게 삽입합니다. 기관절개 튜브는 저항(내관과 외관 차이)이 크기 때문에 삽입 시 과도한 힘이 가해지면 기관 후벽의 막부분(연골이 없는 부분) 손상 위험이 높다고 알고 있어야 합니다. '기관절개 튜브'는 튜브 뿌리까지 삽입하고, '기관 튜브'는 커프의 뒤쪽 끝이 보이지 않을 때까지 삽입합니다(다만, 너무 깊이 삽입하지 않도록 합니다).

절개에 의해 시간 여유가 생긴 후에, 기관지내시경을 이용한 평가 또는 기관 삽관을 고려합니다. 캐뉼라를 72시간 이상 유치하면 성문하 협착이나 윤상갑상연골 손상을 일으킬 수 있으므로, 장기적 유치가 필요하면 수일 내에 전통적 기관절개를 시행합니다.

참고로 소아에서 윤상갑상인대 절개는 기본적으로 금기입니다. 그 이유는 기도 직경이 좁고, 기도 내강의 개방이 갑상연골과 관련되며, 절개에 의해 성문하 협착을 일으킬 가능성이 높기 때문입니다.

히로시마 대학병원 집중치료의학과 **世良俊樹**

3 윤상갑상인대 천자

❶ 윤상갑상인대 절개와 비교

윤상갑상인대 천자는 절개에 비해 수기가 간단하며, 기본적으로 금기가 없는 것이 장점입니다. 윤상갑상인대 절개를 즉시 준비할 수 없거나, 절개가 금기인 소아에 적응입니다. 윤상갑상인대 천자에서 산소를 투여하여 최소한의 산소화가 가능하지만, 환기를 위해서는 추가 방법이 필요하며(전문가에게 들었다! ➡ p.98 참조), 환기 보조도 불안정할 수 있습니다. 어디까지나 윤상갑상인대 절개 또는 기관절개를 위한 임시 처치로 생각해야 합니다.

❷ 구체적 흐름

【준비 물품】

14G 혈관 유치바늘, 주사기(10 mL), 소독제
또는 천자용 키트(QuickTrach™) 등도 가능

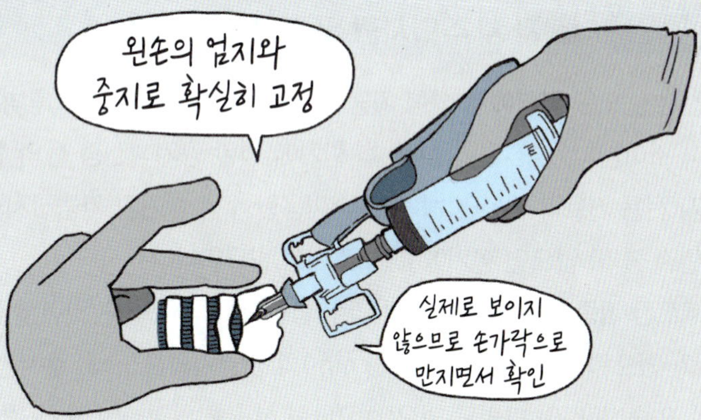

윤상갑상인대 천자용 키트 사용에서는 천자 순서가 약간 다를 수 있으며 여기서는 유치바늘과 주사기 사용을 설명합니다. 큰 흐름은 같으므로 키트 사용에서도 여기서 설명하는 순서를 기본으로 키트의 사용 설명서를 확인하여 시행합니다.

1) 갑상연골과 윤상갑상인대 확인

윤상갑상인대 절개에서처럼 가능하면 목을 신전하는 자세(갑상선 체위)를 만들고 윤상갑상인대를 촉진하여 확인한 후 펜으로 표시합니다. 환자의 왼쪽에 서서 알코올 솜이나 클로르헥시딘 에탄올로 목 부위를 소독하는 소독 수기를 시행합니다.

2) 인대 천자

먼저 10 mL 주사기에 연결된 14G 혈관 유치바늘을 오른손으로 윤상갑상인대 바로 위 정중앙에 거의 수직으로 찌릅니다. 이때 지속적으로 음압을 걸며 바늘을 천천히 진행하면 기관 내에 도달하는 순간 주사기에 공기가 빨려 들어옵니다.

3) 외관 삽입

바늘을 45도로 기울여 발 쪽 방향으로 향하게 한 후, 주사기에 음압을 걸어 공기가 빨려 들어와 기관 내에 있는 것을 확인하며 유치바늘을 고정합니다. 내관이 너무 깊이 삽입되어 기관 후벽이나 식도를 손상시키지 않도록 주의합니다.

전문가에게 들었다! 천자 시 주의사항 및 고압 제트 환기

절개와 달리 천자는 모든 연령에서 시행 가능하지만, 절개에 비해 기관 후벽 손상(특히 체격이 작은 성인이나 소아)이나 부적절한 천자 후 환기에 의한 공기색전증 등의 합병증이 일어날 수 있습니다. 천자 전용 키트가 있으면 백 밸브를 이용한 수동 환기가 가능하지만 (트라헬퍼®는 백 밸브와 직접 연결 불가) 없으면 환기에 추가 조치가 필요합니다.

제트 환기는 세로칸 기종 같은 압력손상에 의한 합병증이 나타날 수 있어 최근에는 권고하지 않습니다[2]. 키트가 없으면 기관 튜브(내경 7.0 mm)의 연결기와 2.5 mL 주사기를 연결하여 백 환기를 시행할 수 있습니다. 이 방법도 없으면 고유량 산소를 투여하여 송기 1초, 배기 1초 정도의 환기를 시도합니다. 상기도 폐쇄에 의해 호기가 배출되지 않으면 배기를 길게(예: 송기 1초, 배기 4초) 할 필요가 있습니다. 어떤 경우든 고이산화탄소혈증이 나타날 수 있습니다. 또한, 혈관 유치바늘은 부러지기 쉽고, 빠질 가능성도 있어 주의합니다. 이상을 정리하면 윤상갑상인대 천자는 최소한의 산소화를 얻을 가능성은 있지만, 어디까지나 윤상갑상인대 절개나 기관절개와 같은 보다 확실한 기도 확보가 이루어질 때까지의 응급 처치라고 인식해야 합니다.

히로시마대학병원 집중치료의학과 **世良俊樹**

…좋아! 커프에 공기를 넣어주세요!

좋아요. 호기 CO_2가 확인되었고, 마스크 환기도 문제없이 되고 있어요.

SpO_2도 올라가고 있습니다!

흉곽의 올라감도 좋아 보입니다. 다행이네요…!

휴, 정말 긴장했어요. 이번에는 물품도 준비되어 윤상갑상인대 절개를 선택했어요.

그래요. 절개와 천자, 각각의 장단점을 염두에 두어 어떤 방법이 적절한지 판단하여 신속하게 실행할 수 있어야 하지요.

일단은 이제 한숨 돌릴 수 있겠네요!

아니 아니야, 아직 안심하기는 일러. 아직 primary survey가 진행 중이고, 외상의 전신 관찰도 시행하지 않은 상태야. 기도 이외의 이상이 없는지, 신체 진찰이나 X선, 초음파에 의해 안정적인지 확인해야 해.

그렇지요…. 기도 이외의 평가를 아직 하지 않았네요. 아직 방심하지 않고 계속 힘내겠습니다!

요약

- ☑ **외과적 기도 확보는 환기나 기도 확보가 불가능할 때의 마지막 수단!**
- ☑ **목 앞부분 특히 윤상갑상인대의 해부학적 구조를 이해하고, 평소에 실제로 촉진하여 확인하는 습관을 갖는다!**
- ☑ **소아에게 윤상갑상인대 절개는 금기!**
- ☑ **윤상갑상인대 천자는 환기 기능이 부족하므로 시술 후 절개 필요성 검토!**

【참고문헌】

1) Goto Y. Resuscitation. 2017; 114: 14-20.
2) 일본외상학회 외상초기진료 개정 제6판 편집위원회, 편저. JATEC 제6판. 헬스출판. 2021.

Debriefing:

9 되돌아보기

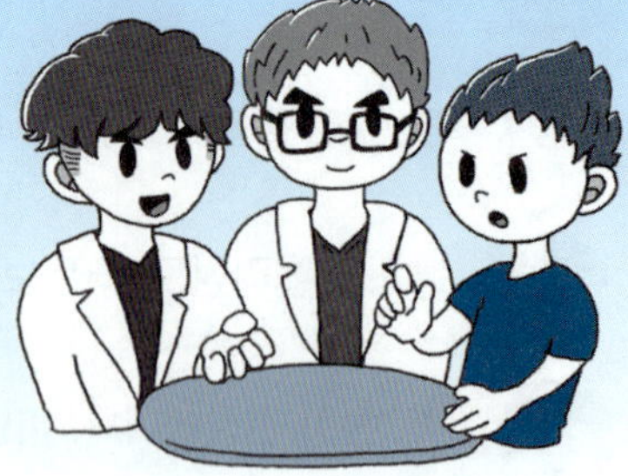

아츠시: 이번에는 오토바이 단독사고에 의한 얼굴 외상으로 기도 폐쇄가 일어난 환자였어요. 기관삽관도 마스크 환기도 어려워서 결국 외과적 기도 확보를 시행했어요. 기도 이상을 해결하고 primary survey를 진행할 수 있어 다행이었어요!

사쿠라: 오랜만에 윤상갑상인대 절개를 보았습니다! 정말 아슬아슬했어요.

Point ① 눈에 띄는 외상에만 신경 쓰지 말고 우선 primary survey를!

하야테: 처음에는 설명만 들었던 오른팔 골절에만 신경이 쓰였어요…. 다음부터는 주의하겠습니다.

외상 증례에서는 명확한 변형이 있거나 손상이 심한 곳에만 시선이 가기 쉬워요. 하지만 가장 중요한 것은 ABCD **평가와 안정화입니다**.

어떤 병력이 있는 환자에서도 **첫인상 평가와** primary survey가 필수적이군요! 꼭 명심하겠습니다!

Point ❷ 외상 진료에서 백보드 고정과 언패키징

그 밖에 이번 초기 진료에서 궁금한 점이 있었나요??

음… 도착 직후의 **언패키징(unpackaging)**이라는 말이 잘 이해되지 않았습니다.

그렇죠~. 하야테 선생님은 처음부터 우왕좌왕했어요.

외상 진료에서 가장 처음 겪는 의문이 바로 그 부분일 수도 있어요! 환자를 안전하게 이송하기 위해 구급대원들이 **전신 백보드 고정**을 합니다. 이 그림을 보세요.

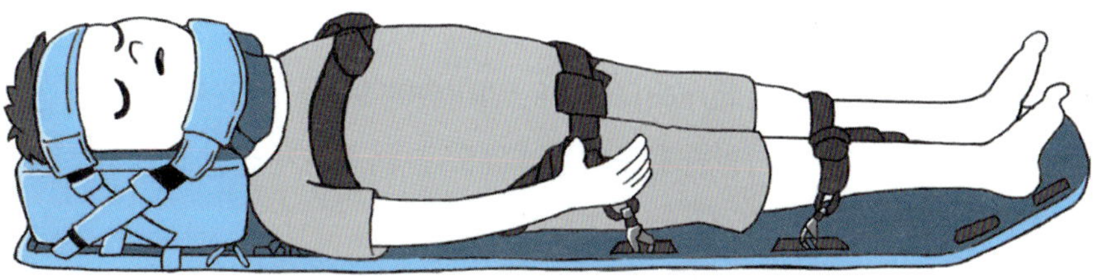

아, 아까 그 환자도 이런 방법으로 고정되어 있었네요!

이것을 **전신 백보드 고정**이라고 부르며, 척수손상이 의심되거나 부정할 수 없을 때 시행하지요. 척추 전체 고정이라고도 하며 이송 중에 척추가 움직이지 않게 할 목적이에요. 병원에 이송된 후에는 **위에서부터 차례대로 고정을 해제합니다.** 그리고 머리는 head immobilizer라는 기구로 고정되어 있지요.

이해했습니다! 그런데 왜 위에서부터 아래로 해제해야 하나요?

좋은 질문이에요! 만약 머리를 고정한 채 아래 벨트를 먼저 풀면, 의식장애가 있는 환자가 스스로 움직이려고 하며 경추가 불안정해질 수 있습니다. 그러면 경추 손상이나 악화 원인이 될 수 있지요. 이를 snaking이라고 불러요.

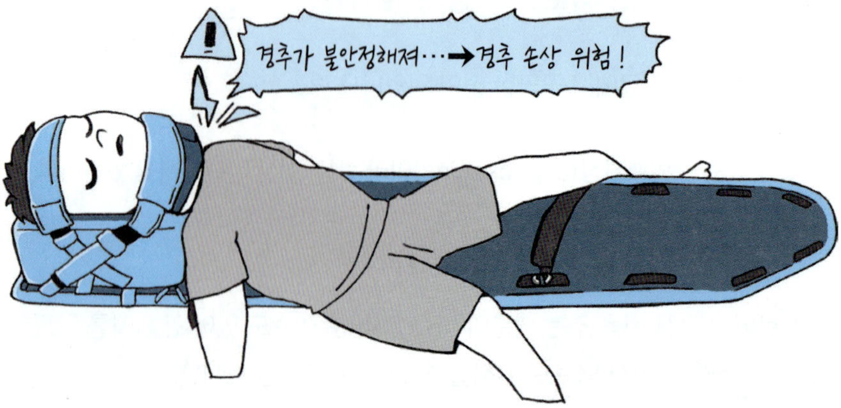

몰랐던 내용이에요. 다음부터는 주의하겠습니다!

그리고 넥칼라(cervical collar)에 대해서도 알아둬야 해요. 넥칼라는 경추를 보호하기 위해 경부를 고정하는 장치이며, 병원에 도착한 후에도 경추 평가가 끝날 때까지 착용해야 합니다. 경부 진찰 시에 착탈하는 경우도 있으니 사용법을 복습해 보세요!

응급 상황에서는 질환이나 치료에 대한 공부뿐 아니라 장비 사용법도 알아야 해서 힘드네요….

장비의 원리, 사용법, 준비 방법을 배우는 건 정말 중요합니다. 아직 익숙하지 않을 때는 평소에 장비를 잘 다루는 구급대원이나 간호사에게 물어 배우는 것도 좋은 방법이에요!

그래요, 이번에 사용한 외과적 기도 확보 장비는 우리 응급실의 DAM 카트 안에 세트로 정리되어 있어요. 평소에도 재고 점검이나 유효기간이 지난 물품은 없는지 정기적으로 확인하고 있답니다. 하야테 선생님도 다음에 함께 도와주시면 금방 익숙해질 거예요.

그렇군요! 다음에 도와드리겠습니다!

Point ❸ 성문 위 장비(supraglottic airway device)에 대해

노부로: 아, 선생님, 멋진 기도 확보였습니다. 정말 수고하셨습니다.

노부로 선생님! 이번에는 정말 감사했습니다!

기관 삽관 위험을 철저히 평가하여 전략을 실행한 훌륭한 흐름이었다고 생각합니다. 굳이 하나 덧붙이자면, 아츠시 선생, 환기가 잘되지 않을 때 **성문 위 장비**를 사용하는 아이디어는 어땠나요?

후두마스크 기도유지기(laryngeal mask airway) 같은 것 말씀이죠! 이번에도 혹시 몰라 준비는 해 두었습니다.

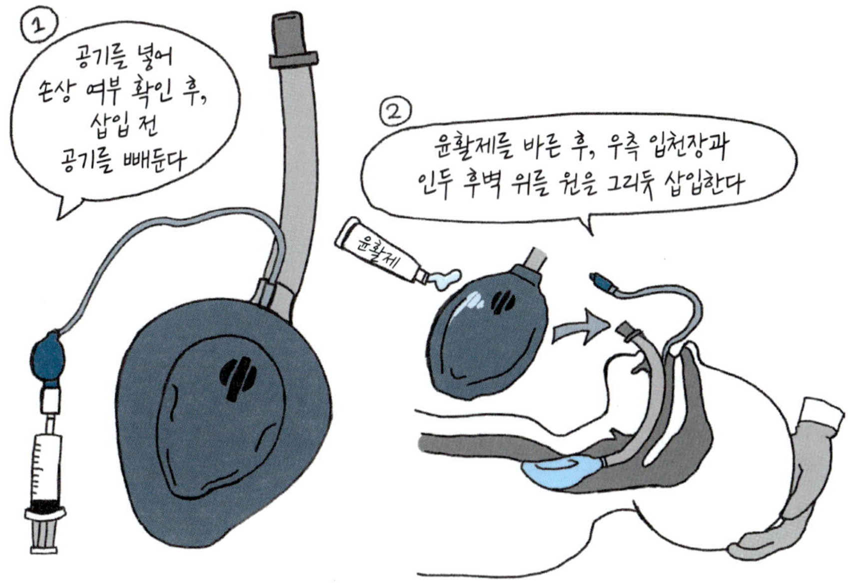

마취통증의학과 의사가 수술실에서 자주 사용하는 **성문 위 장비**는 응급실에서도 유용하지요. 환기가 어렵고 산소화도 나쁜 상황에서 먼저 생각나는 것은 외과적 기도 확보이지만, 그보다 **더 빠르고 간단하게 환기를 개선하는** 방법이라는 점을 기억해 두면 좋을 거예요. 성문 위 장비를 이용하여 기관 삽관을 시도할 수도 있어요.

확실히 마취통증의학과에서 자주 사용했던 것 같아요! 평소 다뤄본 적 없는 장비도 익숙해야 하겠다고 생각하고 있었는데요….

미국마취과학회의 어려운 기도 관리 DAM※1 가이드라인에도 **삽관에 실패하고 마스크 환기도 어려우면 우선 성문 위 장비를 권고합니다**[1]. 성문 위 장비에는 다양한 제품이 있으므로 우리 병원은 어떤 제품을 사용하는지 확인하여 익숙해지면 좋습니다.

【용어 설명】

※1 DAM(Difficult Airway Management): 기도 확보가 어려운 환자 관리.

우리 응급실에는 이 장비가 비치되어 있지 않아요. 필요할 때는 수술실에서 가져오는데 앞으로 응급실에서 바로 사용할 수 있도록 재고를 마련하는 방안을 제안해 보는 것도 좋겠네요.

이런 되돌아보기 과정을 통해 다음에 비슷한 환자가 왔을 때 필요한 물품을 정비할 수 있으니, 여러 직종 간의 논의는 정말 중요하네요!

Point ❹ 기관 삽관 후 확인

이제 기관 삽관 후 확인 단계입니다. 하야테 선생, 세부적 부분인데 마취통증의학과에서는 기관 삽관 후 어떻게 확인했나요?

청진으로 위에 거품 소리가 없는지 확인하고 흉부 청진을 시행했어요!

청진도 좋지만 식도 삽관 여부를 가장 정확하게 확인할 수 있는 방법은 capnometer(호기말 이산화탄소분압측정기)입니다. 응급실이나 병원 밖에서도 원터치로 확인할 수 있는 응급용 capnometer도 있어요. 삽관 전에 반드시 준비하지요. 다만, 심폐정지 증례에서는 식도 삽관에서도 CO_2가 검출될 수 있고, 편측 폐 삽관에서도 표시될 수 있다는 단점이 있어요. 청진법과 함께 조합하여 확인하지요.

다양한 확인 방법을 조합하여 확인하는 것이 중요하군요!

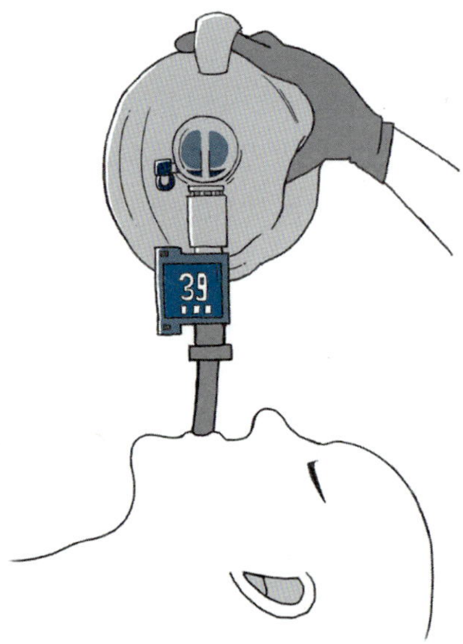

【참고문헌】

1) Apfelbaum JL. Anesthesiology. 2022; 136: 31-81.

Breathing

— 호흡 —

- 호흡을 산소화, 환기, 호흡 작업량으로 나누어 평가한다!
- 호흡 이상의 원인이 폐의 문제만이 아니다! 호흡부전의 기전에서 필요한 개입을 고려한다!
- 산소요법과 인공호흡의 올바른 적응 및 시행 방법을 숙달한다!
- 인공호흡 관리 중 환기 곤란의 원인은 'DOPE'로 기억한다!
- 긴급 탈기가 필요할 때 배액 준비에 시간이 걸리면 우선 흉강천자!

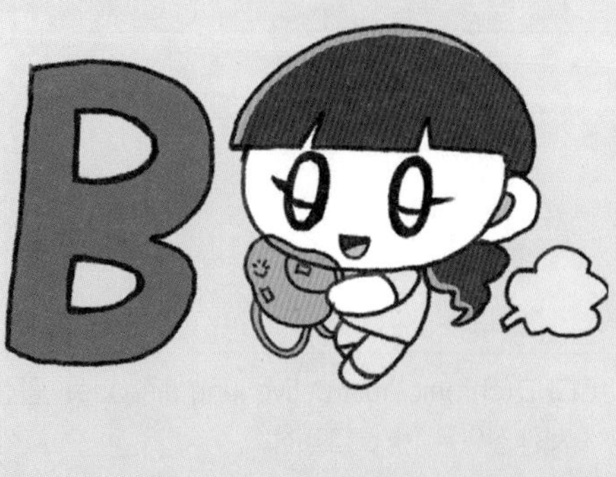

Breathing

— 호흡 —

1 호흡 이상

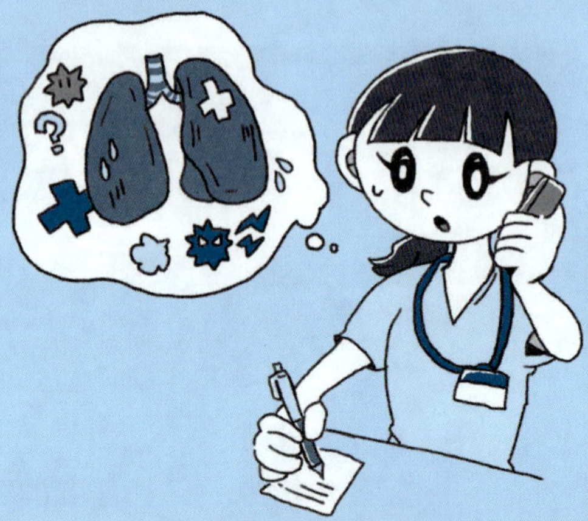

한밤중 바쁜 응급실에 새로운 환자가 또 한 명 이송되어 왔다.

증례　78세 남성

주소: 발열, 호흡곤란

현병력: COPD※1 병력으로 본원 호흡기내과에 정기적으로 내원하고 있으며 가정산소요법(산소 1 L/분)을 받고 있음. 3일 전부터 발열이 있어 시판 해열제를 복용하고 경과를 보았으나 오늘 낮부터 호흡곤란이 나타나서 구급 요청

과거력: COPD, 고혈압, 당뇨병

복용약: Spiriva® 흡입캡슐, 텔미사르탄® 40 mg 1T×1, 자누비아® 50 mg 1T×1
(본원 호흡기내과에서 처방)

생활력: 독거, 일상생활 동작(ADL) 자립, 흡연력 30개비×50년, 음주력 가끔 음주

활력징후: JCS I-0, 체온 37.8℃, 혈압 150/84 mmHg, 맥박 110/min, 호흡수 32/min, SpO_2 90%(산소 10 L/분 투여 중)

※1　COPD(chronic obstructive lung disease): 만성 폐쇄폐질환
자세한 설명은 (➡ p.129) 참조.

브리핑

아츠시: COPD 병력이 있으며 발열과 호흡곤란이 주소인 환자네요. 어떻게 진료를 진행하면 좋을까요?

히카리: 발열과 산소화 불량이 있어 폐렴 등 폐이상을 의심해요. 혈액검사와 혈액가스 분석, 배양검사를 시행하고, X선이나 CT 같은 영상검사로 진단한다고 생각해요!

확실히 폐렴 가능성이 있어 보이네. 그 밖에 호흡 이상을 일으키는 다른 원인으로 무엇이 있을까?

어, 폐 이외라고요…?

호흡곤란이라고 들으면 대부분 바로 폐 이상만 생각하지만 폐 이외의 원인으로도 호흡이상이 나타날 수 있어요. 예를 들어 급성 후두덮개염에 의한 기도 폐쇄, 심부전에 의한 폐부종, 뇌졸중에 의한 실조성 호흡 같은 문제도 있을 수 있지요. 호흡 이상, 즉 호흡부전의 원인은 매우 다양하므로 폐에만 집중하여 진료하다 보면 다른 원인을 놓칠 수 있어요.

정말 그러네요…. 병력이나 과거력에만 끌려 다른 생각은 하지 못했어요.

Primary survey를 진행하며 감염을 포함한 호흡부전의 원인을 찾아봅니다. 그런데 지금 준비해야 할 것에 무엇이 있을까요?

호흡 상태가 나쁠 가능성이 있으니 BVM과 인공호흡기 준비를 해야 할 것 같아요.

그래요! 이런 식으로 진료 중에 어떤 개입이 필요할 가능성이 있는지 미리 논의하는 것이 중요해요.

미즈호: 알겠습니다. BVM과 인공호흡기를 바로 사용할 수 있도록 준비하겠습니다~.

호흡 상태가 나빠 보일 때 인공호흡이 필요한지를 어떻게 판단할 수 있을까요?

음… 산소를 투여해도 SpO_2가 낮으면 인공호흡이 필요하다고 생각해요!

정말 SpO_2만으로 판단할 수 있을까? 방금 말했듯이 호흡부전에 의한 저산소혈증의 원인은 다양하지요. 따라서 어떤 방식으로 호흡을 보조할지 결정하려면 신체 소견과 혈액가스 분석 결과를 바탕으로 판단해야 하지요.

알겠습니다! 환자를 잘 진찰하겠습니다!

사실 환자를 진찰하며 느낀 인상이나, 구급대의 정보에서 얻을 수 없는 신체 소견이 매우 중요하지요. 구급차가 도착한 것 같으니 가서 환자를 살펴봅시다.

구급대원 잘 부탁드립니다!

수고하셨습니다! (환자를 보며) 어떠세요? 병원에 왔어요!

환자 네…. 헉 헉… 선생님… 숨쉬기 너무 힘들어요….

바로 첫인상을 평가해 봅시다.

〈첫인상 평가〉

General appearance(전신 상태): 나쁨
A(**기도**): 발성 가능
B(**호흡**): 2초에 1회 정도, 힘든 호흡
C(**순환**): 요골동맥 촉지 가능
D(**의식**): 의사소통 가능, 양손 악수 가능
E(**환경/체온**): 명확한 이상 체온 없음

매우 빠른호흡… 숨쉬기가 매우 힘들어 보입니다!
빠른호흡은 활력징후에서 전신 상태를 민감하게 반영한다고 들은 적이 있어요. 이 환자는 중증도가 매우 높아 보이네요!

그래요! 여유 공간이 있는 처치실로 이동하여 평가를 진행합시다!

1 호흡 이상

Primary survey에서 가장 중요한 것은 **지금 당장 치료가 필요한 생리적 이상을 조기에 인지하는** 것입니다. 그렇다면 조기 개입이 필요한 호흡 이상은 어떤 상태를 말하는 것일까요?

호흡 상태가 악화하여 체내에 충분한 산소를 공급하지 못하는 저산소혈증은 SpO_2를 측정하여 간단하게 평가할 수 있습니다. 저산소혈증이 있으면 망설이지 말고 즉시 산소를 투여합니다. 하지만 호흡부전을 일으키는 기전에 따라 산소 투여만으로 충분하지 않은 경우도 있습니다. **호흡부전 여부는 SpO_2만으로 판단할 수 없습니다.**

호흡부전 기전의 추정이 산소 투여에 추가하여 마스크 환기나 인공호흡 필요성의 신속한 판단에 지름길입니다. 우선 호흡의 작용과 역할의 학습이 호흡부전에 대한 이해를 깊게 합니다.

❶ 호흡 기전

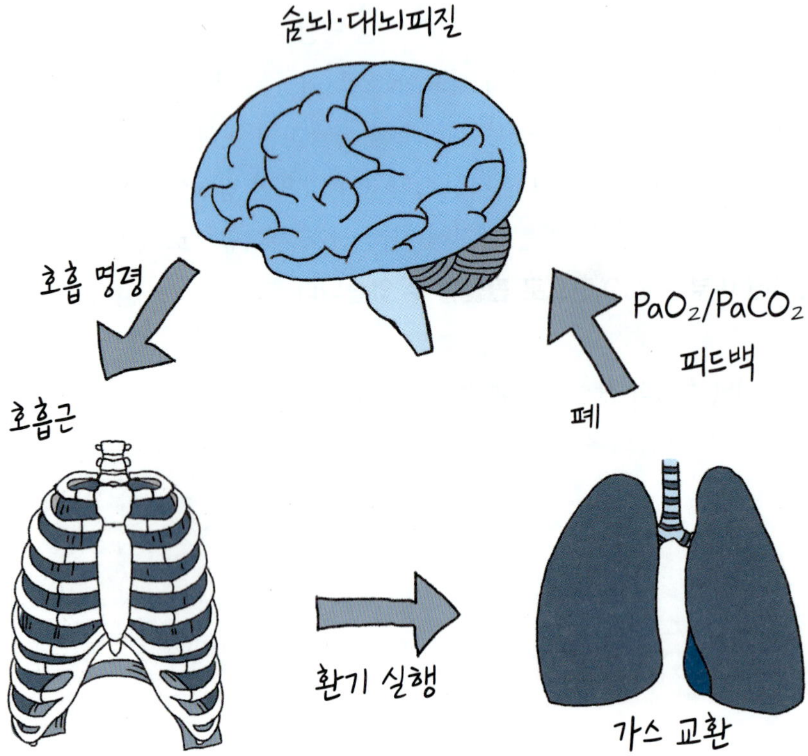

호흡은 숨뇌와 대뇌피질에서 보내는 신호에 의해 시작합니다. 호흡을 촉진하는 신호가 횡격막과 외늑간근 같은 호흡근에 도달하면 이 근육들의 협조적 수축으로 폐 안으로 공기가 들어옵니다. **호흡에는 폐뿐 아니라 중추신경, 기관, 호흡근 등 다양한 요소가 관여**하고 있습니다.

예를 들어 뇌졸중에 의해 호흡중추가 손상되면 실조성 호흡이 나타날 수 있으며, 중증근무력증처럼 호흡근 수축이 불충분한 질환에서는 적절한 환기량을 유지할 수 없습니다. 만약 기관이나 기관지가 중증 천식에 의해 폐쇄되면 폐에 충분한 공기가 들어오기 어렵게 됩니다.

이처럼 호흡 이상을 말할 때 폐에만 초점을 둔 호흡 평가는 충분하지 않습니다[1]. **호흡이상을 일으키는 원인은 복합적이므로 신체 진찰과 각종 검사에 의한 호흡의 평가가 필요**합니다.

❷ 호흡의 역할

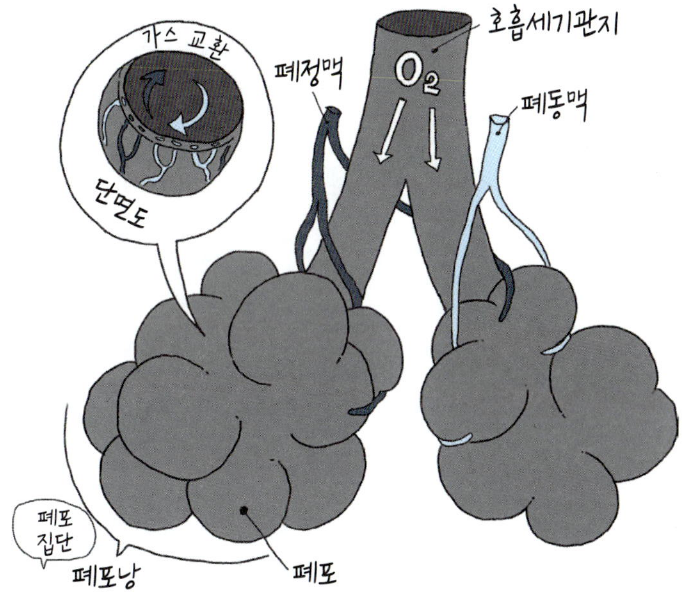

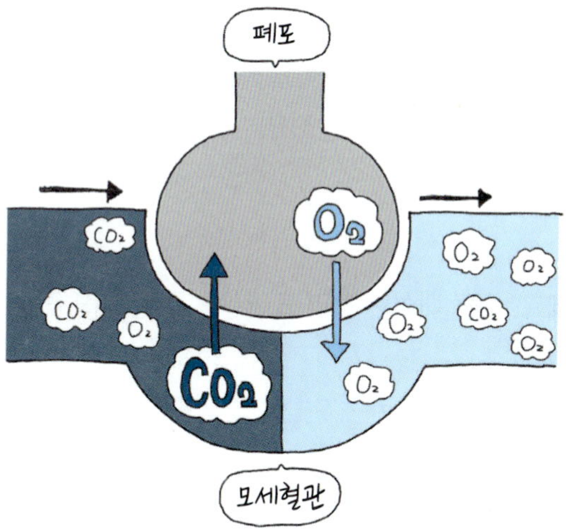

호흡의 가장 중요한 역할은 **'체내에 산소를 공급하고 이산화탄소를 배출하는 것'**이며, 폐를 구성하는 폐포가 이 역할을 담당합니다. 공기가 폐포로 들어온 후 가스의 이동을 생각해 봅시다.

산소와 이산화탄소는 각각 분압이 높은 곳에서 낮은 곳으로 이동하는 성질을 갖고 있습니다. 신선한 공기를 포함한 폐포 안과 폐포에 인접한 모세혈관 안의 농도를 비교해 보면, 산소 농도는 폐포 안이 더 높고, 이산화탄소 농도는 모세혈관 안이 더 높습니다. 따라서 **모세혈관 안의 이산화탄소는 폐포 안 공기로 배출되고, 폐포 안 공기 중의 산소는 혈액으로 유입**됩니다. 각각 기체가 이동하는 과정을 확산이라고 하며, 이런 일련의 흐름을 **가스 교환**이라고 부릅니다. 가스 교환은 호흡 이상의 이해에 매우 중요한 개념이므로, 명확한 이미지가 필요합니다.

스트레처카로 이동합니다! 하나, 둘, 셋!

바로 모니터를 부착해!

〈증례 경과〉

(산소 10 L/분 투여 중)

HR 110회/분, BP 140/84 mmHg, SpO_2 88%, RR 34회/분

산소 투여로 SpO_2가 어느 정도 유지되고, 당장 개입할 호흡이상은 없어 보이네요.

히카리 선생, SpO_2 수치만 보고 안심하나요? 신체 소견을 확인하며 혈액검사와 말초정맥로를 확보하고, 동시에 혈액가스 분석도 시행해요!

아… 네! 알겠습니다!

자세히 진찰을 할게요. 숨을 내쉬는 것과 들이쉬는 것 중 어느 쪽이 힘드신가요?

숨을… 내쉬기 힘들어요…. 휴우 휴우….

그렇군요, 알겠습니다. 복근을 사용하는 노력성 호기가 관찰되고, 쌕쌕거림(wheeze)도 들리네. 히카리 선생, 어떤 호흡부전일 가능성이 있을까요?

네! 과거력을 고려하여 COPD에서는 호기가 연장되어 숨을 충분히 내쉬지 못해 CO_2가 축적이 많다고 배웠어요. 악화되면 고이산화탄소혈증과 만성 저산소혈증이 나타나서 만성 호흡부전이 악화되는 II형 호흡부전을 의심해요!

현시점에서 좋은 판단이에요! 그렇다면 국가고시에 나온 호흡부전을 2가지로 나누는 이유는 무엇일까?

에…? 왜 그럴까요…?

2 호흡부전

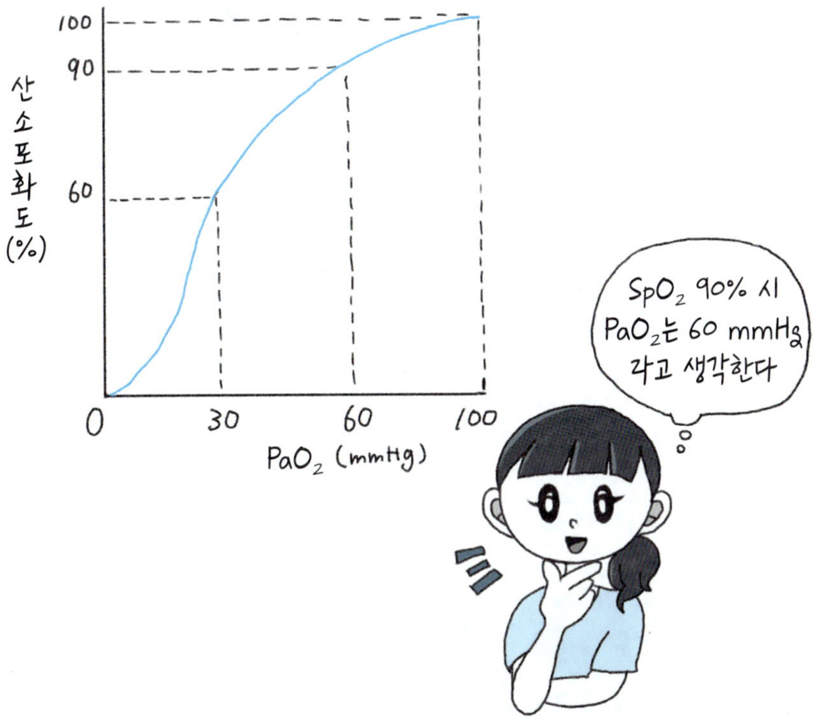

이제부터 호흡이상을 의미하는 호흡부전에 대해 배우겠습니다. 호흡부전의 정의는 **'산소를 흡입하지 않는 상태에서 동맥혈산소분압(PaO_2)이 60 mmHg 이하인 상태'**입니다. 즉 호흡을 통한 체내 산소 유입이 부족한 상태를 의미합니다. 여기서 PaO_2 60 mmHg는 일반 맥박산소측정기로 확인하는 SpO_2로 측정하면 90% 정도에 해당합니다. 기본적으로 **산소 투여를 하지 않은 상태에서 SpO_2가 90% 이하이면 호흡부전이 있다**고 판단하여 긴급 대응을 진행합니다.

Point! SpO₂란 결국 무엇을 의미하는가?

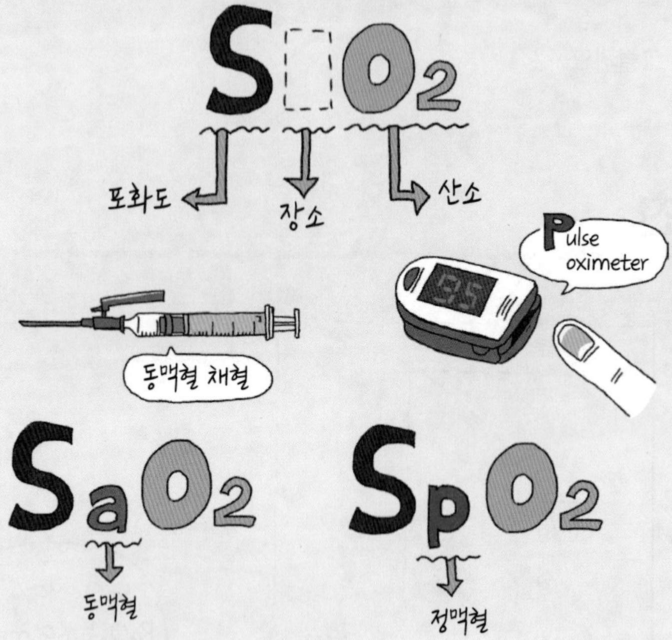

맥박산소측정기는 **동맥혈 안에 산소가 결합한 헤모글로빈이 얼마나 있는지 보여주는 산소포화도(SaO_2)를 채혈 없이 측정할 수 있는 장비**입니다. 이 장비를 이용하여 측정한 산소포화도를 SpO_2라고 부릅니다[2].

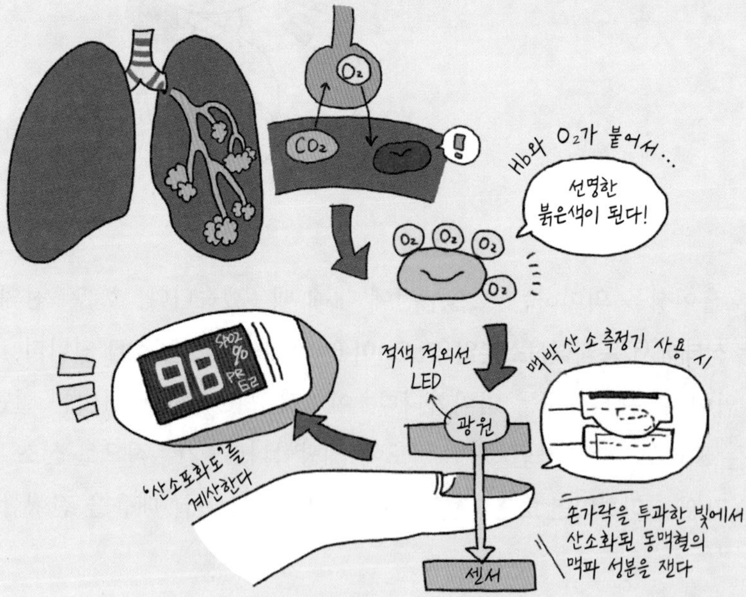

맥박산소측정기의 발광부에서는 2종류 파장의 LED 빛이 방출됩니다. 이 빛이 손가락끝을 통과할 때 동맥의 박동에 따라 움직이는 동맥혈의 성분만을 분석하여 SpO_2로 표시합니다. 따라서 손가락끝에 동맥혈이 제대로 흐르지 않는 순환부전 상태이거나, 측정을 방해하는 움직임이 있을 때, 손톱에 LED 빛을 차단하는 매니큐어를 바른 경우 등에는 정확한 측정이 어려워 주의합니다. 참고로 손가락끝에서 측정이 잘되지 않으면 귓불 등 다른 부위에 장치를 부착하여 정확하게 측정할 수도 있습니다.

❶ 분류법

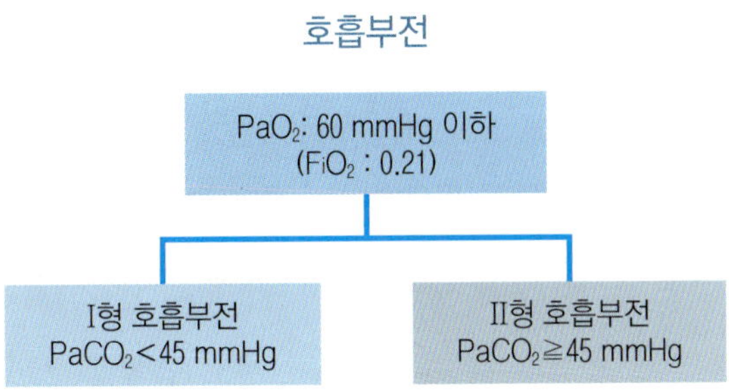

호흡부전은 동맥혈이산화탄소분압($PaCO_2$)에 따라 2가지로 나눕니다[3]. $PaCO_2$ **45 mmHg 미만을 I형 호흡부전, 45 mmHg 이상을 II형 호흡부전**으로 분류합니다. 이런 분류는 호흡 이상의 이해에 매우 중요한 요점입니다. 이 분류는 호흡에서 산소를 받아들이는 과정을 규정하는 **'산소화'**와, 얼마나 효율적으로 공기를 교환하여 체외로 이산화탄소를 배출하는가를 규정하는 **'환기'**라는 호흡의 2가지 요소에 착안하여 나눈 것입니다.

❷ 분류의 의의

호흡 상태가 나쁜 환자를 보았을 때 가장 우선 해야 할 일은 **호흡부전의 분류**입니다. 환자의 호흡이상이 단순한 산소화의 문제만 있는지, 아니면 산소화와 환기 모두에 문제가 있는지 신속하게 임시로 판단합니다. 이것은 **호흡부전의 분류에 따라 이후의 치료 접근이 크게 달라지기 때문**입니다.

산소화에만 문제가 있는 I형의 경우는 우선 산소를 투여하지만, 환기가 주된 문제인 II형의 경우에는 단순한 산소 투여만으로는 충분하지 않습니다. 마스크 환기나 인공호흡 등 폐에 공기를 밀어 넣는 환기 보조를 시행해야만 호흡 상태가 개선됩니다. 혈액가스 분석이나 호기말 이산화탄소분압($EtCO_2$) 값을 참고하여 이산화탄소 축적이 확인되면 II형 호흡부전이라고 빠르게 판단합니다.

참고 호흡부전 분류를 외우는 방법

학생 때, 필자는 '이산화탄소가 축적된 호흡부전이 I형일까? 아니면 II형일까?'를 혼동했습니다. 그런데 친구가 **"이(2)산화탄소가 쌓이니까 II형!"**이라고 알려준 뒤로는 헷갈리지 않게 되었습니다.

…그 이유는, 이 2가지 분류에 따라 치료 방침이 크게 달라지기 때문이야! 두 경우 모두 산소화가 나쁜 상태이므로 산소 투여가 필요하다는 점은 같아. 하지만 II형에서는 환기 또한 저하되어 있을 가능성이 있어. 따라서, 마스크 환기나 인공호흡을 통해 환기를 보조해 줄 필요가 있지.

국가고시에 이 분류가 치료 방침과 관련되므로 반복해서 출제되는 거군요!

그리고 산소화와 환기를 즉시 평가할 수 있는 것이 바로 혈액가스 분석이야. 몇 분 안에 호흡부전인지, 그리고 그 분류까지 알 수 있다니 정말 대단하지? 혈액가스 분석은 호흡 상태뿐 아니라 다양한 정보를 즉각적으로 얻을 수 있는 검사이니 숙달해 두어(➡ p.418)!

혈액가스 분석은 빠르고 만능인 검사군요! 열심히 공부하겠어요!

그런데 실제로 혈액가스 분석으로 보기에 $PaCO_2$가 정상 범위에 있어도 환기 보조가 필요한 환자도 있어. 산소화나 환기 이외에 검사 수치로만 평가할 수 없는 호흡에 중요한 지표가 있거든. 무엇인지 알겠어?

에 … 뭐지요?

To be continued

요약

- 호흡≠폐! 중추신경이나 호흡근 등 **다양한 요소에 의해 호흡이 이루어진다!**
- 호흡의 중요한 역할은 **산소화와 환기**의 2가지!
- 급성 호흡부전 진단에는 **산소화 불량 유무, 분류에는 환기량 저하 유무**가 요점!
- II형 호흡부전(이산화탄소 축적)에는 환기 보조가 필요!

【참고문헌】

1) DeVos E. Emerg Med Clin North Am. 2016; 34: 129-49.
2) 金澤　實. Q&A 맥박 산소포화도측정기 핸드북. 일본호흡기학회. 2014.
3) David J FK.The evaluation, diagnosis, and treatment of the adult patient with acute hypercapnic respiratory failure. Up To Date®. 2022.

Breathing

— 호흡 —

2 호흡 평가

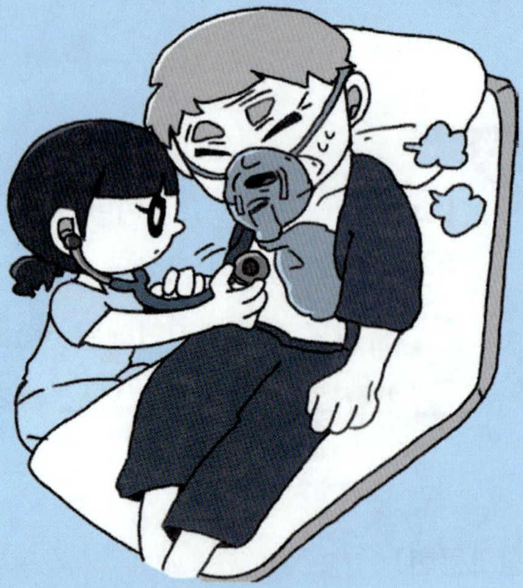

아츠시: 산소화와 환기만으로는 평가할 수 없는 요소는 **환자가 숨을 쉬기 위해 얼마나 에너지를 쓰고 있는가**, 즉 **호흡작업량**이야. 호흡 평가에 신체 소견이 역시 매우 중요해.

히카리: 검사 결과에만 집중해서는 안 되겠네요…. 환자를 철저히 진찰하겠습니다!

처음에는 모니터나 검사 소견에 눈길이 가기 쉽지. 물론 참고가 되긴 하지만, 지금 이 순간 **눈앞에 있는 환자를 진찰하여 평가하는 것이 가장 중요**해! 자, 히카리 선생, 우선 무엇을 점검할까?

호흡상태 평가에 청진이 중요하다고 국가고시에 나왔습니다. 가슴 앞과 등쪽을 포함하여 8부위를 청진하여 폐 잡음을 찾아서 어디에 이상이 있는지 확인합니다.

확실히 청진도 중요한 평가 방법이야. 하지만 그것만으로는 호흡 상태를 파악할 수는 없고, 너무 세심하게 청진하다 보면 빨리 인지해야 할 중증 이상의 발견이 늦어질 수도 있어.

호흡 평가

ABCD 접근	보고	듣고	느끼고	활력징후	검사
Breathing (호흡)	• 흉곽 움직임의 좌우 차이 • 호흡 패턴(규칙성) • 호흡 방법 • 호흡 보조근 사용 여부 흡기 시: 흉쇄유돌근 등 호기 시: 복근군 • 중심청색증 • 흉부 타박상, 상처, 변형 • 경정맥 확장	• 원활한 대화 (호흡곤란 유무) • 호흡음의 좌우 차이 • 이상 호흡음	• 흉부 타진 • 흉곽 불안정성 • 피하 기종	• 호흡수 • SpO_2	• 혈액가스 분석 • 초음파 • 흉부 X선

위 표에 primary survey에서 B(호흡)에 대해 평가하는 항목을 정리하였습니다. Primary survey의 모든 항목에서 공통으로 중요한 점은 **모니터나 검사 소견보다 먼저 환자를 철저히 진찰한다**는 의식입니다. 겉으로 나타난 숫자나 영상 소견은 이상과 보상 반응을 반영한 결과이며, 수치가 정상 범위에 있어 이상이 없다고 할 수 없습니다. 혹시 SpO_2가 유지되고 있어도, 괴로워하며 거칠게 숨 쉬는 상태를 간과하면 안 됩니다. **호흡수, 호흡 양상, 그리고 노력호흡 여부를 철저히 평가하여 이상을 조기에 인지**해야 합니다.

여기서 각 항목의 실제 평가에 앞서, 호흡 평가에서 반드시 확인해야 할 주요 항목을 정리해 보겠습니다. Primary survey에서는 호흡의 주요 역할인 **'산소화'**와 **'환기'**, 그리고 신체 소견으로 파악하는 **'호흡 작업량'**이라는 3가지 요소의 평가에 주력합니다. 이 3가지 요소는 **눈앞의 환자에게 실제로 필요한 치료 개입을 판단하는 근거**가 되므로, 매우 중요한 평가 항목입니다. 구체적으로 산소 투여만으로는 충분하지 않은 산소화의 이상 여부, 개선되지 않는 환기나 노력호흡이 있는지 확인하여 인공호흡 필요성을 판단합니다. 이제부터 평가할 각각의 소견이 이 3가지 요소 중 어디에 해당하는지 항상 의식해야 합니다.

❶ 신체 소견

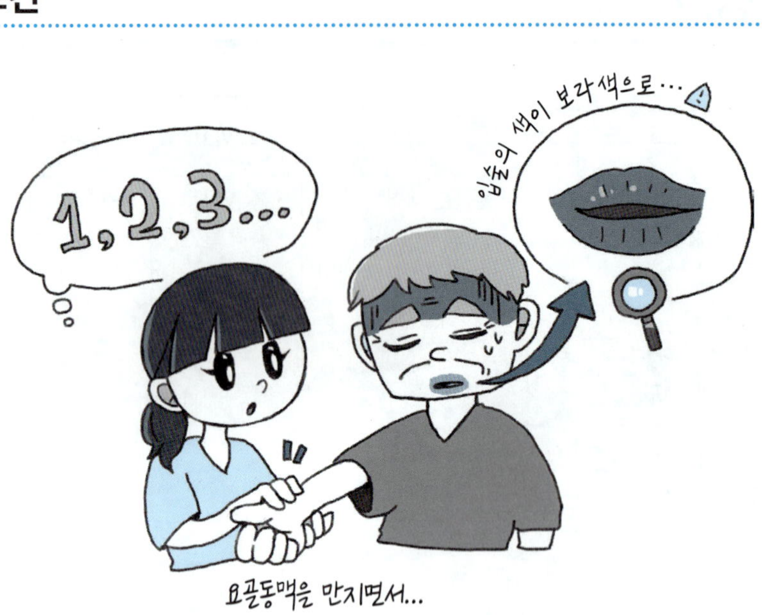
1, 2, 3...
입술의 색이 보라색으로...
요골동맥을 만지면서...

1) 얼굴색 평가

우선, 환자에게 말을 걸며 표정과 얼굴색을 관찰하고, 동시에 입술 상태도 평가합니다. 입술 점막에서 체내 혈액의 색을 간접적으로 확인할 수 있으며 만약 산소화가 매우 나쁘면 입술 색깔이 붉은색이 아니라 푸르스름한 자주색으로 변화합니다. 이 소견을 **중심청색증**이라고 부릅니다. 이런 소견이 있으면, SpO_2로 환산하여 70–60%에 해당하는 중증 저산소 상태입니다[1]. 그러나 외부 기온이 낮을 때 산소화 불량이 없어도 나타날 수 있으며, 헤모글로빈 5 g/dL 이하의 중증 빈혈에서는 확인되지 않는 점에 주의합니다.

2) 호흡수 평가

호흡수는 호흡 상태 평가뿐 아니라 환자의 전신 상태 악화를 민감하게 평가할 수 있는 활력징후입니다. 따라서 원내 급성 악화 환자 선별에 사용하는 NEWS※1나[2] 패혈증 스크리닝을 위한 quick-SOFA※2[3] 등 다양한 스코어링 평가 항목에 포함되어 있습니다.

【용어 설명】

※1 NEWS: National Early Warning Score.

※2 quick-SOFA: Sequential Organ Failure Assessment.

호흡수는 의도적으로 조절할 수 있는 활력징후이므로 환자가 의식하지 않도록 조용히 측정하는 것이 요점입니다. 요골동맥을 만져 맥박수를 측정하면서, 곁눈으로 초침과 환자의 어깨 움직임을 비교하여 호흡수를 측정합니다. 정확한 1분간의 호흡수 측정은 15초 동안 호흡수를 세어 4를 곱해 계산하는 방법이 있으며 어느 정도의 시간이 필요합니다. Primary survey 평가에서는 2초 동안 숨 쉬는 모습의 확인 정도로 충분합니다. 만약 2초 동안에 1회 이상 호흡하면 이것은 1분에 30회 이상의 호흡, 즉 상당히 빠른 호흡 상태로 판단할 수 있습니다.

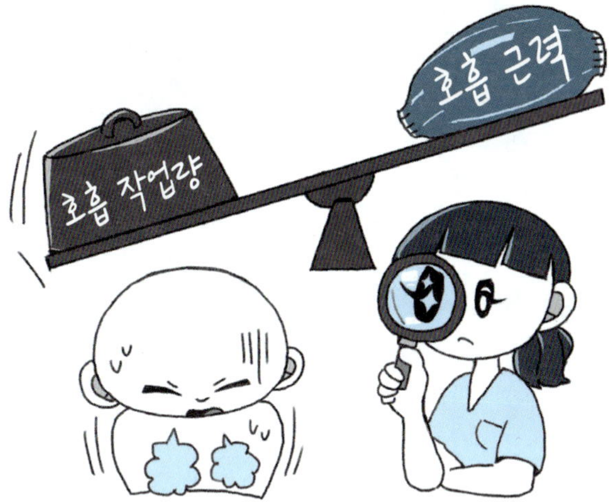

3) 호흡 양상

호흡 작업량의 적절한 평가에 의해 만약 혈액가스 분석 소견이 정상이라고 해도 앞으로 악화될 위험을 예상할 수 있습니다. 호흡 보조근을 사용하여 어깨를 들썩이며 숨을 쉬고 있으면 노력호흡이 있다고 판단합니다. 빠른호흡과 노력호흡이 동시에 있으면 호흡 작업량 증가입니다. **호흡 작업량은 산소화나 환기처럼 간단히 수치화할 수 없으며 신체 소견에 의해서 평가할 수 있습니다.**

호흡 근력에 비해 호흡 작업량 과잉 상태가 지속하면 호흡근이 점차 피로해져서 결국 충분한 환기량을 확보할 수 없게 됩니다. 빠른호흡이나 노력호흡을 간과하여 방치하면 결국 호흡부전에 빠지게 됩니다. 호흡 상태가 점점 나빠지는 것을 방지하기 위해서는 **호흡 작업량이 상대적으로 과잉이라고 느끼면 인공호흡을 포함한 호흡 보조를 검토**합니다.

Point! 호흡 양상은 흡기와 호기를 의식하여 평가!

호흡 양상의 평가에는 흡기와 호기를 각각 중점적으로 관찰할 부위를 다르게 설정하면 좋습니다. 막연한 흉곽 움직임 관찰은 안 됩니다.

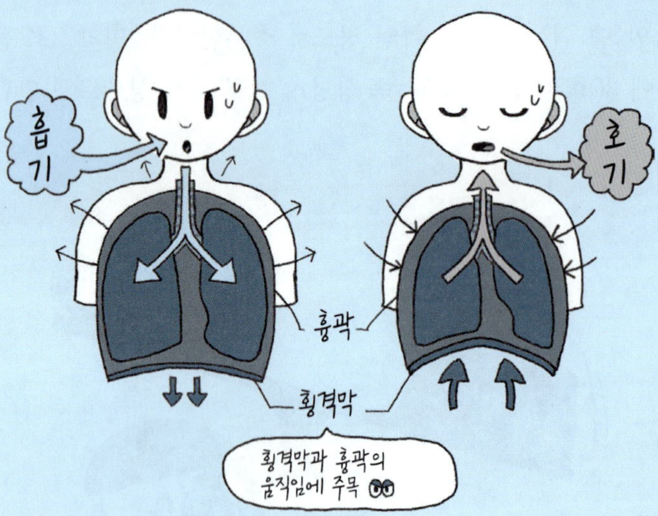

(1) 흡기 시

흡기 노력은 주로 **목부분의 호흡 양상**을 중심으로 관찰합니다. 흡기 노력이 강하면 목부분의 호흡 보조근을 사용하여 폐를 위쪽과 앞쪽으로 최대한 확장시키려고 합니다.

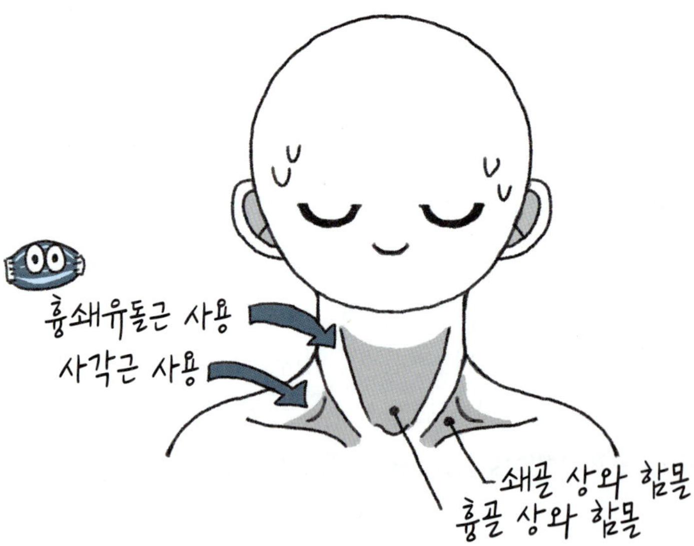

이에 따라 폐 확장을 돕는 흉쇄유돌근이나 사각근의 움직임이 두드러지게 나타나며, 흉강 내 음압이 더 강해지면서 흉골의 위나 쇄골의 위가 함몰되는 현상이 관찰됩니다. 또한, 흡기 시점에서 흉강이 음압 상태가 되어 복부가 움푹 들어가는 모습도 나타납니다.

(2) 호기 시

호기 시에는 **복부의 호흡 양상**에 주목하면 좋습니다. 호기 노력이 강할 경우, 안정 상태에서는 기본적으로 수축하지 않는 복직근을 사용하여 횡격막을 들어올립니다. 복직근 수축 여부는 실제로 복부에 손을 대서 평가할 수 있습니다. 과도하게 수축한 늑간근과 함께 가슴이 내려가면 배가 올라가는 모습을 보입니다.

❷ 호흡음

응급실처럼 소음이 많은 환경에서는 세밀하고 꼼꼼한 청진은 어려울 수 있습니다. Primary survey에서는 **호흡음의 좌우 차이와 대표적 이상 호흡음에 초점을 두어 평가합니다.** 청진은 가슴 앞부분뿐 아니라 이상음을 듣기 쉬운 등쪽 부위도 잊지 않고 듣습니다. 카트에 누워 있는 환자의 등에 청진기를 밀어 넣는 이미지로 청진합니다. 좌우 차이가 있거나, 호흡음이 약해지거나 사라진 쪽에 기흉이나 대량의 흉수가 존재할 가능성이 있습니다. 초음파 및 흉부 X선 검사를 종합하여 상태를 추정합니다.

전문가에게 들었다! 호흡곤란 원인 평가를 위해 응급실에서 구별해야 할 대표적 4가지 이상 호흡음

학생 시절, 청진에 대해 책이나 수업에서 배울 때, 종류도 많고 소리 자체도 직접 들은 적 없어 매우 어렵다고 생각한 경험이 있나요? 필자는 호흡기 전문의가 되고 10여 년 정도를 지나며 다양한 호흡음을 들어 이상 호흡음 중에서도 특히 중요하다고 생각하는 것을 몇 개로 정리할 수 있었습니다. 전공의나 신입 간호사에게 우선 이 호흡음의 구별이 중요하다고 알려줍니다. 여기서 특히 중요한 4가지 이상 호흡음을 설명합니다. 음의 성질은 높이(고음인지 저음인지), 끊기는지(연속성 또는 단속성인지), 흡기와 호기 중 언제 들리는지를 포함하여 3개의 벡터로 나누어 표현하면 이해하기 쉽습니다.

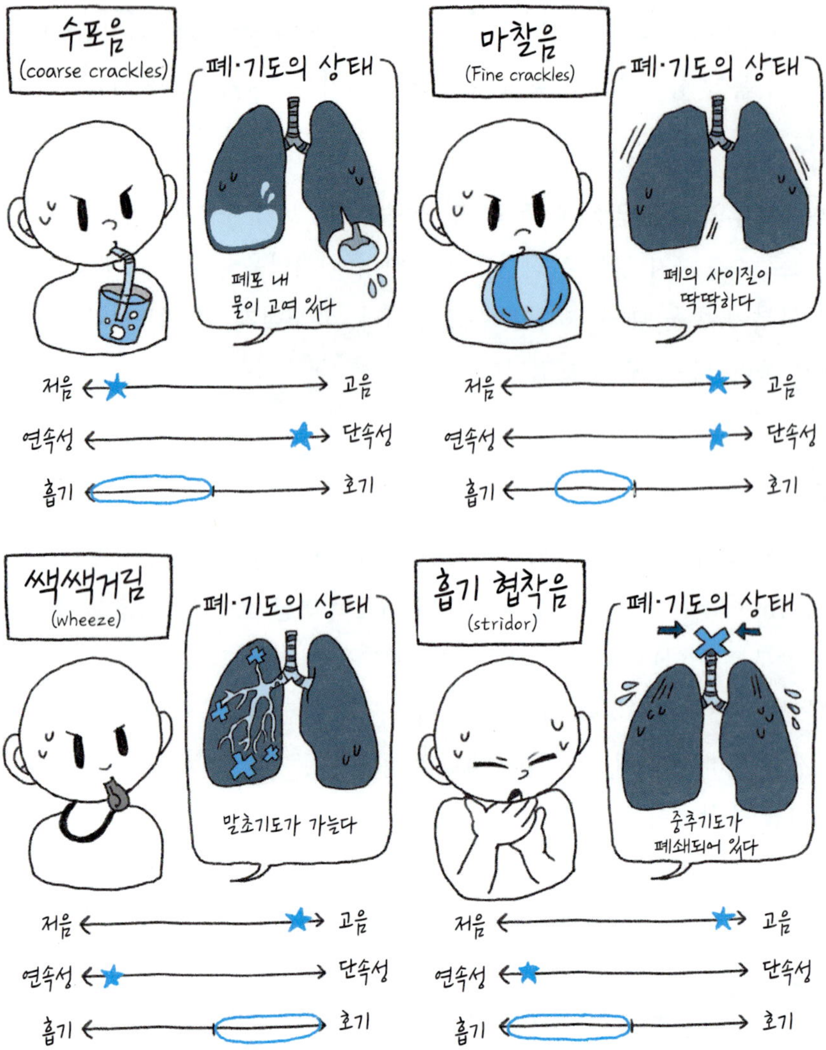

1) 수포음(coarse crackles)

비유하면, 빨대로 물에 공기를 불어 넣는 듯한 소리입니다. 부글부글하는 소리가 끊어져 들리므로 단속성이며, 음조는 낮은 편입니다. 물에 공기가 들어갈 때 들리기 때문에 폐포에 소리가 들어갈 때, 즉 흡기 시에 주로 들리고(일부는 호기에도 들립니다), 폐포에 물이 고여 있는 질환에서 나타나며, 호흡부전의 원인으로 폐렴이나 폐부종을 생각합니다.

2) 마찰음(fine crackles)

비유하면, 종이풍선을 부풀리는 상태와 비슷합니다. 바스락바스락하는 소리가 끊어져 들리므로 단속성이며, 음조는 높은 편입니다. 풍선이 부풀 때 소리가 나기 때문에 흡기 후반부에 들립니다. 폐가 단단해지는 질환에서 나타나며, 호흡부전의 감별에서 만성 사이질폐렴(급성 악화 시)을 생각합니다.

3) 쌕쌕거림(wheeze)

비유하면, 피리를 부는 상태와 비슷합니다. 삑 하는 소리가 계속 들리므로 연속성이며, 음조가 높은 편입니다. 피리를 부는 동안 소리가 나기 때문에 호기 시에 들립니다. 말초 기도가 좁아지는 질환에서 나타나며, 호흡부전의 감별에는 기관지천식, COPD, 폐부종 등을 생각합니다.

4) 흡기 협착음(stridor)

중추 기도에 이상(협착)이 있음을 시사하는 소견입니다. 질식 위험이 있는 응급 상황으로 간주해야 합니다(➡ p.37). 연속성이며, 소리가 높은 편입니다. 흡기와 호기 모두에서 들립니다.

이렇게 설명했지만, 역시 글로 읽기보다 소리를 듣는 것이 중요합니다. 실제로 환자를 만날 기회가 없어도, 이제 YouTube에서 다양한 호흡음을 들을 수 있는 시대가 되었습니다. 인터넷에서 호흡음을 찾아보려면 영어(coarse crackles 등)로 검색하면 좋습니다. 경험상 외국의 영상에 실제 호흡음과 더 가까운 소리 제공이 많습니다. 이렇게 소리를 익히고 실제 환자를 청진하면 이해하기 훨씬 쉬워질 것입니다!

교토 민의련중앙병원 종합내과 **竹村知容**

〈임상 경과〉

중추청색증 없음, 호흡수 30회/분

호흡 보조근(흉쇄유돌근, 사각근) 사용 있음, 호기 연장 있음

양쪽 폐 영역에서 광범위한 쌕쌕거림 청취

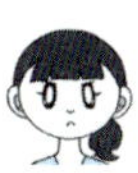
지금까지의 평가에서 심한 노력호흡과 산소화 불량이 있어요.

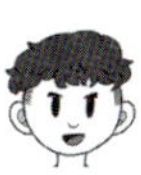
그렇군! 하지만 혈액가스 분석을 기다려 호흡을 평가하는 것이 아니라, 신체소견을 통해 어떤 가스 소견이 나올지 미리 예상하며 분석하는 습관을 들여야 하지.

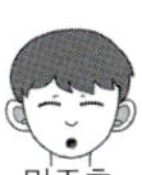
미즈호

혈액가스 분석 결과 나왔습니다!

〈혈액가스 분석〉(산소 투여 10 L/분)

pH 7.21, $PaCO_2$ 82 mmHg, PaO_2 55 mmHg…

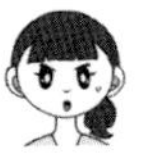

산소 투여 중에도 PaO_2가 낮은 것으로 보아 역시 호흡부전이 있는 것 같고, 고이산화탄소혈증도 있으니 II형 호흡부전이 있다고 생각해요! 하지만, COPD 병력이 있어 평소에도 이산화탄소 분압이 높을 가능성이 있어 해석이 어려워요.

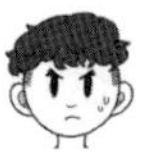

산소화가 나쁜 건 확실하네. 이번 고이산화탄소혈증이 평소보다 더 높은 것일 수도 있어….
pH값을 한번 봐.

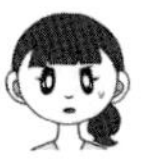

pH가 7.4보다 낮아 산혈증 같네요?

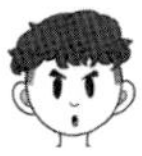

그렇지! 만성적으로 이산화탄소분압이 높은 환자라면, 신장이 보상하여 pH를 7.4로 유지하려고 했을 거야. 그런데 환기량이 감소하면서 이산화탄소가 축적되어 산혈증이 발생했다면, 환기에 이상이 있다는 뜻이겠지. 혈액가스 분석을 이용한 호흡 상태 해석에도 잘 알아야 하지(➡ p.428).

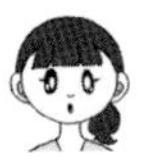

알겠습니다! 지금까지의 평가에서 산소화, 환기, 호흡 작업량 증가라는 호흡의 3가지 요소 모두에 이상이 있는 것 같네요.

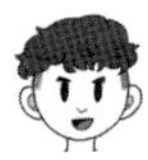

현시점에서 호흡 상태의 문제점을 잘 파악했네. 이제 다음 단계로, 왜 이런 호흡 상태 악화가 나타났는지 그 기전을 생각해 볼까!

To be continued

요약

- ☑ 빠른호흡은 중증을 의심할 수 있는 소견! 모든 환자에서 호흡수를 평가하는 습관을 갖는다!
- ☑ 중심청색증은 중증 저산소증에서 나타난다. 입술이 청자색으로 보이면 저산소 상태를 의심한다!
- ☑ 호흡 작업량 증가는 인공호흡의 적응! 호흡 작업량 증가는 신체 소견으로 평가할 수 있다. 호흡 작업량 증가를 의심하는 호흡 양상 점검!
- ☑ 청진은 대표적 이상음과 좌우 차이가 중요한 요점! 등쪽 청진도 잊지 않는다!

【참고문헌】

1) Gerald L. Textbook of Pulmonary Diseases, 5th ed, Baum GL, Wolinsky E, editors. Little, Brown, Boston. 1994.
2) DeVos E. Emerg Med Clin North Am. 2016; 34: 129-49.

Breathing

— 호흡 —

3 호흡부전의 기전

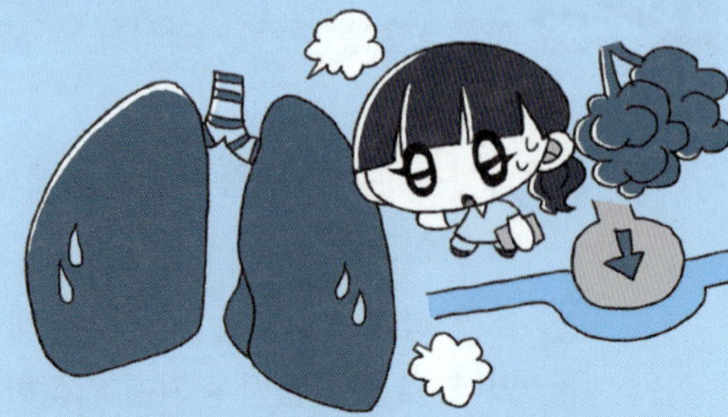

〈증례 경과〉

(산소 10 L/분 투여 중)

HR 114회/분, BP 126/71 mmHg, SpO_2 86%, RR 32회/분

히카리: 지금까지의 평가에서 산소화, 환기, 호흡 작업량 증가라는 호흡의 3가지 요소 모두에 이상이 있다고 알게 되었어요!

아츠시: 그래! 그럼, 이제부터 어떻게 진료를 진행할까?

산소를 10 L로 투여하여 SpO_2는 유지되므로 일단 산소 투여를 계속하면서 감별 진단을 생각해요. COPD 악화나 심부전, 폐색전증 등의 감별이 필요하네요. 어떤 병력이나 신체 소견을 확인해야 할지… 어떤 검사를 우선해야 할까요…. 음….

호흡부전의 감별 진단 진행은 물론 중요하지만, 바로 확진에 이르기 어려운 경우가 많아.
산소 3 L/분 정도로 비교적 안정적이면 괜찮겠지만, 이 환자처럼 산소 10 L/분 정도로 많은 산소를 투여하는 중환자에서는 진단명보다는 호흡부전의 기전을 생각해야 해.

기전…! 아직 의식하지 못했어요.

확진을 위한 검사 결과를 기다려 치료를 시작하면, 특히 중환자에서 너무 늦어질 수 있어. 그에 비해 병태생리를 이해하고 기전을 추정할 수 있으면, 신속하게 산소 투여 다음에 필요한 처치를 결정할 수 있어!

지금까지 호흡의 주요 역할인 **'산소화'**와 **'환기'**, **'호흡 작업량'** 등의 요소가 각각 어느 정도 이상을 일으키는지 평가했습니다. 여기서 더 나아간 치료 개입을 위해 정밀한 평가를 시행하고 진단을 확정하려는 시도는 물론 중요합니다. 하지만, 응급 환자 특히 **중환자에서 제한된 시간 안에 신속한 개입이 필요하므로 진단에 필요한 검사 결과를 기다릴 여유가 없는** 것을 자주 경험합니다. 또한, 대부분의 호흡부전 원인 질환은 복합적이므로 주요 질환을 잘못 판단하면 때로 상반된 치료 개입이 이루어질 가능성도 있습니다.

Point! 도대체 COPD란 어떤 질병인가

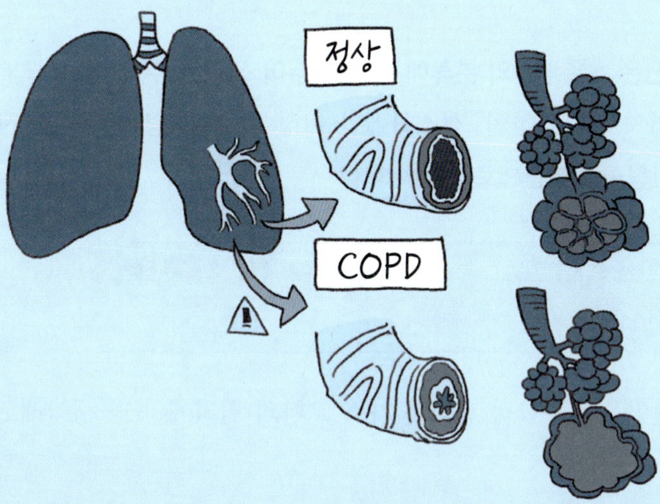

COPD는 만성 폐쇄폐질환이라고 합니다. 간단히 말해서 흡연 등에 의해 하기도가 막혀 공기가 통과하기 어려워진 질환입니다[1]. 담배 연기 등 유해 물질을 장기간 흡입하여 기관벽에 만성 염증이 생기고, 이에 따라 기도벽이 두꺼워지고 좁아지게 됩니다. 또한, 폐포벽도 손상되어 과도한 팽창 상태가 되고, 이에 따라 말초기관지가 압박을 받아 공기가 통과하기 더욱 어려워집니다. 증상으로는 신체 활동 시 호흡곤란이 나타나며, 하기도 협착으로 숨을 내쉬는 시간이 길어집니다. 이런 상태에 대해 β자극제와 같은 기관지확장제가 치료에 사용되며 구체적 치료 방법은 다음에 다시 설명합니다(➡ p.155).

산소 투여에도 개선되지 않는 호흡부전에는 **확정진단보다 먼저 호흡부전을 일으킨 기전을 추정하여** 신속한 개입을 진행합니다. 즉, 폐렴, COPD, 심부전 등의 감별 진단보다 우선 호흡과 관련된 폐, 중추신경, 호흡근 등의 요소에서 호흡부전 기전을 찾아야 합니다.

1 호흡부전의 기전

저산소혈증 환자에게 산소를 투여해도 SpO_2가 개선되지 않았던 경험이 있는가요? 호흡부전 관리에 가장 간단한 개입 방법은 산소 투여입니다. 하지만, 산소 투여만으로 개선되지 않음을 자주 경험합니다. 이때 호흡부전에 이른 기전을 이해하면 산소 투여 이외에 어떤 개입이 효과적일지 예상할 수 있습니다.

호흡부전의 기전은 호흡부전의 분류에 따라 나누어 생각할 수 있습니다[2].

호흡부전은 2가지로 분류하며, **산소화**에만 이상이 있는 **I형 호흡부전**, **산소화**에 더해 **환기**에도 이상이 있는 **II형 호흡부전**으로 나눕니다.

I형 호흡부전			II형 호흡부전
환기혈류비 불균형	션트	확산 장애	폐포 저환기

이제 각각의 원인을 해부학적 관점과 가스 교환의 원리에 따라 생각해 보겠습니다.

❶ 환기혈류비 불균형(V/Q 불균형)

I형 호흡부전은 기본적으로 **산소화** 장애를 일으킨 경우가 많습니다. 따라서 가스 교환 과정의 어디에 이상이 있다고 생각합니다. 우선, 가스 교환에 관여하는 중요한 요소인 폐포로 유입되는 **기체의 환기량**과 폐포 주변 **모세혈관의 혈류량**에 주목합니다. 이 2가지가 적절한 균형을 이루고 있으면 효율적 가스 교환이 이루어집니다. 하지만 이 중 하나라도 감소하면 가스 교환에 장애가 생깁니다. 이를 **'환기혈류비 불균형 증가'**라고 하며, **환기량**(Volume)을 나타내는 V와 **혈류량**(Quantity)을 나타내는 Q를 사용하여 **'V/Q 불균형'**이라고 표현합니다.

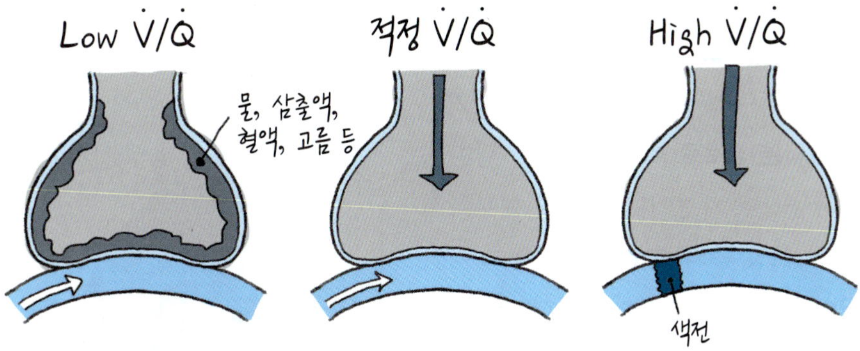

구체적 예로 폐동맥이 혈전으로 막혀 폐포로 가는 모세혈관의 혈류량이 감소하는 **폐색전증**이 잘 알려져 있습니다. 이 경우, 환기량(V)에 비해 혈류량(Q)이 부족하여 V/Q 비율이 높은 즉 **high V/Q**가 되면 산소를 받아들이것은 혈액이 상대적으로 적어 효율적 가스 교환이 이루어지지 않습니다. 폐포 자체에 큰 문제가 없어도 I형 호흡부전을 일으킬 수 있습니다.

반면, 혈류량에 비해 환기량이 적은, 즉 **low V/Q**는 기관지 폐쇄나 폐포 안에 수분 또는 혈액의 축적 등으로 폐포 안에 공기가 줄어든 상태입니다. 폐포로 유입되는 공기가 줄어들면서 가스 교환 효율이 떨어집니다. **심부전, 폐포 출혈**, 폐렴 등이 대표적 질환입니다.

임상에서 V/Q 불균형을 추정하는 소견의 하나에 폐포 이상을 반영하는 수포음(➡ p.123)이 있습니다. 이때 PEEP※1라고 부르는 양압을 지속적으로 가해 허탈된 폐포를 열어주어 환기량(V)을 증가시키면 low V/Q를 개선할 수 있습니다.

※1 PEEP(positive end-expiratory pressure): 호기말양압
숨을 완전히 내쉰 후에도 기관과 폐에 가해지는 양압을 의미한다. 호기 시 폐포와 기도의 허탈을 방지할 수 있다. 호흡에서 PEEP의 역할에 대한 자세한 설명은 이곳(➡ p.159)을 참조.

❷ 션트

션트는 넓은 의미에서 **혈액이 원래 지나가는 혈관이 아니라 다른 경로로 흐르는 상태**를 말합니다. 따라서 폐동정맥 기형이나 심장의 해부학적 이상인 난원공 개방 등의 해부학적 션트도 저산소혈증의 원인으로 션트에 포함됩니다. 하지만, 호흡부전의 원인을 생각할 때 비교적 드문 경우이므로, 여기서는 가스 교환과 관련된 좁은 의미의 션트에 대해 알아보겠습니다.

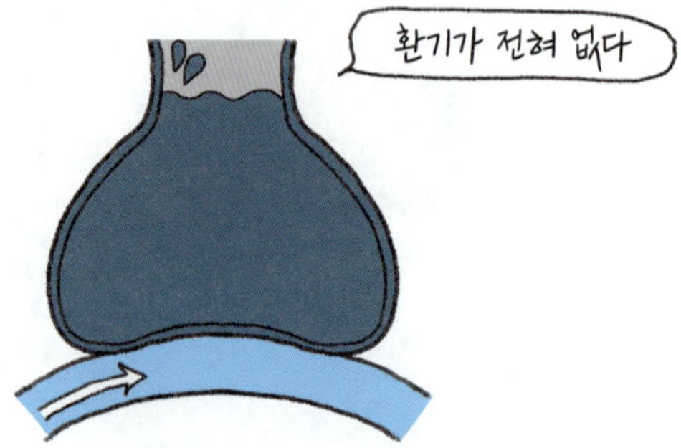

가스 교환에서 션트는 가스 교환에 관여하는 폐포의 모세혈관에 혈류는 있지만, 폐포 안으로 유입되는 환기가 전혀 없는 상태를 말합니다. 이것은 앞에서 설명한 V/Q 불균형에서 상대적으로 환기량이 부족한 **low V/Q의 결과가 션트**라고 할 수 있습니다.

구체적 예로 심장성 폐부종이나 급성호흡곤란증후군(ARDS) 등으로 대표되는 중증 폐질환에서 폐포에 공기가 없는 상태입니다. 또한, 기관지가 가래나 이물질에 의해 폐쇄되어 해당 기관지에 연결된 폐포에 공기가 전혀 들어가지 못하는 **무기폐**도 임상에서 자주 경험하는 션트의 하나입니다. 무기폐가 일어나면 공기가 없으므로 청진에서 폐의 호흡음이 감소됩니다. 폐포음이 들리지 않는 영향으로 목 부분 등 기관과 가까운 부위에서 들리는 기관지음이 말초 폐 영역에서 들릴 수 있습니다. 따라서 청진할 때 이런 현상에 주의합니다. 베드사이드에서 션트를 의심할 수 있는 다른 상황은 산소 투여에도 불구하고 산소화가 충분히 개선되지 않는 경우입니다(Point ➡ p.133 참조).

Point! 왜 low V/Q와 션트를 구분해서 생각해야 할까?

따로 나누어 별도의 기전으로 설명하는 이유는, 어느 정도 환기가 이루어지는 low V/Q와 환기가 전혀 없는 션트에 **산소화 능력과 산소 투여에 대한 치료 반응성에 큰 차이가 있기** 때문입니다. 폐포가 완전히 허탈된 션트 상태에서는 가스 교환이 전혀 이루어지지 않으므로, 아무리 산소를 투여해도 SpO_2가 거의 개선되지 않습니다.

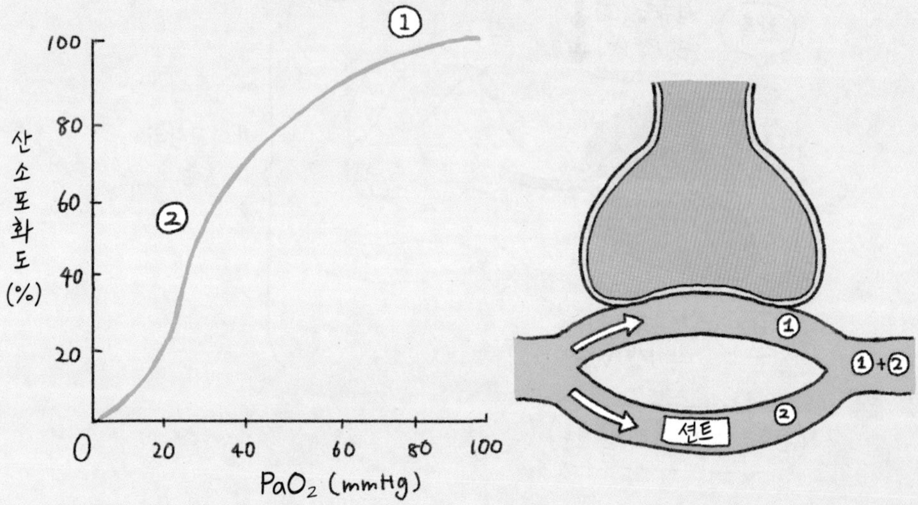

이 그림과 그래프에서 보듯이, 션트 부위를 지나며 산소와 접촉하지 못한 채 통과한 모세혈관의 헤모글로빈은 산소를 받아들이지 못하여 산소포화도가 낮게 유지됩니다. 산소화 혈액(①)과 산소로 포화되지 않은 헤모글로빈을 포함하는 션트 혈액(②)이 혼합되면, 결과적으로 동맥혈의 산소포화도(①+②)는 감소합니다. 이때 동맥혈의 산소포화도를 높이기 위해 산소 투여량을 더욱 늘려도 션트를 지나면서 산소와 접촉하지 못하는 헤모글로빈의 산소포화도는 여전히 낮은 상태로 남아 있습니다. 따라서 **션트를 일으킨 상태가 강하게 의심되면 폐포 안에 공기를 유입시키는 개입**이 우선 필요합니다.

그러나 허탈된 폐포 안을 공기로 열어주기 위해 인공호흡기를 장착하여 양압을 거는 것은 비교적 대규모의 개입에 해당하며 이것을 바로 시행하기는 간단하지 않습니다.

베드사이드에서 바로 시행할 수 있는 간단한 개입 방법으로 추천되는 것은 자세 조정입니다. 폐 안의 혈류량(Q)은 중력의 영향을 받아 아래쪽으로 더 많이 흐르고, 위쪽으로는 적게 흐릅니다. 예를 들어 바로 누우면 등 쪽으로는 혈류가 많고 배 쪽으로는 적으며, 좌측위에서는 왼쪽 폐의 혈류가 많고 오른쪽 폐로는 적게 흐릅니다.

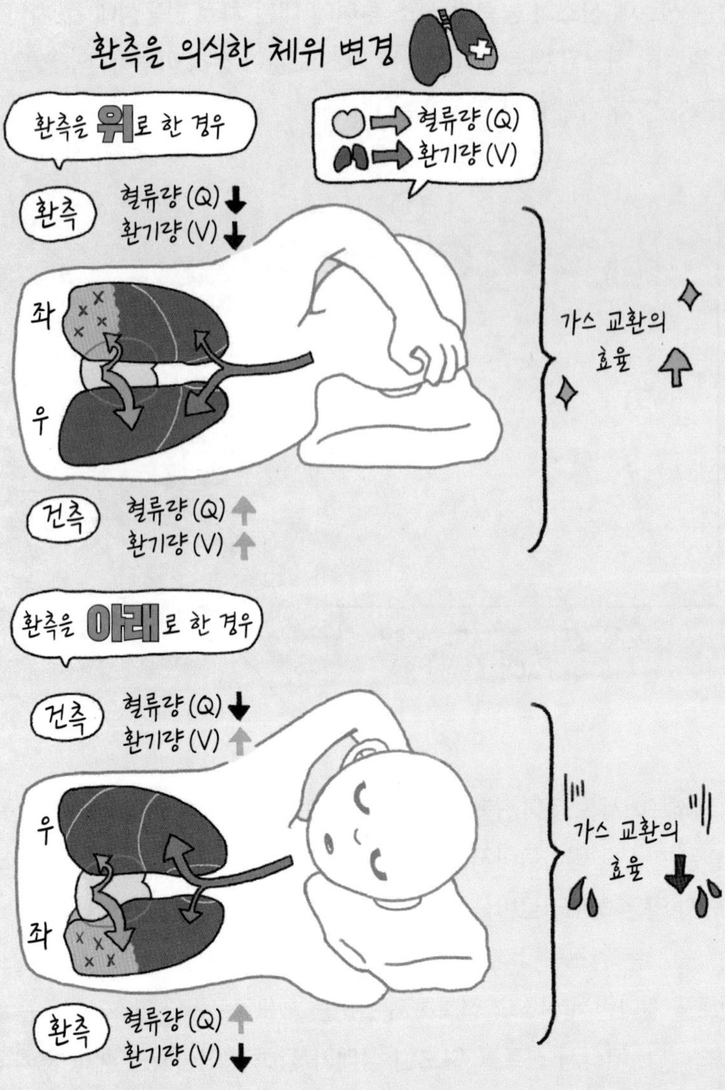

이런 생리적 지식을 참고하여 자세를 조정해 볼 수 있습니다. 예를 들어 한쪽의 무기폐에 의해 산소화 장애가 일어난 경우를 상상해 봅니다. 환기에 이상이 있는 병변 쪽 폐를 위로 하면, 병변 쪽 폐를 지나는 혈류는 줄어들고 건강한 쪽 폐를 지나는 혈류는 증가하여 산소화가 개선됩니다. 그림에서 보듯이 산소화된 혈액(①)의 혈류량은 증가하고, 산소에 접촉하지 못한 션트 혈액(②)의 혈류는 감소합니다. 그 결과, 동맥혈(①+②)의 산소포화도가 상승합니다. 폐의 편측 병변에서 산소 투여에 반응하지 않는 션트가 의심되면 자세 변환을 시도합니다.

❸ 확산 장애

이번에는 가스 교환 원리에서 설명한 확산(➡ p.112)이 장애된 패턴입니다. 확산 장애는 폐포의 공기와 모세혈관 사이를 구분하는 사이질이 두꺼워졌을 때 일어납니다. 세균폐렴이나 사이질폐렴에서 폐포벽에 염증이나 섬유화에 의해 벽의 구조가 손상 되거나 벽이 두꺼워짐이 원인입니다. 폐포 손상 결과, 폐포에서 혈액으로 산소의 확산 과정에 장애가 생겨 산소화 문제를 일으킵니다. 만성적인 사이질의 섬유화 병변에 의한 확산 장애는 청진에서 마찰음(➡ p.123)을 듣는 경우가 많습니다.

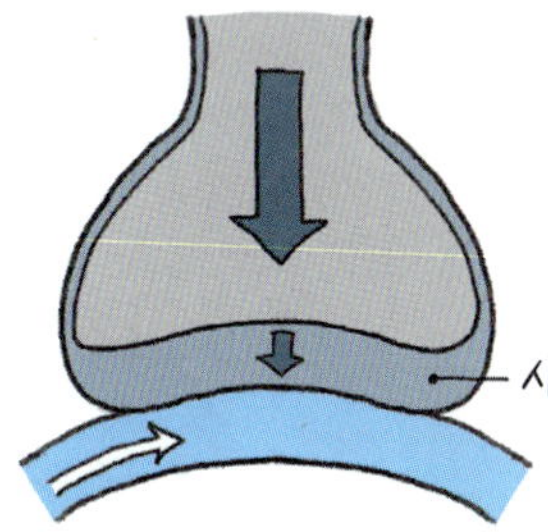

Point! 확산 장애와 운동 시 산소화 저하의 관계

안정 시에는 SpO_2가 좋아도 운동 시에 악화하는 증례를 경험한 적이 있나요? 이런 현상은 O_2와 CO_2의 확산 능력 차이와 관련이 있습니다. CO_2에 비해 O_2는 확산에 약 20배나 많은 시간이 필요합니다. 따라서 사이질이 두꺼워진 확산 장애에서는 산소의 혈액 이동이 어려워집니다. 혈류 속도가 빨라지면 산소가 혈액으로 이동할 시간을 유지하기 어렵게 되어 산소화가 악화됩니다. 사이질폐렴 등에 의한 확산 장애 환자에서 안정 시에는 산소화가 어느 정도 유지되지만, 걷기 같은 운동에 따라 폐 모세혈관의 혈액 통과 속도가 빨라지면 산소화가 악화하는 이유가 여기에 있습니다.

❹ 폐포 저환기

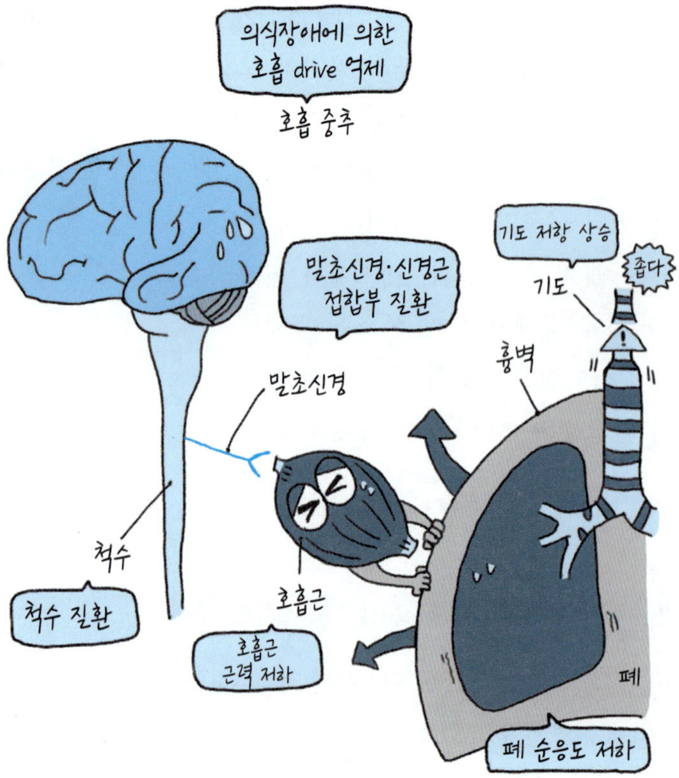

II형 호흡부전은 **산소화와 환기에 모두 이상이 있는 호흡부전**입니다. I형과의 차이에 **환기 장애**가 있다는 점에서 주목해야 합니다. 환기를 결정하는 요인은 **폐포의 환기량**을 생각하면 쉽게 이해할 수 있습니다. 예를 들어 환기가 제대로 이루어지지 않으면 체내에 산소가 충분히 유입되지 않을 뿐 아니라, 체내 이산화탄소 배출도 효율이 떨어집니다. 그 결과, 산소 부족과 이산화탄소 축적이 일어납니다. 신선한 공기를 충분히 들이마시고, 가스 교환을 끝낸 공기를 체외로 배출하는 이 **호흡의 주기가 얼마나 원활히 이루어지는지가 요점**입니다.

고이산화탄소혈증에 의한 II형 호흡부전의 원인은 기본적으로 폐포 내에 환기량이 부족한 **폐포 저환기**에 의한 것입니다. 이 상태를 일으키는 원인에는 여러 가지가 있지만, **우선 폐 이외에 원인이 있을 가능성을 고려**해야 합니다. 대표적 예로 의식장애에 의한 호흡 드라이브 억제가 있습니다. 호흡중추의 기능이 억제되면, 1회 환기량이나 호흡 횟수가 줄어 문제가 됩니다. 그 밖에 호흡근의 기능에 영향을 미치는 척수질환이나 말초신경 이상, 상기도 폐쇄, 기도 저항 상승 등이 원인이 될 수 있습니다. 폐 순응도 저하 같은 폐 자체의 이상이나 I형 호흡부전에서 산소화 불량을 보상하기 위해 **호흡근을 과도하게 사용한 결과, 호흡근 피로에 의한 환기 이상도 있습니다.**

2 호흡부전 기전을 구분하는 방법

앞에서 설명했듯이 **실제 임상에서 호흡부전의 배경에 단일 병태생리는 적으며 복합적인 경우가 많습니다.** 하지만, 주된 병태생리를 파악하면 그에 따른 치료 개입이 크게 달라질 수 있습니다. 예를 들어 확산 장애는 산소 투여만으로 어느 정도 개선될 수 있지만, 폐포 저환기는 환기 보조를 위해 인공호흡기가 필요하고, low V/Q에는 PEEP 부하, 션트에는 PEEP나 체위 변환이 효과적입니다. 이처럼 산소 투여 다음 단계 개입의 결정에는 원인 질환 감별보다 기전을 생각하여 신속하게 개입할 수 있습니다. 다음 표는 기전을 추정하기 위한 평가 항목과 개입 후 반응에 대한 요약입니다. 검사 소견과 개입 후 반응을 보아 신속하게 호흡부전 기전을 파악할 수 있습니다.

(표) 호흡곤란의 검사 소견 및 개입 후 반응

	폐포 저환기	의식장애	High V/Q	Low V/Q	션트
대표 질환	• 의식장애 • 신경근 질환 • COPD 급성 악화	• 사이질폐렴 • 세균폐렴 • 심장성 폐부종 (사이질 부종)	• 폐색전증 • COPD	• 심장성 폐부종 • ARDS • 세균폐렴	• 심장성 폐부종 • ARDS • 세균폐렴 • 무기폐
호흡음	• 얕은 호흡 • 무호흡 • 쌕쌕거림	잔거품소리(Fine crackles)	정상 또는 감소	거친 거품소리 (Coarse crackles) 또는 감소	감소 또는 기관지 호흡음
$PaCO_2$	↑	→	과환기로 보상 실패 시 ↑	과환기로 보상 실패 시 ↑	과환기로 보상 실패 시 ↑
산소에 대한 반응성	유효	유효	유효	유효	반응이 적음
체위 변환 (환측을 위로 한다)	효과가 적음	효과가 적음	불명확	유효	유효
PEEP	폐쇄폐질환 이외의 경우 효과가 적음	약간 유효	과팽창 발생 시 악화	유효	공기 함량이 개선되면 유효하나, 과팽창 발생 시 악화

(讃井將満. Intensivist vol5 no4. 메디칼사이언스인터네셔널. 2013을 참고하여 작성)

우선, 지금까지의 평가에서 이 환자는 II형 **호흡부전**으로 분류되지. 즉, 호흡부전의 원인으로 **폐포 저환기**를 생각할 수 있어!

호흡 양상을 보면 숨을 들이쉬는 것도 내쉬는 것도 힘들어하니까 **호흡근 피로**에 의한 **폐포 저환기**가 있을 것 같네요!

그래! 게다가 이 환자처럼 COPD 환자는 폐가 과팽창되어 횡격막이 평탄한 상태야. 따라서 정상 폐보다 횡격막을 사용한 흉강 확장이 어려워서 호흡에 불리한 상황이 되지.

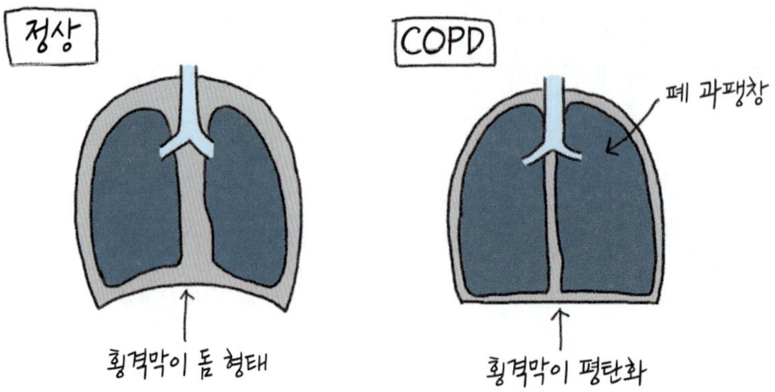

X선 영상에서 '통 모양 흉곽'이라고 부르는 이유군요! 게다가 COPD는 폐포도 과팽창되어 폐가 더 부풀어 오르기 어려워요.

오! 생리적으로 사고하는 요령을 익힌 것 같네. 이렇게 폐가 부풀어 오르기 어려운 요소들이 결합되고, 이번처럼 감염이 계기가 더 많은 산소가 필요한 상황에서 노력호흡을 하면, 금방 호흡근이 피로해지는 거야. 이것이 COPD의 급성 악화를 생리적으로 해석하는 방법이야.

그렇군요…. 만약 **환기에 문제가 없는 I형 호흡부전의 기전이라고 해도, 결국에는 호흡근 피로에 의해 II형 호흡부전으로 진행**할 수 있겠네요.

그래! 그렇지! II형 호흡부전이라고 판단해도 그 배경에 I형 호흡부전의 기전이 있는지 확인해야 해. 아까 히카리 선생의 말처럼 COPD 환자의 폐포는 과팽창된 상태라 V/Q 비로 보면 V가 커지는 high V/Q야. 이 정도로는 괜찮지만, 폐포가 과팽창되면 모세혈관을 압박하여 혈류량이 감소하며, 이에 따라 V/Q가 더욱 커져. 원래부터 COPD 환자의 산소화가 나쁜 원인이 바로 여기에 있어.

막연히 COPD는 폐의 질환이므로 산소화가 나빠진다는 이미지만 가지고 있었는데… 여기에도 생리적 관점이 도움이 되는군요!

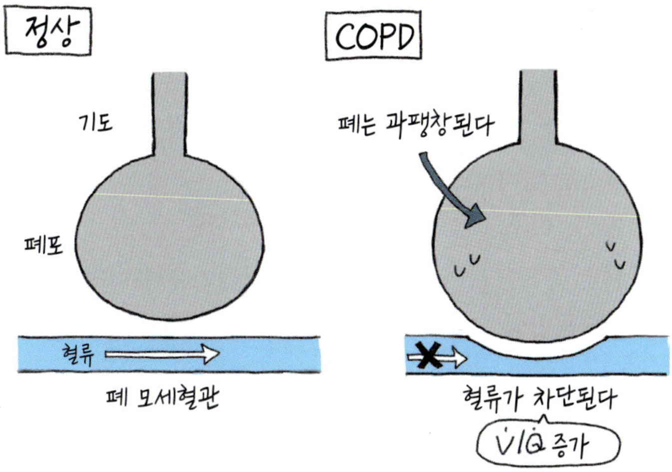

(讃井將滿. Intensivist vol 5 no 4. 메디칼사이언스인터네셔널. 2013을 참고하여 작성)

그뿐 아니라 이번에는 어떤 감염에 의해 기도나 폐포 안에 분비물이 증가하거나, 염증으로 폐포벽의 확산 능력이 떨어지거나, 기도에 염증이 더해져 폐쇄되면서 폐포 환기량이 줄어든 결과 호흡부전이 나타났 을 것으로 예상하지.

그렇군요! 즉 이번 호흡부전은 V/Q 불균형이나 확산 장애 배경의 I형 호흡부전으로 시작되었고, 호흡근 피로가 진행하며 호흡 상태가 악화하여 결국 II형 호흡부전으로 이행된 것이군요!

그렇지! 기전을 추정할 수 있으면 NPPV와 같은 인공호흡기를 이용한 환기 보조가 필요하다는 것을 알 수 있어. 기계 준비를 하는 동안 검사 결과를 이용하여 원인 질환 감별도 동시에 진행할까!

To be continued

요약

- 호흡부전은 확정진단보다 우선 호흡부전의 기전을 고려한다.
- 호흡부전을 생리적으로 해석할 수 있으면 치료 개입이 쉬워진다!
- 호흡부전의 원인은 생리적으로 4가지뿐!
  ① V/Q 불균형, ② 션트, ③ 확산 장애, ④ 폐포 저환기
- 이 4가지는 서로 중복될 수 있으며, I형 호흡부전이 진행하여 호흡근 피로 등에 의해 II형 호흡부전을 동반할 수도 있다!

【참고문헌】

1) Global Initiative for Chronic Obstructive Lung Disease (GOLD). Global Strategy for the Diagnosis, Management and Prevention of Chronic Obstructive Pulmonary Disease: 2021. Report.
2) 讃井將満. Intensivist vol 5 no 4. 메디칼사이언스인터네셔널. 2013.

Breathing

— 호흡 —

4 호흡부전의 감별

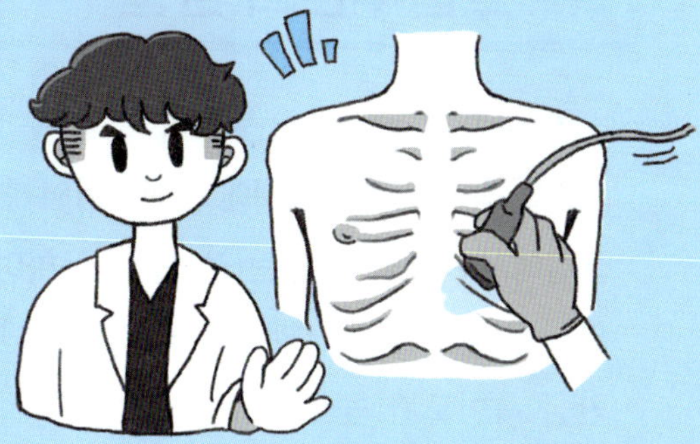

히카리: NPPV를 준비하며 호흡부전 감별도 진행해요! 무엇보다 감별에 가장 도움이 되는 CT 촬영을 하지요!

아츠시: 환자의 호흡 상태가 매우 나빠서 CT실까지 이동하기는 위험이 클 것 같아. 호흡을 보조하며 촬영한다고 해도 현시점에서 최우선으로 선택해야 할 검사는 아니고, 호흡곤란으로 환자가 몸을 많이 움직이면 깨끗한 영상을 얻기 어려울 수도 있어.

그러네요…. 국가고시에는 이 시점에 CT 영상이 힌트로 제시되어 바로 CT 촬영을 하려고 했어요.

눈앞의 환자가 검사실로 갈 수 있는 상태인지 아닌지의 판단도 응급의료에서 어려운 점의 하나야. 영상검사를 하려면 우선 X선을 의뢰하지!

알겠습니다! 방사선기사에게 연락하겠어요!

그런데 X선 준비와 혈액가스 분석 결과를 기다리는 동안 응급실에서 시행할 수 있는 검사는 바로 이거야.

에, 초음파검사…?

1 호흡부전의 감별

앞에서 설명한 호흡부전의 기전 추정과 동시에, **호흡부전의 근본적 치료를 위해서는 악화의 원인을 찾는 과정이 동시에 진행**되어야 합니다. 효과적으로 치료하려면 **현시점의 신체 소견과 응급실에서 시행할 수 있는 검사를 병용하여 잠정적으로 진단합니다.** 신체 소견에서 관찰되는 호흡 양상이나 청진 소견만으로도 감별 진단에 접근할 수는 있습니다. 이런 소견 단독으로 진단할 만큼 특이도가 높은 경우는 드뭅니다. 따라서 다양한 검사를 조합하여 종합적으로 감별 진단을 진행합니다.

❶ 초음파 검사

폐 상태의 신속한 평가에 초점을 둔 초음파 검사인 **POCUS**※1는 도움이 됩니다. 민감도와 특이도가 높은 소견을 얻을 수 있는 폐의 POCUS는 숙달되면 간편하게 할 수 있는 검사이므로 반드시 익혀 두어야 합니다.

예를 들어 폐 초음파에서 흉막 라인에서 심부를 향하여 이어지는 고휘도 선형 음영(B라인)이 양쪽에서 다수 관찰되면 폐부종의 민감도 97%, 특이도 95%라고 알려져 있습니다[1]. 또한, 흉막의 호흡성 변동을 관찰하는 lung sliding sign은 기흉에 대해 민감도 90%, 특이도 95%로 높은 진단 성능을 가집니다[2]. X선이나 혈액가스 분석 결과를 기다리는 동안 신속하게 평가할 수 있는 자신만의 방법을 익혀야 합니다.

전문가에게 들었다! 철저하게 설명한다?! 폐 초음파를 활용한 원인 검색

우선, 선형 프로브(갑상선을 볼 때 사용하는 얇은 프로브)를 늑골 사이에 수직으로 댑니다.

그림처럼 정상 폐에서는 ① **Lung sliding**: (폐쪽 흉막이 호흡에 따라 부드럽게 미끄러지는 움직임), ② **A라인**(같은 간격으로 나타나는 수평선)을 관찰할 수 있습니다[1]. 정상 폐의 초음파 소견을 아는 것이 폐 초음파를 익히는 첫 단계입니다. 또한 대표적 이상 소견인 ① **B라인**, ② **Lung sliding의 소실**도 알아두어야 합니다.

※ 1 POCUS(Point of care ultra-sonography): 목적에 따라 초점을 둔 초음파 검사

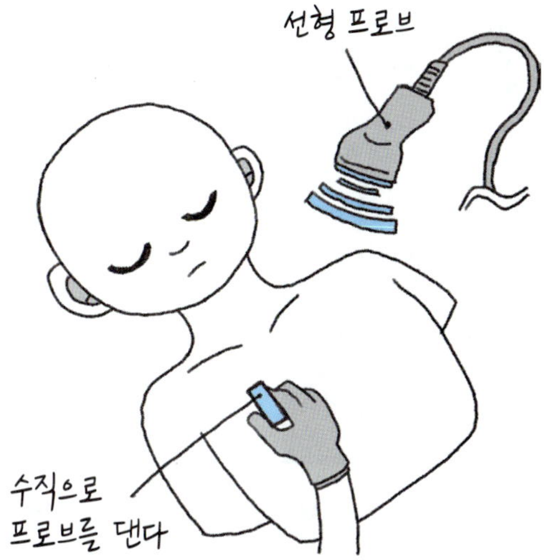

(1) B라인

B라인은 폐의 사이질이나 폐포에 물이 축적된 병태생리, 즉 폐부종 등에서 보입니다[1]. 세로 방향으로 오로라처럼 반짝이는 고에코의 선-띠 모양의 영역입니다. 한 늑간에 3줄이 보이면 양성으로 판단합니다. 여러 늑간에서 검사하면 정확도가 높아지지만, 응급 상황에서는 속도가 중요하기 때문에 좌우의 전흉부, 측흉부, 후측흉부[2]를 검사합니다.

(2) Lung sliding

Lung sliding 소실은 기흉의 대표 소견입니다. 비정상적 공기에 의해 폐쪽 흉막의 호흡에 의한 변동이 없어지는 현상입니다. 바로누운 경우 전흉부, 예를 들어 3번째 늑간의 쇄골 중앙선에 프로브를 대고 검색합니다. 이때 M 모드를 이용하면, 정상에서 관찰되는 **'seashore sign'**과는 다른 **'Barcode sign(Stratosphere sign)'**이 나타나면 진단이 쉬워집니다. 초음파를 이용한 기흉 검출의 민감도는 바로누운 X선 영상보다 크게 높다고 보고되었습니다[2]. 즉 호흡과 순환이 모두 불안정한 환자에서 경정맥 확장, 흉곽 운동의 좌우 차이, 호흡음 감소, 기관 편위, 피하 기종 등을 발견하고 즉시 초음파로 긴장기흉을 확신할 수 있으면 훌륭합니다.

그 밖에 다른 프로브를 활용하여 폐 초음파를 학습하면 흉수, 침윤 음영, 무기폐 등도 검출할 수 있습니다. 호흡부전 감별에서 초음파는 매우 유용하며, 차세대 청진기라고까지 부르고 있습니다. 주의할 점은 검사자의 훈련이나 능력이 부족하면 가짜양성/가짜음성이 나타날 수 있다는 것입니다[3]. 시행자에 따른 소견 해석의 차이가 초음파 검사의 한계라는 것을 잊지 말아야 합니다. 초음파 소견을 다른 데이터와 조합하여 보다 정밀도가 높은 검사를 진행하는 계기가 되도록 하는 것이 현명한 사용 방법이라고 생각합니다.

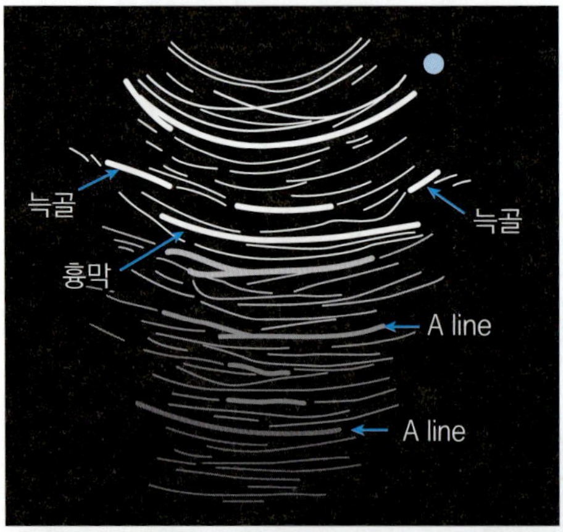

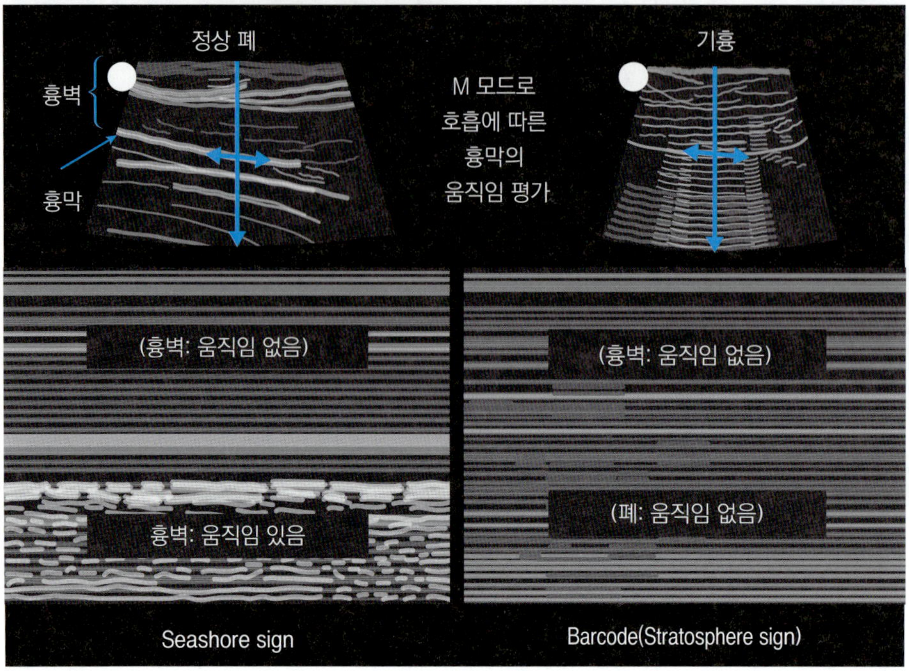

(그림) 초음파 영상의 이미지

기흉이 아니면 정상 호흡성 운동을 반영하여 상부에는 파도치는 듯한 형태가, 하부에는 모래사장 같은 구조가 나타나며 이를 Seashore sign이라고 부릅니다. 파도치는 것처럼 보이는 경계는 흉벽, 수평선은 흉막의 선, 모래사장은 공기를 포함하여 잘 움직이는 폐 실질을 나타냅니다. 반면 기흉이 있으면 Barcode sign(Stratosphere sign)이 나타나며, 비정상적 공기의 방해에 의해 흉곽 운동을 검출할 수 없어 일관되게 바코드와 같은 구조를 보여줍니다.

마지막으로 초보자가 빠지기 쉬운 함정이 있습니다. 그것은 '소견은 보았지만 해석하지 못하는' 상황에 빠지는 것입니다. 매일 전공의를 지도하면서 느끼는 점은 학습 단계가, ❶ 이상을 알아채지 못함, ❷ 설명할 수는 없지만 무언가 이상하다고 느낌, ❸ 이상 소견을 설명할 수 있음 등으로 진행한다는 인상입니다. 진단의 정확성이 완벽하지 않더라도 ❷단계까지 도달하면 상급의에게 상의하거나, 객관적 검사를 추가할 수 있어 응급실에서 충분히 도움이 됩니다. YouTube에 다양한 초음파 영상이 올라와 있으므로 자주 보아 눈과 뇌를 단련합니다.

아키타대학교 의과대학 부속병원 중증구명응급센터 **佐藤佳澄**

❷ 흉부 X선 검사

흉수나 기흉의 평가를 쉽게 하기 위해 가능하면 앉은 자세에서 촬영합니다. 응급실에서는 건강검진처럼 시간을 들여 꼼꼼하게 판독할 수 없으며, 대략 **좌우의 차이와 하얗게 보이는지 검게 보이는지(투과성)를 평가**합니다.

기본적으로 정상 폐를 포함하여 공기가 들어 있는 부분은 X선 영상에 검게 나타납니다. 일반적 폐보다 더 검게 보이는 부위는 투과성 증가로 표현하며, 폐기종, bulla, 기흉 등에 특징적 소견입니다. 폐기종은 폐포벽이 얇아져서 일반 폐보다 공기가 많아 더 검게 보입니다. Bulla나 기흉에서는 아예 폐포 자체가 존재하지 않기 때문에 투과성이 더욱 증가합니다. 또

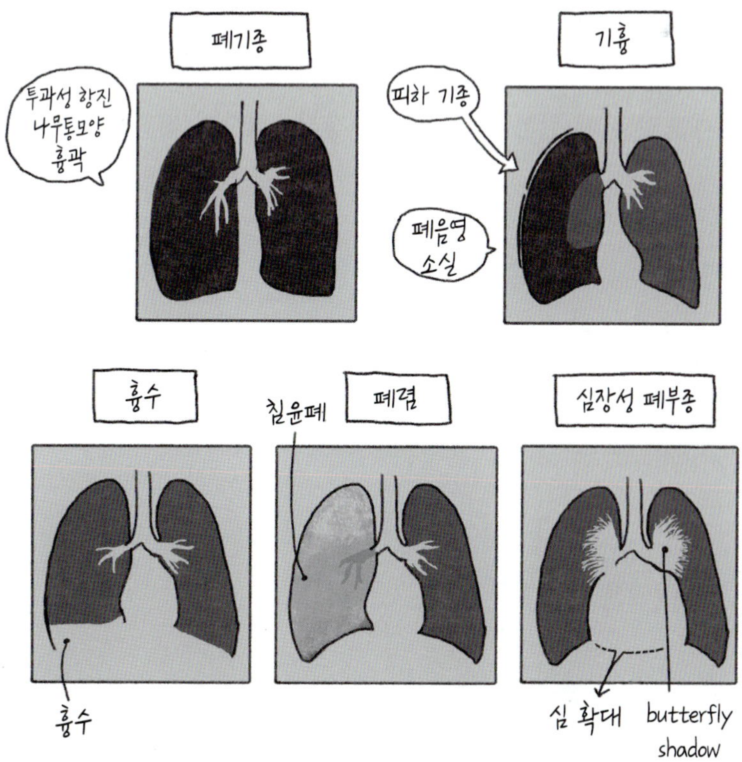

한, 폐를 포함하지 않는 영역에서 폐의 기관지와 혈관이 겹쳐 보이는 폐음영(lung marking) 패턴이 보이지 않는 특징에서 기흉을 의심합니다.

투과성 저하는 폐 안의 공기가 어떤 원인으로 줄어든 상태입니다. 구체적으로 수분이 증가한 흉수나 폐렴, 폐부종이나 공기 자체가 폐 안에 없는 상태인 무기폐, 종양 등이 있습니다.

각 질환의 대표적 영상 소견과 특징을 이해하여 기본적 이미지를 가지고 있어야 합니다.

❸ 혈액가스 분석

혈액가스 분석은 현시점에서 호흡부전의 분류나 호흡 상태 변화를 객관적으로 평가할 수 있는 매우 유용한 검사입니다. 호흡 상태 평가뿐 아니라 순환의 지표로 참고할 수 있는 젖산 수치, Hb, 전해질 등 많은 정보를 제공하므로, 빠트릴 수 없는 검사입니다. 혈액가스 분석에 대해서는 다음에(➡ p.418) 자세히 설명합니다.

2 대표적 감별 질환 요약

앞에서 설명한 검사 이외에도 병력과 신체 소견을 통해 호흡부전의 원인을 대략 추정할 수 있습니다. X선과 혈액가스 분석을 미리 오더하고, 신체 진찰과 병력청취를 병행하며 검사 결과가 나오는 동안 초음파 평가를 진행하면, 짧은 시간 안에 원인을 어느 정도 특정할 수 있습니다. 다음 표에 대표적 감별 질환과 그 특징을 정리하였으며 진찰의 참고 자료로 활용합니다.

(표) 응급 현장에서 대표적 호흡부전의 감별

	신체 소견	초음파 소견
심장성 폐부종	좌위호흡, 경정맥 확장, 청진 이상(수포음, 쌕쌕거림, 심잡음, 제3심음, 제4심음 등), 간비대, 하지 부종	광범위한 양측성 B라인 흉수 Lung sliding 있음
급성 폐렴	청진 이상(수포음, 호흡음 감소 등)	국소적 B라인 흉수 Lung sliding 있음
COPD 또는 천식	호흡 보조근(흉쇄유돌근, 사각근) 이용, 호기 연장, 청진 이상(쌕쌕거림이나 호흡음 감소 등), 통모양흉곽(COPD)	양측성 A라인 있음 Lung sliding 있음 (중증에서 Lung sliding 감소)
급성 폐색전증	빈맥, 경정맥 확장, 하지 부종, 발적, 압통	양측성 A라인 있음 좌심실 D-Shape 심부정맥 혈전증
기흉	흉곽 운동의 좌우 차이, 호흡음 감소, 기관 편위, 피하 기종, 병변 쪽 타진에서 공명음 긴장성: 빈맥, 저혈압, 경정맥 확장	전흉부에서 B라인 소실 Lung sliding 소실 Barcode sign 양성 Lung point 양성

(Soni NJ, et al. Point-Of-Care 초음파 원저 제2판(山田 徹, 등 감역). 환선출판. 2020에서 변경)

〈임상 경과〉

【신체 소견】

호흡 보조근(흉쇄유돌근, 사각근) 사용 있음, 호기 연장 있음

양쪽 폐 부위에서 광범위한 쌕쌕거림(wheeze) 청취

【초음파검사】

A라인 있음, 다수의 B라인은 보이지 않음, 양측 폐에 lung sliding 있음

【X선】

양쪽 폐 영역의 투과성 증가, 폐 음영이 말초까지 있음, 뚜렷한 심장 확대나 침윤 음영 없음

【혈액가스 분석】 (➡ p.126 소견)

〈혈액가스 분석〉 (산소 투여 10 L/분)

pH 7.21, $PaCO_2$ 82 mmHg, PaO_2 55 mmHg, HCO_3 32 mEg/L…

초음파와 X선 검사에서도 심장성 폐부종과 기흉은 부정적이네요!

물론 검사만으로 완벽하게 진단하거나 제외할 수는 없지만, 감염 계기의 COPD 악화 가능성이 상당히 높아졌어! 다만, 발병 초기의 폐렴은 흉부 X선 소견에 명확한 침윤 음영이 나타나지 않을 수도 있어[3] 주의해야 해.

혈액가스 분석에서 고이산화탄소혈증과 호흡산증이 있어요!

그렇군. 혈액가스 분석은 치료 방침 결정에도 사용할 수 있어. COPD 급성 악화가 의심될 때 호흡산증(pH<7.35)이 있으면 NPPV(비침습적 양압환기)를 이용한 환기 보조를 고려할 계기가 되거든![4]

병태생리를 파악하고 경과를 알 수 있을 뿐만 아니라, 치료 방침까지 고려할 수 있다니… 혈액가스 분석은 정말 대단하네요.

지금까지 강조한 신체 진찰에서 이상의 평가는 중요하지만, 응급실에서는 초음파, 영상검사, 혈액가스 분석 등을 사용하여 복합적으로 진료를 진행할 수 있으면 좋지!

To be continued

요약

- ☑ **호흡부전 감별은 혈액가스 분석, 초음파, 흉부 X선 등을 활용하여 복합적으로 진행한다!**
- ☑ **폐 초음파 검사는 신속하고 간편하며, 응급실에서 매우 유용!**
- ☑ **흉부 X선 영상은 좌우의 차이와 투과성에 중점을 두어 판독한다!**

【참고문헌】

1) Lichtenstein DA. Chest 2008; 134: 117-25.
2) Spagnolli W. Int J Clin Pract. 2017; 71: 3-4.
3) Singer M. JAMA. 2016; 315: 801-10.
4) 일본호흡기학회. NPPV (비침습적 양압환기요법) 가이드라인(개정 제2판). 남강당. 2015.

Breathing

— 호흡 —

5 산소요법

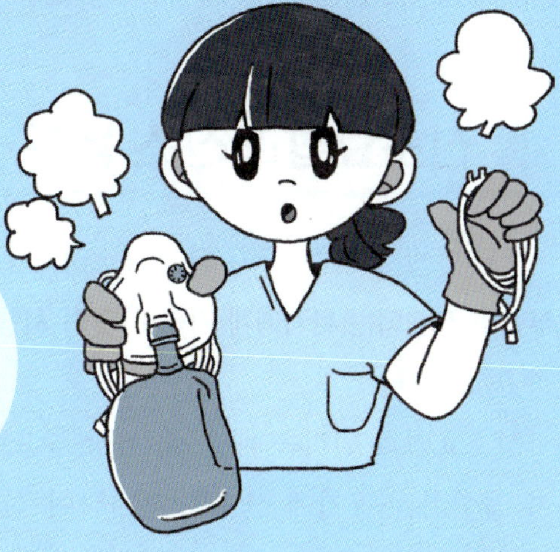

히카리

이 환자는 COPD 병력이 있고, 호기 연장과 호흡 보조근 사용이 눈에 띄네요. 쌕쌕거림이 들리고 초음파와 X선 검사에서 폐부종이나 폐렴을 의심할 소견이 없어 COPD의 급성 악화가 의심되어요. COPD 치료와 함께 환기를 보조하는 NPPV 준비를 진행하지요!

아츠시

좋아! …어? 마스크가 밀착되지 않아 외부 공기를 흡입할 가능성이 있네. 보유주머니 마스크 사용에서는 높은 흡입 산소 농도를 유지하기 위해 확실히 밀착시켜야 해.

아, 감사합니다! 그런데 이 보유주머니는 왜 있는 건가요? 보통 산소마스크와의 차이가 항상 헷갈리네요….

평소에 환자에게 산소를 투여할 기회가 많으니까 산소요법과 산소 투여에 사용하는 장비에 대해 배우는 것은 중요해.

1 산소요법과 산소 농도

응급실에서 처치 중인 환자의 SpO_2가 점점 낮아지고 노력호흡이 심해진다면… **지금 호흡부전이 진행되는 환자에게 가장 간단히 시행할 수 있는 개입은 산소 투여**입니다. 이를 **산소요법**이라고 합니다.

산소요법의 원리를 배울 때 가장 중요한 것은 **산소 농도/흡입기 산소분획(FiO_2)**입니다. 환자가 들이쉬는 공기에 산소를 추가하여 산소 농도를 높이면 폐포 안의 산소 농도가 상승합니다. 이렇게 되면 폐렴 같은 질환에서 가스 교환이 원활하지 않을 때도 전신을 순환하는 동맥혈의 산소 분압을 어느 정도 유지할 수 있습니다.

산소요법은 산소화 개선 효과를 기대하여 시행합니다. 환기에 문제가 있으면 당연히 환기 보조를 위한 개입 방법을 검토해야겠지만, 인공호흡기 등의 장비 준비에는 어느 정도 시간이 필요합니다. 따라서, 의사는 호흡부전 환자에게 우선 산소 투여를 지시합니다. 그러나 이렇게 지시해도 구체적으로 어떤 장비를 사용하여 어떻게 처치해야 하는지 명확하지 않으면 혼란스러워집니다.

2 장비 사용의 구분

우선 대표적 장비인 **코캐뉼라, 산소마스크, 보유주머니 달린 산소마스크** 등 3가지의 사용을 구분해야 합니다[1].

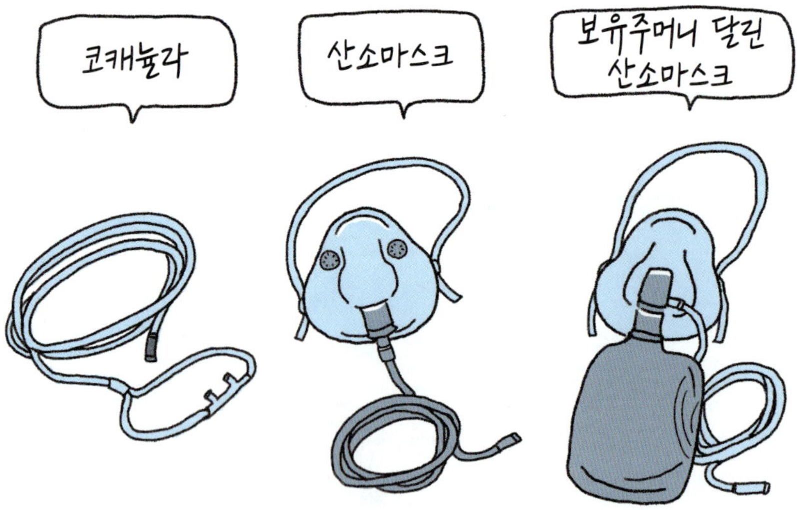

코캐뉼라		산소마스크		보유주머니 달린 산소마스크	
산소 유량(L/분)	FiO_2	산소 유량(L/분)	FiO_2	산소 유량(L/분)	FiO_2
1	0.24	5-6	0.40	6	0.60
2	0.28	6-7	0.50	7	0.70
3	0.32	7-8	0.60	8	0.80
4	0.36			9	0.90
				10	0.90~

산소 투여가 필요하다고 판단하면 우선 코캐뉼라를 이용하여 소량의 산소를 투여합니다. **코캐뉼라는 산소 1 L/분당 약 4%씩 FiO_2가 상승한다**고 알아둡니다. 5 L/분 이상을 코캐뉼라로 투여하면 비강 안의 불편함이 심하거나, 코점막을 손상시킬 위험이 있으므로 이 경우에는 산소마스크로 변경합니다.

산소마스크를 사용하면 코캐뉼라보다 높은 유량의 산소를 투여할 수 있습니다. 그러나 산소마스크는 흡기 시에 외부 공기도 함께 유입되기 때문에 아무리 유량을 높여도 일정 수준 이상으로 산소 농도가 증가하지 않습니다. 더 높은 농도의 산소 투여가 필요하면 보유주머니가 달린 산소마스크를 사용합니다.

보유주머니가 달린 산소마스크에는 투여한 산소를 저장할 수 있는 한 방향 밸브가 달린 보유주머니가 있어 산소를 높은 유량으로 투여하여 FiO_2를 높입니다. **보유주머니가 달린 산소마스크에 의한 산소 투여에서 기대하는 FiO_2는 투여 유량÷10 정도**라고 기억하면 좋습니다. 주의할 점은 6 L/분 이하의 저유량에서는 보유주머니가 팽창하지 않아 산소가 아닌 외기를 흡입할 뿐 아니라, 한 방향 밸브의 영향으로 외기조차 흡입할 수 없어, 환자의 호흡에 나쁜 영향을 줄 가능성이 있습니다. **유량은 반드시 6 L/분 이상**이 되어야 합니다.

투여한 산소가 보유주머니에 저장되기 때문에, 신선한 가스와 함께 보유주머니 안의 산소 농도가 매우 높은 가스를 흡입하게 됩니다. 따라서 보유주머니가 흡기 시에 팽창한 상태를 유지하고 있으면 유량을 10 L/분에서 15 L/분으로 증가시켜도 흡입하는 산소 농도 자체가 크게 변하지 않는다는 점에 주의합니다.

참고 산소요법의 부수적 효과, Wash out 효과란?

코캐뉼라나 산소마스크를 이용한 산소요법에 단순히 흡기 시 산소 공급 이외에 중요한 효과가 있습니다. 이것은 **'Wash out 효과'**이며, **호기의 세척 효과**라고 부르기도 합니다.

사람이 숨을 내쉴 때 그 호기가 입이나 코에 의해 완전히 배출되는 것은 아닙니다. 약 50 mL 정도의 공기는 숨을 내쉰 후에도 비강 안에 남아 있습니다. 이때 남아 있는 기체는 외기에 비해 이산화탄소 농도는 높고 산소 농도는 낮은 상태입니다. 다음 숨을 들이쉴 때 비강 안에 남아 있던 이 공기가 다시 흡입되어 폐포 안으로 들어가므로 가스 교환 관점에서 보면 효율이 다소 나쁩니다.

(1) 코캐뉼라의 경우

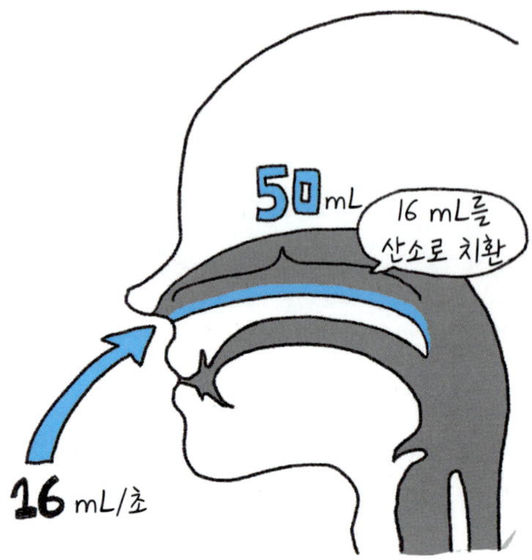

예를 들어 1 L/분의 산소를 코캐뉼라에 의해 투여한다고 가정해 봅시다. 이것은 1분 동안 1 L의 산소 공급을 의미하며, 초당으로 환산하면 약 16 mL/초입니다. 따라서 숨을 내쉰 후 다음 흡기가 시작되기 전 약 1초 동안 비강 안에는 16 mL의 산소가 축적됩니다. 사람의 비강 용적은 평균 50 mL 정도이므로, 코캐뉼라로 3-4 L/분을 투여하면 호기의 재호흡을 방지할 수 있습니다. 하지만, 그 이상의 유량으로 산소를 투여해도 코 내부의 용적은 고정되어 있으므로, wash out 효과는 더 이상 증가하지 않으며 기대하는 FiO_2 상승도 한계에 도달합니다. 코점막의 자극을 줄이는 관점에 더해 대략 4 L/분 정도까지의 유량으로 산소를 투여하는 것은 이런 이유 때문입니다.

(2) 산소마스크의 경우

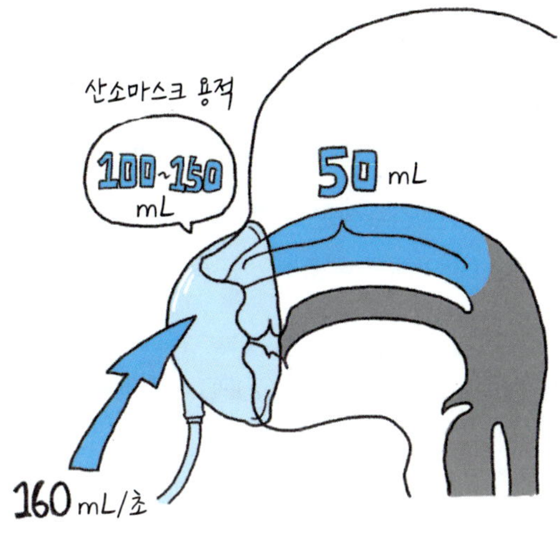

호기의 세척 효과의 고려에서 산소마스크의 경우에는 비강의 50 mL 이외에 100-150 mL 정도의 산소마스크 자체의 용적도 고려해야 합니다. 즉, **마스크 안의 공기를 제대로 wash out하지 않으면 이산화탄소가 많이 포함된 호기를 다시 호흡**하여 산소요법이 오히려 호흡에 나쁜 영향을 줄 수 있습니다. 5 L/분, 즉 80 mL/초의 산소 투여에서 비강을 포함하여 마스크 용적의 절반 정도 호기를 세척할 수 있습니다. 이 산소 투여 유량을 10 L/분으로 올리면 초당 160 mL의 산소를 흐르게 할 수 있어, 마스크와 비강을 합한 용적을 거의 1초 만에 wash out할 수 있습니다. 참고로, 5 L/분 미만의 유량이면 호기의 wash out이 충분하지 않아 가스 교환이 악화할 수 있습니다. 이런 이유에서 산소마스크의 권고 유량은 5-10 L/분입니다.

산소요법에 대한 이해가 깊어졌나요?

장비 사용 구분은 물론이고 wash out 효과는 처음 들었어요! 국가고시에 나오지 않는 것이 참 많네요.

그래요! 임상 현장에서 점점 더 많은 것을 배우게 되지! 그런데 지금까지 산소요법에 대해 이야기했는데 현재 시행 중인 산소요법이 오히려 이 환자의 호흡 상태에 나쁜 영향을 줄 가능성도 있어. 무엇인지 알겠어?

음… 아! CO_2 혼수인가요?

그래요! 물론 이 환자는 저산소혈증이 있어 일정량의 산소 유량이 필요해. 최소한 PaO_2가 60 이상은 되어야 저산소에 의한 장애를 방지할 가능성이 있어. 하지만 산소화가 나쁘고 만성적으로 CO_2가 높은 환자에게 고농도 산소를 계속 투여한다면… 무슨 일이 생길까?

호흡중추에서 이산화탄소에 대한 감수성은 이미 떨어져서 저산소가 호흡의 트리거 역할을 하는 상태였어요. 고농도 산소에 의해 호흡중추의 드라이브가 억제되어 서서히 호흡이 느려지고, 의식장애를 일으킬 수 있어요.

그렇지! 기본적으로 고이산화탄소혈증이 있는 COPD 환자에서 목표 SpO_2는 88-92%라고 해[2). 산소 투여에서 혼수 가능성을 염두에 두어야 해.

그렇다면, 이 환자에게 더 이상의 산소 투여가 필요 없다는 뜻인가요?

그렇게도 생각할 수 있지. 원래 SpO_2는 94% 정도면 충분하고, 과도한 산소 투여나 SpO_2를 100%로 하려는 관리 목표는 환자에게 오히려 해로울 수 있어(➡ p.191). 역시, 이 환자에게는 환기 지원이 필요할 것 같아. 흡입과 수액을 시행하면서 다음 단계인 NPPV를 이용한 인공호흡 준비를 진행할까!

(임상 경과)

각종 배양 검체 채취한 후, COPD의 급성 악화에 세프트리악손 2 g, 살부타몰 0.5 mL + 생리식염수 5 mL의 네블라이저 흡입, 메틸프레드니솔론 40 mg 정맥주사 시행

To be continued

참고 COPD 급성 악화에서 ABC 접근은?

COPD 급성 악화의 치료에는 크게 3가지 치료 개입을 권고하며, 각각의 첫 글자를 따서 ABC 접근이라고 부릅니다[3].

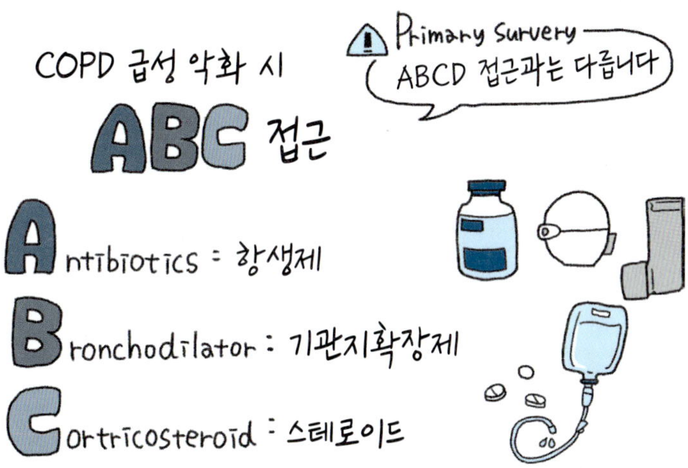

A(항생제)를 모든 COPD 환자에게 반드시 투여하는 것은 아니며 활력징후, 기침, 고름가래, 영상이나 혈액검사 소견 등으로 감염이 의심될 때 투여합니다. 또한, 이 증례처럼 안정 시에 산소를 투여해도 호흡 상태가 개선되지 않는 중증에서, 상태가 더 악화되면 치명적일 수 있어 항생제 사용을 고려합니다.

B(기관지확장제)는 이 3가지 치료 개입 중에서 가장 중요한 치료입니다. 투여 경로에는 네블라이저나 외래에서 처방한 휴대용 흡입기가 있습니다. 호흡 상태가 불안정할 때 환자가 스스로 흡입기 사용은 어려우므로 응급실에서는 기본적으로 네불라이저를 사용합니다.

C(스테로이드)는 호흡 상태 개선과 입원 기간 단축을 기대하여 투여합니다. 입원 후 적어도 5일간 스테로이드 치료를 계속합니다.

이런 치료에서 중요한 것은, 필요할 때 신속하게 이 3가지 치료를 시행하는 동시에 **NPPV 준비의 빠른 진행**입니다. 호흡산증이 진행되거나, 노력호흡에 의해 호흡근 피로가 악화할 가능성이 있으면 즉시 NPPV를 도입합니다.

요약

- 산소 투여 장비에 따라 적절한 산소 유량이 있으므로, 증례에 따라 장비의 사용 구분이 중요!
- 과도한 산소 투여는 환자에게 해를 끼칠 수 있다!
- 산소요법의 wash out 효과를 이해하여 효율적 가스 교환이 이루어지도록, 적절한 산소 유량을 설정한다!

【참고문헌】

1) 일본호흡관리 재활학회 산소요법 매뉴얼 작성위원회, 편. 산소요법 매뉴얼. 일본호흡기학회. 2017.
2) O'Driscoll BR. BMJ Open Respir Res. 2017; 4. e000170.
3) Stoller JK. N Engl J Med. 2002; 346: 988-94.

Breathing

— 호흡 —

6 인공호흡의 적응과 NPPV

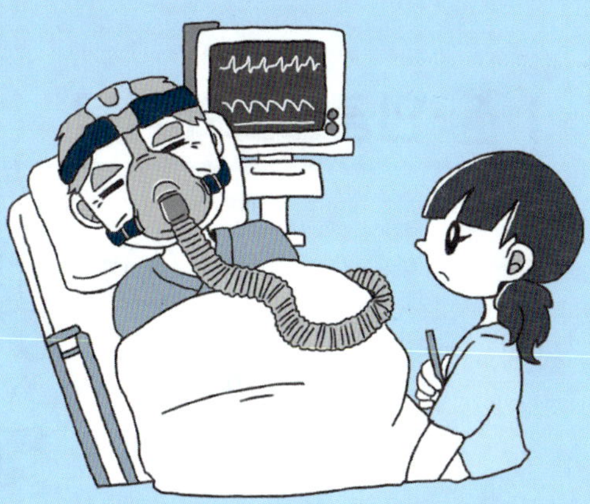

아츠시
COPD 급성 악화 치료를 진행하며 신속하게 NPPV※1를 장착하여 환기 보조를 합니다!

히카리
아, 아츠시 선생님, 잠깐만요! 환기 문제가 있는 II형 호흡부전은 인공호흡 관리가 필요하다고 『불타는 전공의! 열혈 ER 요약!』 온라인 강의에서 배웠어요! 기관 삽관을 하고 인공호흡기에 연결하여 관리해야 하지 않나요?

히카리 선생도 그 강의 영상을 보았구나…. 그래. 이 환자는 저환기 상태이므로 환기를 도울 인공호흡이 필요해. 하지만 인공호흡에서 반드시 기관 삽관을 하는 것은 아니야.

어? 그런가요?

인공호흡이라고 하면 삽관 후 인공호흡기를 사용하는 관리를 이미지하기 쉽지만 실제로는 그 이외의 방법이 있어. 그중 하나가 NPPV야.

※1 NPPV (Non-invasive Positive Pressure Ventilation): 비침습적 양압환기

1 인공호흡의 적응

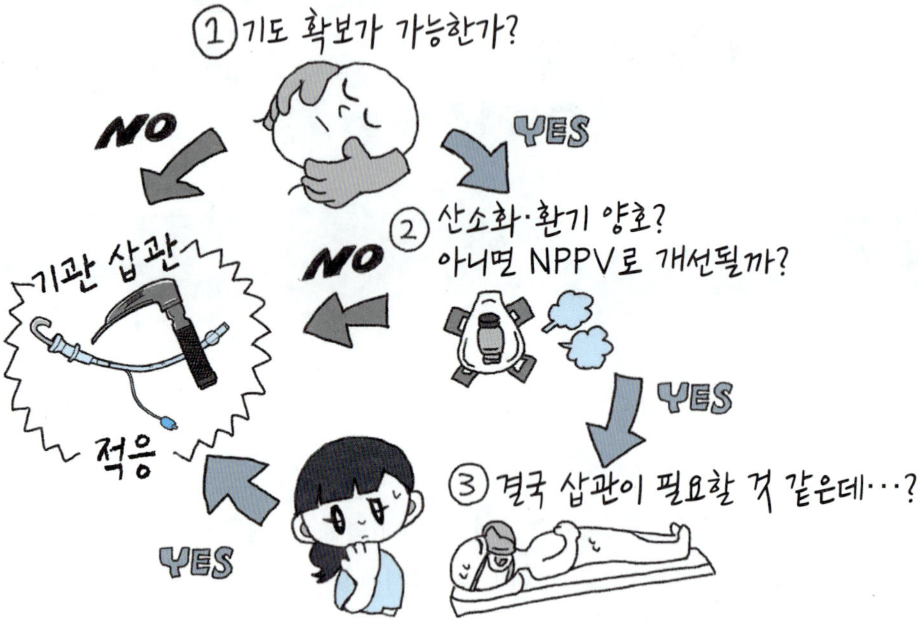

우선, 기관 삽관 적응에 대해 간단히 복습합니다(➡ 자세한 내용은 p.60). 삽관 필요성의 고려는 **3가지 질문**으로 접근하면 이해하기 좋습니다. 첫 번째는 **기도가 확보될 수 있는가**입니다. **확실한 기도 확보가 필요하면 기관 삽관 적응으로 판단**합니다.

두 번째는 **산소화와 환기에 장애가 있는가**에 대한 질문입니다. 고도의 산소화 및 환기 장애가 있으면 기관 삽관과 인공호흡 관리가 필요합니다. 여기서 주의할 점은 **기관 삽관 적응과 인공호흡 적응이 엄격히 다르다**는 것입니다.

지금까지 배운 대로 인공호흡으로 기대할 수 있는 효과는 **산소화와 환기 개선, 환기 보조에 의한 호흡 작업량 감소**입니다. 하지만, 중요한 점은 **인공호흡에 반드시 기관 삽관이 필수는 아닙니다.** 기도나 의식 수준이 유지된 조건이면 기관 삽관 전에 NPPV의 선택도 있다고 알아야 합니다.

2 인공호흡

인공호흡의 이해에 중요한 키워드는 **PEEP**※2와 **양압환기**입니다. 이제 각각에 대해 설명합니다.

❶ PEEP(호기말양압)

PEEP는 호기말양압이라고 부르며, **숨을 끝까지 내쉰 순간에 기관과 폐에 가해지는 양압**입니다.

PEEP에 의해 폐포 안에 소량의 공기가 남아 있으면 폐포와 기도의 허탈을 방지할 수 있습니다. 호흡부전 기전의 하나인 V/Q 불균형 개선에 효과적 개입 방법의 하나입니다(➡ p.130 참조). 허탈을 방지하여 산소화 개선에 기여할 뿐 아니라 노력호흡의 감소에도 유리한 역할을 합니다. **호흡 작업량이 증가하는 대표적 요인은 '폐의 팽창하기 어려움'과 '기도가 좁아져 숨을 들이쉬기 어려움'의 2가지**이며, 여기에 PEEP가 어떻게 관여하는지 알아봅니다.

1) 일반적 상태

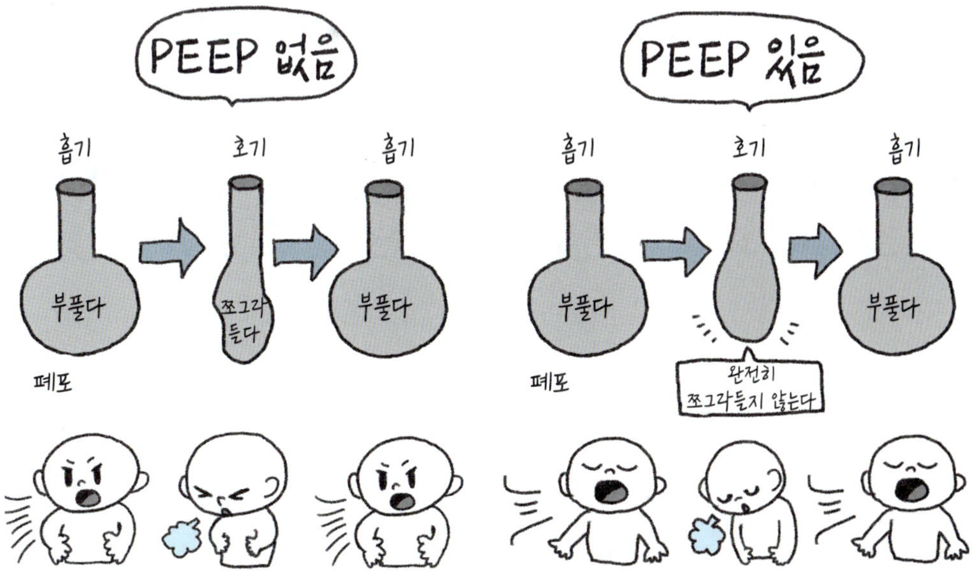

※2 PEEP(Positive end-expiratory pressure): 호기말양압

우선 PEEP 유무가 우리의 호흡에 어떤 영향을 주는지, 앞 페이지의 그림을 보면서 생각해 봅시다. 여기서 가스 교환 역할을 담당하는 폐포를 풍선으로 이미지해 보세요.

우선 PEEP가 걸리지 않은 상태, 즉 평소 우리의 호흡입니다. 숨을 들이쉬면 폐포가 팽창합니다. 그리고 숨을 내쉬면 폐포 안의 공기가 배출되며 폐포가 줄어듭니다. 그 후 다시 숨을 들이쉬어 수축된 폐포를 다시 팽창하는 것이 호흡 운동입니다. 이것이 건강한 사람에서는 아무 문제가 없이 자연스럽게 이루어지지만 호흡부전을 일으켰을 때는 어떻게 될까요?

2) 폐가 팽창하기 어려운 경우(폐의 순응도 저하)

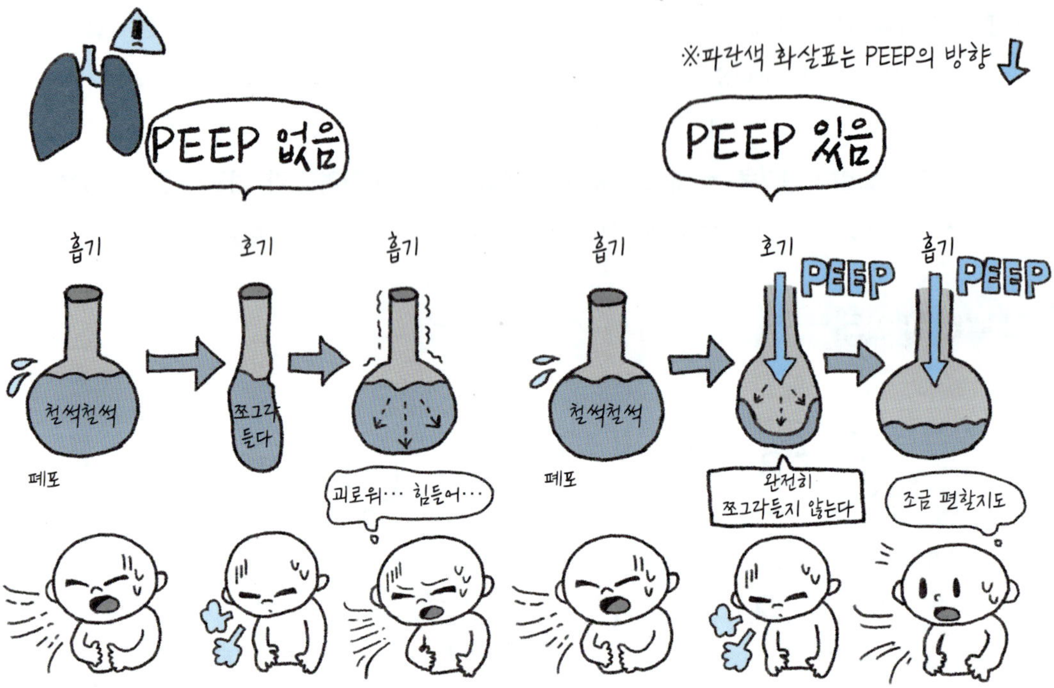

이 풍선에 물이 차서 무거우며 팽창하기 어려운 상태를 상상해 봅시다. 폐포 안에 수분이나 삼출액이 있는 폐렴이나 심부전 등에서 low V/Q 기전에 의한 호흡부전이 일어나면 호흡 작업량 증가를 상상할 수 있습니다.

이것은 폐가 팽창하기 쉬움을 의미하는 **'순응도'**가 저하된 상태입니다. 이런 병태생리에 PEEP를 적용하면, 숨을 내쉰 호기 시점에도 양압이 유지되어 폐포가 완전히 수축하지 않습니다. 따라서 작은 작업량으로 폐포를 팽창시킬 수 있습니다.

3) 말초 기도가 좁아진 경우(기도 저항이 높은 상태)

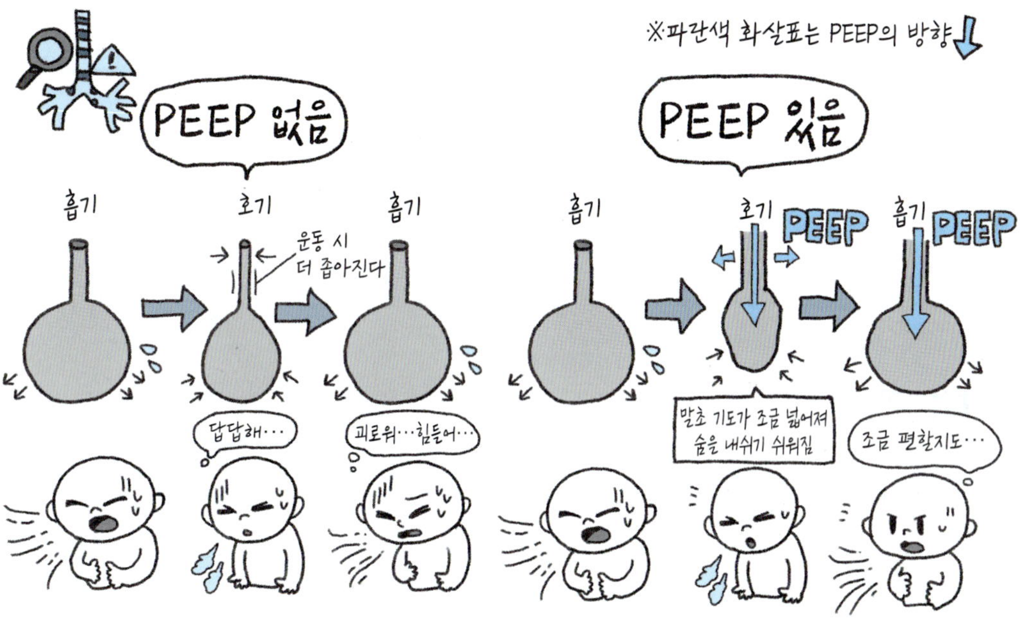

또한, 이번처럼 COPD 같은 기저질환에 의해 말초 기도가 좁아진 경우를 생각해 봅시다. 이것은 호흡에서 '기도 저항'이 높은 상태이며, 가는 빨대로 숨을 쉬는 것과 같습니다.

자발호흡에서는 흡기 시에 흉강 안이 음압이 되므로 기관을 바깥쪽으로 확장하려는 힘이 작용합니다. 그러나 노력 호기 시에는 흉강 안에 양압이 나타나서 기관이 바깥쪽에서 눌리며 더 좁아져서 숨을 내쉬기 어려워집니다.

이런 상태에 PEEP을 적용하면, 좁아진 말초 기도를 안쪽에서 확장시켜 숨을 내쉬기 쉬워집니다. 그 결과 호흡 작업량이 줄어듭니다.

❷ 양압환기

우리는 평소의 호흡에서 숨을 들이쉴 때 횡격막을 수축시켜 흉강 안에 음압을 만들어 폐에 공기가 들어오게 합니다. **자연스러운 자발호흡은 음압 호흡**입니다. **인공호흡의 양압환기는 우리가 일상적으로 하는 호흡과 원리가 크게 다릅니다.**

양압환기는 말 그대로 기계가 폐에 양압을 가합니다. 쉽게 말하여 **환자가 숨을 들이쉬는 시점에 맞추어 기계에서 정해진 유속과 방식으로 폐에 가스를 보내 환기를 지원하여 환기능을 개선**하는 것입니다. 호흡근의 작용을 보조하여 **호흡 작업량을 줄이기**에도 도움이 됩니다.

인공호흡에는 환기를 돕는 것 말고도 여러 가지 이점이 있네요!

그렇지. 그중에서도 NPPV는 삽관하여 시행하는 침습적 인공호흡에 비해 호흡장비 준비, 진정 및 진통제 투여, 기관 삽관에 필요한 노력과 시간이 들지 않아 응급실에서 시도하기 쉬워.

삽관 후 인공호흡기 관리보다 간편하면, 다양한 호흡부전 환자에게 사용할 수 있겠네요!

하지만 그런 NPPV에도 주의해야 할 점이 몇 가지 있어.

3 NPPV

NPPV는 **비침습적 양압환기**를 말합니다. 여기서 비침습적이라는 것은 기관 삽관 후 인공호흡 관리에 비해 침습적이 아니라는 의미입니다. 즉, 삽관하지 않아도 삽관 시 인공호흡 관리와 비슷한 효과를 기대하여 시행합니다[2]. 인공호흡 도입이 간단하며, 장착 후에 의사소통이 가능한 이점이 있습니다.

❶ NPPV의 원리

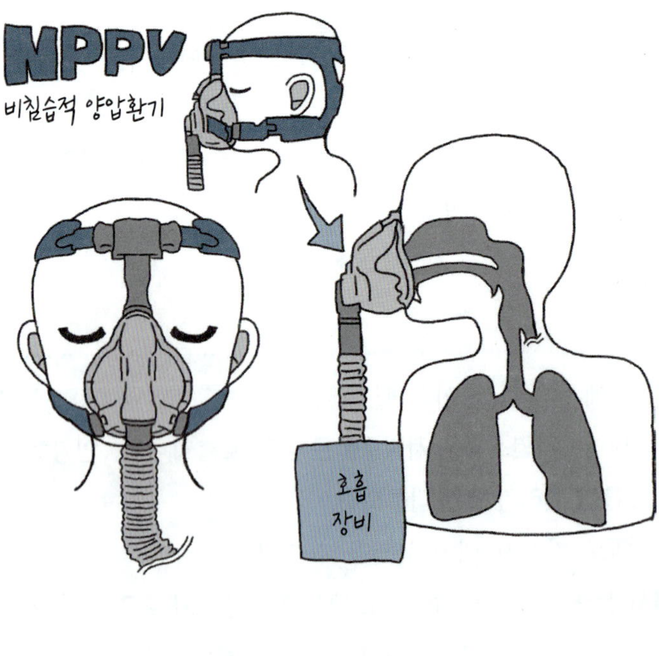

환자가 착용한 마스크에 일정한 압력을 가하여 흡기 시에 기도와 폐에 압력을 주어 환기를 보조하는 것이 NPPV의 원리입니다. PEEP과 양압환기에 의해 산소화와 환기를 개선하고 호흡 작업량을 줄이는 효과를 기대하여 도입합니다.

❷ NPPV의 적응

NPPV의 적응

인공호흡 관리가 필요한 급성/만성 호흡부전 중에서 다음 조건이 있을 때.

- 의식이 좋아 협조적.
- 혈류역학이 안정적.
- 기도 확보와 가래 배출 가능.
- 안면 외상 없음.
- 마스크 착용 가능.
- 위장관 활동이 정상적(장폐쇄 등의 이상 없음).

(志馬伸朗, 편저. 알아서 작동한다! 인공호흡관리 포켓북 개정판. 양토사. 2020을 참고하여 작성)

우선 NPPV 적응의 고려에서 필요한 체크리스트를 제시합니다. 여기에 문제가 있으면 NPPV 사용을 다시 한번 검토합니다. 위장관 활동 등 호흡 상태와 직접 관계가 없어 보이는 항목도 NPPV 적응과 관련이 있으며 이에 대해서는 다음에 설명합니다.

NPPV 사용이 적합한 질환은 앞에서 설명한 심기능 문제에 의한 **심장성 폐부종**이나 **COPD 급성 악화**입니다[4]. 이번과 같은 COPD 환자는 말초 기도 저항 증가에 더해 호흡근 피로가 있어 이를 보조할 수 있는 인공호흡 도입이 합리적입니다.

또한 적응의 고려에서 의식장애에 주목하며 CO_2 축적에 동반된 의식장애가 있으며 자발호흡이 어느 정도 유지되고 있으면, NPPV에 의해 개선될 가능성이 있습니다. 그러나 다른 원인에 의한 의식장애에서는 NPPV 사용이 기본적으로 적합하지 않으며, 주저하지 말고 기관 삽관 후 인공호흡기 관리를 시작해야 합니다.

❸ NPPV 설정

NPPV에는 다양한 모드가 있지만, COPD 급성 악화에 사용하는 설정으로 **bilevel PAP**※3 모드를 기억하면 좋습니다. 많은 병원에서 사용하는 필립스사의 전용 장비는 이를 S/T모드라고 부르며, 실제 임상에서 이 명칭이 자주 등장할 수 있습니다. 이 모드는 지속적으로 일정 수준의 양압을 걸어 숨을 들이쉴 때 공기를 밀어 넣는 S(Spont)와 자발 호흡이 없을 때 송기 시점을 설정하는 T(Timed)를 결합한 설정입니다.

여기서 고민스러운 부분은 NPPV 설정입니다. 패널에는 수많은 알파벳과 숫자가 나열되어 도대체 무엇이 무엇인지 알 수 없습니다. 최소한으로 알아야 항목을 다음에 정리했습니다. 그런데 조금 전부터 몇 번이나 등장했던 'PEEP'이 없네!라고 생각하는 사람도 많을 것으로 생각합니다(처음에 필자도 그렇게 생각해서…). NPPV에서 PEEP은 호기 시 기도내압을 나타내는 EPAP(expiratory positive airway pressure)와 같은 의미입니다.

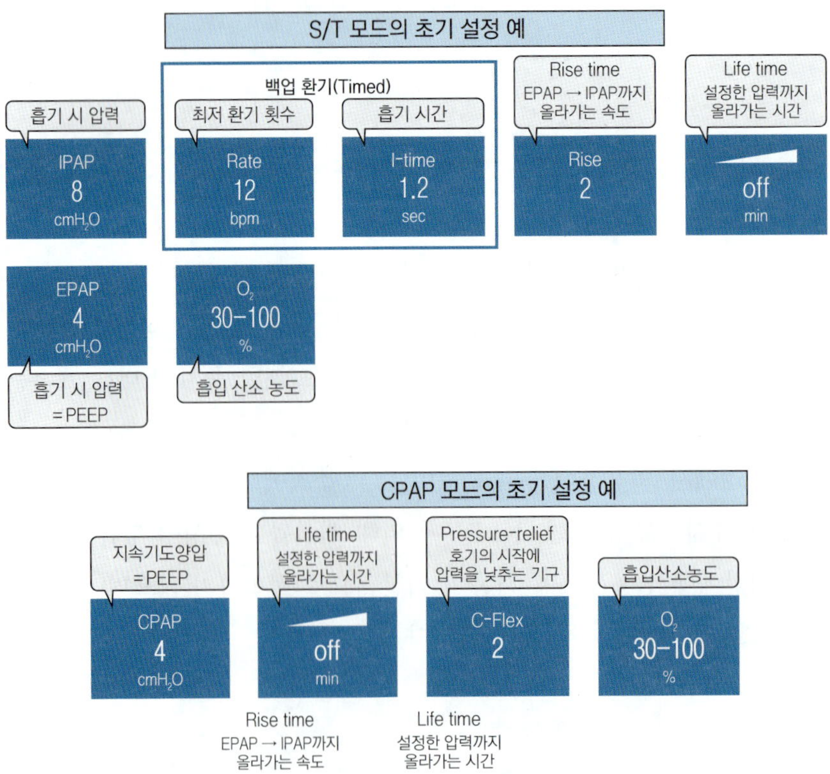

[NPPV 전용기 V60(필립스 레스피로닉스사)의 설정 화면을 참고하여 작성]

※3 bilevel PAP(bilevel positive airway pressure): 이층식 기도양압

초기 설정에 필요한 지식으로 다음 숫자를 기억합니다. 그 밖의 항목은 굳이 조작하지 않아도 좋습니다. 산소 농도는 처음에 100%로 하고, 이후 SpO_2=94–92%를 목표로 필요에 따라 조정합니다.

EPAP와 IPAP는 COPD 환자를 고려하여 설정하면 좋겠어. COPD 급성 악화에서 숨을 충분히 내쉬지 못해 내인성 PEEP이 증가할 가능성이 있어. EPAP는 3 cmH_2O에서 시작하여 조금씩 올려.

알겠습니다!

IPAP는 EPAP와의 차이만큼 환기를 보조하여 환기 효율을 개선할 수 있으므로, 6 cmH_2O에서 시작하여 제대로 동조되면 서서히 올려보는 것이 좋겠어.

〈임상 경과〉

S/T 모드에서 IPAP 8 cmH_2O EPAP 4 cmH_2O Rate 12회/분, Ti 1.2 sec, FiO_2 0.6으로 인공호흡 시작

설정했어요! 그리고 마스크에서 공기가 새지 않도록 주의해야지요…!

…! 잠깐, 그렇게 꽉 조이면 환자가 힘들어하지 않을까?

미즈호

그런가요? 확실히 공기가 들어가도록 밀착에 의식했는데요….

병동에서도 NPPV 마스크를 너무 조여 피부 문제를 일으킨 사례가 자주 보고되고 있어. 주의해야지….

NPPV가 비침습적이라고 부르는데, 그런 합병증이 생긴다면 안타까운 일이지…. 마스크가 잘 맞았는지 판단하는 기준은 숨을 들이쉴 때 마스크가 약간 뜨는 정도가 좋아! 무엇보다 환자의 착용감을 수시로 확인하는 것이 중요해.

그렇군요! 그건 몰랐네요. 마스크를 조정하지요!

히카리 선생, 고마워. 그리고 치료 개입 시행 후의 평가도 중요하지.

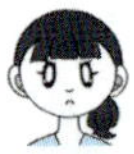

이번에는 고이산화탄소혈증에 의한 산증과 호흡 작업량 증가가 NPPV 적응이었으므로 그 상태가 개선되었는지 재평가가 필요하겠군요!

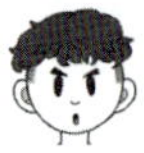

그래! 삽관이 지연되지 않도록 30분 정도 후에 효과를 판단하지!

To be continued

참고 NPPV 사용의 문제점은?

지금까지 간편한 인공호흡 도입에 유용한 NPPV의 장점에 대해 이야기했지만, NPPV 사용에 의해 나타날 수 있는 단점도 있습니다. 예를 들어 마스크에 의해 숨을 들이쉴 때 상당한 양의 가스가 들어가기 때문에, 기침을 할 수 없거나 입안에 분비물이 많으면 기도 폐쇄 위험이 있습니다. 또한, 높은 압력이 걸려 위장으로 많은 공기가 들어가서 구토나 흡인 위험도 있습니다. 마스크 고정이 제대로 되지 않으면, NPPV와 호흡이 동조되지 않고 공기 누출이 증가하여 효과적으로 호흡 보조가 되지 않을 우려도 있습니다.

또한, 중증 호흡부전에서 가장 큰 단점은 호흡 악화 시에 기도 삽관의 지연에 의한 삽관 시 합병증 발생 위험이나 환자의 예후 악화 위험이 높아집니다. 실제로 기관 삽관이 필요한 상태가 NPPV의 도움으로 호흡 상태가 어느 정도 개선되는 것처럼 보여 기관 삽관 결정을 주저하는 것을 임상에서 자주 경험합니다. 가이드라인에는 30분에서 1시간 후에 혈액가스 분석 등의 소견에 의한 삽관 필요성의 검토를 명시하고 있습니다. 빠른호흡이나 노력호흡 개선이 부족하거나, 높은 보조 압력이 필요하면 수 시간 관찰하지 않고 신속히 삽관 결정을 내려야 합니다. 또한, 가이드라인에는 NPPV에 의한 호흡 관리 실패를 예측하는 요인도 정리되어 참고할 수 있습니다.

실패 가능성을 시사하는 요인

- 최초의 동맥혈 pH가 낮다(7.30–7.22).
- NPPV 시행 후 짧은 시간 안에 pH 상승 없음($PaCO_2$ 저하, 호흡수 저하 포함).
- APACHE 점수나 SAPS 점수에서 중증도가 높음.
- X선 검사에서 침윤 음영 있음.
- 마스크를 오래 착용할 수 없음.
- 의식 상태가 나쁘거나 개선되지 않음.

(일본호흡기학회. NPPV(비침습적 양압환기법) 가이드라인 개정 2판. 남강당. 2015를 참고하여 작성)

요약

- ☑ **인공호흡≠기관 삽관!** 금기 사항이 없으면 NPPV 검토!
- ☑ 심장성 폐부종과 COPD 급성 악화는 NPPV의 좋은 적응!
- ☑ NPPV 장착으로 안심하지 않는다! 마스크 부착이 제대로 유지되는지, 그리고 환자와의 동조성을 확인하여 설정 변경!
- ☑ NPPV 장착 시도는 좋다! 그러나 삽관이 필요한 시점을 놓치지 않도록 지속적 경과 평가가 중요!

【참고문헌】

1) 일본호흡기학회 COPD 가이드라인 제5판 작성위원, 편. COPD 진단과 치료 가이드라인 2018 제5판. 일본호흡기학회. 2018.
2) 일본호흡기학회. NPPV 비침습적 양압환기법 가이드라인. 개정 2판. 남강당. 2015.
3) 志馬伸朗, 편저. 알아서 작동한다 ! 인공호흡관리 포켓북 개정판. 양토사. 2020.
4) Rochwerg B. Eur Respir J. 2017; 50 (2). 1602426.

Breathing

— 호흡 —

7 인공호흡기 관리 중 환기 곤란

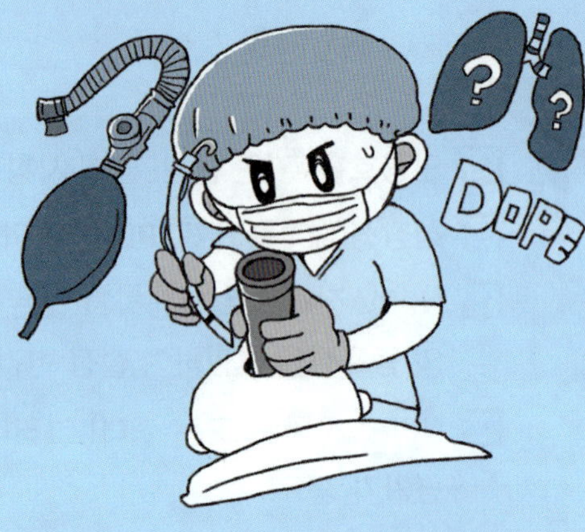

아츠시: NPPV를 도입하여 노력호흡은 조금 개선되었지만 여전히 빠른 호흡상태이고, 30분 후에 다시 검사한 혈액가스 분석에서 pH가 더 낮아졌군. 이제 기관 삽관이 필요할 것 같아.

히카리: SpO_2는 92%로 개선되었는데, 그래도 이대로는 위험할까요?

아츠시: 수치상으로 SpO_2가 개선되었다고 해도 이산화탄소가 축적되어 산증이 진행된다는 것은 환기 상태가 불충분하거나, 호흡근 피로가 진행됨을 의미하지. 이대로는 호흡 상태 악화가 계속될 것으로 예상해.

히카리: 그렇군요, 알겠습니다! 삽관과 인공호흡기를 준비합니다.

아츠시: 삽관할 때는 철저한 준비와 전략이 중요하지(➡ p.65). 빠짐없이 하나씩 확인해 볼까!

〈증례 경과〉

삽관 곤란, 환기 곤란 의심 소견 없음

마지막 경구섭취는 전날

기관 삽관 시의 진정이나 양압환기에 의한 혈압 저하 가능성을 고려하여, 볼루스 투여하기 위한 노르아드레날린 20배 희석액 준비

체중은 약 50 kg이며 약제 투여량 계산에서 미다졸람 5 mg, 펜타닐 50 μg, 로크로늄 50 mg을 사용하여 기관 삽관

승압제 사용 없이 기관 삽관 후에도 활력징후는 안정적

히카리 선생, 훌륭한 기관 삽관이었어요!

감사합니다!

좋아. 호흡기 설정도 완료했으니, 이제 호흡 상태를 계속 모니터링하기 위해 A라인 확보(➡ p.272) 준비로 넘어가지.

미즈호

…! 선생님, SpO_2가 갑자기 떨어졌어요! 80% 아래로 내려갔어요!

심각하군. SpO_2가 저하되며, 호흡기 그래픽에도 환기가 이루어지지 않아…. 미즈호 선생, 잭슨 리스 가져와!

알겠습니다!

큰일이군요! 도대체 무슨 일이 일어난 거지요?

이렇게 인공호흡기 관리 중에 갑자기 환기되지 않거나 산소화가 악화될 때가 있어! 이런 상황에서는 기본으로 돌아가야 해. 다시 primary survey를 진행하며 'DOPE'를 연상하며 환기 곤란 원인을 찾아야지!

1 인공호흡기 관리 중 환기 곤란 'DOPE'

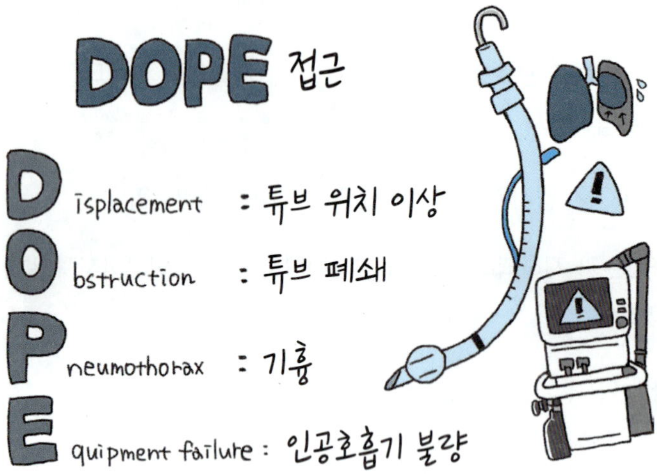

인공호흡기 관리 중에 이번처럼 **갑자기 환기가 들어가지 않거나 산소화가 악화될 때**가 있습니다. 이것은 응급실뿐 아니라 병원 내의 급성 악화 상황에서도 자주 보는 **인공호흡 관리 중에 일어나는 트러블의 하나**입니다. 긴급도가 높으며 상황에 따라 저산소증에 의해 심정지를 일으킬 가능성이 있습니다. 따라서 시간과의 싸움이며, 자신이 처음 발견자이면 즉시 지원을 요청하면서 혼자서라도 대응을 시작해야 합니다.

대표적인 원인 4가지는 Displacement(**튜브 위치 이상**), Obstruction(**기관/튜브 폐쇄**), Pneumothorax(**기흉**), Equipment failure(**장비의 문제**)이며 영어 머리글자를 따서 DOPE라고 기억합니다[1]. 물론 그 밖에 천식 등의 다른 원인이 있지만, 즉시 개입이 가능하고, 만약 지연되면 치명적인 이 4가지 원인 검색을 진행합니다.

2 대응의 흐름

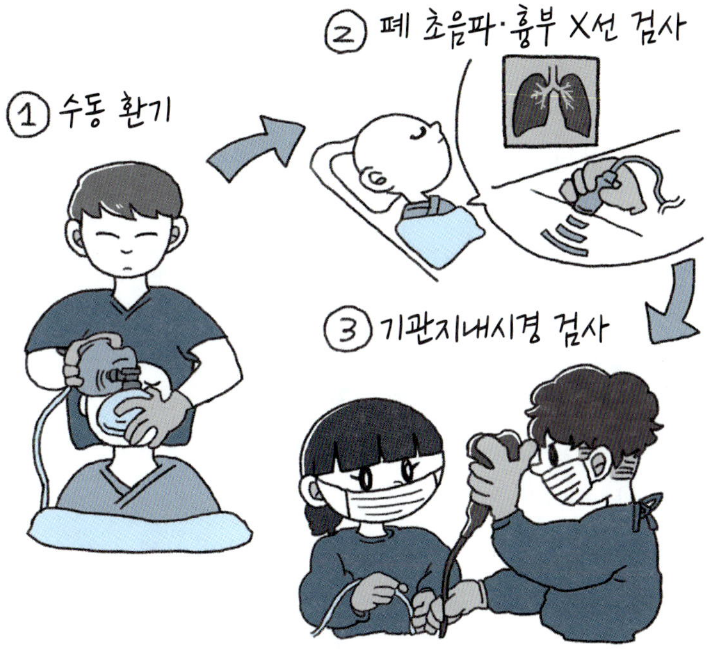

DOPE 의심 상황에서 SpO_2가 급격히 떨어져서 당황하기 쉽습니다. 그러나 이럴 때 취해야 할 행동은 정해져 있습니다[1]. 앞으로 비슷한 상황을 만났을 때 실제로 적용하기 쉽도록, 구체적 대응의 흐름을 순서대로 설명합니다.

또한, 이와 같은 절박 상황일수록 기본으로 돌아가서 primary survey가 중요합니다. 긴장할 때일수록, ABC··· ABC···라고 머릿속으로 되뇌며 차근차근 평가합니다.

❶ 잭슨 리스 회로를 이용하여 수동 환기로 전환

우선 **인공호흡기를 수동 환기로 바꾸어 Equipment(장비의 문제)** 가능성을 제외합니다. 수동 환기에서 문제 없이 환기가 이루어지면 장비 결함 가능성이 있으므로 새로운 장비를 준비합니다. 만약 수동 환기마저 어려우면 튜브의 문제 또는 환자의 문제를 생각합니다. 튜브 위치 이상이 의심되면 담당 간호사에게 튜브의 고정 위치에 어긋난 부분은 없는지 확인을 요청합니다. 수동 환기 시행에 사용하는 장비는 **잭슨 리스 회로(비자기 팽창식 소생 백)**(➡ p.54)입니다. 잭슨 리스 회로는 BVM 같은 자기 팽창식 소생 백과 비교하여 기도 내 압력이 높은지,

가래 등에 의한 Obstruction(**기관/튜브 폐쇄**)에 의한 코골이 소음※1 발생 여부 등 실제 환기 시행의 다양한 정보를 얻을 수 있습니다. 가래가 많다고 판단하면, 즉시 흡인합니다. 가래를 충분히 흡인하여 환기 부전의 개선을 자주 경험합니다. 물론, 바로 준비할 수 없으면 자기 팽창식 소생 백의 사용도 좋습니다.

수동 환기를 시행하며 청진하여 호흡음의 좌우 차이나 가래 등의 폐쇄물이 의심되는지, Pneumothorax(**기흉**)에 의한 피하기종이 있는지 함께 평가합니다.

❷ 폐 초음파 검사 및 흉부 X선 검사

수동 환기를 진행하면서 다음에 시행할 것은 폐 초음파 검사와 흉부 X선 검사입니다. Displacement(**튜브 위치 이상**)나 Pneumothorax(**기흉**) 가능성을 찾습니다. 기흉은 흉부 외상에 의한 외상기흉이나 젊은 남성에 많은 자연기흉도 있지만, 인공호흡의 양압환기에서 합병증으로 나타날 수 있습니다[3].

여기서 중요한 점은 기흉을 X선 검사나 CT 검사가 아니라 신체 소견과 진찰에서 예상해야 한다는 것입니다. 폐쇄쇼크에 의해 순환부전을 일으키는 긴장기흉을 신체 소견으로 즉시 발견하여 긴급한 흉부 감압 시행을 외상진료 가이드라인에서 권고하고 있습니다[4]. 그러나 인공호흡 관리 중에 발생한 기흉에서는 피하기종 등의 신체 소견이 뚜렷하지 않은 경우가 많습니다. 청진에서 좌우 호흡음의 차이가 있어도 무기폐나 편측 기도 삽관과의 구별이 어렵습니다. 따라서 기흉이 의심되면 **폐 초음파 검사를 시행하여 lung sliding 소실이 있는지 신속히 확인**하여 진단합니다(➡ p.142). 만약 혈류역학이 안정되어 있으면 X선 검사도 고려하지만 순환 부전을 일으킨 기흉(긴장기흉)에서는 긴급 탈기가 우선입니다.

❸ 기관지내시경

이런 평가와 개입으로 환기 곤란이 개선되지 않으면 기관지내시경 검사에 의해 Obstruction(**기도/튜브 폐쇄**)이 있는지 검색합니다. 이 시점에는 아마 지원 의료인이 도착했을 가능성이 있으므로 상급의와 상의하여 소견을 확인하고 대응 방안을 생각합니다.

빈도가 높은 원인은 혈담이나 고형화된 가래에 의한 튜브 폐쇄입니다. 기관지내시경이나 흡인 튜브로 흡인해도 제거되지 않으면 튜브 교체가 필요합니다.

※1 유사 코골이 음: 코골이와 비슷한 소리이며, '구구' 하는 소리로 들린다.

〈증례 경과〉

기관 삽관 중, 뚜렷한 기도 튜브 폐쇄는 없음
100% 산소의 잭슨 리스 회로를 이용하여 수동 환기로 변경
청진에서 좌측 호흡음은 감소되었으나 명확한 피하기종 없음, SpO_2 = 82%
BP 81/54, HR 124, 요골동맥 촉지 매우 약함

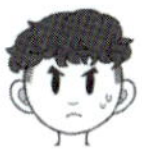
잭슨 리스 환기에서 상당한 저항이 느껴지네…. 청진에서 왼쪽 호흡음이 조금 약한 것 같아 …?

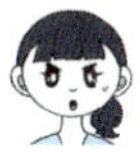
확실히 왼쪽이 가슴 움직임이 좋지 않은 것 같아요…. 피하기종은 명확하지 않네요!

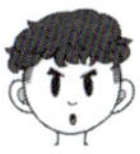
폐 초음파를 해야지! …왼쪽 전흉부에서 lung sliding이 광범위하게 소실되어 있어. 이건 기흉 의심이야. 더구나 순환부전이 있는 긴장기흉이므로 매우 위험한 상태야. 즉시 흉강 배액이 필요해!

To be continued

요약

- ☑ 인공호흡 관리 중의 환기 곤란은 'DOPE'로 기억!
- ☑ **수동 환기 ➔ 초음파 검사와 X선 검사 ➔ 기관지내시경의 흐름으로 대응!**
- ☑ 긴장기흉으로 진단되면, 즉시 **흉강 배액 결단!**

【참고문헌】

1) Brady B. Cardiac Arrest, An Issue of Emergency Medicine Clinics E Book. Elsevier Health Sciences. 2012.
2) Santanilla JI. Emerg Med Clin North Am. 2008; 26: 849-62.
3) Slutsky AS. N Engl J Med. 2014; 24; 370.
4) 일본응급의학회. 외상 초기 진료가이드라인 JATEC 제6판. 헬스출판. 2021.

Breathing

— 호흡 —

8 흉강천자와 흉강 배액

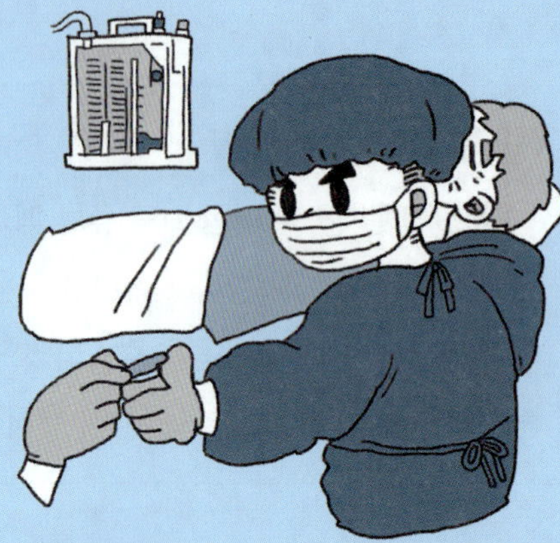

아츠시: 환기량 감소 원인이 기흉이군. 흉강 배액이 필요해. 게다가 긴장기흉일 가능성이 높아…. 미즈호, 바로 흉강 배액을 준비해 줘!

미즈호: 네! 그런데 지금 응급실의 다른 환자가 배액을 사용하고 있어 준비에 조금 시간이 걸릴 것 같습니다. 죄송합니다!

히카리: 아츠시 선생님, 혈압이 더 떨어지고 있어요!

아츠시: 더 이상 지체할 시간이 없어 보이네…. 히카리 선생, 환기를 대신 맡아줘! 배액이 준비되는 동안 흉강천자를 할게!

히카리: 알겠습니다!

긴장기흉은 기흉강이 크게 확장되며 심장을 포함한 세로칸을 압박하여 순환부전을 동반한 기흉을 말합니다. 흉강 안 공기에 의한 흉강 내압 상승으로(기계적 폐쇄) 심장에 돌아오는 전부하가 감소하여 심박출량이 떨어지고, 결국 폐쇄성 쇼크(➡ p.242)를 일으키는 상태입니다. 되도록 빨리 공기를 배출하여 기흉을 해소하지 않으면 저산소증과 순환부전이 진행되어 심정지 위험에 몰리게 됩니다.

흉강 안 공기를 빼는 방법에는 유치침을 이용한 **흉강천자**와 배액관을 이용한 **흉강 배액**이 있습니다.

1 흉강천자

❶ 적응과 목적

흉강천자의 주된 적응은 긴장기흉이며, 그 목적은 공기 제거입니다. 공기 제거 방법으로 확실한 방법은 흉강 배액이지만, 필요 물품 준비에 시간이 걸리거나 배액관을 삽입할 여유가 없는 긴급한 상황에서는 흉강천자에 의해 공기를 빼냅니다.

❷ 순서

【준비 물품】

16G 유치침 32 mm(가능하면 게이지 수가 작은 굵은 유치바늘을 선택)

10 mL 주사기

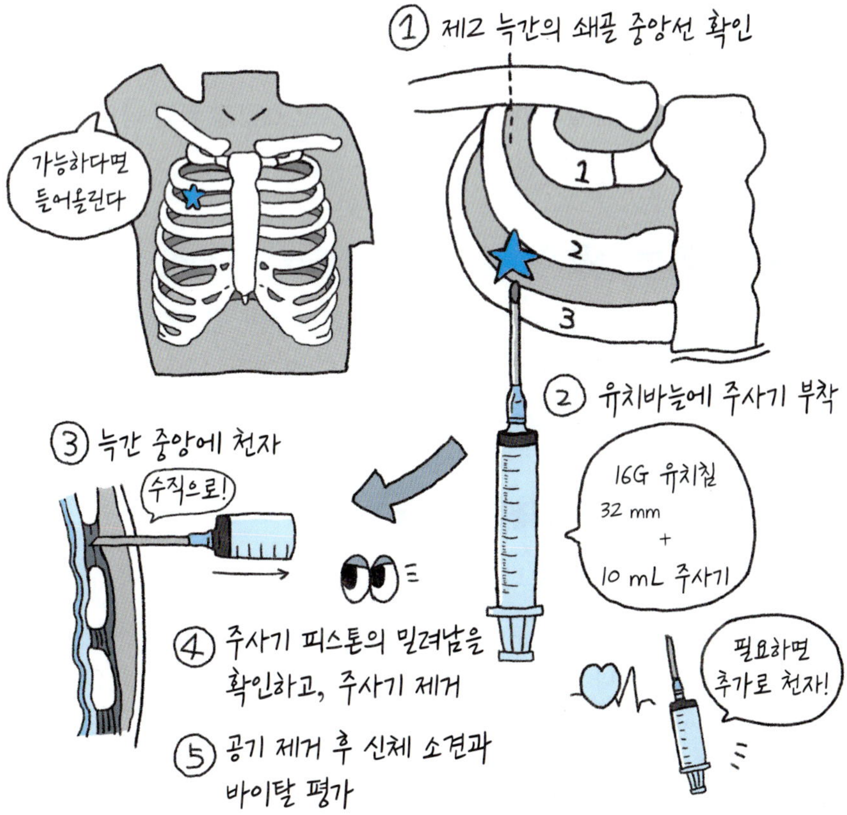

앞의 그림에 구체적 순서를 정리했습니다. 시간적 여유가 있으면 천자 전에 국소마취를 고려할 수도 있지만, 흉강천자가 필요한 상황은 대부분 절박 상황입니다. 따라서, 천자용 유치침과 주사기만 준비되면 바로 시행 가능합니다. 유치침의 내경이 좁으면 공기 제거가 충분하지 않을 수 있어 가능하면 16G (또는 14G) 등 준비된 것 중에서 가장 굵은 것을 선택합니다.

1) 제2 늑간의 쇄골 중앙선 확인

흉강천자에 적합한 부위는 **제2 늑간의 쇄골 중앙선**입니다. 누운 자세에서는 공기가 배쪽에 모이며 제2 늑간보다 아래쪽에서 접근하면 심장 손상 위험이 있습니다. 또한, 쇄골 중앙선보다 안쪽은 내흉동맥 손상 위험이 있으며, 바깥쪽은 피하조직이나 근육 두께가 증가하여 흉강 안까지의 거리가 길어집니다.

체표면에서 촉지할 수 있는 흉골각에 연결된 제2늑골을 확인하여 그 아래쪽에 있는 늑간이 제2 늑간입니다. 팔을 들어올릴 수 있으면, 들어올려 늑간을 넓혀줍니다.

2) 유치침에 주사기 부착

플라스틱 정맥 내 유치침(16G, 32 mm)에 10 mL 주사기를 부착합니다. 이 과정을 긴급한 상황에서 생략하기 쉽지만, 공기 제거를 확인하기 위해 주사기 부착이 중요합니다. 천자하여 흉강 안에 도달하면 **공기에 의해 주사기 안의 피스톤이 자연스럽게 밀려 나오므로** 흉강 안에 바늘끝이 확실히 도달했다는 판단이 가능합니다.

3) 늑간 중앙을 목표로 천자

늑골 아래쪽 가장자리에는 늑간 동정맥 및 신경이 지나가며 전흉부에서는 늑골 위쪽 가장자리에 늑간동맥과 신경의 가지가 존재할 수 있으므로, 합병증 위험을 줄이기 위해 늑간 중앙을 목표로 합니다. **천자 각도는 전흉부에 대해 수직**으로 합니다.

4) 주사기 피스톤 확인 후 유치침 내관 제거

천자 후 주사기 피스톤이 밀려 나오면 유치침이 흉강 안에 도달하여 공기 제거가 가능하다는 증거입니다. 유치침의 외관을 남기고 내관은 제거합니다. 끝까지 천자했어도 공기가 제거되지 않으면 두꺼운 대흉근이나 피하지방 때문에 흉강에 도달하지 못했을 가능성이 있습니다. 이 경우 제5 늑간 전액와 중앙선에서 천자하거나 더 긴 바늘(51 mm 또는 64 mm)을 사용하여 공기 제거를 시도합니다.

5) 공기 제거 후 신체 소견, 활력징후를 평가하여 필요시 추가 천자

내관을 제거하여 슈- 소리 같은 공기 제거 음이 들리면 흉강 배액이 성공한 것입니다. 그러나 전흉부의 유치침 하나만으로는 공기 제거가 불충분할 수 있습니다. 이때는 제4 또는 제5 늑간 중액와선 앞쪽에 추가 천자를 고려할 수 있습니다. 하지만, 흉강천자는 어디까지나 임시 조치이며 되도록 빨리 흉강 배액 유치를 시행해야 합니다.

〈임상 경과〉

왼쪽 제2 늑간 쇄골 중앙선에 16G 유치침으로 긴급 공기 제거 시행

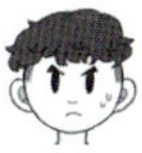
…음. 혈압은 조금 회복되었지만, SpO_2 91%야. 순수 산소로 환기하고 있는 것치곤 너무 낮아.

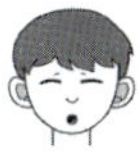
배액관 준비되었습니다!

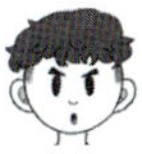
좋아, 바로 흉강 배액이다! 미즈호, 배액관 백 준비도 부탁해!

2 흉강 배액

❶ 적응과 목적

이 증례와 같은 긴장기흉 이외에 자연기흉이나 대량 혈흉 등은 흉강 배액의 적응입니다. 흉강천자 시행 후에도 확실한 공기 제거를 위해 추가로 흉강 배액을 신속히 시행합니다. 절대적 금기사항은 아니지만, 삽입 부위의 폐와 흉막 유착이 의심되면 주의합니다. 또한, 혈액응고 이상이 있어도 주의가 필요하지만 흉강 배액에 의한 대량 출혈이나 사망률은 높지 않다고 보고되었습니다[1].

흉강천자와 다른 점은 흉강 안에 고여 있는 공기뿐 아니라 액체 배액도 목적으로 한다는 것입니다. 긴장기흉에서 공기 제거, 대량 혈흉에서는 혈액성 흉수 배액 등 적응에 따라 목적이 다릅니다. 외상 증례에서는 기흉과 혈흉의 동반이 많아 양쪽의 배액을 목적으로 합니다.

❷ 순서

【준비 물품】

국소마취용(긴급 시 생략 가능): 23G 주사바늘, 주사기, 리도카인 염산염 0.5% 주사액

메스, 페앙집게, 봉합세트, 봉합사(0-2호), 배액관(기흉: 16Fr 이하, 외상성 혈흉: 28-32Fr)

다음에는 응급실에서 자주 만날 수 있는 외상에 의한 긴장기흉 상황을 가정하여, 흉강 배액관 유치를 설명합니다[3].

Point! 흉강 배액관 크기 선택

배액관 크기

원인 / 주로 배액하는 것	외상성	비외상성
공기	28-32Fr (혈흉이 없으면 16Fr ≦)	16Fr ≦
액체	28-32Fr	혈흉 28-32Fr 흉수 16Fr ≦

흉강 배액관 크기 선택에 대해 간단히 정리합니다. 외상 증례인지 여부와 주로 배액하려는 내용물이 무엇인가에 따라 다릅니다. 비외상성에서 반드시 굵은 배액관이 필요하지는 않습니다. 혈흉 배액이 주된 목적이면 혈전에 의한 폐쇄 위험을 고려하여 굵은 튜브를 선택합니다

외상성 기흉의 대부분은 혈흉을 동반합니다. 가는 배액관 사용에서는 혈전 폐쇄 가능성이 있어 굵은 배액관을 사용합니다. 외상에 의한 긴장기흉은 신체 소견으로 진단하며 영상 평가보다 먼저 배액을 시행할 필요가 있습니다. 혈흉 동반 가능성을 고려하여 28-32Fr 튜브를 선택합니다. 만약 X선 또는 CT 영상을 이미 평가하여 주요 배액 대상이 공기라고 알게 되면, 16Fr 이하의 튜브를 선택할 수 있습니다.

외상성 혈흉의 배액관 굵기에 대해 14Fr과 28-32Fr을 비교한 연구에서 2군 사이의 치료 실패율(11% vs 13%), 1일 배액량, 튜브 사용 일수 등에 유의한 차이가 없었고, 삽입 시 통증은 14Fr에서 적었다는 결과도 있습니다[2]. 그러나 이 연구는 치료 실패와 관련된 요인인 외상의 중증도

가 높지 않은 환자가 대상이었습니다. 중증 흉부 외상에서 개흉술 적응은 배액량과 관계가 있으며, 배액관이 폐쇄되면 치료 개입의 지연으로 치명적일 수 있습니다. 중증 외상 증례에는 28-32Fr 배액관 사용을 기억해 둡니다.

1) 체위 조정 및 삽입 위치 확인

환측 팔을 들어올려 접근하는 늑간을 넓게 합니다. 삽입 위치는 흉관 배액관 유치 목적에 따라 다릅니다(Point ➡ p.180 참조). 긴장기흉에는 흉강천자에서처럼 제2 늑간 쇄골 중앙선 또는 제4-5 전액와선을 기준으로 접근합니다. 흉부 X선이나 CT 영상에서 기흉 공간이 확인된 경우에는 영상 소견을 참고하여 위치를 결정합니다.

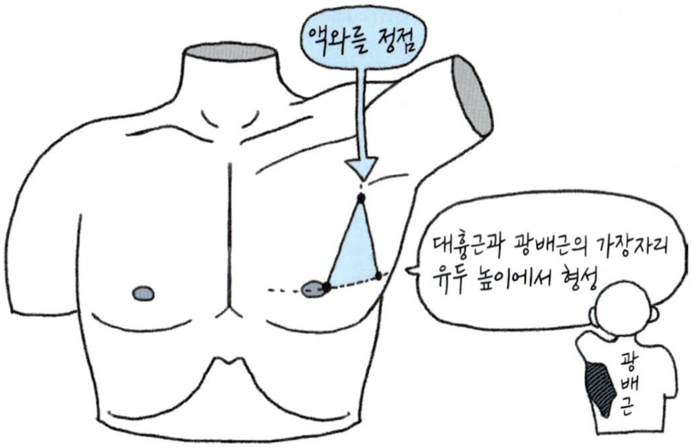

피하기종 때문에 촉진으로 늑간 높이를 추정하기 어려우면 겨드랑이를 정점으로 대흉근 및 광배근의 가장자리와 유두의 높이가 만드는 삼각형 영역에 삽입합니다. 이 영역에는 주요 신경이나 혈관조직이 없으며, 큰 근육조직도 없고 흉벽이 얇아 흉강까지 접근이 쉽습니다.

Point! 삽입 위치 결정에 대한 사고의 흐름

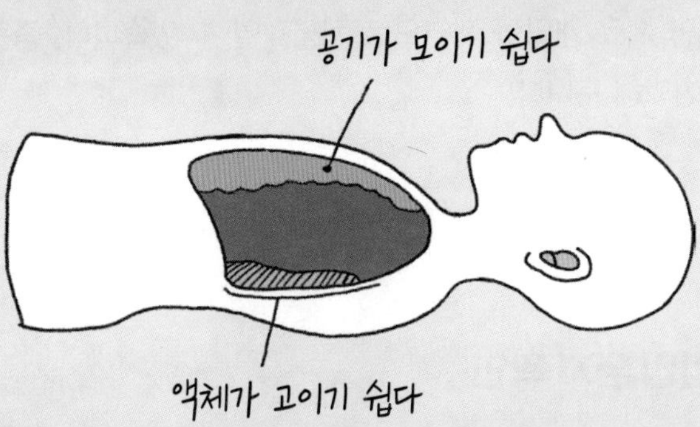

배액관 크기 선택과 함께, 혈흉(흉수)과 기흉 중에서 무엇을 주로 배액할 것인지 명확히 하는 것이 중요합니다. 바로 누우면 공기는 전흉부에 액체는 등쪽에 모이기 쉬운 경향을 이미지 합니다.

삽입 위치에 전흉부와 측흉부 접근이 있으며, 전흉부에서는 흉강천자와 동일하게 쇄골 중앙선을 선택합니다. 한편 측흉부에서는 전액와선이나 중액와선에서 접근합니다. 즉, 제2-3 늑간 쇄골 중앙선, 제4-5 늑간 전액와선, 제4-5 늑간 중액와선 등의 3가지 선택지 중에서 가장 적합한 삽입 위치를 결정합니다.

공기를 주로 배액하려면 공기가 전흉부에 모이기 쉬우므로 제2-3 늑간 쇄골 중앙선 또는 제4-5 늑간 전액와선 등 전방 접근을 고려합니다. 전방 접근과 중액와선 접근을 비교한 연구에서 중액와선 접근이 폐엽 사이 유치율이 유의하게 높다는 보고가 있습니다[4]. 그러나 체격이 좋은 환자에서 전방 접근은 대흉근 등의 영향으로 흉강까지 도달 거리가 길어져 처치에 시간이 걸릴 수 있다는 점을 유의해야 합니다.

혈흉 등 주로 액체 배액에서는 액체가 등쪽에 모이기 쉬우므로 측흉부에서 접근합니다. 외상성 혈기흉을 대상으로 전액와선과 중액와선 접근을 비교한 연구에서 중액와선 접근이 위치 이상이나 기능장애가 더 많다고 보고되었습니다[5]. 다만, 대량 혈흉에서 전액와선이 좋은지 명확하지 않으므로, 대량 혈흉에서는 등쪽 배액을 목표로 중액와선 접근을 선택합니다.

요약하면, **공기를 주로 배액할 경우에는 환자의 체격과 피하기종을 평가하여 제2-3 쇄골 중앙선 또는 제4-5 전액와선 접근을 고려합니다. 액체를 함께 배액할 경우에는 제4-5 전액와선, 특히 다량의 액체 저류가 예상되면 중액와선 접근을 고려**합니다.

2) 절개 예정 부위 마취

늑간 동정맥은 늑골의 아래쪽 가장자리를 따라 지나가므로, 늑골의 위쪽 가장자리를 따라 늑간근에서 벽측 흉막까지 배액관 튜브 유치 예정 부위에 충분히 침윤 마취합니다. 절개 부위는 배액관 튜브를 폐 첨부에 유도하기 쉬운 위치로, 삽입할 늑간의 약간 발 쪽을 선택합니다. 벽측 흉막은 통증을 느낄 수 있으므로, 흉막 근처 깊이까지 충분한 마취 침윤이 되어야 합니다. 긴장기흉 등 긴급한 상황에서는 국소마취를 생략하기도 합니다.

3) 피부 절개 및 둔한 박리

삽입하려는 늑간의 약간 발 쪽을 가로 방향으로 약 4 cm 정도 절개합니다. 미용상의 관점에서는 2-3 cm 정도의 소절개가 좋지만, 비만 환자나 긴급 사례에서 깊고 둔한 박리가 필요하여 충분한 절개를 확보해야 합니다.

페앙집게를 사용하여 발 쪽 늑간 위쪽 가장자리를 따라 머리 쪽으로 피하조직, 늑간근, 흉막을 둔하게 박리합니다.

4) 흉강 개방

페앙집게를 이용하여 흉강을 둔하게 개방하면, 쉬- 하는 공기 배출음이나 액체 배출을 확인할 수 있습니다. 집게를 이용하여 흉막 구멍을 충분히 넓힌 후 손가락을 넣어 흉강 안 도달 여부와 유착, 혈액 덩어리가 있는지 확인합니다. 피하기종이 있으면 피하기종의 공기 공간을 흉강으로 오인하기 쉬우므로 주의합니다.

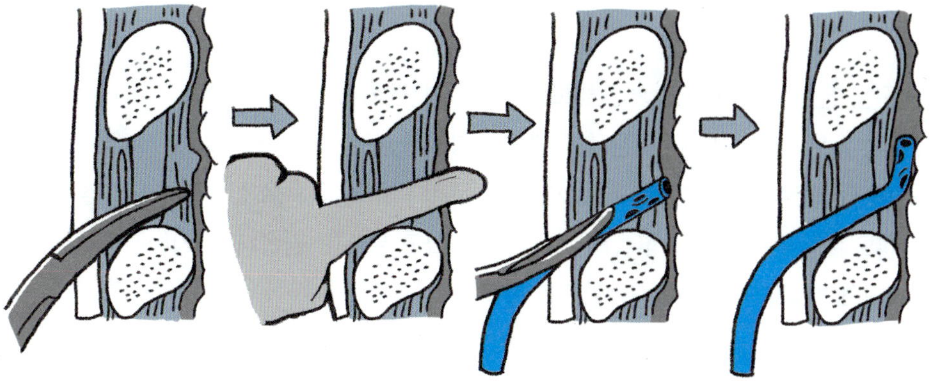

5) 배액관 삽입

배액관 끝을 집게로 잡고 폐첨부의 등쪽 방향을 의식하며 삽입합니다. 흉벽을 따라 흉강 안으로 유도하는 것이 중요합니다. 내관이 포함된 배액 튜브 사용에서는 내관이 앞 끝으로 나오지 않도록 주의합니다. 배액관 삽입 후 'fogging(김서림)'이라고 부르는 튜브 내강이 흐려지는 현상이나 호흡에 따라 튜브 안에서 혈액의 변동, 공기의 유출음 등을 통해 흉강 안 유치 여부를 다시 확인합니다. 배액관을 열어두면 공기와 액체가 급속히 체외로 배출될 수 있으므로, 일단 집게로 클램프한 후 배액관 백을 연결합니다.

6) 배액관 백 연결 및 고정

배액관을 저압 지속 흡인이 가능한 배액관 백에 연결하고, −10~−15 cmH_2O로 지속 흡인을 시작합니다. 공기 누출 여부, 배액 유무와 함께 배액 후 호흡 상태와 순환 상태의 개선이 나타나는지, 활력징후와 신체 소견을 재확인합니다.

마지막으로 피부를 봉합하고(전문가에게 들었다! ➡ p.183 참조), 배액 튜브를 고정한 후 흉부 X선으로 튜브 위치를 확인하여 마무리합니다.

참고 흉강 배액관과 흡인 키트의 차이

흉강 배액에는 배액관 유치 이외에 흡인 키트를 사용하는 방법이 있습니다. 다음은 두 방법의 차이점입니다.

배액관은 흡인 키트에 비해 굵은 튜브를 사용하여, 신속하게 공기 제거가 필요한 긴장기흉이나 점도가 높은 농흉, 외상에 따른 혈흉에 시행합니다. 또한 흡인 키트보다 구조적으로 강하고 유연성이 있어 굴곡에 의한 폐쇄 위험이 적고 둔한 박리 방식으로 삽입하여 안전성이 높습니다. 단점으로는 두꺼운 카테터에 의해 이물감이 크고 통증이 심합니다. 카테터를 클램프하는 도구가 없으면 별도의 클램프 집게가 필요합니다.

흡인 키트는 6-12Fr 정도로 가늘어서 피부 절개가 작아 침습도가 낮으며, 삽입 시 통증과 유치 후 불편감이 적습니다. 또한, aspiration valve라는 한 방향 밸브가 있어 공기나 흉수의 수동 흡인이 가능합니다. 연장 튜브에 클램프가 있어 클램 조작이 간편합니다. 하지만 점도가 높은 액체에서는 폐쇄 위험이 있으며, 유연성이 적어 접히면 폐쇄될 우려가 있습니다. 내경도 좁아 긴장기흉 등에서 긴급 공기 제거에 적합하지 않습니다. 또한, 배액관에 비해 끝이 날카로워 혈관이나 흉강 안 장기 손상 위험이 있어 안전성에는 배액관이 뛰어납니다.

결론적으로, **흡인 키트는 공기 제거가 불충분하거나 폐쇄 위험이 있어, 배액 효과와 안전성을 고려하면 응급실에서는 배액관을 1차 선택으로 사용합니다.**

전문가에게 들었다! 나는 이렇게 한다! 흉강 배액

평소 필자가 주의하는 점을 나열했습니다.

1) 국소마취

흉강 배액 시행에서 국소 마취 부위는 표피와 벽측 흉막입니다. 마취 바늘을 피부에 수직으로 찔러 표피가 불룩해질 정도로 국소마취제를 주입하면 피부 절개 시의 통증을 줄일 수 있습니다. 다음은 벽측 흉막입니다. 음압을 걸며 늑골 위쪽 가장자리를 따라 흉강으로 진행하여 공기 또는 액체의 역류를 확인합니다. 역류가 나타나지 않는 가장 끝 지점이 벽측 흉막에 해당하므로, 그 주변을 충분히 마취합니다.

2) 배액관 삽입 시 내관

만약 영상 소견이 있으면, 내관의 사용에서 앞 끝의 유도가 쉽습니다. 앞 끝을 약 1 cm 정도 빼내 장기 손상 위험을 줄일 수 있습니다. 긴급 상황에서는 내관을 사용하지 않고 둔한 방식으로 시행합니다.

3) 배액관 삽입 위치

교과서에는 제2 늑간 쇄골 중앙선이나 제4-5 늑간 전액와선 사용으로 되어 있습니다. 그러나 숙달되었으면 다음 단계도 고려합니다. 공기가 새거나 출혈이 멈추지 않으면 수술을 고려합니다. 이때 수술하려는 부위에 배액관 삽입 상처가 있으면 그대로 수술에 사용하여 상처를 줄일 수 있습니다. 병원의 수술 방법에 따라 다르지만 **3포트 수술에서는 제7-8 늑간 중액와선**(카메라 포트로 사용 가능), **단일공 수술에서는 제4-5 늑간 전액와선** 삽입이 좋다고 생각합니다.

4) 배액관 고정 방법

배액관 고정 방식은 병원에 따라 다르지만, 지금까지 경험 중에서 가장 좋다고 생각하는 고정 방법은 아래 그림과 같습니다.

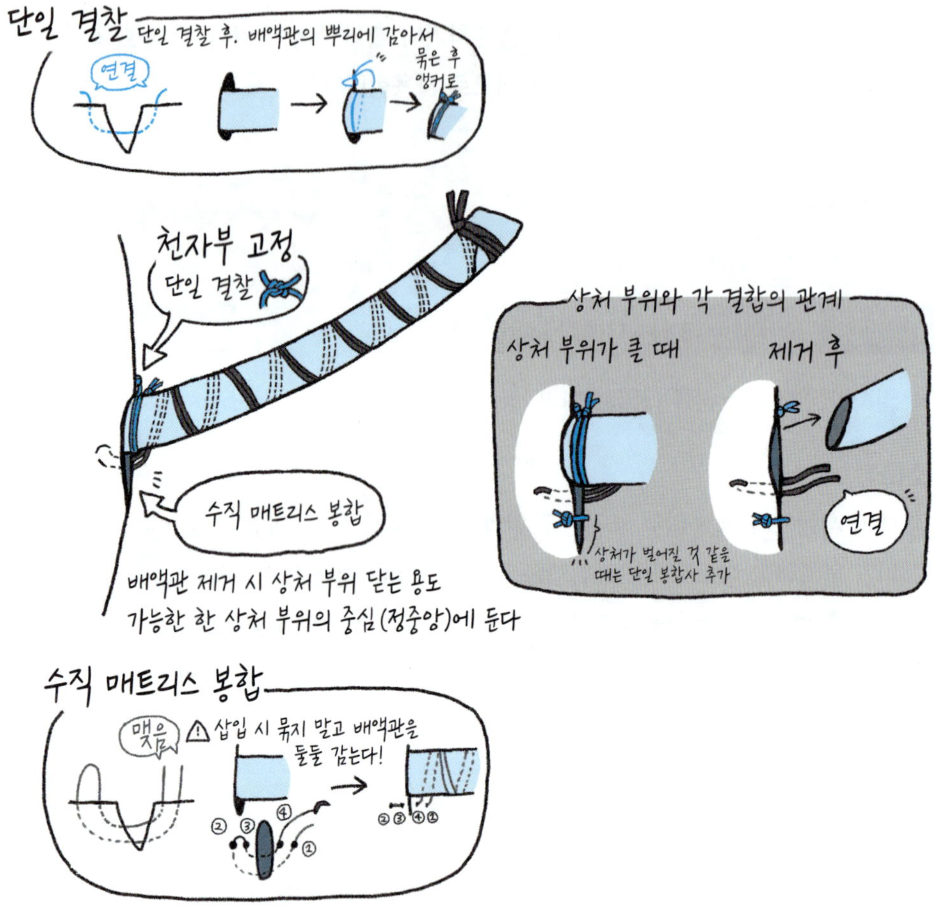

이 고정 방법의 장점은 고정용 실을 미리 배치하여 배액관 제거 시 추가 봉합이 필요 없어 환자의 부담을 줄일 수 있습니다. 매트리스 봉합 부위를 수평 매트리스로 봉합하면 배액관에 의해 표피가 일부 말려 올라갈 수 있습니다. 그 결과 배액관 유치 중에 피하조직이 건조되어 상처 치유가 나쁠 가능성이 있어 수직 매트리스 봉합을 권합니다. 또한, 응급 현장에서 나일론 실을 사용하는 병원이 많지만, 개인적으로는 견사(0-2호)를 선호합니다. 나일론 실은 모노필라멘트 구조로 되어 마찰 저항이 거의 없어 배액관 고정에 적합하지 않습니다.

히로시마 현립병원 호흡기외과 **井上 聡**

〈증례의 경과〉

좌측 제4 늑간 전액와선을 통해 16Fr 흉강 배액관 삽입, 공기 제거음 확인

음압 −10 mmHg으로 관리 시작

배액관에서 공기 누출과 호흡에 따른 변화가 보입니다.

치료 개입 후에 다시 한번 primary survey야! 히카리 선생. ABC는 어떻지?

기관 튜브는 폐쇄 없이 환기가 양호하며, 요골동맥도 확실히 촉지됩니다. 활력징후도 안정적입니다!

휴… 어떻게든 상태가 안정되었네. 이번처럼 흉강 배액관을 긴급하게 삽입이 필요할 때가 있어. 순서나 시뮬레이션을 평소에 익혀두어야 해!

네…. 하지만 흉강 배액관 삽입은 너무 어렵게 느껴져요….

물론 혼자서 삽입하는 일은 그렇게 많지는 않을 수도 있지만, 흐름의 이해가 정말 중요해. 흉강천자는 긴급 상황에서 눈앞의 환자를 구할 수 있는 수기가 될 수도 있으니까, 필요한 물품과 천자 위치는 기억해 두면 좋아!

알겠습니다!

그 밖에 환기 곤란의 다른 원인이 없는지 계속 긴장을 늦추지 말고 확인해야지. 위치 확인을 위해 흉부 X선 검사를 다시 시행하여 배액관이 정확한 위치에 유치되었는지 확인해.

요약

- ☑ 긴급 공기 제거가 필요할 때 배액 준비에 시간이 걸릴 것 같으면 우선 흉강천자!
- ☑ 흉강 배액은 침습적 처치이지만, 필요할 때는 주저하지 않는다! 순서를 이해하면 안전하게 시행할 수 있다!
- ☑ 흉강 배액은 외상 유무와 배액 목적에 따라 배액관의 굵기와 삽입 위치를 결정한다!

【참고문헌】

1) Fong C, et al. Chest. 2021; 160: 1875-89.
2) Kulvatunyou N. J Trauma Acute Care Surg. 2021; 91: 809-13.
3) 일본응급의학회 등. 외상 초기 진료가이드라인 JATEC 제6판. 헬스출판 2021.
4) Huber-Wagner S. Resuscitation. 2007; 72: 226-33.
5) Matsumoto S. Am J Emerg Med. 2015; 33. e1-5.

Debriefing:

9 되돌아보기

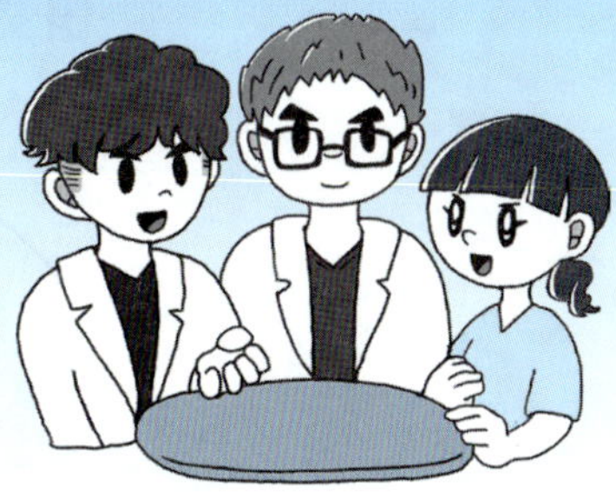

아츠시: 이번에는 감염에 동반된 COPD 급성 악화에 의한 II형 호흡부전에 대해 우선 급성 악화 치료와 NPPV를 이용한 인공호흡은 시행했지만, 결국 기관삽관이 필요했던 증례였어!

히카리: 네! 그 후 기흉이 되었을 때 정말로 당황했어요….

고생 많았어. 기관 삽관을 완벽하게 잘해 주었고, 무엇보다 평소에 열심히 공부하고 있는 것을 알 수 있어 감탄했어. 수고 많았어! 이번 증례에 의해 궁금한 점이나 더 알고 싶은 부분이 있어?

산소요법과 인공호흡에 대해 배우면서, 이 증례에서는 등장하지 않았던 HFNC※1에 대해 알고 싶어졌어요!

Point ❶ HFNC란?

오! 좋은 점을 생각했네. HFNC는 ICU에서도 자주 사용하는 장비이고, 응급실에서도 등장할 기회가 많지. **HFNC는 산소와 공기를 혼합하여 40–60 L/분 정도의 고유량 산소 투여가 가능한 산소요법 장비**야. 코캐뉼라나 보유주머니 마스크는 저유량 산소요법으로 분류되지만 HFNC는 **고유량 산소요법**이라고 불러.

보유주머니 마스크도 산소 유량이 크다고 생각했는데, 그 이상의 유량으로 투여할 수 있네요. 그런데 그런 유량을 코로 투여하면 코점막이 손상될 것 같은데요….

※1 HFNC(High Flow Nasal Canula)

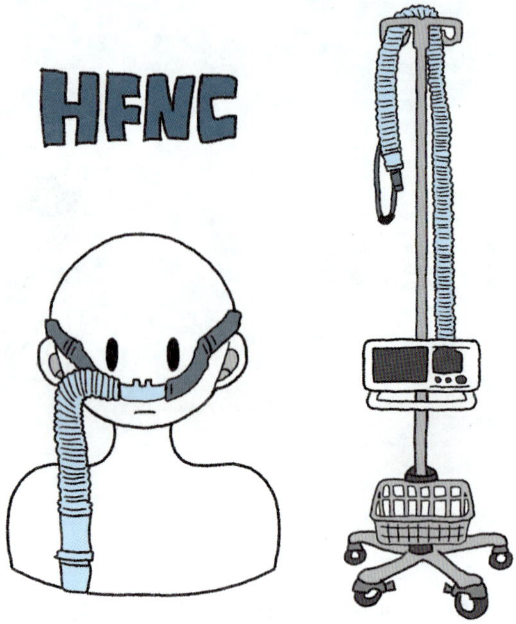

그래! 예를 들어 캐뉼라로 산소를 40 L/분 투여하면 점막이 한 번에 손상되어 코피가 날 수도 있지. 그런 문제를 해결한 것이 바로 HFNC야. 산소와 공기를 혼합할 때 가온 가습하여 점막에 대한 자극을 크게 줄일 수 있어. 게다가 가습으로 기도 내 섬모 기능을 개선시켜 가래 배출을 쉽게 만들어주는 네불라이저와 같은 효과도 기대할 수 있지.

정말인가요! 응급실에서 산소 투여할 때 모두 HFNC 사용이 좋을 것으로 생각되네요!

하지만 좋은 점만 있는 건 아니야. 일반적으로 코캐뉼라나 보유주머니 마스크와 비교하여 HFNC의 착용감이 좋지 않다고 말해. 응급실에서 사용을 조사한 문헌에 의하면[1] 저유량 산소요법이나 NPPV와 비교하여 산소화, 호흡수, 자각 증상 등의 개선은 있지만, 삽관 회피율, 입원율, 사망률 감소 등의 효과는 없다는 결과였어.

노부로

세부적으로 말하자면 HFNC로 대표되는 고유량요법은 산소 사용량이 많아 그 비용이 결코 무시할 수 있는 수준이 아니에요. 산소 자체 비용, 장비 비용, 그리고 치료 결과와 관련된 비용까지 종합적으로 고려해야 해요[2].

그렇군요…. 전에 임상기사가 장비를 조립하는 걸 본 적이 있는데, 준비해서 가동하기까지 시간이 꽤 걸리는 것처럼 보여 간단한 장비라는 느낌은 들지 않았어요. 사용하기 쉽지 않을 것 같네요.

미즈호

장치의 온도 조정에 약간의 준비 시간이 필요한 경우도 많아 ICU에서 준비한 후 입실 시점에서 착용하는 경우도 자주 있어요.

인력과 소요 시간을 고려한 치료 내용의 결정이 정말 중요한 일이야. 정리하자면, 이번과 같은 COPD의 급성 악화나 울혈심부전처럼 환기 보조가 필요하고, NPPV 효과가 알려진 상태에는 NPPV가 1차선택이라고 생각해![3] NPPV를 견디기 어려운 경우나, NPPV 적응이 아니며 저유량 산소요법에도 산소화와 호흡 곤란 개선 기대가 어려우면 HFNC 차례가 될 수 있어!

그렇군요! 환자 상태와 호흡의 평가에서 무엇이 문제가 되는지 생각하여 관리하는 과정을 이해하면 점점 더 재미있어질 것 같아요.

Point ❷ HFNC에 의한 기관 삽관 지연

확실히 HFNC는 고성능 장비로 많은 장점이 있지. 하지만 주의해야 할 점은 성능이 너무 좋다 보니 실제로 기관 삽관이 필요한 환자의 삽관 시점이 늦어질 수 있어. HFNC에 의해 삽관이 지연되어 사망률이 증가할 수 있다는 보고도 있지[4].

정말 그렇군요…. 말하자면 '버티다 실패한다'는 경우네요. 경험적으로 기관 삽관을 어떻게든 피하려고 FiO_2를 0.8 가까이 올린 폐렴 환자에 대해 상의를 받은 적이 있어요. 환자를 직접 보러 가보니 이미 호흡근이 많이 피로한 상태도 있었어요.

NPPV나 HFNC 사용에서는 SpO_2나 혈액가스 분석 같은 수치만 보지 말고, 반드시 환자의 자각 증상과 호흡 양상을 함께 모니터링해야 하지. 필요하다고 판단되면 지체 없이 기관 삽관을 결단해야 하지.

참고 HFNC의 치료 실패를 예측하는 ROX 지수는?

$$\frac{SpO_2/FiO_2}{\text{Respiratory Rate}} = \text{ROX index}$$

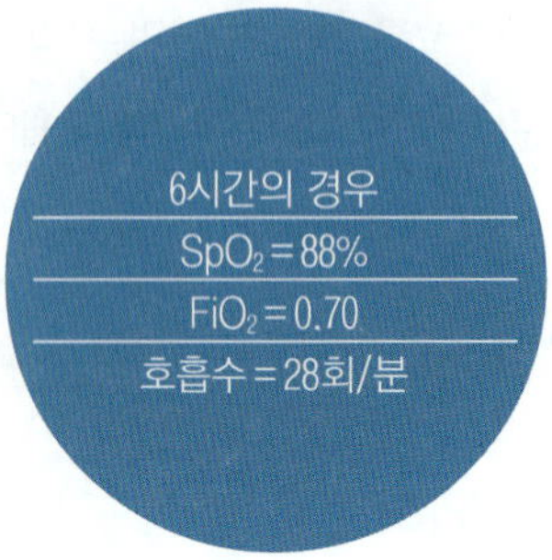
6시간의 경우
SpO₂=88%
FiO₂=0.70
호흡수=28회/분

$$\frac{88/0.70}{28} = 4.48$$

HFNC를 장착하고 어떤 기준으로 치료 실패를 판단하여 기관 삽관을 결단할까에 대해 명확한 기준이 없는 것이 현실입니다. 최근 ROX 지수라는 지표를 이용하여 HFNC 치료 성공 여부를 조기에 판단할 가능성이 주목받고 있습니다[5]. ROX 지수는 SpO_2를 FiO_2와 호흡수로 나눈 값에 100을 곱하여 계산합니다. 이 지수는 입원 후 루틴으로 평가하는 활력징후에서 쉽게 계산할 수 있는 점이 매력적입니다. 다기관연구에서 각 시점의 cut-off와 실패의 양성 예측이 다음과 같이 보고되었습니다.

ROX score margin for failure over time		
Time Point (Hours of NHF use)	ROX Score	Positive Predictive Value %
2 hours	<2.85	98
6 hours	<3.47	98-99
12 hours	<3.85	99
>12 hours	<4.88	80

(Roca O. Am J Respir Crit Care Med. 2015; 41에서 일부 인용)

물론 이 수치만으로 판단하면 안 되며, 참고 사항으로 시간 경과에 따라 신체 소견과 자각 증상을 포함하여 종합적 평가를 자주 시행해야 합니다. 이에 의해 치료 개선의 부족을 조기에 예측하는 것이 중요합니다.

Point ❸ 고농도 산소 투여의 해로움: SpO_2 관리 목표

그리고 산소요법에 대해 더 이야기하자면, 산소 투여를 적절히 사용하지 않으면 환자에게 불이익을 줄 수 있어. 일반적으로 SpO_2가 반드시 100%일 필요는 없지. 기본적으로 94% 이상이면 충분해. 과잉의 산소 투여는 활성산소를 생성하여 폐 손상을 포함하여 다양한 장기 손상을 일으킬 수 있어 해롭다고 알려져 있어[6].

자유라디칼이군요! ICU의 인공호흡 관리에도 과도한 PaO_2를 피하여 적절한 호흡장비 설정이 되도록 조정하는 것이 중요하군요.

그래요. 특히 문제는 PaO_2가 300 mmHg이든 100 mmHg이든 SpO_2는 100%로 표시된다는 점이에요. 만약 300 mmHg에서 100 mmHg로 떨어져 산소포화도가 악화되어도 깨닫기가 지연될 수 있어요.

SpO_2가 높으면 어쩐지 안심된다는 이미지가 있었는데 반드시 그런 것은 아니군요. 명심하겠습니다!

【참고문헌】

1) Makdee O. Ann Emerg Med. 2017; 70. Tinelli V. J Emerg Med. 2019; 57: 465-72.
2) 鈴木　聡. INTENSIVIST. 2018; 10: 460-3.
3) 일본호흡기학회. NPPV(비침습적 양압환기요법) 가이드라인 개정 제2판. 남강당. 2015.
4) Kang BJ. Intensive Care Med. 2015; 41: 623-33.
5) Roca O. Am J Respir Crit Care Med. 2019; 199: 1368-70.
6) Chu DK. Lancet. 2018; 391: 1693-1705.

Circulation

— 순환 —

- 쇼크 = 순환 이상에 의해 산소의 수급 균형이 무너진 상태!
- 쇼크 조기의 인식에는 '신체 진찰'이 무엇보다 중요!
  순환을 관찰할 수 있는 '3개의 창'(중추신경계, 신장, 피부)을 의식!
- 쇼크의 개입은 '넣기', '조이기', '두드리기'의 3가지가 기본!
  장기 관류를 의식하여 평균혈압 65 mmHg 유지에 주력!
- 쇼크는 크게 4가지(① 순환혈액량 감소성, ② 혈액 분포 이상성, ③ 심장성, ④ 폐색성)로 분류하여 치료 방침 결정!
- A라인과 CVC는 적절한 시기에 안전하게 지체 없이 삽입!

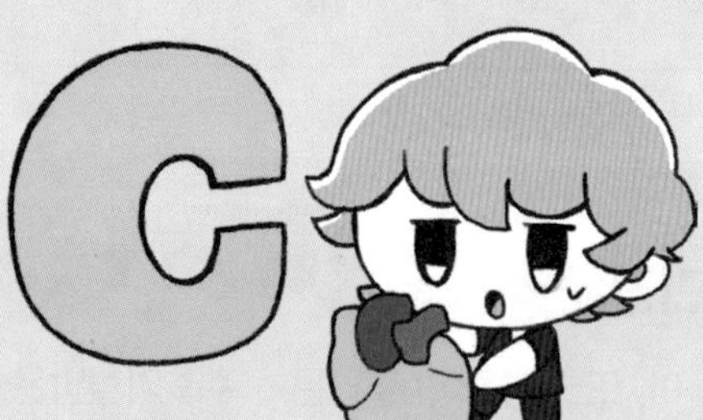

Circulation

— 순환 —

1 순환 이상 (쇼크)

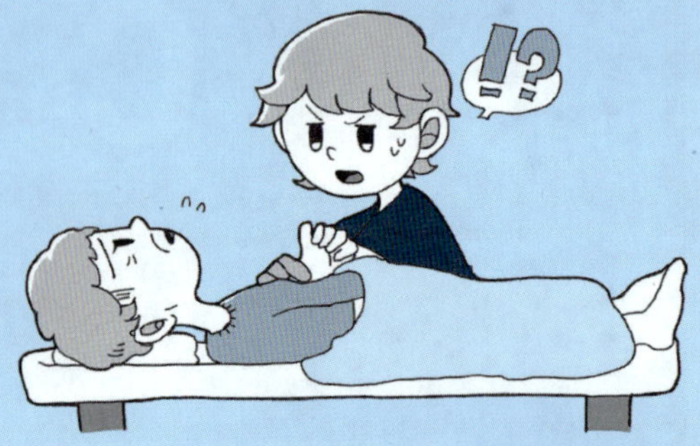

분주한 밤의 응급실에 또 한 명의 환자가 이송되었다.

증례　80세 여성

주소: 의식장애, 움직임 곤란

현병력: 오늘 아침 가족이 전화했으나 받지 않았고, 그 후에도 연락이 되지 않아 같은 날 19시경 걱정된 가족이 직접 방문함. 인터폰에 대답이 없었고, 정원에서 방을 들여다보니 실내에서 움직이지 못하는 환자를 발견하여 가족이 구급요청. 구급대 도착 시 의식 저하가 있었고, 보행은 어렵지만 명확한 외상이나 사지마비는 없었음.

과거력: 고혈압, 당뇨병, 만성심부전, 만성콩팥병

복용약: 암로디핀 5 mg. 메트포민 500 mg. 푸로세미드 4 mg

생활력: 독거, ADL 자립, 가족이 정기적으로 상태 확인

활력징후: JCS I-1, 체온 36.9℃, 혈압 102/60 mmHg, 맥박 98/분, 호흡수 20/분, SpO_2 93%(실내 공기)

<브리핑>

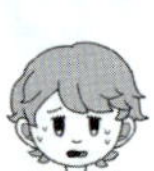
노조미

어, 또 구급차야! 혈압은… 수축기혈압은 100 이상이네. 일단 혈압은 유지되고 있어. 쇼크는 아닌 것 같고, 마비도 없으니 뇌졸중도 아닌 것 같은데, 안심해도 되려나….

아츠시: 아니야, 그러면 안 되지, 혈압만으로 쇼크인지 판단하면 안 돼! 그리고, 이야기를 들으면 뇌졸중도 부정할 수 없어.

에! 구급대의 설명에 의식장애지만 활력징후도 안정되어 그렇게 생각했는데….

무엇보다 구급대가 알려준 병력에 중요한 정보가 많아 참고해야 해. 하지만, 전해 들은 정보나 활력징후 수치만으로 판단하지 않고, 자신이 확실히 진찰한 평가가 중요해.

아, 알겠습니다! 안심하기 전에, 우선 제가 환자를 철저히 평가할게요.

음, 그래, 좋아. 검사와 치료 계획은 어떻게 할 거야.

초기 평가에 더해 혈액, 생화학, 혈액응고계 등 기본적 혈액검사와 정맥로 확보에요!

좋아! 반드시 신체 소견을 확인하여 첫인상 평가를 잊으면 안 되지.

구급대원: 의식장애 환자입니다! 잘 부탁드립니다!

환자: 음음…! 하아, 하아…(부스럭부스럭)

뭔가 불안한 모습이네.

전화를 받고 떠올렸던 이미지와 뭔가 다르네…. 어떤 상황에서도 우선 첫인상 평가다… 해볼게요!

〈첫인상 평가〉

General Appearance(**전신 상태**): 나쁨

A(**기도**): 발성 있음

B(**호흡**): 2-3초에 1회 정도, 노력호흡은 없음

C(**순환**): 말초는 약간 따뜻함, 요골동맥 촉지는 다소 약함

D(**의식**): 질문에 대답은 가능하나 불안정하고 안절부절못함, 양손 악수 가능

E(**환경/체온**): 뚜렷한 이상 체온 없음

요골동맥의 촉지는 좋지 않고, 일단 의사소통은 되지만 환자가 안정되지 못한 상태네. C와 D에 이상이 있을 수 있어. 적어도 상태가 안정된 환자는 아니지!

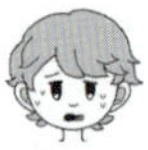

생각했던 것보다 중증이네요…!

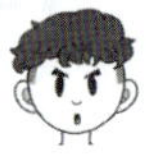

중환자 대응이 가능한 넓은 처치실로 이동하지. 신속히 평가와 처치를 진행해야지!

1 혈압 정상=쇼크가 아닌가?

겉보기에 안정된 환자 중에 실제로는 중증인 사례가 섞여 있어 응급의료가 어렵습니다. 구급대가 보았을 때부터 이미 활력징후가 크게 무너져 있으면 누구라도 중증이라고 추정하겠지요. 하지만 활력징후 수치가 안정적이면 구급대의 정보만으로 중증도를 판단하기 어려운 상황이 많습니다. 이때 유용한 것은 신체 진찰 중심의 첫인상 평가입니다. 특히 **C(순환)의 이상인 쇼크는 혈압이나 심박수가 겉보기에 정상인 경우도 있어 활력징후만으로 판단할 수 없습니다.**

	Class I	Class II	Class III	Class IV
Shock index	0.5	1.0	1.5	2.0
추정 출혈량(mL)	750 미만	750–1,500	1,500–2,000	2,000 이상
추정 출혈량(%)	15 미만	15–30	30–40	40 이상
심박수(회/분)	100 미만	100–120	120–140	140 이상
수축기혈압	정상(불변)	정상(불변)	저하	저하
증상 및 소견	없음 경도의 불안	빈맥, 창백 식은땀	호흡곤란, 핍뇨	의식장애, 무뇨

(Banegas JR. N Engl J Med. 2018; 378[1]을 참고하여 작성)

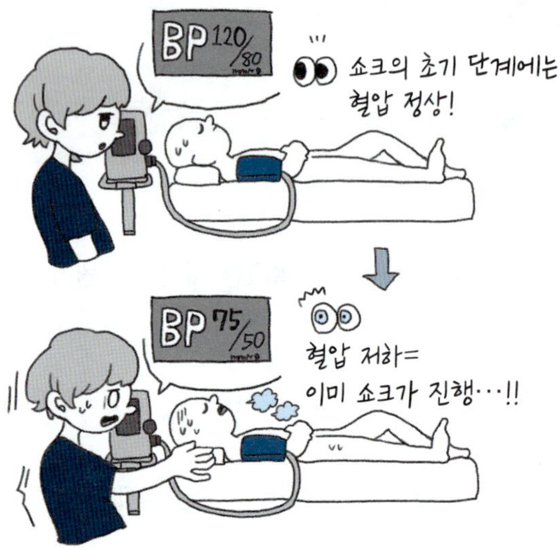
BP 120/80
쇼크의 초기 단계에는
혈압 정상!
BP 75/50
혈압 저하=
이미 쇼크가 진행…!!

앞의 표는 외상에 의한 출혈쇼크의 중증도 분류입니다. Class I에서 IV가 있으며, 오른쪽으로 갈수록 중증도가 높아집니다. 파란 사각형으로 강조한 혈압 수치에 주목해 보세요. 쇼크의 의심에서 혈압을 참고하는 경우가 많지만, **쇼크의 초기 단계에는 혈압이 정상인 경우도 있습니다.**

다른 항목에 눈을 돌려보면 **심박수나 의식 수준 관련 항목은 초기 단계부터 변화되고 있음**을 알 수 있습니다. 물론 이런 활력징후는 나이나 복용약에 따라 다를 수 있으므로, 이 표의 모든 숫자를 암기할 필요는 없습니다. 그러나 **쇼크에서 혈압보다 심박수나 맥압, 의식 수준이 예민하게 변동한다**는 것은 기억해야 합니다.

〈내원 시 활력징후〉

혈압 106/62 mmHg, 맥박 110/분, 호흡수 24/분, SpO_2 94%(실내 공기), 체온 37.6℃
JCS I-2, GCS E4V4M6

어… 구급대원이 알려준 것보다 맥박이 조금 더 빨라졌네….

그렇군. 빠른호흡도 있고, 경도의 의식장애도 있네. 이건 쇼크일 가능성이 있어!

정말이네요…. 자세히 보니 수축기혈압보다 맥박이 더 빠르군요…. 쇼크 바이탈이군요!

쇼크 바이탈이라니…. 활력징후를 통한 쇼크 의심은 물론 중요하지만, 혈압과 마찬가지로 활력징후만을 기준으로 쇼크 판단하는 것은 아니야.

어, 그런가요?

근본적으로 쇼크라는 게 어떤 상태인지 설명할 수 있어?

음….

2 쇼크의 정의

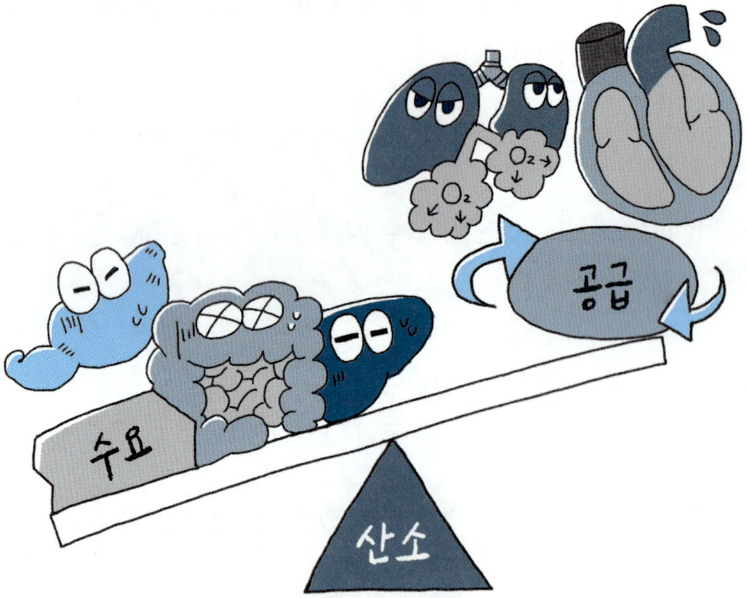

여러분은 '쇼크'라는 말을 들었을 때 어떤 상태를 이미지하나요? 의대생이나 전공의에게 이 질문을 하면 혈압 저하, 빈맥, shock index가 1보다 크다(전문가에게 들었다! ➡ p.200 참조)는 등의 키워드를 듣습니다. 물론 쇼크 상태에 혈압 저하 경향이 있지만 모든 쇼크 환자가 저혈압이 되는 것은 아니라고 앞에서 설명했습니다.

그렇다면 쇼크란 도대체 몸 안에 무엇이 일어난 상태일까요? 쇼크의 이해에서 중요한 요점은 **산소의 수요와 공급의 균형**입니다. Primary survey의 기본인 산소 공급의 관점에서 쇼크를 생각해 보겠습니다.

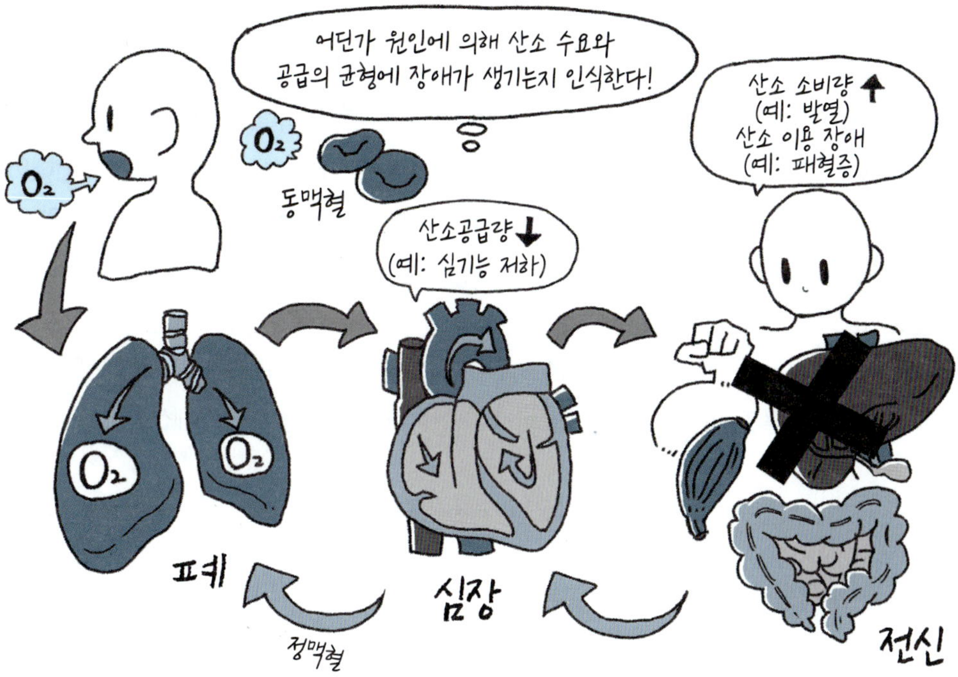

산소는 우선 기도를 통해 폐에 도달합니다. 그 후 폐포에서 주위의 모세혈관을 지나 혈관 안으로 들어갑니다. 산소를 가진 혈액은 심장을 통해 전신에 보내지며 이렇게 산소가 전신의 여러 장기와 조직에 공급됩니다.

쇼크란 순환 이상에 의해 산소공급량이 줄어들어 장기나 세포에서 요구하는 산소 수요를 맞추지 못한 상태를 의미합니다. 전신의 세포는 산소를 받아 에너지를 생산하기 위한 준비를 하고 있습니다. 그런데 산소공급량이 감소하면 산소 수요와 공급의 균형이 무너집니다.

앞에서 배운 대로 전신의 세포나 장기에 산소가 부족하면, 비효율적 무산소대사에 의해 에너지를 생산해야 합니다(➡ p.9 참고). 이에 따라 여러 장기와 세포는 충분한 에너지를 얻지 못하여 기능장애를 일으킵니다. **쇼크는 산소의 수요와 공급 균형이 깨진 상태**라고 이해해야 합니다[2].

전문가에게 들었다! 쇼크의 정의에서 본 쇼크 바이탈

증례 발표에서 '○○세, △성, 내원 당시(ICU 입실 시) 쇼크 바이탈로…'라는 말을 들어본 적 있나요? 그런데 이 '쇼크 바이탈'이라는 용어가 정말 있는 걸까요? 개인적으로 극단적 견해이지만 그런 것은 존재하지 않습니다. 보다 정확히 말하면, 이 용어는 쇼크 중에서 순환혈장량 감소성 쇼크, 그중에서도 출혈이 원인일 때만 사용하는 것이 좋습니다. 이것이 올바른 이해라고 할 수 있겠지요.

쇼크 바이탈이라는 용어를 생각할 때 쇼크지수(SI)와 뗄 수 없는 관계가 있습니다. SI는 상부 위장관 출혈이나 병원전 응급처치(pre-hospital) 현장에서 다음 공식으로 계산합니다.

SI = 심박수(분) / 수축기혈압(mmHg)

이에 의한 실혈량 추정이 사망 가능성의 예측에 유용하다고 보고되었습니다. 또한, SI ≧ 1이면 '꽤 심각한 상태다'라고 판단할 수 있습니다.

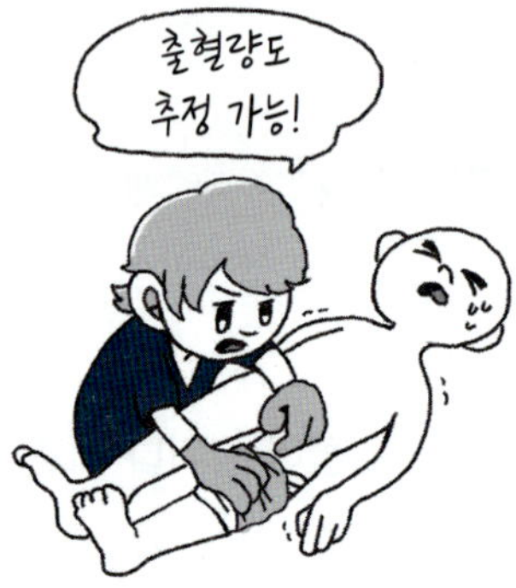

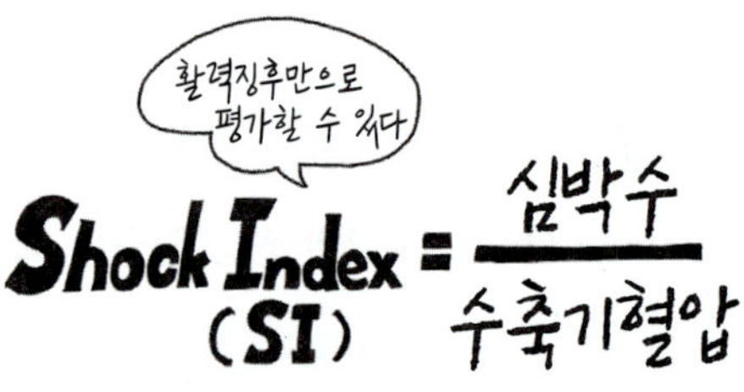

흔히 이런 설정을 쇼크라고 부릅니다. 그런데 여기서부터가 중요한 부분입니다.

수축기혈압(sBP)의 정상 하한은 100 mmHg 정도 심박수(HR)의 정상 상한은 100/분 정도

의료인은 학생 때부터 주문처럼 반복하여 배운 기준치가 있습니다. 그래서 SI와 이 수치에 따라 자주 사용하는 쇼크 바이탈의 이미지는,

sBP ≤ 90 mmHg, 그리고 sBP ≤ HR

이런 느낌이 아닐까요? 여러분의 이미지와 일치하나요?

그렇다면 쇼크의 정의란 무엇일까요?

일본응급의학회는 쇼크를 '중요 장기의 혈류가 유지되지 못하여 세포의 대사장애와 장기 손상이 발생하며, 생명을 위협하는 급성증후군'(일부 생략)으로 정의하고 있습니다. 그렇습니다. 쇼크는 증후군입니다. 그렇다면 우리가 알고 있는 예를 들어 쇼그렌증후군처럼 다른 증후군에서도 '이 증후군에는 이런 바이탈이 나온다!'가 있나요? 그런 건 없죠.

더 나아가, **쇼크 바이탈의 문제점은 '수축기혈압(sBP)이 낮지 않으면, 심박수(HR)가 빠르지 않으면 쇼크가 아니다'라는 오해를 불러일으킬 가능성이 있다는 점**입니다. 쇼크가 '생명을 위협하는 급성증후군'이라고 말하지만 이를 알아차리지 못하여 환자에 대한 적절한 개입이 지연되어 때로 생명을 잃게 될 수도 있습니다.

이번 주제로 '쇼크 바이탈'이라는 용어를 다루었지만, 일상적 임상 현장에서 자신이 당연하다고 생각하기 전에 의문을 갖는 습관을 길러야 합니다. 우리가 학생 때부터 주문처럼 반복해서 배웠던 기준치도 옳지 않을 수 있습니다. '우리는 환자의 활력징후나 검사치 같은 숫자를 치료하는 것이 아니라, 환자 자신을 치료하여 바로 잡는다'라는 신념으로 진료해야 합니다.

필자는 이런 생각을 가지고 매일 컨퍼런스에서 젊은 의사의 "쇼크 바이탈에서…"라는 발표를 들을 때, "쇼크 바이탈이라는 게 정말 있어?"라고 오늘도 태클을 계속하는 귀찮은 꼰대입니다.

참고문헌

1) E W Archibald. Ann Surg. 1917; 66: 280-5.
2) Rebecca Schroll. Injury. 2018; 49: 15-9.
3) 薬師寺泰匡 등. 응급외래, 이것만의 이야기, 2021.

아사히카와 의과대학병원 구명응급센터·집중치료부 **黒嶋健起**

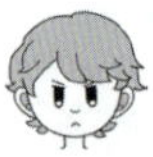

쇼크는 말초조직에서 산소의 수요와 공급의 균형이 무너진 상태네요…. 좋아요…. 음? 그런데 환자를 봐도 조직이나 장기가 어떤 상태인지 알 수가 없잖아요!

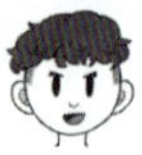

그렇지! 그런 느낌은 굉장히 중요해! 책에서 배우는 의학은 생리학이나 생화학 같은 미시적 세계의 지식이 많지. 그것이 실제 눈앞의 환자, 즉 거시적 세계에서 어떻게 나타나는지 아는 것이 중요해! 쇼크를 빠르게 알아차리기 위해서는 실제로 순환 평가를 진행해야 해! (환자에게 달려간다)

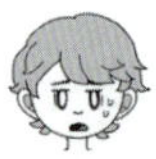

잠, 잠깐만요, 선생님~!

To be continued

요약

- ☑ 쇼크는 순환 이상에 의해 **산소의 수요와 공급의 균형이 무너진 상태**다!
- ☑ 혈압 등의 **활력징후만으로 쇼크를 판단할 수 없다!**
- ☑ **혈압이 떨어지면 이미 쇼크가 진행된 상태**다!

【참고문헌】

1) Banegas JR. N Engl J Med. 2018; 378: 1509-21.
2) Vincent JL, et al. N Engl J Med. 2013; 369: 1726-34.

Circulation

— 순환 —

2 순환 평가 (쇼크의 인지)

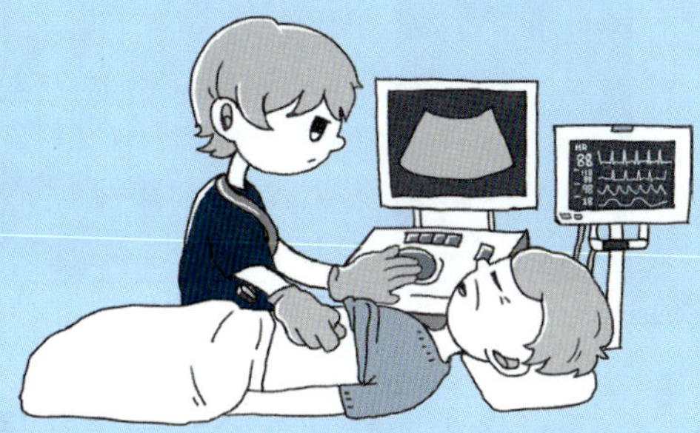

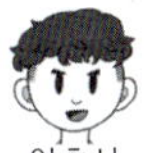
아츠시

순환 평가에도 지금까지 배운 primary survey 원칙이 유용해! 노조미 선생, 중요한 키워드가 뭐였지?

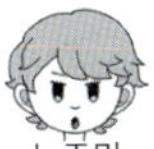
노조미

음… '보고, 듣고, 느끼고'였어요!

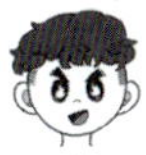

그렇지. 오감을 최대한 활용하여 서두르되 신중하게 소견을 확인해야지.

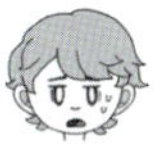

네, 알겠어요!

1 순환 평가

Primary survey에서 C(순환)의 평가는 쇼크를 인지하기 위한 것이라고 해도 과언이 아닙니다. 활력징후만으로 쇼크 유무를 판단하려 한다면, 쇼크의 의식이 지연될 수 있습니다. 혈압만 지나치게 집착하다가 환자가 돌이킬 수 없는 중증 상태에 빠지는 것을 방지하기 위해 평가 방법을 숙달해야 합니다.

다음 페이지의 표에는 C(순환)에 대해 평가해야 할 항목이 정리되어 있습니다.

ABCD 접근	보고	듣고	느끼고	활력징후	검사
Circulation (순환)	• 창백 • 말초청색증 • 경정맥 확장 • 외출혈(체표 및 위장관) • 망상피부반점	• 심잡음	• 피부의 냉감 및 식은땀 • 맥박 촉지 • 맥박 리듬 • CRT	• 맥박수 • 심박수 • 혈압 • 소변량	• 혈액가스 분석 • 초음파 • 흉부 X선 • 심전도

지금까지 배운 대로 **쇼크는 순환 문제에 의해 말초조직에 산소의 수요와 공급의 균형이 무너진 상태**입니다. 그렇다고 해서 지금 눈앞에 있는 환자의 말초조직을 들여다보며 '이 환자는 산소의 수요와 공급 균형이 무너졌군!'이라고 미세한 조직의 순환 상태를 평가할 수 있는, 도라에몽의 비밀 도구 같은 스코프가 응급실에는 없겠지요. **미시적 세계의 이상이 거시적 임상 세계에는 신체 소견이나 검사 수치의 이상으로 나타남**을 알아야 합니다.

❶ 순환을 나타내는 3개의 창

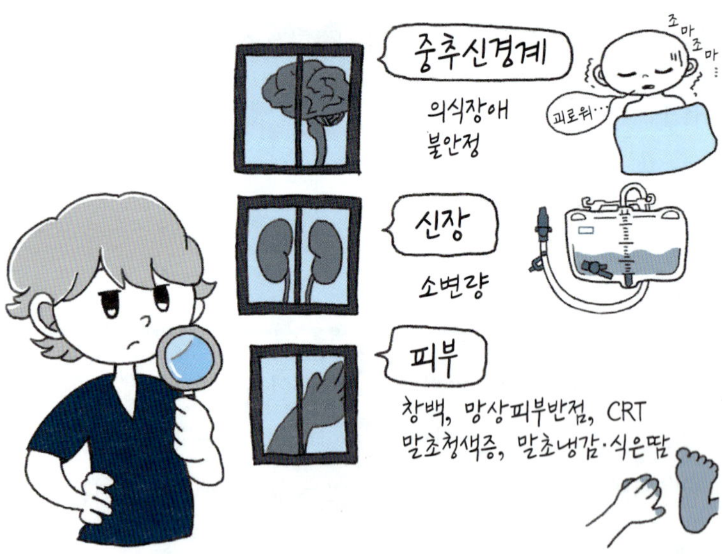
중추신경계
의식장애
불안정
조마조마
피로워…
신장
소변량
피부
창백, 망상피부반점, CRT
말초청색증, 말초냉감·식은땀

몸 안에 나타난 미세한 순환부전을 몸 밖에서 관찰하는 신체 소견이나 검사 수치에 의해 평가합니다. 쇼크 상태를 신체 소견으로 파악하기 위한 대표 평가 항목은 크게 3개로 나누며, 이것을 **'3개의 창'**이라고 부릅니다[1]. 3개의 창은 **중추신경계, 신장, 피부**를 가리키며, 몸 안에서 일어난 이상을 몸 밖에서 관찰한다는 의미에서 '창'이라는 명칭이 붙었습니다.

1) 중추신경계

중추신경계의 이상은 순환부전에 의한 뇌혈류 저하에 의해 일어납니다. 뇌는 신체에서 가장 많은 산소를 소비하는 장기이며, 산소 공급이 필수적입니다. 쇼크에서 뇌에 공급되는 산소가 부족해지면 뇌기능 이상이 일어나며, 이것은 **의식 변화**로 이어집니다. 의식장애는 졸림 같은 상태에서부터, 불안한 흥분 상태까지 다양합니다. 따라서 단순히 모니터만 보는 것이 아니라 환자의 표정은 어떤지, 불안하거나 초조한지 등 정신 상태 변화를 관찰해야 합니다. 어쩐지 초조해 보이거나 불안한 표정을 짓고 있으면 **경도의 의식장애나 불안정한 쇼크의 전조**일 가능성이 있습니다. 가족이 함께 내원했으면 **환자의 평소 모습과 다른 점이 있는지** 물어보면 좋습니다. 미묘한 의식 변화의 인식이 하나의 단서가 될 수 있습니다.

2) 신장

순환부전에 의해 신장혈류가 감소하면, 여과 후에 배출되는 소변 양이 감소합니다. 이것은 체외에서 소변량 저하라는 소견으로 신장기능 이상을 관찰할 수 있게 합니다. 초기 진료에서 중증으로 판단되면 **요도 카테터** 삽입이 많으며, **삽입된 경우에 주기적으로 소변 주머니에 소변이 얼마나 모여 있는지 확인**합니다. 일반적 기준으로, **0.5 mL/kg/hr의 유지**를 확인합니다.

3) 피부

쇼크에서 피부 순환은 전신의 순환 동태를 예민하게 반영하여 피부 혈색이 나빠집니다. 얼굴 창백이나 손끝과 발끝에서 말초청색증이 대표적입니다. 얼굴색 확인과 더불어 식은땀도 확인합니다. 이것을 간과하기 쉽지만, **손발 이외의 피부 소견도 놓치지 않고 관찰**해야 합니다. 환자에게 진찰 필요성을 설명하고, 옷을 벗겨 전신 피부에 이상 소견이 있는지 확인합니다. 특히 망상피부반점(mottling)은 순환부전을 반영하므로 반드시 확인해야 할 이상 소견입니다(Point ➡ p.212 참조).

또한, 전신을 관찰하는 과정에서 피부 이외의 예상치 못한 다른 이상 소견을 발견할 수도 있습니다. 필자는 전공의 때, 하지 전체의 피부를 관찰하기 위해 환자의 허락을 받고 바지를 벗겼을 때, 다량의 하혈을 우연히 발견했던 경험이 있습니다. 즉시 지혈술 준비를 진행했지만, 발견이 늦어졌다면 상황은 돌이킬 수 없었을지 모릅니다. 환자의 주소와 증상을 무조건 믿지 말고, 자신의 소견을 체계적으로 다루는 태도가 중요합니다.

Point! 순환부전 평가에서 놓치면 안 되는 검사 수치! 젖산 수치란?

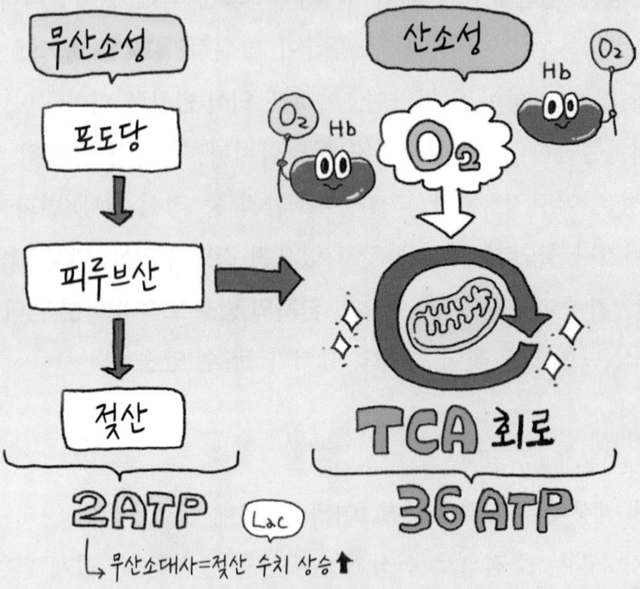

ABCD 접근에서 산소 공급 유지에 주목해야 한다고 배웠습니다. 저산소 상태에서 에너지가 효율적으로 생산되지 못하여 전신 조직에 기능이상을 일으킵니다. 그런데 이 설명을 이해할 듯 하지만 뭔가 이해되지 않는다고 생각하지는 않나요…? 산소 수요와 공급의 균형이 깨졌을 때 말초조직에 어떤 일이 일어나는지, 미시적 관점에서 살펴봅시다.

사람의 몸은 포도당과 산소를 사용하여 에너지를 만드는 산소성대사 기전을 갖추고 있습니다. 구체적으로 해당과정(glycolysis)에서 포도당을 피루브산으로 바꾸고 미토콘드리아 안의 TCA 회로에서 에너지를 생성합니다. 이 **산소성대사에 의해 에너지가 효율적으로 생산됩니다.**

그러나 산소가 부족하면 산소성대사가 제대로 작동하지 않으며, 어쩔 수 없이 산소가 필요 없는 무산소대사에 의해 에너지를 생성합니다. **무산소대사는 에너지 생산이 매우 비효율적이므로 전신 장기와 세포의 필요에 충분한 에너지를 만들지 못합니다.** 이에 따라 세포 손상이나 장기 손상이 진행됩니다. 무산소대사 결과 에너지와 동시에 젖산이 생산됩니다. 산소성대사가 제대로 이루어지지 않거나, 산소성대사만으로 충분한 에너지가 공급되지 못하면 젖산 수치가 상승합니다. 따라서, **젖산 수치의 상승은 순환부전을 나타내는 소견으로 매우 유용합니다. 중환자에서 젖산 수치가 시간 경과에 따른 상승이 지속되면 순환부전에 의한 산소 수요와 공급 균형 붕괴를 의심하여 치료 개입**을 서둘러야 합니다.

❷ 심음 청진

다음 단계는 청진기로 **심음을 확인하여 중증 판막질환이나 심부전 가능성을 평가합니다.** 정상 심음 사이에 섞여 들리는 심잡음은 중증 판막질환 진단에 민감도가 높아, **판막 질환 제외 스크리닝에 유용**합니다. 또한, 심초음파 시행 전의 청진에서 어느 판막에 이상이 있는지 예상하여 검사 목적을 명확하게 하여 진단에서 놓치는 것을 줄일 수 있습니다[3]. 좌심방 압력 상승을 시사하는 제3심음이나 확장부전에서 나타나는 제4심음은 소란스러운 응급실 환경에서 듣기 어려울 수 있습니다. 그러나 심잡음 중에서 제3심음은 심부전에 특이도가 높으므로 청취할 수 있으면 심부전 가능성이 높아집니다.

Point! 이 정도는 알아야 할 심잡음 평가

임상에서 심잡음으로 판막질환을 발견하기 위한 최소한의 지식과 사고 과정을 정리합니다.

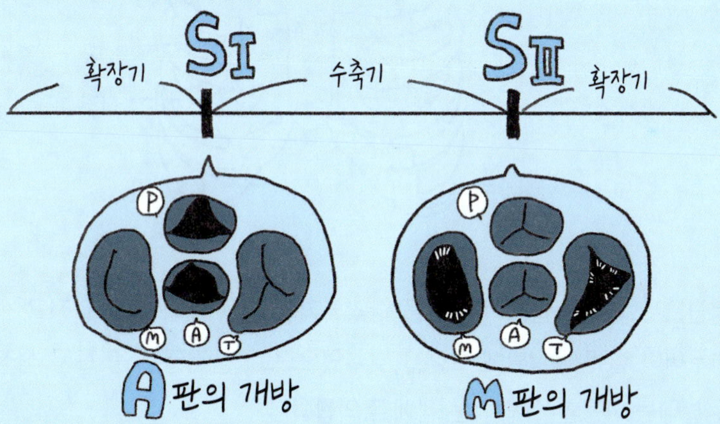

우선, 심잡음의 평가에서 중요한 것은 **정상 심음을 구별하는 능력**입니다. 정상적으로 환자의 가슴에 청진기를 대면 '둑둑… 둑둑' 하는 2개의 소리가 들립니다. 각각 제1심음과 제2심음이라고 부릅니다. 제1심음은 심근 수축에 의해 닫히는 삼첨판(T판)과 승모판(M판)의 판막 진동에 의해 발생합니다. 제2심음은 좌심실과 우심실의 수축이 끝난 후, 대동맥판(A판)과 폐동맥판(P판)이 각각 닫힐 때 나타나는 소리입니다. 제1심음과 제2심음 사이의 기간은 심장의 수축기이고, 그 이외의 기간은 확장기라고 부릅니다. 이 수축기와 확장기의 이해가 심잡음 평가의 첫 단계입니다.

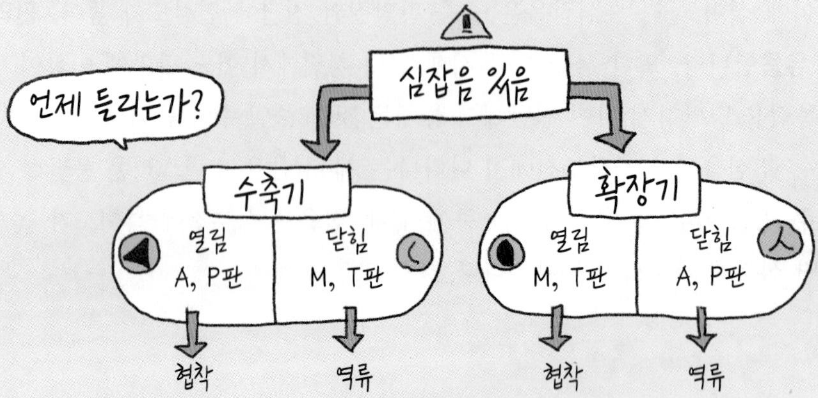

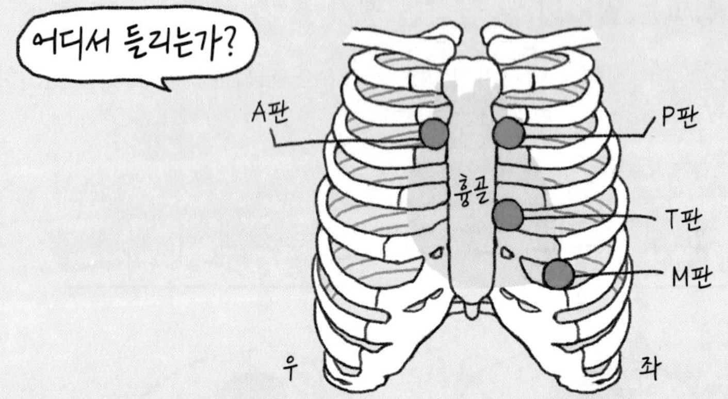

지금부터 청진으로 듣는 심잡음의 원인을 파악하기 위한 구체적 사고 과정을 설명합니다. 최소한으로 알아두어야 할 판막질환에 초점을 맞추었으므로, 중격결손 등 드문 심장 구조 이상에 의한 잡음의 감별에는 사용할 수 없다는 점에 주의합니다.

우선 정상 심음이 아닌 소리가 들리면, **수축기와 확장기 중 어느 시점에 들리는지** 평가하여 해당 시기에 심장의 4개 판막의 상태를 상상합니다. 수축기는 심장이 혈액을 박출하는 시기이며 전신과 폐에 혈액을 보내기 위해 A판과 P판이 열립니다. 반면, M판과 T판은 닫힙니다. A판이나 P판의 열림에 문제가 있는 판막 협착에서 심잡음이 들립니다. M판과 T판의 닫힘에 이상이 있으면 폐쇄부전에 따른 역류음이 들립니다.

또한, 확장기에는 심장이 확장되면서 좌우 심실에 혈액을 채우기 위해 M판과 T판이 열리고, A판과 P판은 닫힙니다. M판과 T판이 충분히 열리지 않으면 협착음이, A판과 P판의 폐쇄부전이 있으면 역류음이 들립니다. 이처럼 잡음이 들리는 시점만 알아도 판막질환을 쉽게 구분할 수 있습니다. 또한 심잡음이 들리는 시점에 더해, **가슴 어디에서 심잡음이 가장 강하게 들리는지** 확인합니다. 그림에서 보듯이, 판막질환에 따른 심잡음은 해당 판막의 소리가 체표면에서 잘 들리는 일정한 위치가 있습니다. 해당 판막의 해부학적 위치를 의식하며 청진하는 습관을 갖습니다.

이런 방법으로 판막질환을 실제로 진단해 봅니다. 예를 들어 수축기에 M판 영역에서 심잡음이 강하게 들렸다고 가정해 봅니다. 수축기에 들은 심잡음이면 A판과 P판의 협착증, M판과 T판의 폐쇄부전 가능성이 떠오릅니다. 이 중에서 M판 영역에서 심잡음이 잘 들리면, 청진 소견에서 승모판 폐쇄부전을 의심합니다. 그러나 생리적 수축기 잡음일 가능성도 있어 청진만으로 진단을 확정하지 않습니다. 판막 질환이 실제로 있는지 심초음파로 확인하여 청진 소견을 검증합니다.

❸ 맥박 촉지와 모세혈관 충만 시간(CRT)

피부의 관찰과 더불어 환자의 손끝과 발끝을 만져봅니다. **요골동맥의 촉지 상태와 빠르기**의 확인과 동시에 **손과 발이 차갑거나 축축한가**의 평가는 중요합니다. 요골동맥의 맥이 약하거나 촉지되지 않으면, 대퇴동맥이나 경동맥 같은 중추혈관의 맥도 확인해야 합니다.

만약 중추의 맥도 느껴지지 않는다면…? 이것은 심정지 가능성이 있습니다. BLS(basic life support)로 돌아가 의식과 호흡을 평가하여 소실되었으면 즉시 흉골압박을 시작해야 합니다. 심전도에 파형이 있다고 안심하면 안 됩니다. PEA(무맥성 전기활동) 가능성이 있기 때문입니다(ALS의 자세한 내용은 ➡ p.388). 손끝을 볼 때 **손톱끝을 5초간 압박**합니다. 그 압박을 멈추고 손톱에 붉은색이 돌아오는 시간을 관찰합니다. 이 시간을 **모세혈관 충만 시간**(capillary refill time, CRT)이라고 부르며, **2초 이상 걸리면 말초 순환부전을 의심하는 신호**입니다.

Point! 요골동맥이 촉지되면 쇼크가 아니다?

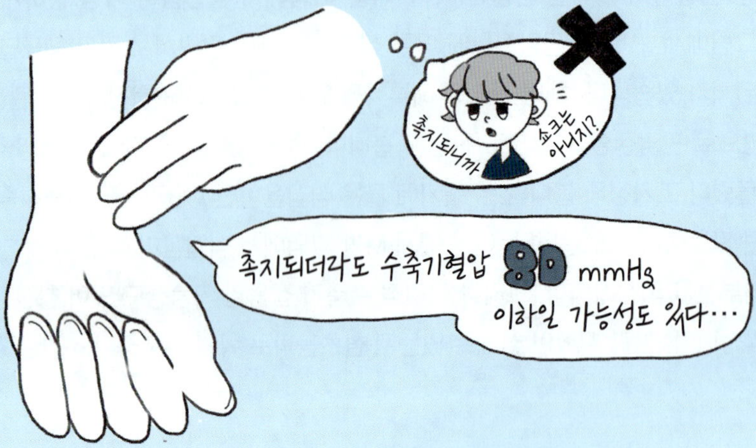
촉지되니까
쇼크는 아니지!?
촉지되더라도 수축기혈압 80 mmHg
이하일 가능성도 있다…

'요골동맥이 촉지되어 쇼크가 아니다!'

이 말을 임상 현장에서 자주 듣습니다.

교과서에는 맥박 촉지 부위에 따라 수축기혈압을 예측할 수 있다고 합니다.

- 요골동맥 촉지가 가능하면 80 mmHg 이상
- 대퇴동맥 촉지가 가능하면 70 mmHg 이상
- 경동맥 촉지가 가능하면 60 mmHg 이상

하지만, 이런 수치는 어디까지나 어림치이며 실제로 커프를 사용하여 측정한 혈압과는 차이가 있습니다. 외상 환자에서 일반적으로 신체 소견에 의한 수축기혈압 평가가 과대 평가되는 경우가 많다고 보고되었습니다[2].

따라서 요골동맥이 촉지되어도 수축기혈압이 80 mmHg 이하일 가능성도 있다고 생각하며 진료를 진행해야 합니다.

〈신체 소견〉

시간과 장소에 대한 인식은 유지되어 있으나, 불안한 표정을 지으며 초조해 보인다.
가족에 따르면 평소보다 차분하지 않은 모습이고, 질문에 대한 대답도 명확하지 않다고 함.
말초는 약간 따뜻하지만, CRT는 2초 이상으로 연장, 요골동맥 촉지는 가능.

맥박이 촉지되어도 쇼크를 부정할 수는 없어요…. 순환이 나쁜 소견이 여러 개 보여요.

맥박 촉지 이외에 손끝의 축축함이나 CRT 등 순환을 평가하는 방법은 다양하지. 이 부분에만 주목하기 쉽지만, 전신을 빠짐없이 살펴볼 필요가 있어. 옷을 잠시 벗길게요. (옷을 벗기며) 어, 이건….

〈신체 소견〉

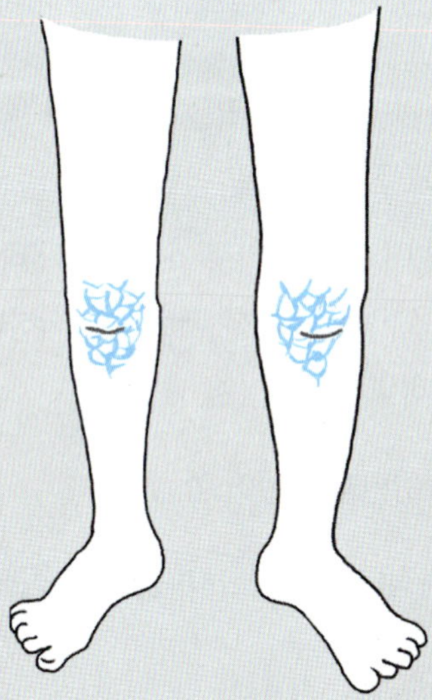

이게 뭐지…. 색깔이 정말 좋지 않네요.

이건 망상피부반점이야. 순환이 나쁜 상태를 나타내며, 주로 무릎 주위에서 보는 경우가 많아. 다른 이름으로는 모틀링(mottling)이라고도 불러. 이 소견을 보면 거의 틀림없이 쇼크 상태에 빠졌다고 보아 대응해야 해!

Point! 망상피부반점(mottling)에 주의!

양측 하지(특히 무릎 주위)에 망상피부반점(mottling)이라고 부르는 이상 소견을 볼 수 있습니다. 이것은 **심각한 순환부전을 나타내는 소견**이며, 높은 사망률과 상관관계가 있습니다[4].

2 쇼크의 인지

다시 반복하지만, 쇼크는 순환 이상에 의해 조직의 산소 수요에 해당하는 산소 공급이 이루어지지 않는 상태입니다. 이것은 단순히 **심박수, 혈압, 의식 수준과 같은 지표만으로 명확하게 진단할 수 없습니다.** 지금 이 순간에 환자가 쇼크 상태인지 아닌지 흑백의 명확한 구분이 중요한 것이 아니라, 3개의 창을 이용한 신체 진찰을 통해 '혹시 쇼크일지도 모른다'는 빠른 인식이 중요합니다.

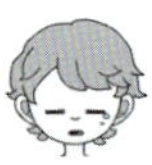
이것도 쇼크를 나타내는 소견이군요! 쇼크를 인식하기 위한 소견이 너무 많아서 모두 기억할 수 없을 것 같지 않아요. 쇼크 진단은 정말 어렵네요.

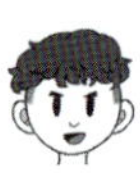
원래 쇼크라는 건 '지금부터 이 상태가 바로 쇼크입니다'라고 명확하게 진단할 수 있는 것이 아니야. 지금 이 순간 쇼크가 되려는 환자를 빠르게 인식하여 구조하는 것, 그것이 바로 응급의의 사명이지! (먼 곳을 응시하며)

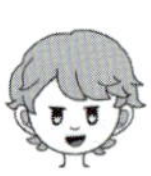
선생님! 뭔지는 모르겠지만 어쩐지 멋있어요!

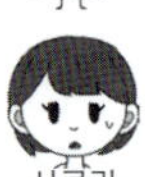
사쿠라
정말…. 선생님들 너무 열정적이세요. 노조미 선생님, 정맥 주사는 몇 게이지(G)로, 그리고 무엇을 연결하시겠어요?

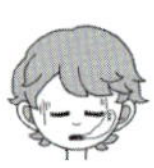
어… 정맥주사? 쇼크에서 수액은 어떻게 해야 하지….

To be continued

요약

- 쇼크의 조기 인식 '열쇠'는 **'신체 진찰'!**
- 신체 진찰의 기본은 **'보고, 듣고, 느끼고'에서** 평가하는 것!
- 순환을 보는 **3개의 창(중추신경계, 신장, 피부)을 의식한 진찰이 중요!**

【인용문헌】

1) Vincent JL. Critical Care. 2012; 16: 232.
2) Deakin CD. BMJ. 2000; 321: 673-4.
3) 亀田　徹. 종합진료. 2018; Vol.28. No.6
4) Ait-Oufella H. Annals of Intensive Care. 2013; 3: 31.
5) 三谷雄己. 전공의 노트. 2021; 23: 2085-94.

Circulation

— 순환 —

3 말초정맥로 확보

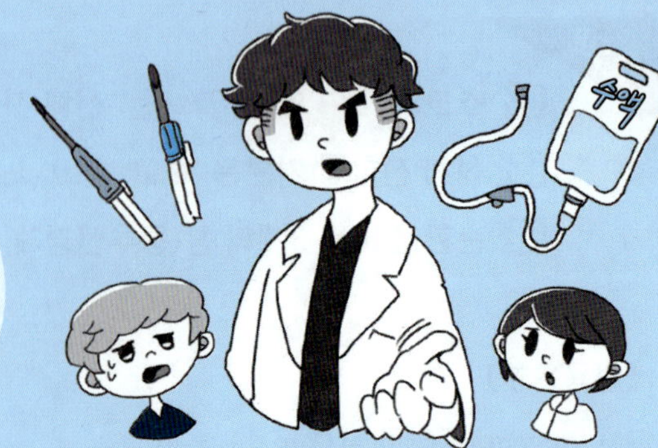

노조미: 어… 게이지…? 파란색 바늘이 좋을까? 아니, 분홍색도 본 적이 있는데….

사쿠라: 선생님, 빨리 정해 주세요~.

아츠시: 18G로 말초정맥로 2개 확보하고, 생리식염수를 최대 속도로 투여해 주세요.

알겠습니다!

아…죄송합니다….

응급실에서는 제한된 시간 안에 평가, 처치, 지시를 동시에 진행하는 경우가 많아 자신만의 오더나 지시 방법을 확실하게 준비해 두어야 해. 의사가 망설이고 있으면 모두가 곤란해지니까.

눈앞의 환자가 쇼크 상태라고 인식하면 팀 전원이 총동원되어 치료 개입을 진행해야 합니다. 팀 전원이 쇼크 상태를 벗어나는 목표를 달성하기 위해 모든 직종이 한마음이 되어 빠르게 대응해야 합니다. 이때 중요한 것은 **전원이 대략적 치료 흐름과 방침을 공유하고, 각자 자신의 역할을 파악하는 것**입니다. 중환자에 대응하는 팀의 리더로서 의사의 역할은, 환자를 대응하며 동시에 대략적 치료 방침을 생각하고, 각각의 팀원에게 구체적이며 간결한 지시를 내리는 것입니다.

1 쇼크 환자의 말초정맥로 확보

쇼크를 비롯한 중환자의 치료에서 가장 먼저 시행해야 할 가장 중요한 개입은 **말초정맥로 확보**입니다. 쇼크 치료 개입에서 카테콜아민 투여나 기관 삽관 같은 처치를 이미지할 수도 있지만, 무엇보다 중요한 것은 **말초정맥로**입니다. 왜냐하면 **말초정맥로가 없으면 수액은 물론, 카테콜아민이나 기관 삽관 시에 사용하는 약제를 투여할 수 없기** 때문입니다. 쇼크 환자의 대부분은 유효 순환혈액량이 부족한 상태에 있으며, 신속한 등장결정액 투여가 필요합니다. 정맥로를 확보하려고 스태프에게 지시할 때 고민하는 것은 크게, **① 어떤 수액제를 사용할 것인가, ② 몇 게이지(G) 바늘을 사용할 것인가, ③ 주사 속도를 어떻게 할 것인가** 등의 3가지일 것입니다. 각각에 대해 설명하겠습니다.

Point! 그 환자, 정말로 수액이 필요한가?

전공의가 초기 대응했던 환자의 상태를 확인하러 가보면, '이 환자에게 정말 수액이 필요했을까?'라는 느낌이 종종 있습니다. 응급실에서 대응하는 환자에게 어쩐지 중증이라는 느낌에서 일단 정맥로 확보와 혈액 채취를 세트로 시행하지는 않나요? 필자 역시 전공의 때 그렇게 막연한 불안을 느꼈기에 그 기분을 이해합니다. 하지만 응급실은 제한된 인원으로 단시간에 효율적으로 많은 환자를 대응하는 장소이므로 정말로 필요한지 항상 생각하는 습관을 가져야 합니다. 응급실에서 신속한 정맥로 확보가 필요한 상황은 ① **중증이거나 중증으로 진행할 위험이 있을 때,** ② **바로 정맥주사제를 사용할 때(진정제, 진통제 등)입니다.** 그 밖에 경구섭취가 불가능하여 앞으로 탈수가 진행할 가능성이 높으면 정맥로 확보를 고려합니다.

❶ 어떤 수액 제제를 선택할까?

응급실에 온 환자는 발열이나 경구 섭취 불량으로 순환혈장량 감소를 일으킨 경우가 많습니다. 특히 쇼크 환자는 순환혈액량 감소가 보상되지 않는 상태에 있습니다. 이런 점을 고려하여 **응급실에서 사용하는 수액제는 순환혈액량 감소의 교정에 적합한 등장결정액이 1차 선택**이 됩니다.

등장결정액에는 생리식염수와 균형결정액(하트만용액 등의 링거용액)이 있습니다. **지시를 내릴 때 고민하는 것은 이 2가지 수액 중 어느 것을 선택할까**입니다. 이 2가지 수액제를 비교한 2018년의 연구는 균형결정액이 생리식염수에 비해 신장 손상 위험, 투석 치료 필요성, 사망 위험 등을 복합적으로 낮춘다고 보고하였습니다[1,2]. 이런 결과의 배경으로 생리식염수의 대량 투여에서는 생리식염수의 염소(Cl) 농도가 체내 농도보다 높아 고염소성 대사산증을 일으키며, 염소 부하가 신장의 수입세동맥을 수축시켜 신장혈류 감소와 급성 신장 손상을 발생할 가능성과 관련이 있다고 설명했습니다.

한편 그 후 보고된 연구에서는 사망률에 영향이 없다는 결과가 계속되고 있습니다[3,4]. 이런 연구에서는 일본에서 많이 사용하는 링거용액보다 나트륨 농도가 높은 균형결정액을 사용하였고, 외상성 뇌손상 증례는 제외되었다는 점이 결과 해석에 중요합니다.

결론적으로, 어떤 수액의 선택이 좋은지는 결정되지 않았으며, 개개 증례에 따른 제제 선택이 좋다고 생각합니다. 필자는 생리학적으로 이해하기 쉬운 2018년 보고된 연구에 따라, **이제부터 상당한 결정액 부하가 예상되는 쇼크 증례에는 원칙적으로 링거용액으로 정맥로 확보**가 좋다고 생각합니다. 한편, **생리식염수의 고려는 저나트륨혈증이 현저할 때와 두개내 손상이 있을 때**입니다. 두개내 손상 증례에는 나트륨 농도가 높은 고장성 생리식염수가 수액 부하에 의한 뇌부종 합병증 위험을 낮출 수 있다고 알려져 있습니다[5].

참고로 링거용액에는 칼륨이 4.0 mEq/L 들어 있어, 고칼륨혈증이나 급성 신손상에서 선택을 주저할 수 있습니다. 하지만 생리식염수가 대사산증을 악화시켜 고칼륨혈증과 신장 손상을 일으킬 수 있다고 보고되었습니다[6].

❷ 수액 주입 바늘의 굵기는? 정맥로는 몇 개 확보해야 할까?

수액 주입 바늘의 굵기를 나타내는 G(게이지) 수에 대해 알아야 할 지식은 **G 수가 작을수록 말초정맥 카테터의 외경이 굵으며, G 수가 작을수록 수액 주입 유량이 높아진다**는 것입니다.

말초정맥로 카테터관을 통과하는 유량은 **'Hagen-Poiseuille 공식'**으로 규정됩니다[7]. 이 공식은 관 안을 통과하는 액체의 유량이 관의 반지름의 4제곱에 비례하고, 관 길이에 반비례한다는 것입니다. 관 안을 통과하는 액체 유량이 관 내경의 4제곱에 비례하므로, 조금이라도 더 굵으면 유리합니다.

쇼크 환자에게 24G나 22G 삽입은 마치 곤봉이나 단검을 들고 마왕에 덤벼드는 것과 같습니다. 또한, 유량이 관의 길이에 반비례하므로 긴 중심정맥 카테터 사용에서는 유량이 감소합니다. 굵고 짧은 말초정맥 카테터의 즉시 삽입이 얼마나 중요한지 알 수 있습니다. **쇼크가**

의심되는 환자에게 정맥로 확보가 쉽다는 이유에서 22G나 24G로 정맥로를 잡는 것은 피해야 합니다. 쇼크에서 관절과 가까운 곳에서 카테터가 꺾이지 않도록 주의하여 팔꿈치오목 같은 굵은 정맥을 목표로 하면 좋습니다[12].

G 수	외경	길이	유량
18G	1.3 mm	32 mm	~90 ml/min
20G	1.1 mm	32 mm	~60 ml/min
22G	0.9 mm	25 mm	~36 ml/min
24G	0.7 mm	19 mm	~20 ml/min

유치바늘의 굵기와 개수에 대해 반드시 이렇게 해야 한다는 명확한 근거는 없으며 현장 판단에 따르는 것이 사실입니다. 이번 같은 쇼크 환자는 **가능하면 굵은 게이지(G)로 말초정맥로에 급속 투여할 수 있도록 2개 확보**하면 좋습니다.

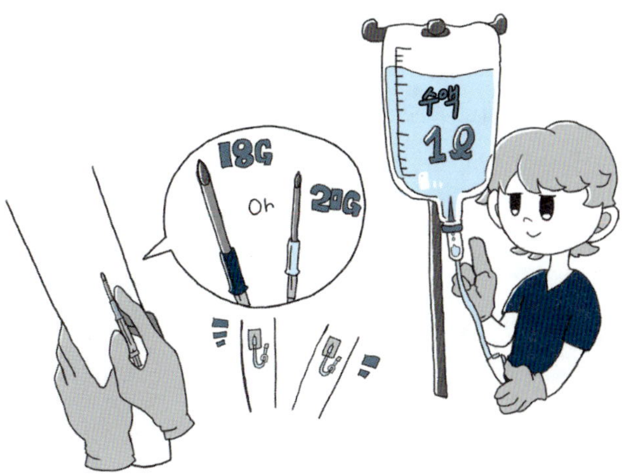

❸ 점적 주입 속도는?

마지막으로 결정할 것은 수액 유량입니다. **혈압이 낮으면 주저하지 말고 클램프를 완전히 열어 급속 투여를 시작**합니다. 반면, 좌심실 기능이 저하된 심장성 쇼크에서 대량의 급속 점적 주입은 폐 울혈 등의 부작용을 일으킬 수 있으므로 필요한 양만 투여하는 접근도 중요합니다. **급속 투여 시에 초음파로 순환혈액량을 평가하여 순환 상태가 안정되면 점적 속도를 줄여 유량을 줄이는 것**을 잊지 말아야 합니다. 또한, 심근경색 등으로 심기능 저하가 명확한 심장성 쇼크로 판명되면 일단 수액 속도를 완화하고 전문의에게 혈류역학을 상의하며 투여량과 속도를 조정합니다.

쇼크에서는 우선 '**정맥로를 18G로 2개 확보, 링거용액의 전체 개방 투여**'가 키워드군요. 이제 앞으로 쇼크 환자가 와도 문제없을 것 같아요! 좋았어.

잘 안돼요…. 노조미 선생님, 정맥로 확보를 도와주세요~.

어?! 간호사선생님이 못 잡는 정맥로를 내가 잡을 수 있겠어….

그렇게 무책임하게 말하면 안 되지! 사쿠라 선생, 내가 대신해 보겠습니다. (신속하게 천자하여 혈액 역류 확인) 좋아, 점적 시작하세요.

멋져요, 선생님!

정맥로 확보는 중환자 진료에서 가장 중요한 수기야. 다들 삽관이나 CVC 유치 같은 멋있어 보이는 수기만 연습하거나 경험하려 하지만, 말초정맥로가 없으면 약제 투여도 할 수 없고 삽관도 할 수 없어.

감사합니다…. 항상 시간이 오래 걸려 정맥로는 솜씨 좋은 간호사에게 맡기고 있었어요….

유사시에 대비하여 정맥로 확보 기술은 반드시 연마해 두어야 해. 수액이나 수혈, 약제 투여에 말초정맥로는 필수적이지!

2 말초정맥로 확보 준비와 순서

말초정맥로 확보가 중환자의 치료 개입에 첫걸음이라고 앞에서 여러 번 강조했습니다. 이제 구체적 과정과 함께 초보자가 실수하기 쉬운 요점, 그리고 혈관 확보가 어려운 상황에서 팁을 배워봅니다.

❶ 수액 세트 조립과 물품 준비

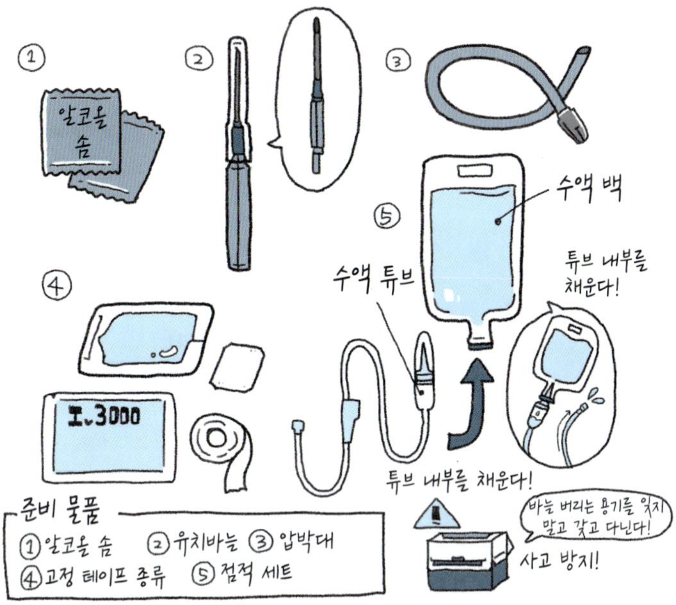

정맥로 확보만 생각하여 유치바늘과 압박대만 들고 환자에게 달려가는 전공의를 자주 볼 수 있습니다. **말초정맥로 확보에는 여러 가지 준비가 필요**합니다. 수액 백과 수액세트를 조립하여 세트 안을 수액으로 채워 놓으며, 고정용 테이프와 알코올 솜도 잊지 말고 준비해야 합니다. 감염 예방을 위해 장갑 착용도 잊지 말아야 합니다.

❷ 천자하려는 혈관 선택과 압박

어떤 혈관을 목표로 하여 어디서 천자할가의 결정이 말초정맥로의 성공률을 좌우한다고 해도 과언이 아닙니다. 선택하는 정맥로는 아래팔의 안쪽이 가장 일반적이지만, 손등이나 발등의 선택도 괜찮습니다. 중요한 점은 정맥로 확보가 쉬워 보이는 혈관의 특징을 알아두는 것입니다.

천자 부위를 결정하면, 그보다 위쪽에 압박대를 감아 혈관을 압박합니다. 강하게 압박한다고 혈관이 더 잘 드러나는 것은 아닙니다. 피부 손상을 일으킬 수 있으며, 조이는 통증으로 혈관이 더 가늘어질 수도 있어 부드럽게 압박합니다.

❸ 소독과 천자

손으로 피부를 가볍게 자신 쪽으로 당겨 긴장감을 주어 정맥이 도망가지 않게 고정합니다. 그런 다음 10–30° 정도의 각도로 바늘 끝(베벨)이 위로 가게 하여 피부를 천자합니다.

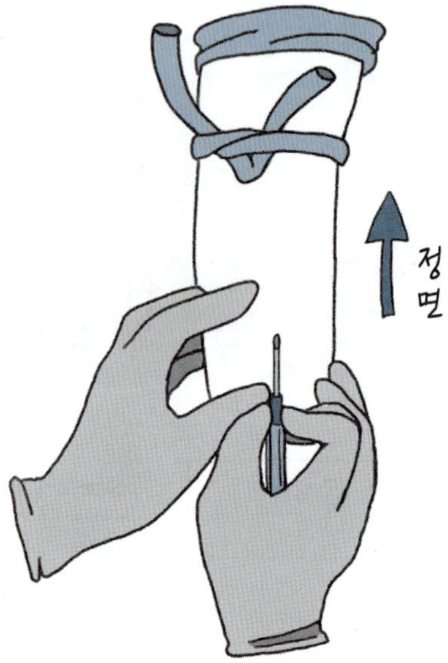

그림처럼 천자하는 방향에 맞추어 정면에서 시행하며, 좌우에 차이가 없도록 정맥의 중앙을 천자합니다. 자신의 시선, 천자 바늘의 방향, 목표하는 정맥의 주행이 모두 일직선이 되도록 의식합니다.

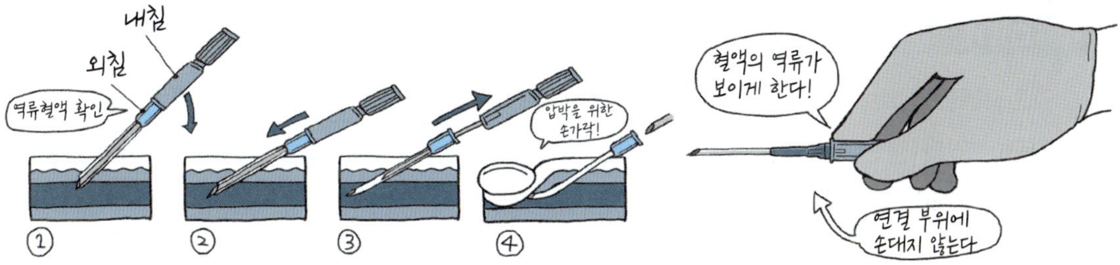

그리고 천자바늘의 내침이 혈관의 전벽을 관통하여 혈관 안으로 들어가면, 내침 연결부 안에 혈액 역류를 볼 수 있습니다. 이 시점에 바늘의 외침은 혈관 밖에 있을 가능성이 높으므로, 아직 외침을 진행하면 안 됩니다. 이어서 바늘이 혈관과 평행하게 되도록 각도를 조금 더 낮추어 내침과 외침의 길이 차이만큼 추가로 바늘을 진행시킵니다. 각도를 낮추는 이유는 같은 각도로 바늘을 진행하면 혈관을 관통할 가능성이 있기 때문입니다. 내침과 외침의 길이 차이는 일반적으로 사용하는 20, 22G 바늘은 2–2.5 mm, 18G 바늘은 3 mm 정도이므로, 생각보다 바늘을 더 진행이 필요한 점에 주의합니다[11]. 이것이 정맥로 확보에서 가장 섬세한 기술이며 내침에 역류혈이 보여도 방심하지 말고 집중해야 합니다. 혈관 안으로 제대로 들어가면 외침에도 혈액이 차오릅니다. 그 후 바늘이 절대로 움직이지 않도록 주의하며 외침을 앞으로 진행시켜 외침의 끝부분까지 들어가도록 삽입합니다. 그런 다음, 수액 세트를 연결하고 누출이나 부종이 없으며 점적 주입이 원활히 떨어지는 것을 확인하면 말초정맥로 확보는 성공입니다.

이 천자와 외침 삽입에서 중요한 점은 유치바늘을 잡는 방법과 천자 각도입니다. 바늘을 잡는 방법은 사람마다 조금씩 다를 수 있지만, 바늘 잡은 상태를 바꾸지 않고 역류혈액을 확인하기 쉬우며, 천자 각도를 낮추기 쉬운 방법을 연습하도록 권합니다. 내침의 역류혈액이 단 한 방울일 수도 있으므로 놓치지 않도록 주의합니다.

또한, 천자하려는 부위(혈관의 깊이)에 따라 천자 각도의 조절도 중요합니다. 예를 들어 손등의 말초정맥로 접근에서는 거의 수평으로, 팔꿈치 주변의 깊고 굵은 정맥의 접근에서는 약간 각도를 주어 천자하는 등 미세하게 조정합니다.

Point! 말초정맥로 확보에 적합한 혈관은?

말초정맥로를 확보하기 쉬운 혈관의 특징은 ① **체표에서 확인하기 쉬우며 혈관이 떠 있다,** ② **분지되어 있다(혈관이 좌우로 도망가기 어렵다),** ③ **관절에 걸리지 않는다** 등의 3가지 조건을 만족하는 것입니다[9]. 우선 떠 있으며 분지된 혈관을 양쪽 아래팔에서 찾아봅니다. 쇼크에서는 앞에서 설명한 대로(➡ p.217), 관절에 걸리는 팔꿈치오목의 굵은 정맥도 선택될 수 있습니다.

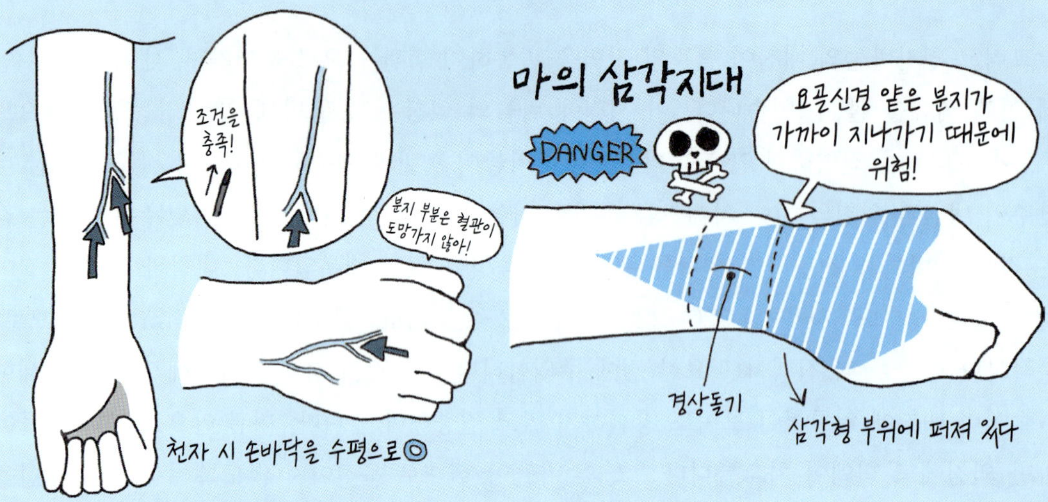

혈관이 가늘거나 보이지 않으면 손으로 부드럽게 문지르거나 수건으로 싸서 따뜻하게 합니다. 부종이 심하거나 압박해도 혈관이 나타나지 않으면 천자 부위 주변을 가볍게 누르며, 압박대 사용 전에 천자 부위를 심장보다 낮은 위치에 두고 압박하면 좋습니다[10].

혈관의 선택에서 말초신경이 분포하는 아래팔의 엄지손가락 쪽은 피하도록 주의합니다. 신경 손상 위험이 높은 '마의 삼각지대'라고 부르는 부분의 천자에서 때로 감각장애 등의 후유증을 일으킬 가능성이 있습니다.

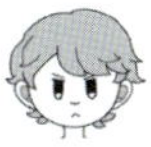
정맥로 확보가 얼마나 중요한지 알겠어요. 열심히 연습할게요!

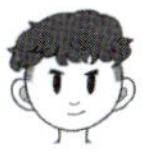
그렇지! 수기의 원리와 요령을 배운 다음에는 연습뿐이야! 자, 이 쇼크 환자에서 정맥로 확보 이외에 필요한 개입은 뭘까?

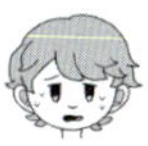
어, 음… 쇼크 치료에 뭘 해야 하는 거였더라…?

To be continued

요약

- ☑ **말초정맥로 확보는** 중환자 개입에서 **가장 중요!**
- ☑ 쇼크에서는 **'18G로 2개 확보, 링거용액의 급속 투여'!**
- ☑ 말초정맥로 확보에는 **준비와 혈관 선택**이 중요! 천자 전에 승부가 거의 결정!
- ☑ 천자에서 **역류혈과 천자 각도**에 주목!

【참고문헌】

1) Self WH. N Engl J Med. 2018; 378: 819-28.
2) Semler MW. N Engl J Med. 2018; 378: 829-39.
3) Zampieri FG. JAMA. 2021; 326: 11-12.
4) Finfer S. N Engl J Med. 2022; 386: 815-28.
5) 일본뇌신경외상학회 두부외상치료관리 가이드라인작성위원회. 두부외상치료관리 가이드라인 제4판. 일본뇌신경외과학회. 의학서원. 2019.
6) Toporek AH. Am J Respir Crit Care Med. 2021; 15: 203.
7) ICU북 제4판 [원저: MARINO'S The ICU Book, 4th Edition] 메디칼 사이언스 인터네셔널 출판.
8) Rochwerg B. Ann Intern Med. 2014; 161: 347-55.
9) Loon FHJV. Medicine (Baltimore). 2016; 95: e3428.
10) Tourigny J. Issues Compr Pediatr Nurs. 2004; 27: 64-8.
11) ER·ICU 100개의 함정. 중외의학사. 2019. p.22-6.
12) 三谷雄己. 전공의 노트. 2021; 23: 2085-94.

Circulation

— 순환 —

4 쇼크의 치료 원칙

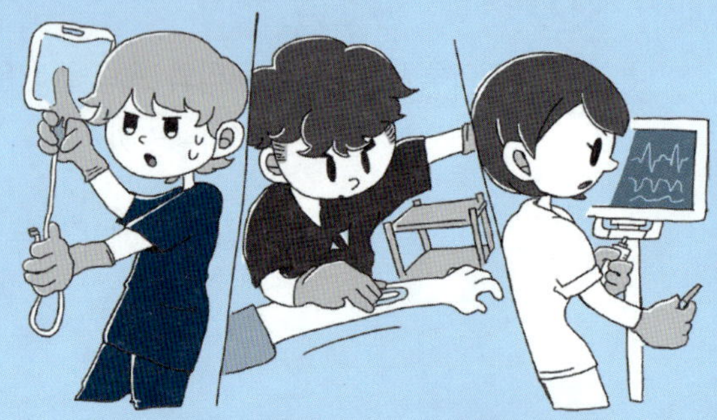

아츠시: 쇼크 환자에게 정맥로 확보 이외에 필요한 개입은 무엇일까?

노조미: 음… 아! 예전에 CureTube에서 봤던 『불타는 전공의! 열혈 ER 요약!』은 쇼크 상태에 급히 삽관하고 CVC[※1]와 A라인을 삽입한 후 CHDF[※2]를 시행하라고 했어요! 우선 삽관하고, 바로 CVC를 잡은 다음….

그 영상 강의를 봤구나…. 그 강의에서 설명한 내용도 나름대로 일리는 있지만, 모든 처치를 동시에 할 수는 없고, 각각의 처치가 정말 필요한지 신중하게 적응을 고려해야 해. 적어도 쇼크라는 이유에서 모든 개입을 루틴으로 시행한다는 사고방식은 아니야!

정말 그래요! 초조하여 제가 해야 할 일이 뭔지 혼란스러워요….

그래, 초조할수록 매사를 단순하게 생각할 필요가 있지. 노조미 선생, 다시 한번 물어볼게. 쇼크란 어떤 상태를 말하는 것이지?

음… 순환 문제에 의해 **산소의 수요와 공급 균형이 무너진 상태**라고 생각해요.

좋아! 그러니까 쇼크 상태에서 벗어나려면, 무너진 산소 수급 균형을 다시 바로잡는 개입을 하면 되는 거야.

【용어 설명】

※1 CVC(Central Venous Catheter): 중심정맥 카테터

※2 CHDF(Continuous Hemodiafiltration): 지속적 혈액여과 투석법

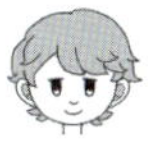

그러니까, 산소 공급을 늘리거나 산소 소비량을 줄이는 개입이 필요하다는 말인가요?

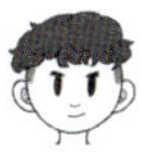

그렇지! 구체적 개입 방법을 같이 배워 볼까!

1 산소의 공급

산소 공급을 생리학적 관점에서 생각해 봅니다. 산소는 우선 기도를 지나 폐에 도달하고, 그 후 폐포에서 주위 모세혈관을 통해 혈관 안으로 들어옵니다. 그리고 산소를 포함한 혈액은 심장에서 전신으로 보내져서 전신의 각 장기와 조직에 산소가 공급됩니다. 이 산소공급량은 Delivery O_2(DO_2)라고 부르는, 전신에 산소를 공급하는 양을 결정하는 공식으로 나타낼 수 있습니다[1]. 우선 공식에 나오는 CaO_2에 대해 설명합니다.

산소공급량(DO_2) = CO(심박출량) × CaO_2(동맥혈 산소함유량)

❶ 동맥혈 산소함유량을 나타내는 CaO_2

동맥혈 산소함유량 CaO_2(mL/dL)

$$\fallingdotseq 1.36 \times Hb \times SaO_2/100 + \cancel{0.0031 \times PaO_2}$$

우선 DO_2 공식에 등장하는 요소인 **동맥혈 산소함유량(CaO_2)**을 규정하는 인자를 식으로 확인합니다. 가장 먼저 나오는 요소는 혈액 안의 헤모글로빈(Hb)입니다. Hb는 폐에서 가스 교환을 통해 얻은 산소를 운반하는 역할을 합니다. 따라서 산소를 운반하는 헤모글로빈양이 많을수록 산소를 보다 효율적으로 운반할 수 있습니다. 이 Hb와 결합한 산소 이외에 전신을 순환하는 동맥혈에는 용존 산소도 포함되어 있습니다. 용해된 산소량(용존 산소량)은 $0.0031 \times PaO_2$로 표현하며, Hb에 결합한 산소량에 비해 미미한 수준이므로 무시해도 좋습니다.

정리하면, CaO_2**는 Hb 농도와 동맥혈 산소포화도**(SaO_2)**에 의해 결정**됩니다.

❷ 산소 공급의 계산식 DO_2

산소가 포함된 동맥혈을 전신으로 보내는 역할을 혈액의 펌프 기능을 가진 심장이 합니다. 따라서 전신 산소 운반을 고려하는 DO_2 공식에는 CaO_2 공식 이외에 심박출량(CO)이 등장합니다. 심장이 전신에 필요한 산소를 공급하려면 심박출량 확보에 충분한 순환혈장량과 충분한 심수축력이 필수적입니다. 즉, 전신 산소공급의 고려에서 중요한 것은 **DO_2 공식에 등장하는 SaO_2, Hb, CO에 적절한 개입**입니다.

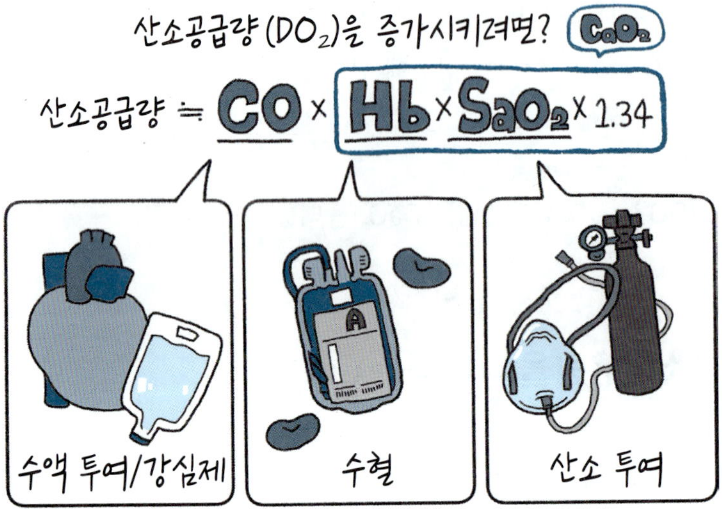

2 산소의 수요

산소의 수요와 공급 균형에서 수요량을 무시할 수 없습니다. 쇼크 환자에서 산소 소비량이 증가하는 원인을 생각해 봅니다.

쇼크는 전신의 순환 역학이 붕괴된 상태이며 기본적으로 산소 공급이 부족한 상태라고 생각할 수 있습니다. 따라서 산소를 조금이라도 더 확보하려고 호흡 노력이 강해지고, 혈압을 유지하려고 교감신경 활동이 항진됩니다. 쇼크에 대한 보상 작용으로 나타나는 노력호흡, 불안, 교감신경 활성화에 따른 대사 항진이 산소 소비량을 증가시키는 요인이 될 수 있습니다.

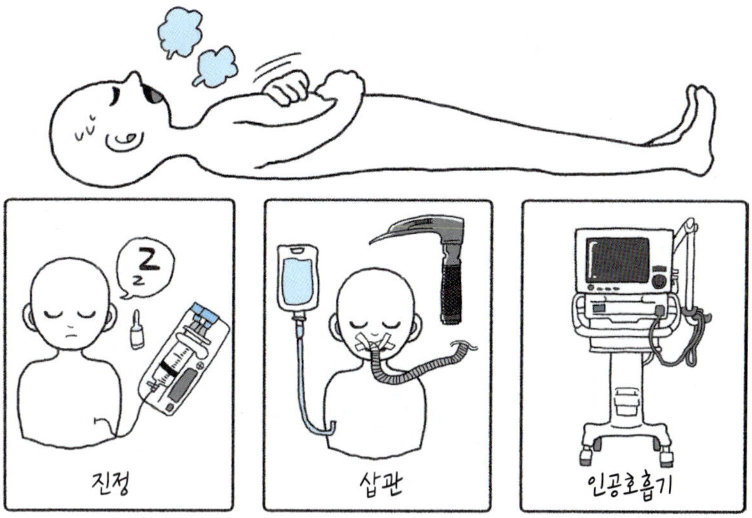

산소 수요를 줄이기 위한 개입 수단으로 진정이나 기관 삽관 후 인공호흡 관리가 있습니다. 호흡 보조에 의해 노력호흡이 개선되고, 교감신경 항진이나 불안 상태를 진정으로 억제할 수 있습니다. 바로 이런 이유가 **쇼크에서 기관 삽관이 적응됩니다**(➡ p.63). 산소 공급뿐 아니라 산소 수요도 고려한 개입이 가능한지 항상 생각해야 합니다.

그렇군요! 우선 DO_2를 규정하는 이 3가지 요소에서 부족을 보충하는 방향을 생각하면 되는 거군요! 이렇게 하면 개입 첫 단계를 쉽게 떠올릴 수 있을 것 같아요!

그렇지! 중환자에서 당황하지 않고 생리적 관점에서 단순하게 생각하는 것이 중요해.

감사합니다! 그런데 실제로 얼마나 산소를 소비하고 있는지 알기 어렵지 않나요? 산소 수급 균형이 무너졌다고 어떻게 판단해야 할까요?

산소 수급 균형이 무너졌는지 아는 평가는 쇼크를 인식하기 위한 평가와 거의 같다고 생각하면 이해하기 쉬워. 쇼크의 인식에서 중요한 개념이었던 3개의 창을 염두에 둔 신체 진찰과 젖산 수치를 참고하면 돼!

여기서 또 3개의 창과 젖산 수치가 등장하는군요!

맞아! 그리고 DO_2 공식을 참고하여 수액이나 산소 투여, 수혈을 시행한 후에 쇼크로 판단했던 근거가 피부 소견이었다면 그것이 개선되었는지 확인하고, 소변량 감소였다면 소변량 변화 여부를 점검해야 해. 3개의 창이나 젖산 수치 같은 순환 평가 항목은 쇼크의 인식뿐 아니라 개입 후 재평가에도 반복하여 등장하지.

Point! 산소 수급 균형의 평가는 젖산 수치를 지표로!

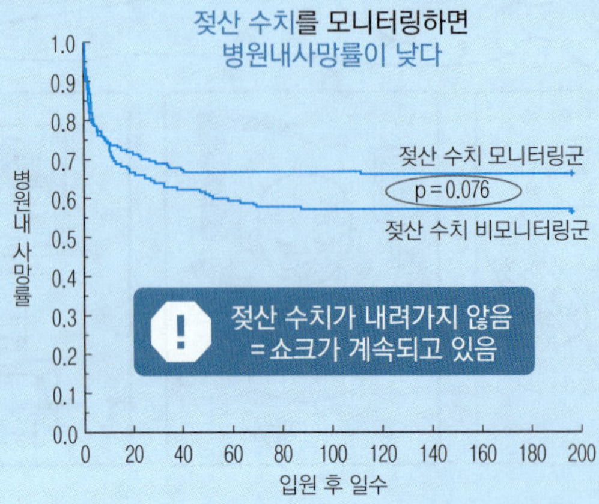

산소 수급 균형 평가에 참고하는 것은 동맥혈의 젖산 수치입니다. 산소가 부족한 상태에서 무산소대사라고 부르는 비효율적 에너지 생산이 진행되면 그 부산물로 젖산이 생성됩니다. 젖산 수치의 상승은 무산소대사가 진행된다는 것, 즉 산소 수급 균형이 무너진 상태 = 쇼크 상태를 시사합니다(➡ p.206).

그리고 이 젖산 수치는 쇼크 환자의 치료 개입 지표로도 유용하다고 알려졌으며, 젖산 수치를 시간 경과에 따라 측정하며 치료한 결과 사망률이 낮아졌다는 보고도 있습니다[2]. 치료 개입 후에도 젖산 수치 증가가 지속되면 쇼크의 지속이라고 판단하여 다양한 개입을 검토해야 합니다.

주의할 점은, 젖산 수치가 말초조직의 산소 부족 이외에 산소성대사를 시행하기 위해 필요한 보조효소인 비타민 B_1 부족이나, 젖산을 대사하여 제거하는 간기능 저하에서도 상승한다는 것입니다(➡ p.425). 젖산 수치를 쇼크의 지표로 하지만, 3개의 창을 염두에 두어 신체 소견을 통해 복합적으로 순환 상태를 평가합니다.

사쿠라 혈액가스 분석 결과가 나왔습니다!

〈혈액가스 분석(동맥혈)〉

pH 7.35, pCO_2 25.6 mmHg, pO_2 140 mmHg, BE −8.5 mEq/L
HCO_3^- 15.3 mEq/L, Hb 10.1 g/dL, Lac 3.8 mmol/L(34.2 mg/dL)

역시… 젖산 수치의 정상 상한선이 약 2 mmol/L 정도이니까, 이 환자의 젖산 수치가 높군. 이것은 무산소대사가 진행되고 있다는 상태, 즉 쇼크 상태일 가능성이 높다는 거지!

큰일이네요! 산소 공급을 늘려서 어떻게든 젖산 수치를 낮춰야겠어요!

DO_2 공식에 등장하는 SaO_2, Hb, CO에 주목해 보면 혈액가스 소견에서 특별히 저산소혈증은 없어 보이고, 빈혈이 진행된 것도 아닌 것 같아. 심박출량을 증가시키는 개입이 필요할지도 모르겠네.

그렇군요…! 그런데 고년차 선생님들은 쇼크 환자에게 어떻게든 혈압을 올리는 개입을 자주 한다는 이미지가 있는데, DO_2 공식에 혈압이 등장하지 않아 어쩐지 이상해요.

좋은 지적이야! 지금까지 쇼크 유무를 혈압으로 판단할 수는 없다고 여러 번 이야기했지만, 그렇다고 혈압을 무시해도 좋다는 뜻은 아니야. 산소를 포함한 혈액을 전신에 공급하려면 말초 조직까지 혈액이 관류되도록 어느 정도의 혈압을 유지할 필요가 있거든. 이때 중요한 혈압 지표를 평균혈압이라고 불러.

MAP[※3]라고 부르는 혈압이군요! 병동의 처방 지시에 'MAP 65 mmHg 이상으로 유지하도록 관리'라고 써 있는 것을 본 적이 있어요.

바로 그거야. 전신의 조직과 장기의 혈류를 유지하기 위해서는 어느 정도의 평균혈압을 유지하는 관리가 함께 이루어져야 해. 그러니까 산소 수급 균형의 고려도 중요하지만, 혈압이 낮으면 우선 MAP을 유지해야지. MAP 유지에 어떤 치료 개입이 가능하다고 생각해?

【용어 설명】

※3 MAP(Mean Artery Pressure): 평균동맥압, 평균혈압

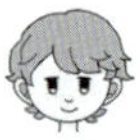
음, 수액을 투여하고… 그다음에는… 아, 카테콜아민도 투여해요!

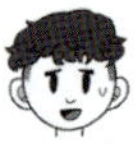
꽤 괜찮은 답변이야! 그런데 말이야, 애초에 혈압이 무엇에 의해 결정되는지 알고 있어?

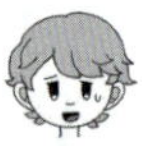
어이쿠…! 음, 혈압을 계산하는 공식이 있었던 것 같기도 한데….

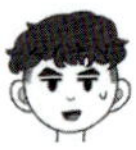
기억이 흐릿해진 것 같네…. 학생 때 배웠던 생리학은 임상 현장에서도 유용해. 혈압 공식도 쇼크의 개입을 생각할 때도 유용하지!

3 쇼크와 혈압

❶ 혈압은 어떻게 결정될까?

혈압을 포함하여 각 활력징후가 어떻게 결정되는지 아는 것은 매우 중요합니다. 우선 혈압을 규정하는 공식을 확인해 봅니다.

혈압이란 간단히 말해서 심장에서 박출된 혈액에 의해 혈관벽이 받는 압력이며, CO[※4]와 R[※5]을 곱하는 계산으로 표현합니다.

심박출량은 **1분 동안 심장이 내보내는 혈액량**이며, 심장이 수축하여 박출하는 SV[※6]와 HR[※7]에 의해 결정됩니다. 일회박출량은 심장으로 돌아오는 혈액량을 나타내는 **전부하**, 심장 자체의 **심수축력**, 심장 앞의 혈관저항인 **후부하**에 의해 결정됩니다. 심박출량의 요소는 복잡해 보이지만, 하나씩 나누어 보면 이해할 수 있습니다.

혈관저항은 혈관의 수축이나 확장 같은 상태에 따라 변화합니다. 또한, 혈관의 탄성이나 혈액의 점도 등의 특성도 영향을 줍니다. 혈관 속을 지나가는 혈액의 점성에 따라서도 달라지는 것도 알고 있어야 합니다.

【용어 설명】

※4 CO(Cardiac Output): 심박출량(1분간)

※5 R(Resistance): 여기서는 혈관저항을 의미

※6 SV(Stroke Volume): 1회 심박출량

※7 HR(Heart Rate): 심박수

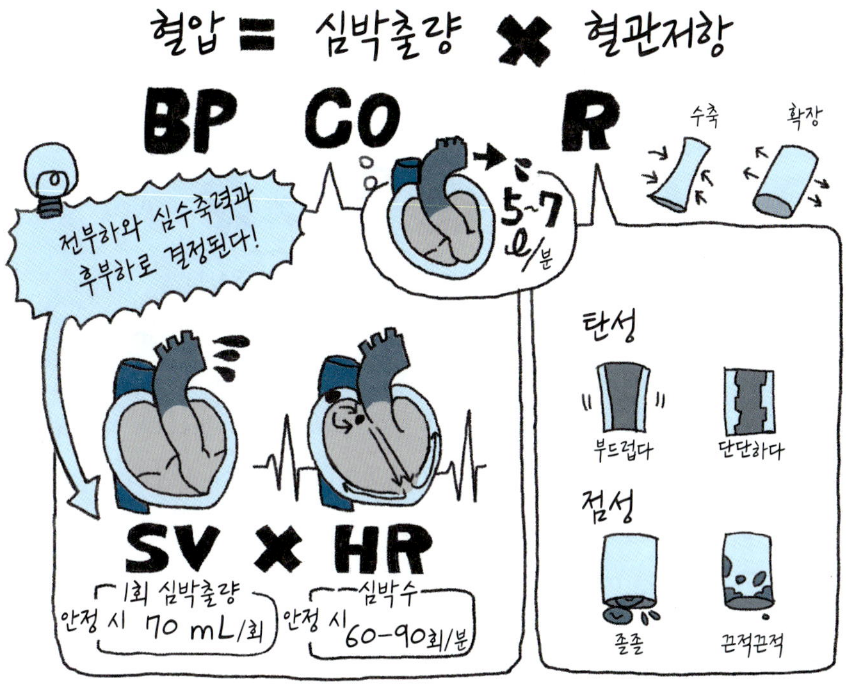

Point! 수축기혈압과 확장기혈압

활력징후의 기록에 2종류의 혈압을 적는다고 누구나 알고 있습니다. 하나는 수축기혈압(sBP※8)이고, 다른 하나는 확장기혈압(dBP※9)입니다. 수축기혈압은 심장이 대동맥을 통해 전신으로 혈액을 내보내는 시점(수축기)의 혈압입니다. 반면 확장기혈압은 혈액이 전신에서 심장으로 돌아오며 심장이 확장하는 시점의 혈압입니다. 참고로 수축기와 확장기가 바뀌는 시점은 대동맥판막이 닫히는 시점에 해당합니다.

【용어 설명】

※8 sBP(systolic blood pressure): 수축기혈압

※9 dBP(diastolic blood pressure): 확장기혈압

❷ 혈액 관류를 결정하는 평균혈압이란?

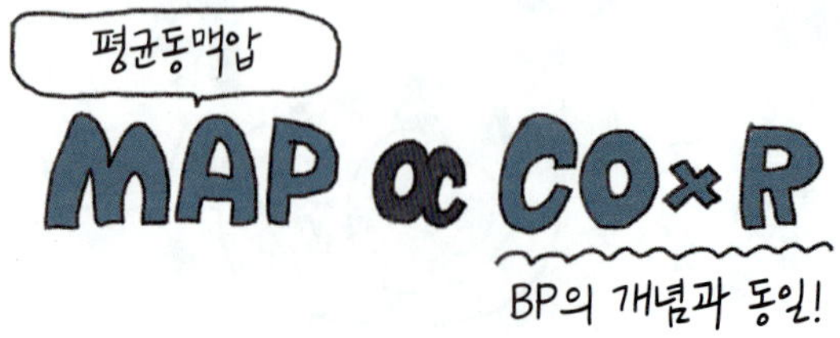

쇼크 상태에서 전신의 말초조직으로 산소 공급의 고려가 중요합니다. 아무리 심장에서 산소를 포함한 혈액을 내보내려고 해도, 말초조직에 도달할 정도의 혈압이 유지되지 않으면 산소 공급이 안 됩니다. 전신 조직에 산소를 공급하려면 관류 유지를 위한 혈압이 필요합니다.

혈액 관류를 평가하는 지표가 되는 혈압을 평균혈압(MAP)이라고 부릅니다. 심장의 수축기에서 확장기의 주기에 혈압이 변동되며, 이 주기 동안 평균적으로 어느 정도의 혈압이 유지되는지 계산한 값이 MAP입니다. 이것은 전신 장기에 혈류가 도달할 만큼의 혈압이 유지되는지 평가하는 지표입니다[이유는 아래 (참고) 참조].

동물실험이나 다양한 연구에서 밝혀진 기준치 65 mmHg라는 숫자가 중요합니다. **평균혈압이 65 mmHg 이상이면 최소한의 관류가 유지되고 있다**고 습관적으로 평가합니다.

참고 왜 평균혈압이 관류를 반영하는가? 보다 정확한 장기 관류를 나타내는 공식은?[4)]

평균혈압이 어떻게 장기 관류를 반영하는가에 대해 필자는 평균혈압을 처음 배울 때부터 의문이 있었습니다. 과거의 필자처럼 이 점이 궁금한 독자를 위해 조금 더 설명합니다.

기본적으로 혈관에 혈의 '압'이 가해지는 시점에 혈관 안에서는 관류가 이루어지고 있습니다. 호스를 움켜쥐면 물의 압력이 세지는 것처럼, 기본적으로 혈압이 어느 정도 높게 유지되면 관류는 유지됩니다.

하지만 동맥 혈압은 심장 수축에 따라 매 순간 변화합니다. 예를 들어 수축기혈압 120 mmHg, 확장기혈압 60 mmHg인 환자를 가정해 봅니다.

일반적으로 혈압 저하를 수축기혈압으로 평가하는 경우가 많지만, 앞에서 말했듯이 수축기 혈압은 장기 관류를 규정하는 혈압이 아닙니다. 120 mmHg라는 압력이 가해지는 것은 수축기 중에서도 혈압이 가장 높을 때, 즉 순간적 피크 시점에만 해당되며 그 압력이 가해지는 것은 한 순간입니다. 결국 수축기혈압이 최고치에 도달한 시점 이외에도 관류는 이루어지며, 관류량은 혈압의 변동에 따른 시간 경과에 따라 달라집니다. 따라서 수축기혈압은 장기 관류를 반영하지 않는다고 이해할 수 있습니다.

압력이 있는 시점에 관류가 존재한다는 것은 심장이 수축하는 일련의 주기 동안 관류가 지속된다는 것을 의미합니다. 혈압은 매 순간 변화하기 때문에, 이런 일련의 주기 동안 혈압을 모두 반영하려면 혈압의 평균치, 즉 평균혈압이 좋습니다. 이것이 전신 관류를 한순간이 아니라 시간 경과에 따라 추정에 좋은 임상 지표가 평균혈압인 이유입니다.

장기 관류를 나타내는 공식을 다시 한번 정확히 생각해 봅니다. 전신 장기에 영양을 공급하는 혈류의 입구는 동맥 쪽에 있으며, 출구는 정맥 쪽에 있습니다. 많은 장기에서 출구 쪽의 압력은 중심정맥압(CVP)이라고 부르는 정맥계 압과 일치합니다.

[장기 관류량을 나타내는 공식]

$$\mathrm{MAP} - \mathrm{CVP} = \mathrm{CO} \times \mathrm{SVR}$$

따라서 엄격히 말하면 본래의 장기 관류를 나타내는 압력은 평균동맥압(MAP)에서 중심정맥압(CVP)을 뺀 값으로 계산됩니다. 다만, 평균동맥압에 비해 중심정맥압은 매우 작은 값이기 때문에, 대략적 순환 역학 파악에서는 어느 정도 무시할 수 있습니다. 장기 관류에 영향을 미치는 저항은 말초혈관저항(SVR)이라고 하며, 각 장기에 따라 다릅니다. 하지만 응급실에서 중심정맥압이나 말초혈관저항을 정확히 측정하기 어렵기 때문에 **평균혈압은 장기 관류를 반영하는 좋은 지표**라고 이해합니다.

【주의사항 !】 개인차와 치료 경과를 참고하여 목표 평균혈압을 결정한다

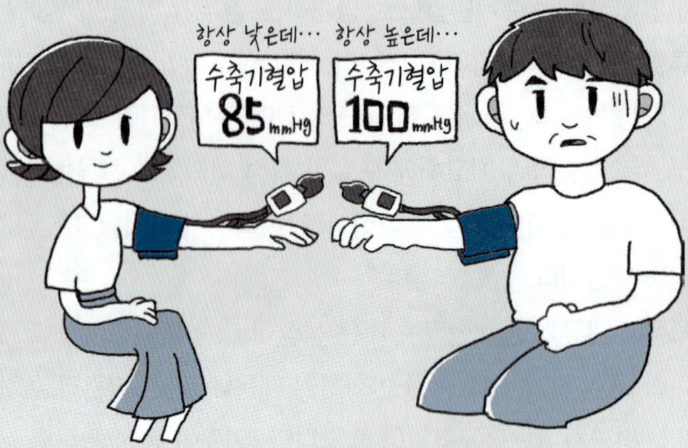

한편, 혈압에는 개인차가 있기 때문에, 평균혈압>65 mmHg이면 모든 환자에서 장기 관류가 유지된다고 보장할 수 없습니다.

예를 들어 평소 평균혈압이 110 mmHg인 환자와 70 mmHg인 환자에서 필요한 평균혈압은 서로 다를 것입니다. 평균혈압뿐 아니라 3개의 창을 참고하여 쇼크를 의심하는 신체 소견이나 징후가 있는지 항상 평가하며, 진정으로 전신 관류가 유지되고 있는지 의심해야 합니다.

순환부전 의심이 계속되면(소변량 저하, CRT 연장 등) 보다 높은 평균혈압 유지 목표가 타당합니다[3]. 한편 무리하게 높은 혈압의 유지에는 과잉의 수액이나 불필요한 약제 투여 우려가 있으며, 시간 경과에 따른 수치의 경향을 보아 목표를 재평가한다는 태도도 중요합니다.

혈액 관류… 처음 들어보는 말이네요.

학생 때 듣지 못한 단어일지도 모르겠네. 혈압에서 장기 관류를 결정하는 평균혈압은 종종 호스를 이용한 물뿌리기에 비유하지.

예? 물 뿌리기요…? 혹시 식물에 물을 주는 물뿌리기 말인가요?

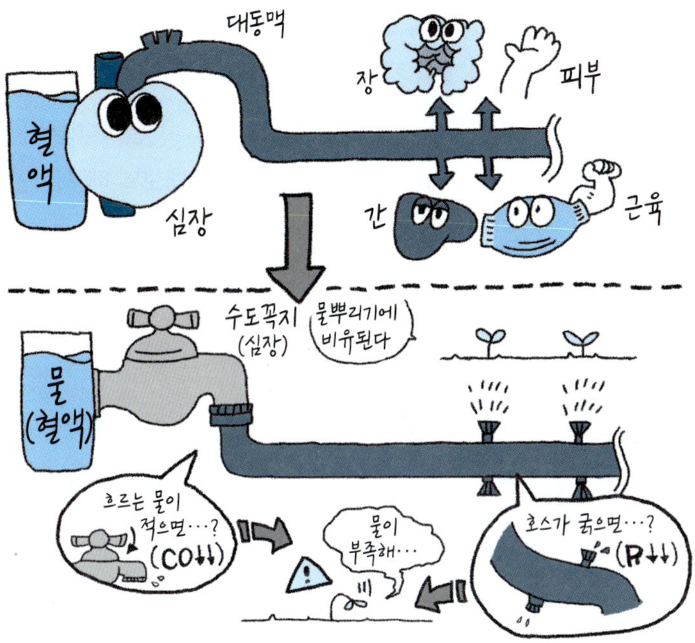

예를 들어 수도꼭지를 틀어 흐르는 물을 심박출량, 혈관을 호스, 혈관저항을 호스의 저항이라고 해보면 물이 호스에 전달하는 압력을 평균혈압이라고 할 수 있겠지.
수도꼭지에서 충분한 물이 흘러나오고, 적절한 굵기의 호스를 사용하고, 호스에 작은 구멍을 뚫어 식물이 필요한 만큼의 물을 줄 수 있어. 하지만 수도꼭지가 고장 나서 물이 덜 흐르거나, 호스가 너무 굵어 호스에 걸리는 압력이 줄어든다면 어떻게 될까?

도달하는 물이 줄어 식물이 바싹 말라버릴 것 같아요.

그렇지. 식물에 충분한 물을 주기 위해 호스 압력이 낮아진 원인을 찾아 개입하는 것이 장기 관류를 유지하기 위한 관리와 비슷하다고 볼 수 있어.

아! 그렇군요. 이해하기 쉽네요!

장기 관류 개념뿐 아니라 혈압 공식도 쇼크의 병태생리 이해에 중요하니까 꼭 기억해 두어!

대량 출혈이나 진정제 사용에서 혈압이 떨어지는 이유를 그냥 그런가 보다라고 생각했는데, 심박출량이나 혈관 저항 등이 변화된 결과 혈압이 변한다는 것은 의식하지 못했어요….

눈앞의 환자가 왜 혈압이 떨어졌는지, 혈압 공식으로 원인을 생각하여 개입하는 것이 중요해! 그렇다면 예를 들어 탈수 환자의 혈압 저하 원인을 생각해 볼까. 심박출량은 어떻게 될까?

심박출량을 결정하는 것은 맥박수와 일회박출량이죠. 그리고 일회박출량은 심장으로 돌아오는 혈액량을 나타내는 전부하, 심장 자체의 수축력, 혈액을 내보낼 때 저항인 후부하에 의해 결정되는 거고요…. 탈수에서는 전부하 감소한 상태이니까, 결정수액을 투여해서 심박출량을 증가시켜요!

그렇지. 그러면, 진정제의 영향으로 혈압이 떨어졌을 때는 어떨까?

진정제의 영향으로 혈관이 확장되어 혈관 저항이 낮아지는 것이 혈압 저하의 원인이라고 생각해요. 그래서… 혈관수축제를 사용하여 말초혈관저항을 높이면 되지 않을까요?

오, 잘하고 있어! 노조미 선생님, 정말 잘하고 있네. 눈에 띄게 발전하고 있어!

감사합니다! 이론적으로 설명할 수 있어 정말 재미있네요!

지금까지 많은 공식과 개념이 등장하는 쇼크의 개입에 대해 배웠는데, 사실 쇼크 환자에 대한 구체적 치료 개입은 아주 단순해. 아니, 그보다 할 수 있는 것이 제한적이라고 말하는 것이 맞을지도 몰라. 이게 쇼크 개입에 대해 내가 생각하는 것을 정리한 내용이야.

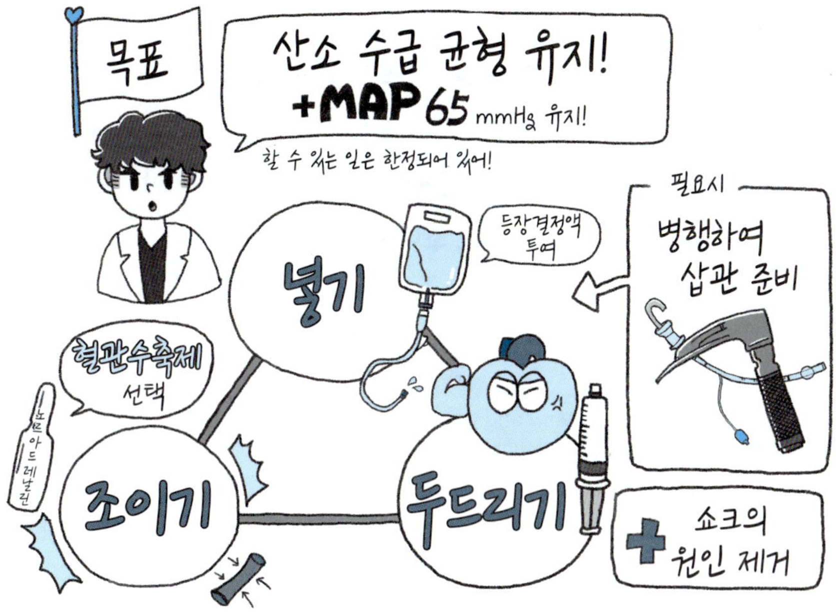

키워드는… 넣기, 조이기, 두드리기!

그렇지, 등장결정액을 '넣기'로 전부하를 높이거나, 혈관수축제로 혈관 '조이기'로 평균혈압을 유지하며, 강심제를 사용하여 심장을 '두드리기'로 심박출량을 늘리지. 대략 이 3가지 개입을 시행하며 동시에 산소 소비량을 줄이거나 확실한 산소 공급을 위해 기관 삽관이나 인공호흡 관리 필요성을 생각해(혈관수축제, 강심제 사용은 ➡ p.258 참조).

중증 쇼크 환자를 구하는 전략을 알게 되었어요! 이 정도면 저도 할 수 있을 것 같아요.

오, 노조미 선생, 그 자신감 좋아! 그런데 또 하나 중요한 점은, 이 3가지 개입만으로 개선되지 않는 특수한 원인에 의해 쇼크가 되었을 가능성도 생각해야 해. 원인을 추정하기 위해 병력, 신체 진찰, 검사를 이용하여 쇼크를 분류할 필요가 있어. 자, 이제부터 쇼크의 분류에 대해 생각해 볼까!

To be continued

요약

- 쇼크의 개입에 **산소 수급 균형과 DO_2 공식**을 의식!
- 산소 수급 균형은 **젖산 수치의 변화**를 참고한다!
- 장기 관류의 고려에서 지표가 되는 **평균혈압을 65 mmHg 이상**으로 유지!
- 쇼크의 구체적 개입 키워드는 **넣기, 조이기, 두드리기**!

【참고문헌】

1) Rosen IM. Up To Date Oxygen delivery and consumption Authors. Up To Date.
2) Jansen TC. Am J Respir Crit Care Med. 2010; 182: 752-61.
3) Legrand M. Intensive Care Med. 2022; 48: 736-9.
4) 今中秀光. 일본집중의학회잡지. 2010; 17: 279-86.

Circulation

— 순환 —

5 쇼크의 분류

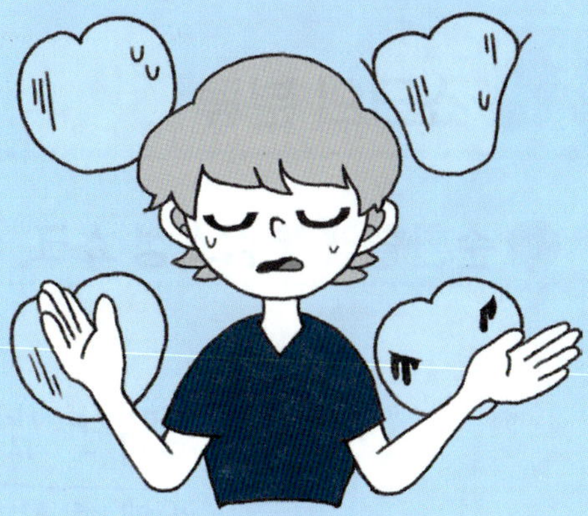

아츠시: 쇼크의 원인을 찾기 위해서는, 우선 쇼크의 대략적 분류를 알고 있어야 해. 쇼크를 크게 4가지로 분류하는 것은 국가고시에도 자주 나오는 문제야! 모두 말할 수 있어?

노조미: 어이쿠!… ○○쇼크라는 거죠? 에… 아나필락시스쇼크, 패혈증쇼크… 그리고 신경성 쇼크도 들은 적이 있어요….

그것은 모두 혈액 분포 이상성 쇼크에 해당하는 것이야…. 그것만 정확히 말한 것도 신기한데….

죄, 죄송합니다….

정말 중요한 지식이니까, 이번 기회에 4가지 쇼크에 대해 배워볼까! 참고로, 쇼크의 분류를 생각할 때도 앞에서 이야기한 평균혈압 공식이 크게 도움이 될 거야.

쇼크는 순환 역학을 결정하는 요인의 어느 부분에 이상이 있는가에 따라 크게 4가지로 분류할 수 있습니다[1,2]. 물론 임상 현장에 쇼크의 원인이 복합적으로 존재하는 경우도 있지만, 우선 이 4가지 분류의 확실한 이해가 중요합니다. 처음에는 개념적 설명이 많아 어려울 수 있지만, 눈앞 환자의 순환 역학을 분석하여 쇼크를 분류할 수 있으면 진료가 흥미로워질 것입니다.

쇼크의 분류

❶ 순환혈액량 감소성 쇼크

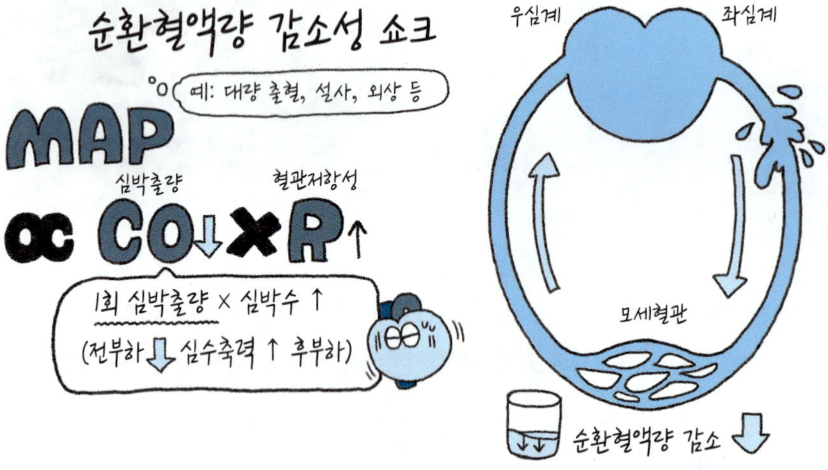

대량 출혈, 열사병, 설사 등의 증례에서는 우선 순환혈액량 감소성 쇼크를 의심합니다.

대량 출혈이나 탈수에 의해 전부하가 감소되고, 보상 작용으로 심수축력, 심박수, 말초혈관저항 증가에 의해 평균혈압을 유지하려는 기전이 작동합니다. 이런 보상 결과 혈액이 30% 정도 상실되어도 혈압이 떨어지지 않을 수 있습니다(➡ p.196). 혈압으로 쇼크 유무를 판단하지 않습니다.

❷ 혈액 분포 이상성 쇼크

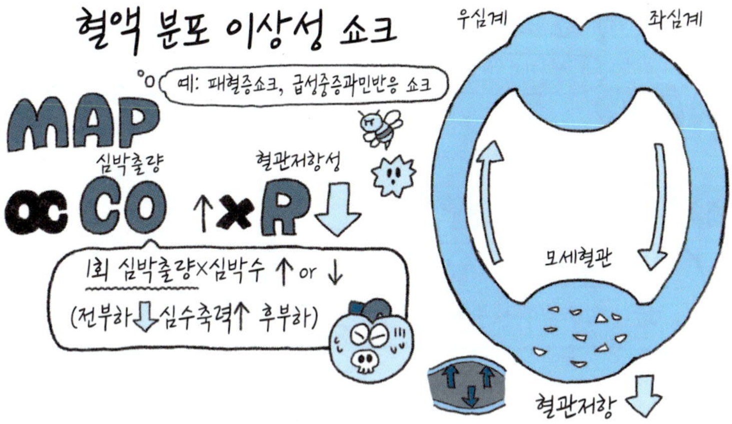

패혈증 쇼크나 급성중증과민반응 쇼크 등의 혈액 분포 이상성 쇼크는 말초혈관저항이 저하되어 말초혈관에 혈액이 고인 상태를 말합니다. 말초혈관에 혈액이 고이면서 심장으로 되돌아오는 전부하가 감소하여 생체는 이를 보상하기 위해 심수축력과 심박수를 증가시켜 장기 관류를 유지하려고 합니다(신경성 쇼크에서는 서맥이 될 수 있어 주의합니다).

참고 신경성 쇼크와 척수쇼크(spinal shock)의 차이

전공의가 혼동하기 쉬운 것에 척수 손상에서 나타나는 척수쇼크(spinal shock)와 신경성 쇼크가 있습니다.

척수 손상에 동반되는 신경성 쇼크는 흉요추의 교감신경 기능이 손상되며 부교감신경이 우세하여 말초혈관 저항이 저하된 상태를 말합니다. 그 밖에 약이나 미주신경 반사에 의해서도 나타날 수 있습니다.

한편 척수쇼크는 고도 척수 손상 환자에서 발생하며 손상 직후부터 손상 수준 이하의 운동, 감각기능, 척수 반사가 모두 소실되는 상태입니다. 이 용어를 적절히 구분하여 사용해야 합니다.

❸ 심장성 쇼크

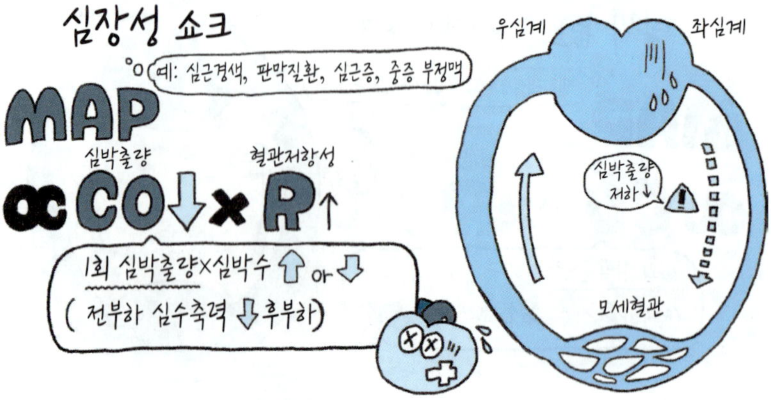

심장성 쇼크는 심장의 어떤 원인으로 심박출량이 저하하여 나타나는 쇼크입니다.

심박출량은 1회박출량과 심박수에 의해 정해지므로, 심근경색이나 심근염 등에 의한 심수축력 저하, 판막질환에 의한 1회박출량 저하, 부정맥에 의한 고도의 서맥 또는 빈맥에 의해 심박출량이 저하되어 일어납니다. 심박수가 분당 30회 수준의 고도 서맥에서는 심박출량이 감소되어 순환부전을 일으키며 이것은 장기 관류의 공식을 보면 이미지할 수 있습니다. 한편 심박수가 과도하게 증가해도 심박출량이 감소합니다. 충분한 1회박출량을 박출하기 위한 확장 시간이 없으면 심장은 공회전 상태가 되어 심박수가 많아도 심박출량은 감소합니다. 어떤 원인에 의한 심장성 쇼크에도 생체는 보상적으로 말초혈관 저항을 증가시켜 장기 관류를 유지하려고 합니다.

❹ 폐쇄성 쇼크

폐쇄성 쇼크의 원인질환에는 심장눌림증, 긴장기흉, 폐색전증 등이 있습니다. 개개 질환에 따라 원인이 크게 다르기 때문에 일괄적으로 설명하기는 다소 어려운 병태생리입니다. 예를 들어 심장눌림증은 심장 자체가 물리적으로 압박을 받아 체순환에서 심장으로 돌아오는 전부하 감소가 원인입니다. 긴장기흉은 병변 쪽 흉강 내압이 비정상적으로 상승되어 심장으로의 정맥 환류가 방해되어 전부하가 저하됩니다. 폐색전증은 폐동맥을 혈전이 막아 우심실의 후부하가 증가하고, 우심계의 압력 상승이 좌심실을 압박하여 좌심실의 전부하가 감소합니다.

어떤 경우에서나 좌심실의 전부하가 감소하여 생체는 보상적으로 심박수와 말초혈관 저항을 증가시켜 장기 관류를 유지하려고 합니다.

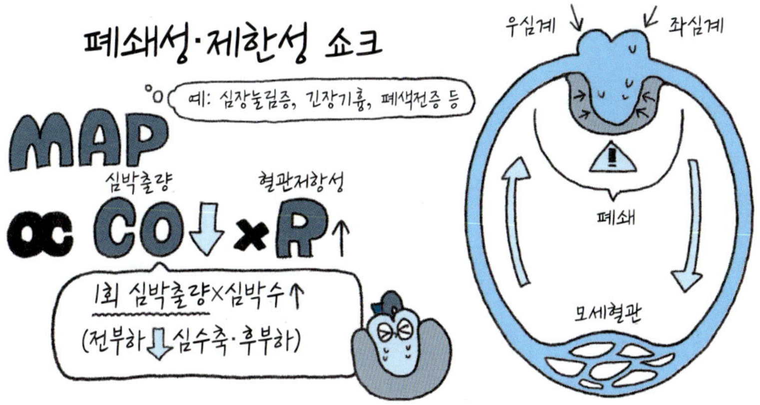

어떤 경우에서나 좌심실의 전부하가 감소하여 생체는 보상적으로 심박수와 말초혈관 저항을 증가시켜 장기 관류를 유지하려고 합니다.

오~! 지금까지 따로따로 알고 있던 지식이 연결되는 느낌이네요…! 평균혈압은 물론이고, 다른 활력징후가 어떻게 변화되는지를 알게 되어 재미있네요!

오, 노조미 선생도 이제 재미를 느끼는 것 같네?
그러면 다시 한번 질문할게. 왜 쇼크를 이 4가지로 분류할 필요가 있을까?

음 그건… 원인에 따라 우선 해야 할 개입이 달라지기 때문인가요?

그대로야!
쇼크의 개입은 앞에서 설명한 넣기, 조이기, 두드리기라는 키워드를 중심으로 진행되지만, 쇼크의 원인에 따라 무엇을 우선할지 판단해야 해.

여러 가지 단서를 바탕으로 3가지 선택지 중에서 무엇이 최적인지 판단하는 거군요!

때로 부적절한 개입이 환자 상태를 악화시킬 수도 있고, 이 3가지 선택지만으로 개선되지 않는 쇼크의 원인에 근본적 개입이 필요할 때도 있어.
예를 들어 폐쇄성 쇼크에는 폐쇄 원인 해소가 우선이며, 심장성 쇼크는 과도한 전부하가 폐충혈을 일으키면 해로울 수 있어. 심근경색이 원인이면 즉시 카테터 치료가 급하고, 빈맥성 부정맥이 원인이면 제세동, 고도의 서맥에는 아트로핀이나 경피적 페이싱이 필요하겠지.

그렇군요…! 쇼크에 무조건 넣고, 조이고, 두드리기만 하면 좋다고 착각할 뻔했네요.

출혈쇼크에서 출혈 원인을 조절하지 않으면 순환 역학이 안정되지 않아. 지혈하지 않고 수혈만 계속하면 마치 욕조의 마개가 빠져 있는데 물만 계속 퍼붓는 것과 같아. 쇼크의 4가지 분류에 의해 대략적 치료 방침이 결정되기 때문에, 이 분류가 중요한 거야!

그렇군요…. 그런데 막상 눈앞에 원인을 알 수 없는 쇼크 환자가 있으면 당황할 것 같아요….

물론 이 4가지 분류로 설명이 안 되는 것도 있고, 여러 가지 원인이 복합적으로 작용하는 경우도 있어. 그래서 병력이 많거나 복잡한 병태생리라고 생각될 때도 되도록 단순하게 설명할 수 있도록 4가지 분류로 단순화하려는 사고방식을 가지면 좋아!

아, 알겠습니다! 중요한 분류가 생각나도록 메모를….

아차, 설명이 길어졌네. 이제 쇼크의 분류에 따라 쇼크의 감별을 서둘러야지!

어, 놔두지 마세요!

To be continued

요약

- ☑ 쇼크는 원인에 따라 크게 4가지로 나눈다!
- ☑ 분류에 따라 대략적 치료 개입이 결정된다!
- ☑ 분류를 참고하여 쇼크 감별을 진행한다!

【인용문헌】

1) Kislitsina ON. Curr Cardiol Rev. 2019; 15: 103-13.
2) Jeremy B, et al. Diagnosis and management of shock in the emergency department. Emerg Med Pract. 2014; 16: 1-22; quiz 22-3.

Circulation

— 순환 —

6 쇼크의 감별

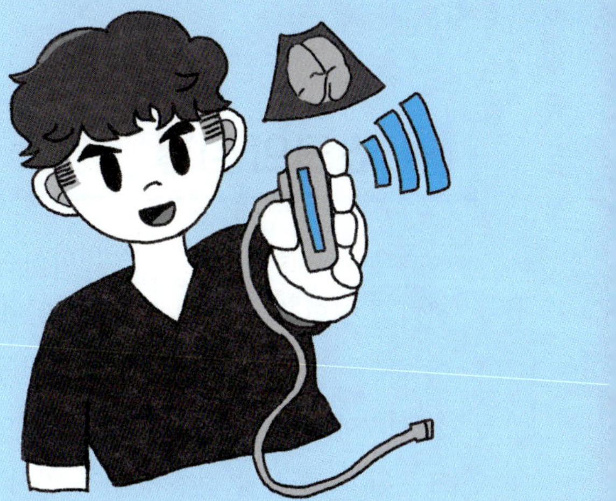

아츠시: 자, 노조미 선생, 이 환자의 쇼크 원인을 찾아봐!

노조미: 알겠습니다! 우선 병력을 철저히 물어야 하겠네요…. 좀 어떠세요?

환자: 으으….

아무 말을 들을 수 없네요…. 어쩌죠….

환자의 병력을 듣는 것은 중요해. 하지만 그 밖에도 쇼크를 감별할 방법은 많아.

뭐가 있을까요…. 혈액검사 결과를 기다리면서 차트를 확인하나요….

물론 기존 진료기록이 있으면 차트를 확인하고, 구급대원이나 함께 온 가족에게 이야기를 듣는 것도 중요해. 하지만 환자 곁에 더 가까이 다가가서 적극적으로 정보를 얻는 방법도 있어.

아…! 역시 신체 진찰이군요!

그렇지! 대화할 수 없는 상황에서도 객관적으로 참고할 수 있는 소견을 수집할 수 있지. 그리고 개인적으로 쇼크 감별에 아주 효과적이라고 생각하는 것이 있어. 바로… 이거야!

…! 초음파 검사!

쇼크의 감별

쇼크의 감별에 대해 많은 의학서적은 병력, 신체 소견, 초음파 소견 등의 3대 축으로 진행한다고 설명합니다. 이 점에 대해 이견은 없지만, 어떤 순서로 어느 시점에서 감별을 진행해야 하는지 명확한 이미지가 없는 전공의를 자주 볼 수 있습니다. 쇼크 상태에 의식장애가 있는 환자에게 우선 시행해야 하는 것이 병력청취는 아니겠지요? 중요한 점은 어떤 증례에서나 표준된 쇼크 감별 진행 순서를 알아 신속하게 대략적 치료 방침을 결정할 수 있다는 것입니다. 현장에서 실천하기 쉬운 순서를 의식하여 구체적 감별 진행 방법을 배워 봅니다.

❶ 초음파검사

1) 폐쇄성 및 심장성 쇼크를 초음파로 제외하기

우선 쇼크의 4가지 분류 중에서 **치료 방침이 특수한 폐쇄성 쇼크와 심장성 쇼크의 제외가 최우선**입니다. 이 2가지 쇼크는 쇼크 개입의 기본인 '넣기', '조이기', '두드리기'만으로는 대응할 수 없으며, 수액 부하가 때로 해로울 수도 있다고 알아야 합니다. 따라서 쇼크 감별 초기 단계에서 초음파 검사를 시행합니다.

폐쇄성 쇼크에서는 물리적 요인에 의해 좌심계에 혈액이 흐르지 않기 때문에 신속한 폐쇄 원인을 해결해야 합니다. 원인에 따라 해결 방법이 다르며 심장눌림증에 심낭 천자, 폐색전증에 혈전용해요법이나 ECMO※1, 긴장기흉에 흉강 배액이 필요합니다. 심장성 쇼크에는 혈관수축제를 사용하여 혈관을 '조이고', 강심제를 사용하여 심장을 '두드리기' 개입이 필요하여 막연한 등장결정질 수액 '넣기'는 폐부종을 일으킬 위험이 있어 주의합니다. 심장성 쇼크의 원인이 급성관상동맥증후군이면 재관류요법, 중증 심부전이면 ECMO나 IABP※2 등의 순환 보조 장치가 필요할 가능성이 있습니다.

따라서 초기 대응에 수액 부하만으로는 충분하지 않은 '폐쇄성 쇼크'와 '심장성 쇼크'를 감별하기 위해 초음파검사를 시행합니다. 이 2가지 쇼크를 제외하면, '순환혈액량 감소성 쇼크'나 '혈액 분포 이상성 쇼크' 가능성이 높다고 추정할 수 있습니다. 이 2가지는 초음파검사로

【용어 설명】

※1 ECMO(Extracorporeal membrane oxygenation): 체외식 막형 인공폐. 인공폐와 원심 펌프를 이용한 체외순환 확립으로 호흡과 순환을 보조하는 역할을 한다.

구별하기 어려우므로 병력과 신체 소견으로 판단해야 합니다. 이 쇼크는 초기 대응으로 수액 부하가 문제없기 때문에 수액 '넣기'를 하며 병력청취와 신체 진찰을 시행합니다.

2) 초음파에 의한 감별법: 간이형 RUSH 프로토콜

쇼크에서 초음파에 의한 감별법으로 RUSH 프로토콜※3이 교과서에 자주 등장합니다. Point에 평가 항목을 정리했지만, 전공의에게 이렇게 많은 항목을 짧은 시간에 조사하기는 어렵다고 느낄 수 있습니다. 그래서 다음과 같이 RUSH 요소를 간략하게 정리하였으며, 익숙해지면 몇 분 안에 실행하도록 흐름도를 만들었습니다.

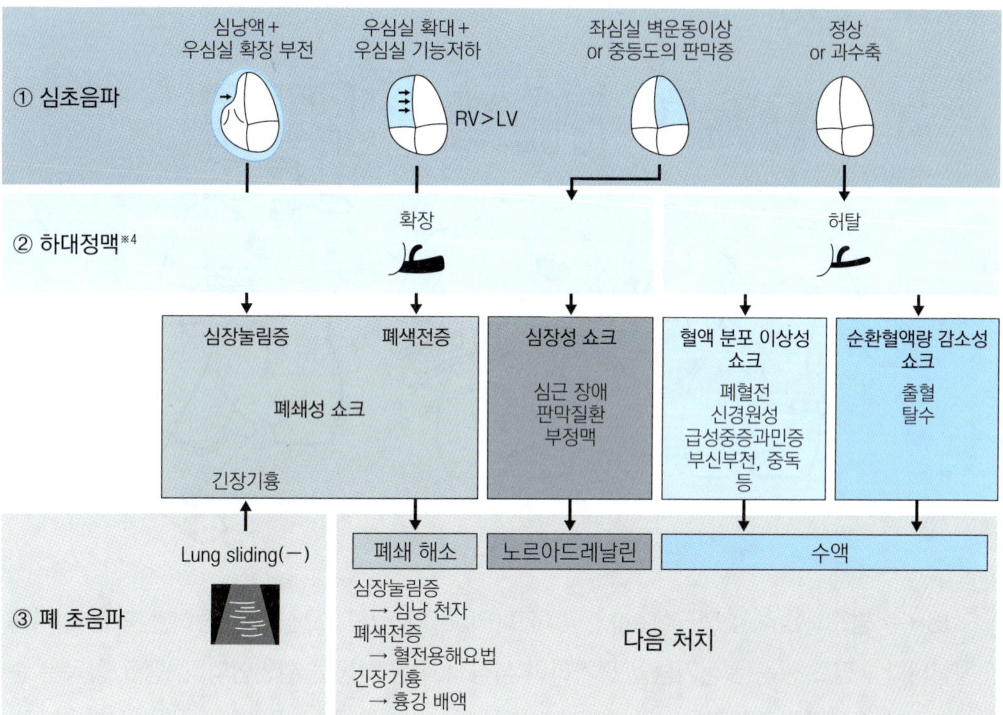

【용어 설명】

※2 IABP(intra-aortic balloon pumping): 대동맥내풍선펌프. 풍선 카테터를 흉부 하행대동맥 안에 삽입하여 심장의 박동에 맞추어 풍선의 수축과 확장을 반복하며 심장을 보조하는 역할을 한다.

※3 RUSH(Rapid Ultrasound in Shock and Hypotension) protocol: p.248 참고를 참조.

우선 심첨부에서 대략 심장의 4방을 살펴봅니다. 심장성 쇼크를 제외하기 위해 좌심실의 벽운동 이상이나 중증 판막질환이 있는지 확인합니다. 만약 흉벽을 통해 심장의 영상을 얻지 못하면 심와부의 심초음파 소견으로 유용한 정보를 얻을 수 있으므로 시도할 가치가 있습니다.

이어서 하대정맥과 폐의 초음파를 시행하여 폐쇄성 쇼크를 제외하기 위해 심낭액 유무, 우심부하 소견, 기흉 여부 등을 확인합니다. 만약 이런 소견이 없으면, 쇼크의 분류 중에서 순환혈액량 감소성 또는 혈액 분포 이상성 쇼크일 가능성이 높다고 판단하여 감별을 좁힐 수 있습니다.

참고 RUSH protocol이란?

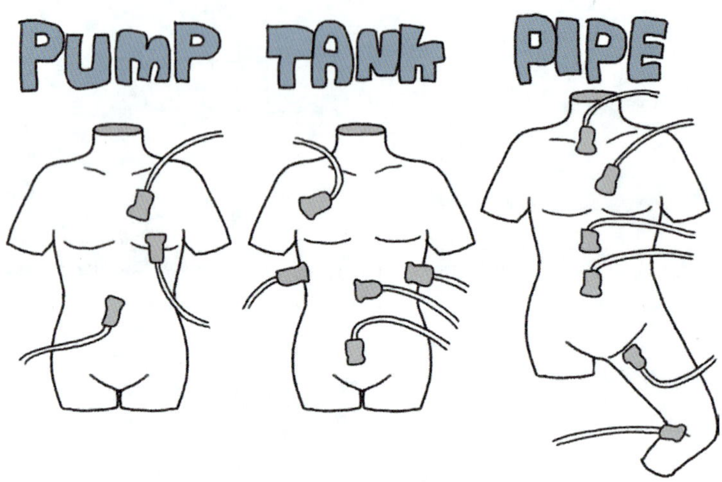

RUSH는 펌프(Pump), 탱크(Tank), 파이프(Pipe)의 3가지 요점으로 좁혀 신속한 검사를 진행합니다[1]. 펌프 항목은 심기능을 평가하여 심장의 정상 작동을 확인합니다. 탱크 항목은 순환혈액량을 중점적으로 평가합니다. 복강 내 출혈 등 순환혈액량을 감소하는 원인을 찾습니다. 그리고 파이프 항목은 동맥이나 정맥 등의 혈관을 평가하여, 파열, 폐색 등의 이상 소견을 볼 수 있는지 확인합니다.

※4 IVC(inferior vena cava): 하대정맥

(표) RUSH 진행 순서와 각각 소견

RUSH	PUMP	TANK	PIPES
Step 1	**심낭액 확인** ① 심낭액 저류 있음? ② 심장눌림증? 우심계의 확장기 허탈?	혈관 내용량 평가 ① IVC 허탈? 충만? IVC ↑ +변동↓ =CVP[※1]↑ IVC ↓ +변동↑ =CVP ↓ ② 내경정맥↑ or ↓	**복부대동맥류** 복부대동맥 직경 >3 cm or 5 cm?
Step 2	**좌심실 수축능 확인** ① Hyperdynamic(과도수축)? ② Normal(정상) ③ Decreased(저하)?	혈관 밖 누출 평가 ① E-FAST[※2] 복강 내 또는 흉강 내 저류? ② 폐부종 B-lines ≧3개	**흉부대동맥류 or 박리** ① 근위 대동맥 직경 ≧3.8 cm ② 내강의 flap? ③ 흉부대동맥 직경 >5 cm?
Step 3	**우심실 부하 소견 확인** ① 우심실 확대 있음? ② 심실중격의 평탄화: D-shape[※3]?	기흉 평가 ① Lung sliding 없음(음성)?	**DVT[※4]** ① 대퇴정맥 DVT? ② 슬와정맥 DVT? 압박해도 눌리지 않음?
순환혈액량 감소성 쇼크	심수축↑ 심확대 없음	IVC 확대 없음 흉수는? 복수는?	**복부대동맥류** 대동맥박리
심장성 쇼크	심수축↓ 심확대 있음	IVC 확대 있음 B-lines ≧3? 흉수? 복수?	정상
폐쇄성 쇼크	심수축↑ 심낭액 저류는? 우심 부하 소견은?	IVC 확대 있음 Lung sliding 없음 (긴장기흉)	DVT
혈액 분포 이상성 쇼크	심수축↑	IVC 확대 없음 흉수(농흉)는? 복수(복막염)는?	정상

※1 CVP(Central Venous Pressure): 중심정맥압

※2 E-FAST:EFAST(Extended FAST): FAST(Focused assessment with sonography for trauma)에 기흉 평가를 추가

※3 D-shape: 단축의 심초음파에서 좌심실의 평탄화. 우심계 부하를 시사하는 소견

※4 DVT(deep vein thrombosis): 심부정맥 혈전증

(medicina. 2018; 55: 1964를 일부 변경)

전문가에게 들었다! 철저하게 설명한다?! 쇼크 환자의 심초음파

여기서는 심초음파 중에서 비교적 영상을 확보하기 쉬운 심와부 접근에 초점을 두어 초보자를 위한 팁을 필자의 독단과 편견으로 이야기하려고 합니다.

① 섹터프로브를 대는 위치도 중요하지만 '흔들기'와 '들기'가 핵심

초음파는 프로브 끝에서 빔이 나가며, 그것이 영상으로 변환된다고 생각해 주십시오. 즉, 같은 위치에 프로브를 대더라도, 체표면에 수직으로 댈 때와 약간 기울여 댈 때 보이는 단면이 다르다는 이야기입니다.

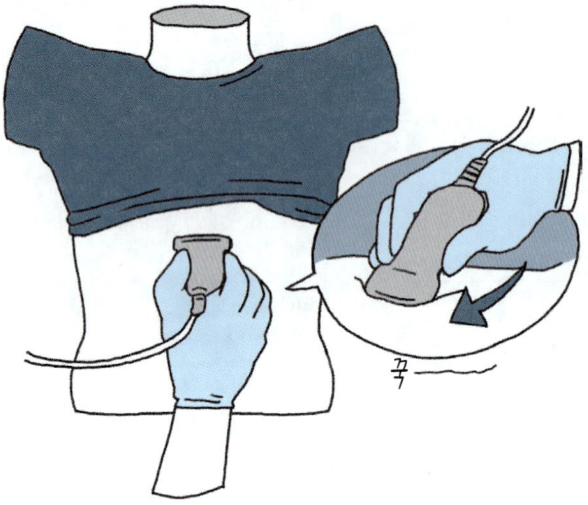

심장은 심와부에서 머리쪽, 그리고 환자의 왼쪽에 위치합니다. 따라서 심와부에서 심장을 보려면 환자의 발쪽에서 머리쪽으로(위로 들듯이), 또한 환자의 왼쪽으로 약간 기울여서(흔들기) 빔이 들어가도록 프로브를 조정해야 합니다. 이처럼 해부학적으로 심장이 어디에 위치하는가의 이미지가 매우 중요합니다. 더 좋은 view를 얻으려면 환자의 심와부를 누르듯이 어느 정도 압력을 가할 필요가 있음도 기억합니다. 초음파에 능숙한 의사나 기사의 심초음파 모습을 살펴보면 정말 꾹꾹 눌러가며 시행합니다(웃음). 검사 전에 환자에게 "조금 눌러 아플 수 있어요~."라고 미리 설명하고 적당히 압력을 가하여 시도해 보세요.

② 오른쪽 포인터를 위로 향하여 대각선으로 자른 4방도(4CV) 영상 얻기

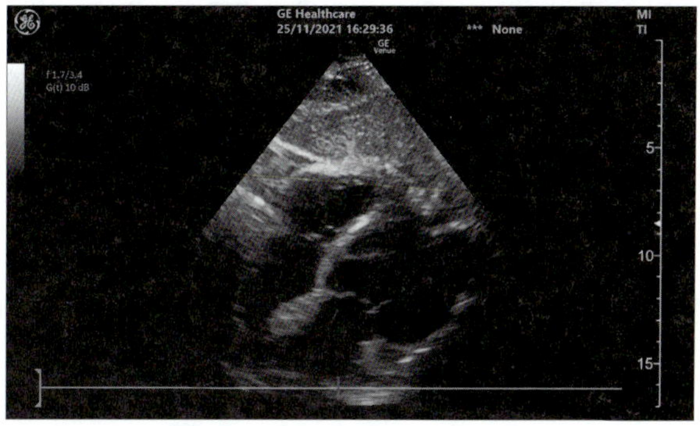

대부분의 섹터프로브에는 오른쪽을 나타내는 점(pointer)이나 작은 라이트가 있습니다. 이 점을 위로 향하여 앞에서 이미지한대로 환자의 왼쪽 대각선 머리 쪽을 올려보는 느낌으로 심와부에 프로브를 눌러 대봅니다. 화면 왼쪽에 간의 일부가 보이고, 그 오른쪽에 4개의 움직이는 것 같은 방이 보이면 당신은 이미 천재입니다. 깨끗한 뷰는 교과서를 참고하기 바라며, 이 상태에서 심장이 별로 움직이지 않는다고 판단되면 심장성 쇼크 가능성이 있습니다(개인적으로 "visual EF 0%"라는 표현을 좋아하지 않습니다. EF를 측정할 수 없는 사람이 보는 눈으로 판단할 수 없겠지요. 좌심실 수축(LV contraction)을 hyper, good, preserved, reduced의 4개로 대략 구분하면 좋다고 생각합니다. 우심계가 좌심계보다 크고, 좌심실이 우심실 쪽으로 밀려 있으면 폐쇄성 쇼크 중에서 폐색전증의 가능성이 있습니다. 4개의 방 주위에 많은 양의 액체가 고여 있고(일반적으로 2 cm 이상), 심장이 둥둥 떠 있는 것처럼 움직임이 둔하면 폐쇄성 쇼크 중에서 심장눌림증을 의심합니다.

③ 그대로 조금 아래로 내려가서 하행대동맥 → 하대정맥(IVC) 순으로 관찰

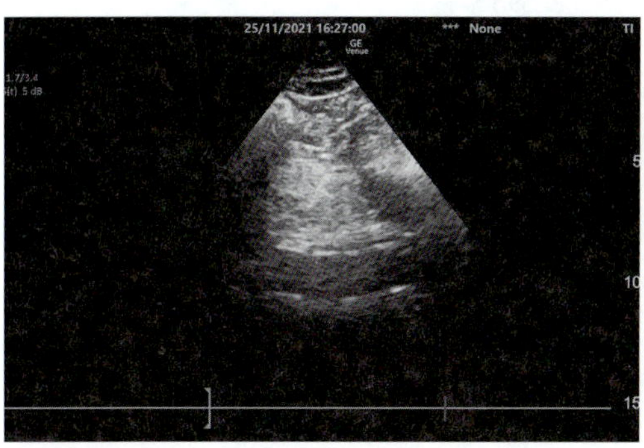

● 하행대동맥

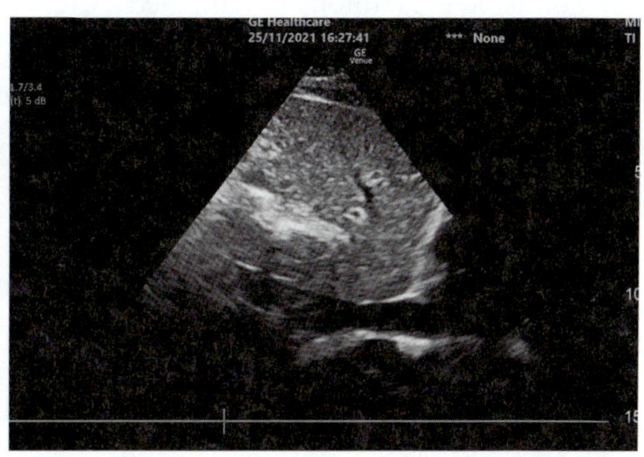

● IVC

중심정맥압(CVP)에 따라 세포외액 수액 부하가 필요한지(즉, 수액 반응성이 있는지)의 평가는 '동전 던져 결정하기와 같다'는 말이 있습니다[1]. 그러나 쇼크 초기 단계에서 IVC가 수액 반응성을 시사한다는 보고도 일부 있어[2] 여전히 IVC 직경과 호흡성 변화에 관한 관심이 높습니다.

IVC를 볼 때 하행대동맥도 함께 평가합니다. "IVC가 팽팽하고 호흡성 변동이 적어 수분과다 상태입니다!"라는 전공의의 보고를 듣고 병태생리적으로 불가능하다고 판단하여 확인한 결과 하행대동맥을 보고 그렇게 말했다는 경험도 있습니다(이 글을 읽고 비웃는 당신, 내일은 당신 차례일지도 모릅니다). 앞에서 얻은 대각선으로 자른 4방도(4CV)에서 위쪽으로 천천히 프로브를 움직이면, 화면 왼쪽 아래에서 오른쪽 아래로 하행대동맥이 길게 보입니다. 여기서 중요한 점은 현재 쇼크가 아니어도, 앞으로 쇼크가 될 수 있는 대동맥박리를 발견할 수 있다는 점입니다. 참고문헌에 대동맥박리의 flap이 잘 보이는 영상이 수록되어 있으니 참고하십시오[3]. 물론 이상 소견은 평소부터 정상 소견을 익혀두지 않으면 발견하기 어렵습니다. 평소에 대동맥을 보는 습관을 가지면 좋습니다.

이제 프로브를 천천히 왼쪽에서 환자의 정중선을 지나 오른쪽으로 이동시켜 봅니다. 이렇게 하면 하행대동맥이 보이던 위치에 하대정맥(IVC)이 나타날 것입니다. IVC 직경 평가 방법에는 다양한 문헌이 있지만, 간단하게 '팽팽하게 차 있고, 호흡성 변동 저하가 있는가' 확인합니다. 이것이 있으면 심장성 쇼크나 폐쇄성 쇼크를 의심합니다.

어떤가요? 너무 당연한 이야기라 지루했나요? 그렇다 해도 이 칼럼의 내용을 한 번 시도해 보세요. 그날까지는 컨퍼런스에서 "visual EF는···."라고 발표할 때마다, "visual이라고 말할 정도로 여러분이 심초음파에 익숙하고 세밀한 측정도 할 수 있는가?"를 계속 물어보는 귀찮은 사람이 되려고 합니다. (뭐, 나는 어설프지만 심초음파의 모든 지표를 측정할 수 있습니다! 웃음)

아사히카와 의과대학병원 구명응급센터 · 중환자치료부 **黒嶋健起**

【참고문헌】

1) Marik PE, et al. Crit Care Med. 2013; 41: 1774-81.
2) Monnet X, et al. Intensive Care Med. 2016. PMID: 26825952.
Phillips Perera, et al. Emerg Med Clin North Am. 2010; 28: 29-56.
3) 일본순환기학회(감수) 2020년 개정판 대동맥류 · 대동맥박리 진료가이드라인. 2020. p.44.

초음파 검사네요! 바로 해보겠어요…!

〈초음파 소견〉

심초음파: 좌심실 수축: 전 주기에서 경도의 벽운동 이상 있음. 뚜렷한 국소성 벽운동 저하는 없음, 심낭액 없음, 우심부하 소견 없음

하대정맥 초음파: 하대정맥은 허탈

폐 초음파: lung sliding 있음

오, 초음파 잘하네!

감사합니다! 심부전으로 입원한 환자와 매일 대화하며 심초음파하는 것이 일과였어요.

훌륭하군…. 전공의의 모범이야! 어쨌든 초음파 소견에서 심장성이나 폐쇄성 쇼크를 강하게 의심하는 소견은 없는 것 같아. 그럼, 수액을 주입하며 순환혈액량 감소성 쇼크와 혈액 분포 이상성 쇼크의 감별을 진행할까.

❷ 병력

환자가 쇼크 상태가 되기까지의 병력을 들으면 원인을 어느 정도 원인을 추정할 수 있습니다. 만약 초음파 시행 전에 구급대원이나 가족에게 정보를 얻을 수 있으면, 가능한 이상 소견을 의식하여 확인할 수 있겠지요.

예를 들어 심근경색 병력이 있는 환자가 갑자기 쇼크가 되었다면, 경색 재발에 의한 심장성 쇼크 가능성이나 심장 파열이 일어나 심장눌림증에 의한 폐쇄성 쇼크 가능성을 추정할 수 있습니다. 요통과 발열이 있는 환자의 쇼크에서는 화농성 척추염이나 신우신염의 배경으로 패혈증쇼크가 되었을 가능성을 생각할 수 있습니다. 침상에서 안정을 계속하던 환자가 침대에서 일어나다가 갑자기 쇼크가 되었다면 교과서에 자주 나오는 전형적 폐색전증의 병력일 수 있습니다. 하지만, 실제 임상에서 키워드만으로 진단할 수 있는 전형적 예는 드뭅니다. 신체 소견이나 검사 소견과 모순되는 점이 있으면, 반드시 멈춰서 다른 질환 가능성을 고려해야 합니다.

Point! 쇼크의 감별에 유용한, 핵심을 짚는 병력청취란?

병력을 자세히 들을 여유가 없어도 **'언제까지 평소와 같았는지?'**와 **'무엇을 하고 있을 때 발생했는지?'**는 반드시 물어 **'발병 시점'**과 **'발병 양상'**을 확인합니다.

발병 양상이 갑작스러운가의 문진에서 "갑자기 나타났나요?"라고 묻는 것은 적절하지 않습니다. 2-3일에 걸친 경과를 '갑작스러웠다'고 대답하는 사람이 있으며 원래 '갑자기'나 '급하게'라는 이미지는 사람에 따라 다양합니다. "무엇을 하고 있을 때 발생했나요?"라고 물어 환자가 명확히 대답할 수 있으면, 틀림없이 갑작스러운 발병입니다. 갑작스러운 발병 병력에서는 체내에서 무언가 **'찢어졌다, 막혔다, 파열되었다'**는 병태생리를 생각해야 합니다. 대동맥박리, 심근경색, 대동맥류 파열 등이 대표 질환입니다. 또한, 발병 시점과 시간 경과도 중요합니다. 갑작스러운 발병이 아니어도, 짧은 시간 내에 상태가 급격히 악화하였으면 괴사성 근막염이나 장관허혈 같은 긴급성이 높은 질환일 가능성이 높습니다.

❸ 신체 소견

쇼크를 인지하기 위한 순환 평가(➡ p.203)와 중복되는 내용도 많지만, 이 중에서 쇼크의 감별에 유용한 3가지 소견에 주목합니다.

1) 피부 온도

우선, 손끝이 차가운지 만져서 확인합니다. 패혈증쇼크나 급성중증과민반응 쇼크와 같은 혈액 분포 이상성 쇼크에서는 말초혈관 저항의 부적절한 저하에 의해 말초가 따뜻한 느낌입니다. 그 밖의 쇼크에서는 보상 작용으로 말초혈관 저항이 증가하는 경우가 많아 손발이 차갑습니다.

한편, 패혈증쇼크도 진행되면 말초가 차가울 수 있어 주의합니다. 말초 피부 온도 소견으로 명확히 구분되는 것은 아니며 대략적 경향으로 알아둡니다

2) 경정맥 확장

손을 대는 동시에 목 부위 모습을 관찰합니다. 경정맥이 확실히 빵빵하게 부풀어 있으면 경정맥 확장이 있다고 평가합니다. 확장되어 있으면, 심기능 저하에 의한 혈액 정체, 심장눌

림증에 의한 심장의 확장장애에 따른 심장성 쇼크나 폐쇄성 쇼크 가능성이 높습니다.

정확한 평가는 침대를 45도 올려 관찰하지만, 쇼크 환자에서 안이한 체위 변경은 위험합니다. 정상인에서도 바로 누우면 경정맥 확장을 볼 수 있으므로, 평소에 많은 환자를 관찰하여 어느 정도 확장되는지 익혀 둡니다.

3) 청진 소견

쇼크의 원인에 따라 폐 울혈을 일으킬 수 있습니다. 자세하게 청진할 시간이 없으므로 간단하게 좌우 차이를 확인하지만 명확한 심잡음이 있는지, 폐잡음이 있는지는 들어야 합니다(➡ p.123 참조). 예를 들어 심음에서 명확한 심잡음이 없으면, 중증 판막질환에 의한 심장성 쇼크 가능성은 낮습니다. 양쪽 폐에서 수포음이 들리면 폐부종 가능성이 높아 심장성 쇼크 가능성을 높이는 소견입니다. 수포음은 폐렴 등 다른 원인에서도 들을 수 있으므로, 흉부 X선이나 초음파 소견과 함께 종합적으로 평가합니다.

분류	경정맥 확장	수포음(거품소리) 습성잡음	말초 냉감	심잡음
순환혈장량 감소성 Hypovolemic	(-)	(-)	(+)	(±) 탈수 및 출혈에 의한 생리적 AS
심장성 Cardiogenic	(+)	(+)	(+)	(±) 중증 판막질환이 원인 MR, AS 등
심외 폐색 · 제한성 Extracardiac obstructive	(+)	(±)	(+)	(-)
혈액 분포 이상성 Distributive	(±)	(±)	(-)※	(-)

※ 쇼크 진행에서 제한적이다.

이런 3가지 신체 소견을 조합하면, 위의 표처럼 쇼크의 원인을 어느 정도 추정할 수 있습니다. 쇼크의 원인이 여러 개 겹쳐 있을 수도 있어 다른 정보와 함께 주의 깊게 감별을 진행합니다.

구급대원의 정보는 갑자기 몸 움직임 어려움이 나타났고 의식장애도 동반되었다고 하네. 노조미 선생, 신체 소견은 어때?

네…. 이런 느낌입니다.

〈신체 소견〉

사지 말초: 약간 따뜻하며, 습윤 있음

경정맥 확장: 없음

청진: 폐 잡음 없음, 양쪽 좌우 차이 없음

손발을 만져 따뜻하면, 4가지 분류 중에서 유일하게 말초혈관이 확장되는 혈액 분포 이상성 쇼크가 의심되네. 혈액 분포 이상성 쇼크의 원인으로는 패혈증의 빈도가 압도적으로 높아 감염이 아닐까 생각되네.

패혈증…! 발열이 없어서 감염은 아니라고 생각했는데요….

사실, 고령자에게서는 감염이 있어도 3명 중 1명은 발열 증상이 없다고 알려졌어. 발열이 없다고 감염을 부정할 수는 없어[1]. 급성 경과 과정에서 평소보다 활력이 없고, 움직이지 못하거나, 식사를 하지 못하는 등의 증상이 나타나면 감염 가능성도 고려할 필요가 있어[2].

그렇군요….

무엇보다 감염에 의해 전신의 장기 부전을 일으키는 패혈증은 치료가 늦어지면 중증화 위험이 높아. 최대한 서둘러 개입해야 해. 원인을 알 수 없는 쇼크나 혈액 분포 이상성 쇼크는 우선 패혈증을 염두에 두고 진료를 진행하지!

네! 알겠습니다!

임상 경과

18G로 말초정맥로 2개를 확보하고, 혈액배양 2세트 채취.

10분에 걸쳐 링거용액 총 1,000 mL를 급속 투여했다.

〈활력징후〉

혈압 84/46 mmHg, 맥박 108회/분, 호흡수 24회/분, SpO_2 100%(산소 4 L 투여), 체온 37.2℃, GCS E3V4M6

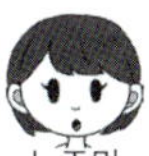
노조미

선생님, 혈압이 올라가지 않아요! 어떻게 해요?

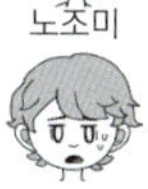

혈압이 오르기는커녕 오히려 더 떨어지고 있어! 어떻게 해야 하지… ?

To be continued

요약

- ☑ 쇼크의 감별에서 우선 **초음파로 폐쇄성, 심장성을 제외!**
- ☑ 그 밖의 경우에는 수액을 투여하며 **병력과 신체 소견**으로 감별을 진행!
- ☑ 원인을 알 수 없는 쇼크는 **패혈증쇼크**로 대응!

【참고문헌】

1) Perera P, et al. Emerg Med Clin North Am. 2010; 28: 29-56.
2) 林　寛之, 편저. 하야시의 고령자 응급, 급성질환에 도움이되는 책―고령자가 좋아하도록. 일본의사신보사. 2021.
3) Komatsu T, et al. J Hosp Med. 2017; 12: 510-5.

Circulation

— 순환 —

7 카테콜아민

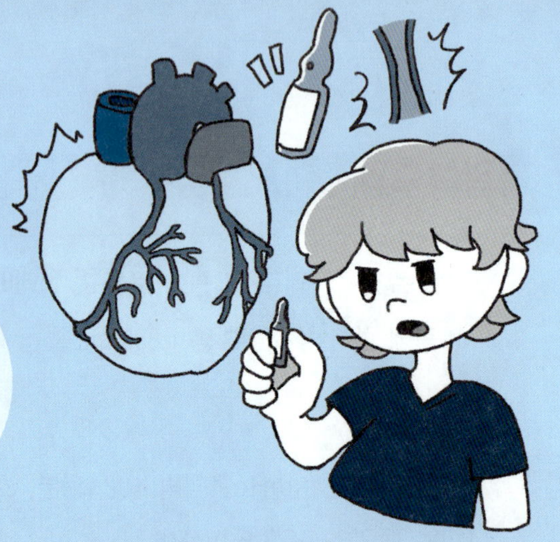

사쿠라

수액을 투여해도 혈압이 오르지 않아요. 수액을 더 추가할까요?

노조미

음… 어떻게 해야 할까….

아츠시

어려우면 쇼크 개입의 원칙으로 돌아가야지!(➡ p.224) 쇼크 개입의 원칙은 ① 평균혈압 유지하기, ② 산소공급량 늘리기, ③ 산소 요구량 줄이기 등의 3가지였지.

패혈증에서는 정맥계 확장이 증가하고, 혈관 밖으로 혈액 성분이 누출되기 때문에 전부하가 감소되는 상태지요. 지금은 평균혈압을 올려야 하며 전부하를 높여 심박출량을 증가시키기 위해 수액을 부하하고 있어요.

그렇군. 거기에 더해, 패혈증이 순환에 미치는 병태생리에서 접근해 볼까.

패혈증에서는 염증이 일어나면서 말초혈관 저항이 저하되어(패혈증 쇼크의 병태생리 ➡ p.241). 즉, 동맥계 확장에 의한 말초혈관 저항 저하도 평균혈압을 낮추는 요인이 되고 있어

음… 아! 그러면 말초혈관 저항을 높이기 위해 카테콜아민으로 말초혈관 '조이기' 필요도 있네요.

바로 그거야! 이번처럼 우선 수액을 시도하고, 수액만으로 혈압하기 유지되지 않으면 카테콜아민을 병용할지 고려해.

언제부터 카테콜아민 사용을 시작해야 하는지 판단하기 어려운데요….

그래. 구체적 기준이 정해져 있지 않기 때문에, 병태생리는 물론 나이, 체격, 예상하는 유효 순환 혈액량, 신장기능 등을 고려하여 판단하지. 단지 수액 부하만 계속하면 체액 과잉에 의해 폐부종이나 급성 신손상을 일으킬 위험이 있어.

이 환자는 신부전 병력도 있는 작은 체격의 고령 여성이므로 그런 위험이 높아 보이네요….

결정수액 1,000 mL 부하에도 저혈압이 지속되고 있으니까 이제 단순히 '넣기'뿐 아니라 '조이기'도 필요하다고 판단할 수 있어.

좋아요, 그럼 카테콜아민을 시작하지요! 그런데 카테콜아민은 종류가 많아서, 무엇을 어떻게 사용해야 할지 잘 모르겠어요….

아마도 그건 각 카테콜아민이 어떤 생체 반응을 일으키는가에 대한 이미지가 없어서 그렇지. 응급실에서 자주 사용하는 카테콜아민에 대해 알아두어야 할 점은 생각보다 단순해.

1 카테콜아민이란?

카테콜아민은 부신에서 합성되어 분비되는 신경전달물질의 총칭이며 사람에서 자율신경 조절에 크게 관여합니다. 실제 임상에서 혈관을 수축시키거나 심장의 수축력 증가를 기대하여 사용합니다. 쇼크 개입에서 혈관의 '조이기', 심장의 '두드리기'에 사용합니다(➡ p.237).

2 카테콜아민의 사용 구분

그렇다면 카테콜아민 제제는 어떻게 구분하여 사용해야 할까요? 각 제제가 주는 생체 반응의 이해에 중요한 것은 ① **카테콜아민의 각 수용체가 미치는 생체 반응**과 ② **각 제제가 주로 작용하는 카테콜아민의 수용체**입니다. 이 2가지를 의식하면 각 제제에 의한 생체 반응을 이해할 수 있습니다[1].

❶ 각 수용체가 일으키는 생체 반응

카테콜아민 수용체는 크게 α와 β로 나뉘며, α수용체에는 α_1과 α_2가, β수용체에는 β_1에서 β_3까지 있습니다. 급성기에 환자의 순환 역학에 크게 관여하는 수용체는 α_1, β_1, β_2이므로 우선 이것을 이해합니다.

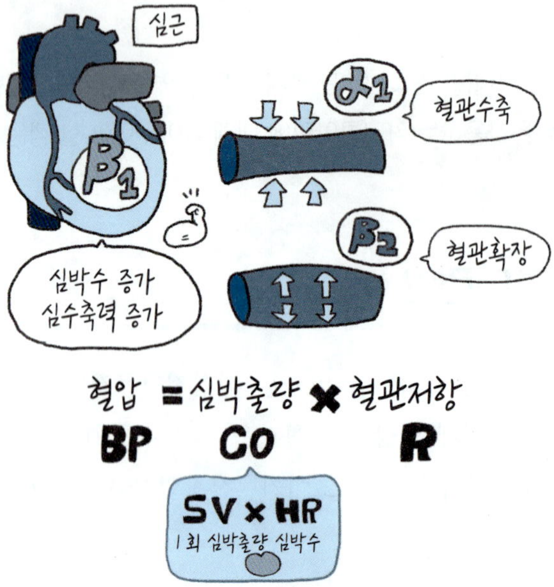

순환기 Dr. 푸의 비밀 공부방 '카테콜아민의 종류와 사용법'을 일부 참고하여 그림 작성.
<https://medical-doctor-pooh.com/comparison-of-catecholamine/>

	작용	HR	SV	CO	R	BP
α_1	혈관수축	→	↓	↓	↑↑	↑
β_1	심수축력↑ 심박수↑	↑	↑	↑↑	→	↑
β_2	혈관확장	→	↑	↑	↓↓	↓

우선 α_1수용체는 주로 혈관평활근에 널리 분포하며, α_1수용체를 자극하면 혈관이 수축하여 혈관저항이 올라갑니다. 그 결과 혈압이 상승하게 됩니다.

다음에 β_1수용체는 심장에 작용하는 수용체이며, 자극하면 심수축력이 증가하고 심박수를 상승시킵니다.

마지막으로 β_2수용체는 평활근에 분포하는 수용체이며 자극하면 평활근을 이완시킵니다. 평활근은 혈관에도 분포하므로 혈관저항과 혈압이 저하하지만, 기관지의 평활근을 이완시키는 역할도 있습니다. 이 효과를 기대하여 β_2자극제를 천식이나 COPD 치료에 사용합니다.

❷ 각 약제가 작용하는 수용체

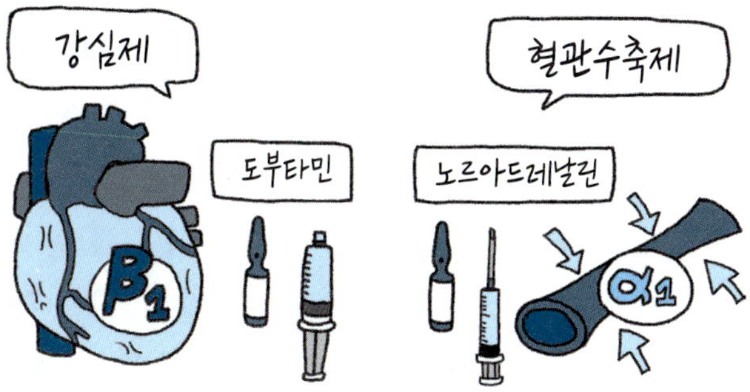

순환기 Dr. 푸의 비밀 공부방 '카테콜아민의 종류와 사용법'을 일부 참고하여 그림 작성.
<https://medical-doctor-pooh.com/comparison-of-catecholamine/>

	α_1 (혈관수축)	β_1 (심수축력↑ 심박수↑)	β_2 (혈관확장)
노르아드레날린	++	+	+
도부타민	−	++	++
아드레날린	+++	++	++

응급실에서 자주 사용하는 약제를 선택하여 이들이 어떤 수용체를 자극하는지 표로 정리했습니다[2)].

우선, 쇼크 개입에 사용 빈도가 가장 높은 노르아드레날린을 알아야 합니다. 이 약제는 α 작용과 β 작용을 가지고 있지만, α 작용이 더 강하기 때문에 주로 혈관수축 작용을 기대하여 사용합니다.

다음에, 강심제로 사용하는 도부타민은 순수한 β 작용만 한다고 기억하면 좋습니다. 심정지 또는 급성중증과민증에 사용하는 아드레날린은 매우 강력한 α 및 β 작용을 가집니다.

❸ 각 약제가 일으키는 생체 반응

	HR	SV	CO	R	BP
노르아드레날린	→ or ↑	→	→	↑	↑
도부타민	↑	↑	↑	↓	→ or ↓
아드레날린	↑	↑	↑	↑	↑

앞의 2가지 개념을 이해하면 각각의 약제가 어떻게 작용하는지 알 수 있습니다.

노르아드레날린은 **α_1 작용으로 강력한 혈관수축 작용**에 의해 쇼크에서 말초혈관 '조이기'로 말초혈관 저항을 높여 혈압 상승을 기대하여 사용합니다. α_1 작용의 부작용으로 심박수 저하와 심수축력 억제에 대항적 β 작용도 동시에 가지므로, 혈관이 확장되고 혈관 저항이 저하된 혈액 분포 이상성 쇼크를 포함하여 모든 종류의 쇼크에 우선 사용하기 쉬운 제제입니다. 도부타민은 **β 작용으로 심수축력을 강화하고, 심박수를 증가시키는 작용**을 갖고 있습니다. 기본적으로 심수축력 저하가 문제인 심장성 쇼크에 사용이 많습니다. 한편 도부타민은 β_2 수용체에 작용하여 말초혈관을 확장하므로 때로 혈압 저하를 일으킬 수 있습니다. 따라서 심기능 저하 상태의 쇼크에서 우선 노르아드레날린을 사용하며, 도부타민 사용에서는 혈압을 주의 깊게 모니터링하면서 사용하거나, 노르아드레날린과 병용하여 투여합니다.

아드레날린은 **매우 강한 α 및 β 작용으로 혈관수축제와 강심제 역할을 동시에 갖는** 것이 특징입니다. 이 설명만 들으면 쇼크 개입에 가장 적합한 약제처럼 느낄 수 있지만, 강한 부정맥 유발 작용, 젖산 수치 상승, 저칼륨혈증 등 여러 가지 합병증을 일으키는 빈도가 높아 어떻게 해도 혈압 유지가 안 될 때 마지막 수단으로 사용할 경우가 많습니다. 그 밖에는 심폐소생(➡ p.395)이나 급성중증과민증에서 1차선택제로 사용합니다.

참고 특별한 카테콜아민 '도파민'

지금까지 설명한 카테콜아민의 특징을 알고 있으면, 기본적으로 응급실에서 어려움은 없을 것입니다. 임상에서 간혹 사용하는 도파민에 대해서도 간단히 설명하겠습니다.

도파민은 앞에서 설명한 α 및 β수용체에 대한 작용 이외에 신장동맥을 확장하는 도파민 수용체에 작용합니다. 도파민은 투여 속도에 따라 각각의 수용체에 미치는 작용 정도가 달라지는 것이 큰 특징입니다.

저용량(1-3 γ)으로 도파민을 투여하면 도파민 수용체 작용이 중심이 됩니다. 신장동맥 확장 작용이 두드러지며, 강심 작용이나 혈관수축 작용은 거의 없다고 생각합니다. 신장 혈류 증가에 따른 이뇨를 목적으로 사용하며 과거에는 'Renal dose'라고 불렀지만, 현재는 거의 사용하지 않습니다.

(1) 중등량(3–10 γ): 강심 작용(β수용체)

중등량의 도파민은 β수용체에 대한 작용이 중심이며, 기본적으로 강심제 역할을 담당합니다. 또한, 이 용량에서 더 증가하면 α수용체도 자극받으며 점차 혈관수축에 따른 혈압상승 효과가 나타납니다.

(2) 고용량(10 γ–): 혈관수축 작용(α수용체)

고용량을 투여하면 중등량에서 나타났던 강심제 작용은 더 이상 증가하지 않으며, α수용체에 의한 혈관수축 작용이 중심이 됩니다. 순수한 혈관수축제에 비해 강심 작용을 같이 갖는 것이 특징입니다.

이처럼, 도파민은 투여 속도에 따라 주요 작용이 변화하는 특수한 카테콜아민입니다. 저용량에서는 신장 혈류를 증가시키며, 용량을 늘리면 강심 작용과 혈관수축 작용까지 이끌어낼 수 있습니다. 이 설명만 들으면, 도파민은 일석삼조의 우수한 약제처럼 보일 수 있습니다. 하지만 현재 여러 문헌에서 도파민의 유효성은 부정적입니다.

예를 들어 도파민 수용체에 의한 이뇨 작용에 대해 생각해 봅니다. 급성 심부전과 급성 신손상 환자 대상 연구에서, 도파민 투여군에서 위약 투여군보다 이뇨 작용은 뛰어났지만, 신기능 개선은 없다고 판명되었습니다[3].

또한 강심제와 혈관수축제의 양쪽 작용을 갖고 있으므로, 쇼크에서 '조이기와 두드리기' 역할을 할 수 있는 도파민이 쇼크에 적합한 약제라고 생각할 수도 있습니다. 그러나 다양한 쇼크 환자를 대상으로 도파민과 노르에피네프린의 효과를 비교한 연구에서[4], 두 약제 모두 사망률에 차이가 없었지만(심장성 쇼크 환자에 한정한 세부분석은 노르아드레날린에서 사망률이 저하됨), 도파민 투여군에서 부정맥 발생률이 높게 나타났습니다.

쇼크 환자의 심수축력을 증가시키고 혈압을 높이는 것이 생리적으로 이점이 많다고 생각할 수 있습니다. 그러나 빈맥성 부정맥이나 심근 산소 소비량 증가와 같은 무시할 수 없는 단점이 있습니다. 이에 따라, 도파민이 환자에게 반드시 좋은 효과를 갖는다는 보장은 없습니다. 따라서 심수축력이 저하된 심장성 쇼크를 포함하여 쇼크 개입의 초기에는 부작용이 적은 노르아드레날린이 적합합니다.

이상과 같이 **수액 부하 후에도 저혈압이 지속되는 쇼크에 사용할 1차선택 카테콜아민은 노르아드레날린**입니다(다른 약제와 비교하여 부정맥을 일으킬 위험이 낮고, 강력한 혈관 수축 작용을 갖기 때문입니다). '쇼크는 단순히 저혈압이 아니다! 말초조직에서 산소 수급 균형이 무너진 상태이다'라는 말이 앞에서 여러 번 등장했지요. 하지만 저혈압이 지속되어 평균혈압이 낮은 상태에서는 말초조직에 산소를 충분히 공급할 수 없습니다(➡ p.232). 우선 수액 부하 시행 후에 혈압 상승이 없으면 평균혈압 65 mmHg를 목표로 카테콜아민을 이용하여 혈압을 유지해야 합니다.

Point! 약제 투여 속도에 등장하는 단위 γ(감마)란?

일본에서는 응급실은 물론 ICU 등에서 약제 투여량 계산에 γ(감마)라는 단위를 사용합니다. 이 γ는 **'μg/kg/min'** 단위의 약어이며, 체중 1 kg당 1분간에 약제가 투여되는 양을 나타냅니다(γ 단위는 일본에서만 사용하며, 외국에서는 사용하지 않습니다). 그렇다면 왜 이 γ를 사용하는 투여량 계산이 필요할까요?

예를 들어 쇼크에서 노르아드레날린을 체중 40 kg인 환자와 100 kg인 환자에게 각각 같은 양을 투여한다고 가정해 봅니다. 100 kg 환자에게 충분한 양은 40 kg 환자에게는 체격을 고려하면 과량이 되어 중증 합병증을 일으킬 수 있습니다. **카테콜아민은 소량으로도 매우 강한 생체 반응을 일으키는 강력한 약제이므로 환자의 체중에 따라 투여량을 조정해야** 합니다. 체중에 따른 세밀한 투여량 결정에서 체중당 투여량을 나타내는 단위인 γ를 사용하면, 체중이 다른 환자에게도 같은 단위로 투여량을 지정할 수 있습니다.

1 γ = 1 μg/kg/min
= 60 μg/kg/hr
= 0.06 mg/kg/hr
= (0.06×체중)÷X mL/hr
※X = 약제의 농도(mg/mL)

이제, γ를 사용하여 카테콜아민 투여 속도를 조정해 보겠습니다. 약제의 투여량은 기본적으로 시린지펌프를 사용하여 mL/hr 단위로 설정하므로, γ를 mL/hr로 변환하는 작업이 필요합니다. 우선 분(min)을 시간(hr)으로, μg을 mg으로 변환합니다. 그러면, 1 γ는 0.06 mg/kg/hr가 되고, 여기에 환자의 실제 체중을 곱하면 (0.06×체중)mg/hr이 됩니다. 마지막으로 1시간당 투여할

양을 약제의 농도(mg/mL)로 나누면 γ가 mL/hr로 변환됩니다. 여기서 약제 농도를 X라고 하면, **1 γ = (0.06 × 체중) ÷ X mL/hr**가 됩니다.

이 공식을 암기해 두면 γ 계산을 이용한 투여 속도 설정이 수월해집니다. 꼭 기억해 두세요!

$$3\,\gamma = 3 \times (0.06 \times 40) \div 3$$

이 공식을 사용하여 실제로 투여 속도를 결정해 봅니다.

예를 들어 농도가 0.3%인 도부타민 주사액을 체중 40 kg 환자에게 3 γ로 투여한다고 가정합니다. 이때 도부타민 주사액의 농도는 3 mg/mL이므로, 각각의 값을 위의 공식에 대입합니다. 최종적으로 알고자 하는 투여 속도는 식의 우변에 해당하므로 이를 계산하면, 2.4 mL/hr임을 알 수 있습니다.

여기까지가 교과서적 γ 계산 설명이지만, 계산 공식을 매번 메모하기 번거롭다고 느낄 수도 있을 것입니다. 그래서 개인적으로 추천하는 γ 계산 방법을 소개합니다.

체중×0.1 mL/hr ⇒ **초기량**

노르에피네프린 3 mg을 생리식염수로 총 50 mL로 만든 조성에서

① 초기 용량 계산(체중 50 kg로 가정하면 편리함)

50×0.1 = 5 mL/hr

(3 mg/50 mL)의 노르에피네프린을 5 mL/hr로 투여하므로,

1시간당 투여량은

$\frac{3}{50} \times 5 = 0.35$ mg/hr 이것을 γ로 환산 ⇒ **0.1 γ**

이 초기값을 외워둡니다!

실제는 여기서부터 계산

② γ 계산

예)체중 80 kg 환자에게 2.4 mL/hr로 투여할 때의 γ는?

초기 용량은 80×0.1 = 8 mL/hr……이것이 0.1 γ이므로 구하는 것은

$0.1\,\gamma \times \frac{2.4}{8} = 0.03\,\gamma$

우선 근무하는 병원의 약제 조성에 따라 **체중×0.1 mL/hr**의 투여 속도로 시작했을 때의 투여량을 γ로 기억해 둡니다. 다음에는 이 투여량을 기준으로 계산하며, 이 양을 초기량이라 부릅니다[5].

예를 들어 노르아드레날린 3 mg을 생리식염수로 총 50 mL로 조제하여 사용하는 병원이면, ①의 식을 사용하면, 초기량은 0.1 γ임을 알 수 있습니다. 한번 초기량을 계산해 두면, 이후의 γ 계산은 ② 이후의 계산만으로 충분하므로 매우 간편합니다. 카테콜아민은 물론, 진정제나 진통제처럼 자주 사용하는 약제의 초기량을 각각 암기해 두는 것이 좋습니다(예: 150 mg/50 mL의 도부타민 초기량은 5 γ).

체중 80 kg인 환자에게 이 조성의 노르아드레날린을 2.4 mL/hr로 투여하고 있을 때의 γ를 초기량으로 계산해 보겠습니다. 초기량 0.1에 해당하는 투여 속도는 체중 80 kg에 0.1을 곱한 8 mL/hr임을 알 수 있습니다. 즉 8 mL/hr로 투여하면 0.1 γ이므로, 0.1 γ를 8(mL/hr)로 나누고, 2.4(mL/hr)를 곱하면, 원하는 γ값을 계산할 수 있습니다.

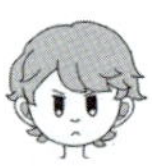
그렇군요…. RPG게임에서 강력한 무기일수록 반동이 큰 것처럼 가장 강력하다고 생각했던 아드레날린에는 사용하기 어려운 부작용이 있다는 거네요.

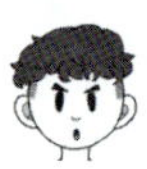
이번처럼 패혈증쇼크가 의심되면, 부적절하게 확장된 혈관을 수축시키는 효과를 기대하여 우선 노르아드레날린을 투여하면 좋아.

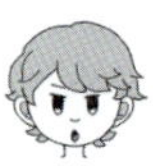
아, 잠깐만요! 카테콜아민을 말초에 투여하면 혈관 밖으로 약이 샜을 때 피부손상을 일으킬 수 있어 CVC(중심정맥관)로 투여하라고 배운 적이 있어요! 그리고 카테콜아민을 사용할 정도로 순환이 나쁠 때는 A라인으로 연속해서 혈압을 모니터링하라고 마취통증의학과에서 배웠어요. A라인과 CVC 유치가 먼저인가요?

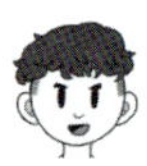
오, 정말 배운 것을 많이 기억하고 있군. 최근에는 어느 정도의 용량은 말초에서 조기에 카테콜아민 투여하는 것이 주류라고 생각해.

3 말초 경로에서 카테콜아민 투여

최근 말초 경로의 카테콜아민 투여가 안전하다는 문헌 보고도 있습니다[6,7]. 말초 투여는 24시간 이내에 0.2 μg/kg/min까지 허용합니다. 세계 패혈증진료 가이드라인도 이런 투여 속도로 노르아드레날린을 말초에서 투여할 수 있으며, 가능하면 팔꿈치 부근에 위치한 큰 말초정맥인 주정맥으로 투여를 할 것을 권고합니다[8]. CVC를 삽입하려고 카테콜아민 투여를 늦추면 저혈압에 의한 저관류 상태가 지속될 수 있으므로 말초에서 즉시 투여를 시작합니다. 다만, 혈관 밖으로 유출되면 피부 괴사를 일으킬 수 있으므로 주입 부위를 관찰합니다.

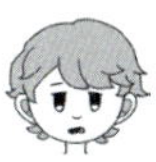

CVC 유치에는 시간이 걸리고, 쇼크 환자에게는 마음이 조급해지곤 했어요…. 말초에서라도 카테콜아민을 시작할 수 있다고 알게 되어 다행이에요.

〈증례 경과〉

말초정맥로에 의해 노르아드레날린 0.1 μg/kg/min 투여 시작.

그 후 0.25 μg/kg/min까지 증량했으나 평균혈압 50 mmHg의 저혈압 상태 지속

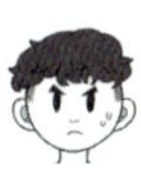

순환 상태가 안정적이지 않네. 앞으로도 계속 순환 상태 평가가 필요할 수 있으니, A라인을 삽입하자!

To be continued

요약

- ☑ **수액 부하 후에도 혈압이 안정되지 않으면, 카테콜아민 사용을 고려!**
- ☑ **쇼크 환자에서 1차선택 카테콜아민은** 노르아드레날린!
- ☑ **카테콜아민 투여 시작에** CVC 유치는 필수적이 아니다!

【참고문헌】

1) Havel C, et al. Cochrane Database Syst Rev. 2011; 11(5): CD003709.
2) De Backer D, et al. N Engl J Med. 2010; 362: 779-89.
3) Chen HH, et al. JAMA. 2013; 310: 2533-43.
4) De Backer D, et al. N Engl J Med. 2010; 362: 779-89.
5) 志馬伸朗, 등. 소아 ICU 매뉴얼 개정 제6판. 영정서점. 2012.
6) Datar S, et al. J Intensive Care Med. 2018; 33: 589-92.
7) Ballieu P, et al. J Intensive Care Med. 2021; 36: 101-6.
8) Evans L, et al. Crit Care Med. 2021; 49: e1063-e143.

Circulation

— 순환 —

8 동맥 카테터 유치

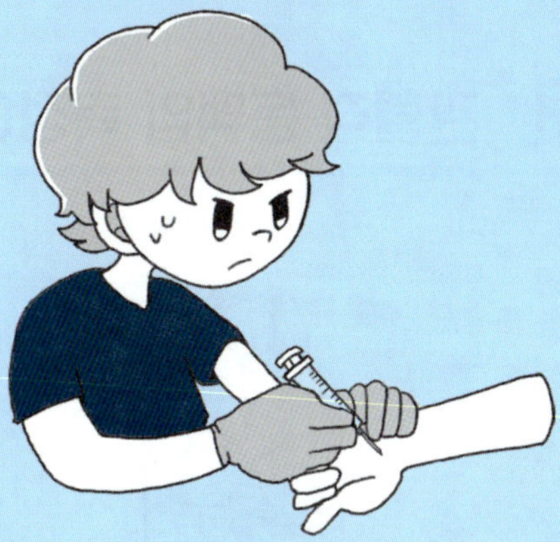

노르아드레날린을 말초에서 어느 정도 투여해도 혈압이 낮네요…. 병원 도착 시에 젖산 수치도 높았고, 지속적 순환 평가를 위해 A라인 유치가 좋을 것 같아.

A라인이군요! A라인을 유치하면 혈압 변화를 지속적으로 관찰할 수 있어요. 중환자의 혈압을 커프(manschette)로 재는 것은 불충분한가요?

커프를 사용해도 장기의 관류 지표인 평균혈압은 측정할 수 있어. 하지만 A라인을 통한 관혈적 동맥압이 치료 개입 후 혈압 변화를 실시간으로 알 수 있지. 커프로 혈압을 측정하려면 짧아도 1분 정도 걸리기 때문에 표시된 혈압은 조금 전의 값이 되지.

아… 그렇지요. 커프로 측정되는 혈압이 실시간 값이 아니라는 건 생각하지 못했어요.

사쿠라 선생, A라인과는 별도로 영상 평가를 위해 CT를 찍으려는데 CT실 상황이 어떤지 알아봐 줄래?

조금 전에 알아보니, 투시실에서 긴급 혈관내 치료를 시행 중이라 당분간 촬영이 어려울 것 같아요. 야간 당직 시간대에 인력이 부족하여 여기저기 바쁜 상황이네요.

고마워. 그럼 지금 A라인을 유치해 두지! 혈액배양도 함께 채취할 수 있겠네. A라인 유치에서 또 다른 이점은 혈액가스 소견 모니터링이 쉬워지는 것이지.

1 관혈적 동맥압 측정이란?

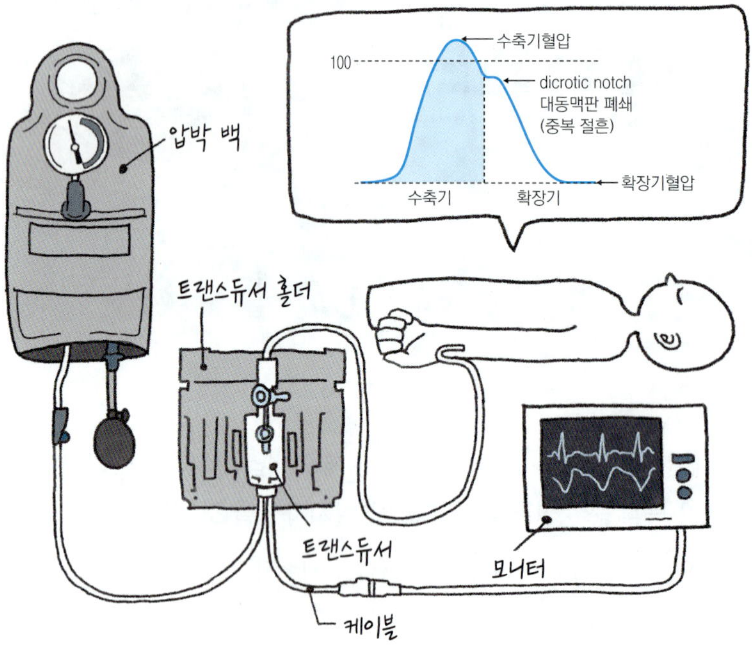

우선 관혈적 동맥압 측정을 간단히 설명합니다. 위 그림처럼 압박 백과 트랜스듀서를 준비하여 환자에 유치한 동맥압 카테터를 연결하면 모니터에서 동맥압 파형을 확인할 수 있습니다. **커프를 사용한 혈압 측정과 달리, 실시간으로 연속적 혈압 평가가 가능한 것이 이점입니다.**

2 동맥압 카테터(A라인) 유치 시점과 적응

응급실에서 A라인이 필요할 것 같다…고 느끼는 상황은 어떤 경우일까요? 삽관했을 때, 카테콜아민을 사용하기 시작할 때 등 여러 가지 시점을 생각할 수 있습니다. 하지만 실제로 유치 시점을 결정하는 명확한 기준은 없습니다. 환자의 병태생리와 임상 소견에 따라 임상의가 필요성을 판단합니다.

A라인 유치의 주요 적응은 **실시간으로 연속적 혈압 모니터링이 필요할 때**입니다. 뇌졸중처럼 세밀한 혈압 조절이 필요할 때나 고혈압에 의한 장기 손상이 진행하는 고혈압위기 등에서는 지속적 혈압 모니터링과 함께 신속한 혈압 저하가 필요하여 좋은 적응입니다. 또한, 이번처럼 **노르아드레날린 투여 속도의 세밀한 조정에서도 적응이 됩니다.**

빈번한 혈액검사가 필요할 때도 A라인 적응입니다. 젖산 수치의 시간 경과에 따른 평가가 필요한 쇼크, 산소화 및 환기 이상으로 빈번한 호흡 조절이 필요할 때, 고도의 저칼륨혈증 또는 고칼륨혈증에서 신속하고 정밀한 교정 시행 등이 있습니다.

Point! A라인 유치, 정말 필요한가요?

필자도 전공의 때 비슷한 경험을 했으며, A라인이 있으면 혈압과 혈액가스 소견 모니터링이 쉬워, 안도감을 느끼려고 적극적으로 유치하려고 했습니다.

하지만 A라인 유치는 환자에게 침습적 처치이며, 시간이 제한되는 응급실 환경에서는 처치 적응을 철저히 고려해야 합니다. 출혈, 감염 등 합병증이 발생할 가능성도 있으며[1], 경증 환자에서 병원 내 사망률 증가와 관련이 있다는 보고도 있습니다[2]. 따라서 A라인 유치 전에 목적을 다시 확인하고, 필요가 없어지면 조기에 제거합니다.

혈압의 지속적 모니터링이 필요하거나, 빈번한 채혈 필요가 A라인 유치 적응이군요.

그렇지! 쇼크 환자에서 젖산 수치를 지속적으로 평가하여 순환 관리를 하면 사망률이 저하한다는 보고가 있어[3].

이 환자도 좋은 적응에 해당하는군요. 자, 해보자…. A라인 유치를 한번 도전해 볼게요…. 사쿠라 선생님, 준비 부탁해요~.

지금 바빠서 안 되겠어요, 선생님이 직접 하세요~.

어? 마취통증의학과에서 몇 번 해본 적은 있지만, 기억이 잘 안 나는데….

물품 준비나 정리는 어떤 직종의 스태프도 할 수 있어야 해. '이건 간호사의 일이다…'라고 임의로 역할을 나눌 수 없어. 인력이 부족할 때 즉시 도울 수 있도록 준비할 수 있어야 해!

3 동맥압 카테터(A라인) 유치

A라인 유치는 응급실에서 시행하는 침습적 수기의 하나이며 준비에서부터 실제 순서까지 확실한 이해가 중요합니다. 구체적 순서와 초보자가 실수하기 쉬운 요점을 알아야 합니다.

❶ 압박 백 조립 및 물품 준비

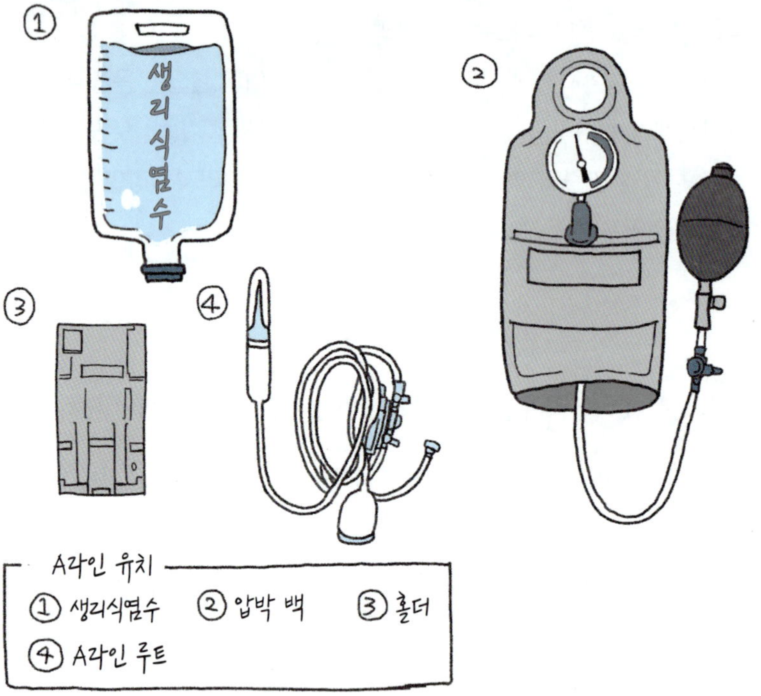

말초정맥로 확보에서처럼 A라인 유치에도 수기 시작 전에 준비가 필요합니다.

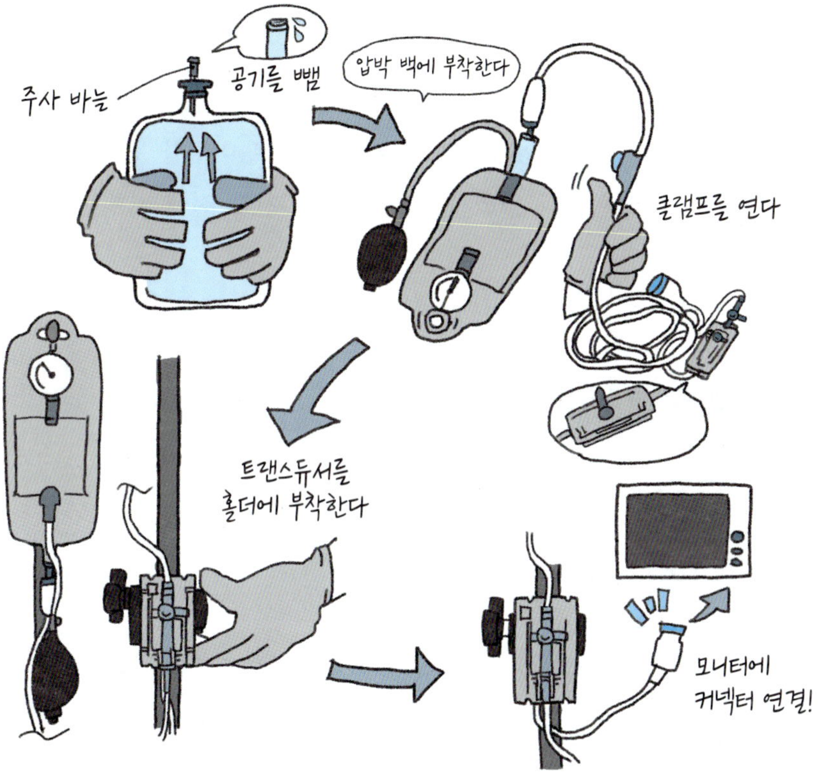

우선 생리식염수 백에 주사바늘을 삽입하고 공기를 제거합니다. 생리식염수에 헤파린 혼합은 필요 없습니다. 헤파린 사용 여부에 따라 카테터 폐쇄 빈도에 유의한 차이가 없기 때문입니다[4].

백 안의 공기를 제거하고 주사바늘을 꽂은 채로 압박 백에 넣습니다. 점적 라인 안의 공기를 제거하기 위해 압박 백을 거꾸로 세우고 가압하여 클램프를 엽니다. 그 후 플러시 밸브를 열어 회로 안에 생리식염수가 가득 차게 합니다. 이 개방 방법은 회로에 따라 밸브를 당기거나 누르는 방식으로 다를 수 있습니다. 그리고 홀더와 압력 트랜스듀서를 수액대에 부착하고 모니터에 커넥터를 연결하면 준비가 완료됩니다.

아, 이렇게 A라인 압박 백 준비를 완료했어.

선생님, 정말 도움이 됐어요~.

그럼, 이제 실제로 A라인을 유치하지! 어떤 수기나 준비가 80%야. 스스로 최적의 자세로 시술할 수 있도록 침대 높이와 환자의 팔 고정에도 소홀히 하면 안 되지!

❷ A라인 유치 순서

A라인 유치 수기는 일견 말초정맥로 확보와 비슷해 보이기 때문에, 준비와 순서가 거의 같다고 착각하는 전공의를 자주 볼 수 있습니다. 하지만 실제로 비슷한 듯하나 전혀 다른 수기입니다. A라인은 말초정맥로 확보와 달리 ① 국소마취를 천자 전에 시행, ② 무균조작으로 시행 등이 필요합니다.

그럼 이제 실제 순서를 확인합니다.

1) 천자 혈관 선택 및 천자 부위 고정

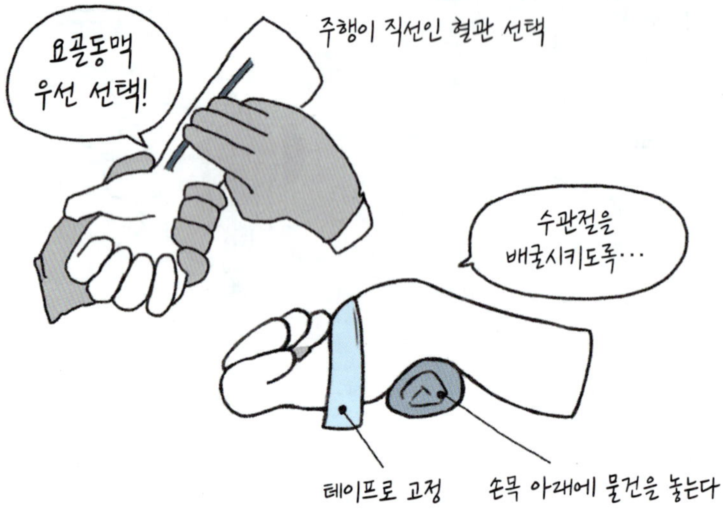

어떤 혈관을 목표로, 어디에서 천자할가의 결정은 말초정맥로 확보에서처럼 성공률을 크게 좌우하는 요점입니다. 응급실에서 A라인 유치 부위로는 요골동맥 또는 대퇴동맥을 주로 선택합니다. 그중에서도 감염 위험이 적고, 불편감이 적은 요골동맥이 1차 선택입니다. 우선 요골동맥의 맥박을 확인하여 천자 위치를 정합니다. 피부에서 깊지 않고 동맥 주행이 직선인 부위의 선택이 요점입니다. 위치를 대략 정한 후에는 그림과 같이 수관절을 배굴시키기 위해 손등 아래에 물체를 놓고 테이프로 고정합니다[5]. 이렇게 하면 동맥 주행을 더 쉽게 촉지할 수 있습니다. 소독 후 천자에 들어가기 전에 방수 처치용 시트 깔기를 잊지 않아야 합니다. 이 작업을 하지 않아 침상이나 응급실 바닥이 피로 흥건해지면 스태프 전원의 눈총을 받을 것입니다.

2) 국소마취 및 혈관 천자

소독을 끝내면 멸균 장갑을 착용하고 구멍이 있는 시트를 덮습니다. 그리고 유치바늘, 거즈, 역류혈액 확인에 사용할 소형 주사기(1.0 mL나 2.5 mL 등) 등의 준비를 확인합니다. 이제 국소마취와 혈관 천자 단계에 들어갑니다.

국소마취는 천자 주위뿐 아니라 나중에 다른 부위 천자 가능성을 고려하여 넓은 범위에 시행합니다.

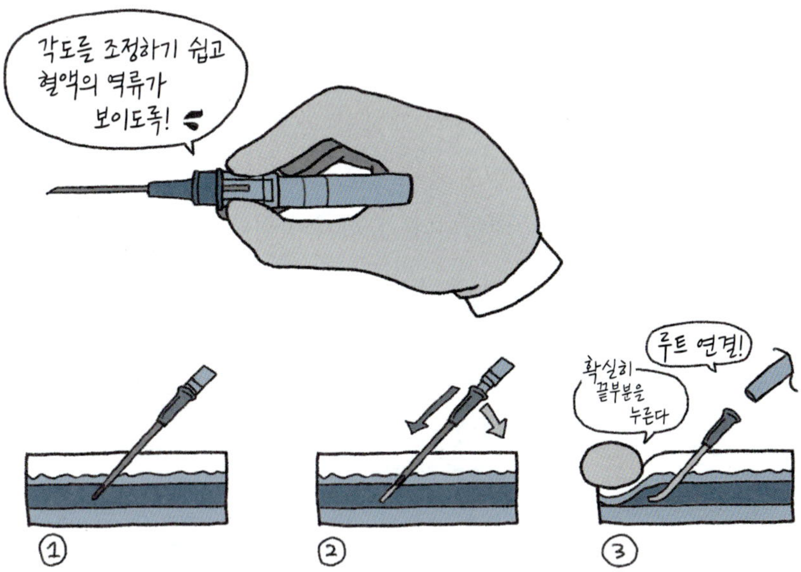

천자 시행의 요점은 유치바늘을 잡지 않은 반대쪽 손의 검지와 중지로 요골동맥 주행을 확인하고, 천지 방향과 정면에서 마주 보며 천자를 시작하는 것입니다. 또한, 동맥을 손톱과 손가락의 볼록한 부분 사이에서 촉지하면, 촉진한 감각과 실제 동맥의 주행이 일치되기 쉽습니다. 유치바늘을 잡는 방법은 술자에 따라 다양하지만, 위 그림처럼 각도를 조정하기 쉬우며 역류혈액을 확인할 수 있는 방법에 익숙하면 좋습니다.

천자는 말초정맥로 확보에서 보다 약간 더 세워, 피부에 대해 30–45° 각도를 이미지합니다. 일반적으로 천자 깊이는 약 5 mm 정도이며, 1 cm를 넘는 경우는 거의 없습니다. 바늘을 진행하면 동맥에서 역류혈액이 나옵니다! 이 순간이 가장 긴장되는 순간일 수 있지만, 이럴 때일수록 침착하게 대응해야 합니다. 역류혈액을 확인하고 유치바늘을 약간 눕혀 몇 mm 진행합니다. 역류혈액을 확인하면 외침을 삽입합니다. 유치바늘이 어느 정도의 깊이까지 들어갔는데 역류혈액이 없으면, 동맥 관통 가능성이 있습니다. 이때는 내침을 제거하고 외침에 주사기를 연결하여 가볍게 음압을 걸어 천천히 뒤로 당깁니다. 동맥 안에 끝부분이 도달하면 역류혈액이 보이므로 가볍게 음압을 걸어 삽입한 각도로 외관을 천천히 진행합니다.

3) 루트 연결

외침과 루트를 연결합니다. 이때 유치바늘이 구부러지거나 빠지지 않도록 고정합니다. 이 시점에 유치바늘이 빠져 재삽입했던 안타까운 경험은 전공의 때 누구나 겪었을 것입니다.

또한, 역류혈액에 의해 주위가 피범벅이 되지 않도록 외침 끝부분을 정확히 눌러야 합니다. 간혹 유치바늘의 뿌리 부분을 압박하여 피투성이가 된 전공의를 보게 되는데, 외침 길이를 이미지하여 끝부분을 눌러야 합니다.

회로를 연결한 후에 모니터 화면에 적절한 동맥압 파형이 나오면 A라인 유치 성공입니다. 트랜스듀서와 모니터를 미리 연결해 두면 좋습니다. 그 후, 천자 부위를 테이프로 고정하며, 이때도 유치바늘이 빠지지 않도록 주의합니다. 끝까지 방심하면 안 됩니다.

4) 영점 조정

정확한 동맥압 표시를 위해 혈압의 기준점인 영점을 정확히 설정해야 합니다. 환자의 이동 등에 의해 트랜스듀서 위치가 바뀌지 않았는지도 확인합니다.

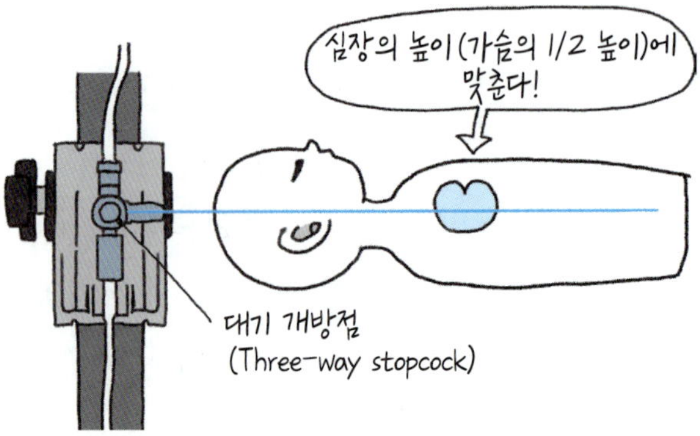

우선 트랜스듀서의 three-way stopcock을 환자의 심장 높이(흉곽의 1/2 높이)에 맞춥니다. Three-way stopcock의 덮개를 제거하고(제거가 필요 없을 수도 있음), **환자 쪽은 닫고 대기 쪽은 개방**합니다. 모니터의 영점 교정 버튼을 누릅니다. 영점 조정 완료라는 메시지가 나오면 three-way stopcock를 원래 방향으로 돌려놓습니다. 이것으로 영점 교정이 완료됩니다.

…어라, 요골동맥 맥박이 촉지되지 않네….

혈압이 낮아 맥박 촉지가 어려울 수 있지. 이럴 때는 초음파를 이용한 A라인 유치도 좋은 방법이야!

Point! 초음파 유도하 혈관 천자

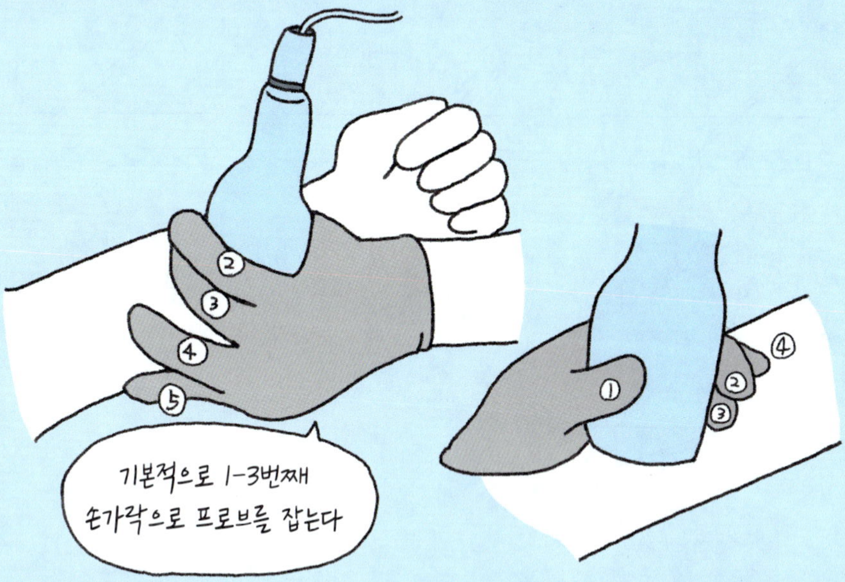

쇼크 상태나 부종 등으로 맥박을 촉지하기 어려울 때 초음파 유도하의 천자 시행이 좋습니다. 초음파 유도하 유치는 첫 시도에 성공률이 높다는 보고도 있습니다[5].

초음파 유도하의 혈관 천자 수기는 이번과 같은 A라인 유치는 물론, 말초정맥로 확보에도 유용하므로 습득하면 좋습니다. 여기서는 초보자에게 추천되는 단축법으로 천자 순서를 설명합니다. 말초혈관 접근에 적합한 선형프로브를 선택하고, 프로브 커버를 준비합니다.

(1) 장축으로 혈관 주행 확인

천자하기 전에 장축으로 동맥의 대략적 주행을 확인하는 습관을 가지면 좋습니다. 이렇게 하면 단축에서 혈관이 좌우 어느 방향으로 벗어나는지 이미지하며 천자를 진행할 수 있습니다.

(2) '바늘 점멸법'으로 바늘 끝을 진행한다

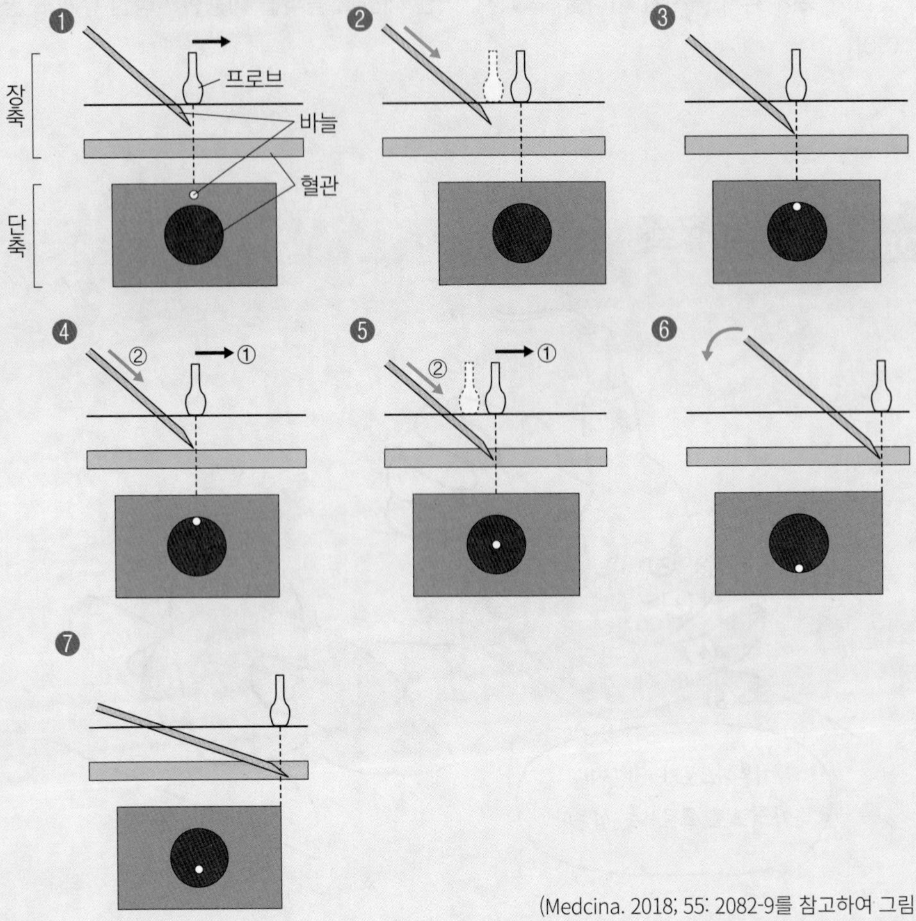

(Medcina. 2018; 55: 2082-9를 참고하여 그림 작성)

초음파 유도하 천자에서 가장 중요한 것은 프로브를 안정적으로 잡고 바늘 끝을 확실히 보는 것입니다. 바늘 끝의 위치를 알 수 있으면, 생각하지 못한 부위를 잘못 찔러 합병증을 일으키지 않습니다. 그렇다면 어떻게 해야 바늘 끝을 볼 수 있을까요? 금속은 초음파를 반사하므로 단축에서 보면 천자바늘은 어느 부위든 하얀 점으로 나타납니다. 바늘을 움직이지 않고 프로브를 앞으로 진행하여 하얀 점이 사라지며 보이지 않게 되는 위치가 바늘의 끝입니다. 바늘 끝을 조금 더 진행하면 하얀 점이 다시 나타나고 프로브를 진행하면 사라지는 '바늘 점멸법'으로 혈관(검은 원)의 바로 위를 목표로 합니다. 바늘과 프로브를 동시에 움직이지 않으며, 한쪽을 움직일 때 다른 쪽은 반드시 고정합니다. 바늘 끝의 혈관 중앙에 도달을 확인하고, 바늘 끝이 항상 혈관 중앙에 위치하도록 의식하며 천자바늘을 눕혀 외관을 2–3 mm 정도 더 진행합니다.

❸ 외침이 끝까지 들어가기 전까지 안심하지 않는다

혈관 내강에 도달하여 역류혈액이 보이기 시작해도 바늘 끝을 초음파로 확인하여 역류혈액을 보며 외침을 끝까지 넣어야 합니다. 혈관이 가늘거나 구불구불하면 역류혈액이 보이기 시작한 시점에 외침을 진행하면 혈관 밖으로 벗어날 수 있습니다. 외침을 끝까지 유치한 뒤에도 역류혈액이 확인되면, 확실히 혈관 안에 유치되었다고 판단할 수 있습니다.

성공했습니다! 초음파를 사용하여 생각보다 쉽게 유치할 수 있었어요!

좋아, 잘했어! 유치가 어려울 것 같은 환자에서 초음파 유도하에 시도할 수 있도록 평소에 연습해.

영점 교정 완료했어요! 혈액가스 분석 결과도 나왔어요.

〈증례 경과〉

우측 요골동맥에 초음파 유도하 동맥압 라인 유치

ABP 81/40(53) (NAd 0.25 μg/kg/min 투여 중), HR 108

혈액가스 분석, Lac 3.0

역시 혈압 저하가 지속되고, 젖산 수치도 개선되지 않네. 카테콜아민 증량이 필요할 것 같고, 순환을 유지하기 위해 다른 약제 투여가 필요할 것 같네. CVC도 유치하지!

요약

- A라인 유치 적응은 **시간 경과에 따른 혈압과 혈액가스 소견** 모니터링에서!
- 환자의 손목 고정, **혈관 주행 경로 파악** 등 천자 전 준비를 철저히!
- 유치 후 고정 완료까지 **외침을 잡은 손을 절대로 움직이지 않는다!**
- **압박 백 준비와 영점 교정**도 할 수 있도록 연습!
- 어려울 때는 **초음파 유도하 천자**를!

【참고문헌】

1) O'Horo JC, et al. Crit Care Med. 2014; 42: 1334-9.
2) Gershengorn HB, et al. JAMA Intern Med. 2014; 174: 1746-54.
3) Evans L, et al. Intensive Care Med. 2021; 47: 1181-247.
4) Robertson-Malt S, et al. Cochrane Database Syst Rev. 2014; 2014(5): CD007364.
5) Melhuish TM, et al. Am J Emerg Med. 2016; 34: 2372-8.
6) Moussa PH, et al. Am Heart J. 2018; 204: 1-8.

Circulation

— 순환 —

9 중심정맥 카테터 유치

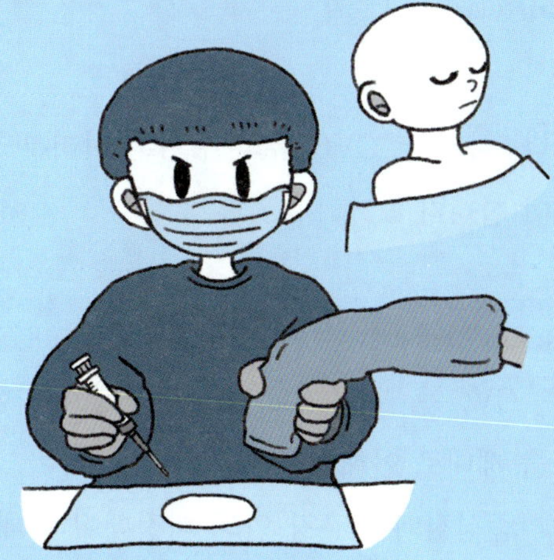

순환부전이 좀처럼 개선되지 않네…. 노르아드레날린 투여량을 늘릴 필요도 있을 것 같고, 중심정맥카테터(CVC)도 확보해야겠어!

아츠시

CVC 유치! CureTube『불타는 전공의! 열혈 ER 요약!』에서도 '쇼크에는 CVC부터 유치!'라고 5-7-5 리듬을 몇 번이나 복창하게 했어요…!

노조미

여기서도 또 등장하네…. 하하. 그런데 그건 엄격히 말해서 옳지 않아. 진정으로 신속한 수액부하에는 지금까지 시행한 말초정맥로야(Point ➡ p.283 참조).

에?! 그런 줄 몰랐는데요….

응급실에서 쇼크 환자에게 CVC 유치가 필요한 시점은 크게 나누어 ① 고용량 카테콜아민이 필요한 경우, ② 말초정맥로 확보가 어떻게 해도 불가능한 경우의 2가지라고 기억해.

1 중심정맥 카테터(CVC) 유치란?

우선, 중심정맥 카테터(CVC) 유치의 개요에 대해 알아봅니다.

전공의에게 CVC 유치는 되도록 빨리 습득하고 싶은 수기의 하나라고 생각합니다. 필자도 전공의 때 동기가 나보다 먼저 CVC 유치 기회를 얻어 능숙하게 성공하고는 전공의실에서 우쭐대며 떠드는 것을 들으며 초조했던 기억이 있습니다. 확실히 CVC 유치는 전공의가 수련 기간 중에 경험해야 할 수기의 하나이며, 그 기술 습득이 수련 목표의 하나인 것은 사실입니다. 하지만, CVC 유치 수기는 여러분의 생각 이상으로 침습도가 높은 위험한 수기라고 알아야 합니다.

CVC의 특징과 위험성

CVC는 말 그대로 중심정맥에 유치한 카테터입니다. 그런데 중심정맥이라는 용어의 정의를 제대로 이해하고 있는가요?

중심정맥은 흉강 안의 대정맥이나 대퇴정맥을 총칭하는 용어이며, 일반적으로 말초정맥로 확보에 접근하는 혈관이 비해 굵은 정맥입니다.

CVC 유치는 이렇게 굵은 혈관을 바늘로 천자 후 굵은 카테터를 삽입하기 위해 확장기(dilator)를 넣어 더 큰 구멍을 내는 침습적 처치입니다. 만약 잘못하여 정맥이 아니라 동맥을 천자하여 확장한다고 상상만 해도… 무섭습니다.

CVC 유치는 그 밖에도 기흉이나 카테터 잔류 위험이 있습니다. 물론 필요 이상으로 이 수기를 두려워할 필요는 없지만, 침습도가 높고 합병증도 결코 드물지 않다고 알아야 합니다.

2 CVC 유치의 시점과 적응

응급실에서 CVC가 필요한 시점의 하나는 고용량의 카테콜아민 사용이 필요할 때입니다. 카테콜아민은 말초혈관 수축 작용이 있으며, 말초혈관에서 혈관 밖으로 누출되면 피부 괴사를 일으킵니다. 그러나 노르아드레날린 0.2 μg/kg/min 정도까지는 말초정맥로에서 투여가 가능하므로(➡ p.267), CVC 유치를 기다릴 필요 없이 신속히 투여를 시작합니다.

또한, CVC 유치를 반드시 응급실에서 시행할 필요는 없습니다. CVC가 필요할 정도로 고용량의 카테콜아민 지속 투여한 중환자는 보통 ICU에 입원하므로, ICU에서 CVC 유치 물품을 준비하여 입실 후 신속한 유치 시행도 좋다고 생각합니다. 응급실에서 검사 대기 중이거나 긴급 수술을 위해 이동하기 전 대기 시간 등 여유가 있으면 응급실에서 유치를 고려할 수도 있습니다.

또 다른 적응은 말초정맥로를 확보할 수 없는 경우입니다. 심폐소생 가이드라인에는 말초정맥로를 확보할 수 없을 때 제2 선택지로 골수침을 권고하지만, 역시 확실한 정맥로가 좋은 것은 사실입니다. 환자의 순환 상태, 응급실 인력 및 준비된 장비 등을 고려하여 CVC 유치를 검토합니다. 골수침 유치는 '심폐소생' 항목에서 설명합니다(➡ p.394).

Point! 급속 수액 부하는 CVC 유치 적응이 아니다!

노조미 선생처럼 쇼크에서 급속 수액 부하를 위해 말초정맥로보다 중심정맥로가 더 적합하다고 오해하는 사람이 많을 것입니다.

여기서 말초정맥로의 게이지(G) 수에 대해 이야기하며 등장했던 '하겐-포아쥬유(Hagen-Poiseuille) 법칙'을 생각해 봅니다(➡ p.216). 정맥로 카테터 관 안을 통과하는 유량은 이 공식에 따라 결정되므로 관 안을 통과하는 액체의 유량은 관의 반지름의 4제곱에 비례하고, 관의 길이에 반비례합니다. 따라서 급속 투여에는 조금이라도 굵고 짧은 카테터가 적합합니다.

이 관점에서 말초정맥로와 중심정맥 카테터를 비교해 봅니다. 쇼크에서 유치하는 18G 말초 카테터의 전체 길이는 약 4 cm이며, 내경정맥에 유치하는 CVC는 보통 약 20 cm입니다. 따라서 CVC는 말초 카테터보다 유량 저항이 5배 높습니다. 급속 투여 목적만으로는 CVC 유치 적응이 되지 않는다고 알아야합니다.

CVC 유치는 생각보다 두려운 수기네요….

그렇지, 기본적으로 모든 수기에는 합병증이 따를 수밖에 없어. 사실 일본에서 매년 몇 건의 CVC 유치 관련 합병증으로 사망례가 보고되고 있어.

에에?!

기관 삽관에서처럼 수기 시행 전에 반드시 위험 평가를 해야 해. 만약 위험이 높아 보이면 반드시 상급의와 함께 시행하거나, 수기 중에 불안감을 느끼거나 아무리 시도해도 잘되지 않으면 주저하지 말고 손을 바꾸는 등 위험 관리가 중요해.

무, 무섭네요….

A라인이나 CVC는 적응을 판단하여 시행하고, 필요가 없어지면 되도록 빨리 제거한다는 태도가 중요해. 물론 수기를 지나치게 두려워할 필요는 없지만 그만큼 준비와 연습이 필요하다는 것이야!

지금까지 위험도가 낮은 환자를 마취통증의학과에서 맡아서 시행한 건 정말 귀중한 경험 기회를 얻은 거였네요….

전공의 때 그걸 깨달을 수 있다면 좋은 거야. 자, 그럼 마음을 다잡고 CVC 유치에 도전해!

네! 마취통증의학과 로테이션에서 CVC 유치에 익숙해졌지만 초음파로 확인하며 천자해도 어느새 정맥 관통이 많더라고요….

그건 아마 초음파로 바늘 끝을 제대로 보지 못했기 때문일 거야. CVC 유치의 요점은 뭐니 뭐니 해도 초음파 사용이야!

3 중심정맥 카테터(CVC) 유치

여기서는 CVC 유치하는 혈관으로 빈도가 높은 우측 내경정맥의 천자를 설명합니다. CVC 천자 부위는 쇄골하정맥, 내경정맥, 대퇴정맥 등 3곳이 있지만, 내경정맥 선택 빈도가 높습니다. 감염 위험이 적고 초보자도 비교적 천자하기 쉬운 부위이기 때문입니다. 응급실에서 대퇴정맥의 선택은 기관 삽관이나 흉골압박 중에 동시에 시행하는 경우입니다.

부위	장점	단점
내경정맥	초음파 유도하 천자가 쉬움 압박으로 지혈하기 쉬움 기흉 위험이 낮음	환자에게 불쾌감을 줄 수 있음 혈관내 용량이 부족하면 쉽게 허탈할 수 있음
대퇴정맥	초음파 유도하 천자가 쉬움 기흉 위험이 없음 기관 삽관, 흉골압박 방해 없음	감염 및 혈전증 위험이 높음 환자에게 불쾌감을 줄 수 있음
쇄골하정맥	환자에게 불쾌감이 적음 혈관내 탈수가 있어도 허탈되지 않음	기흉 위험이 높음 압박 지혈이 어려움 카테터 위치 이상이 나타나기 쉬움

❶ 준비 물품과 천자 부위 결정

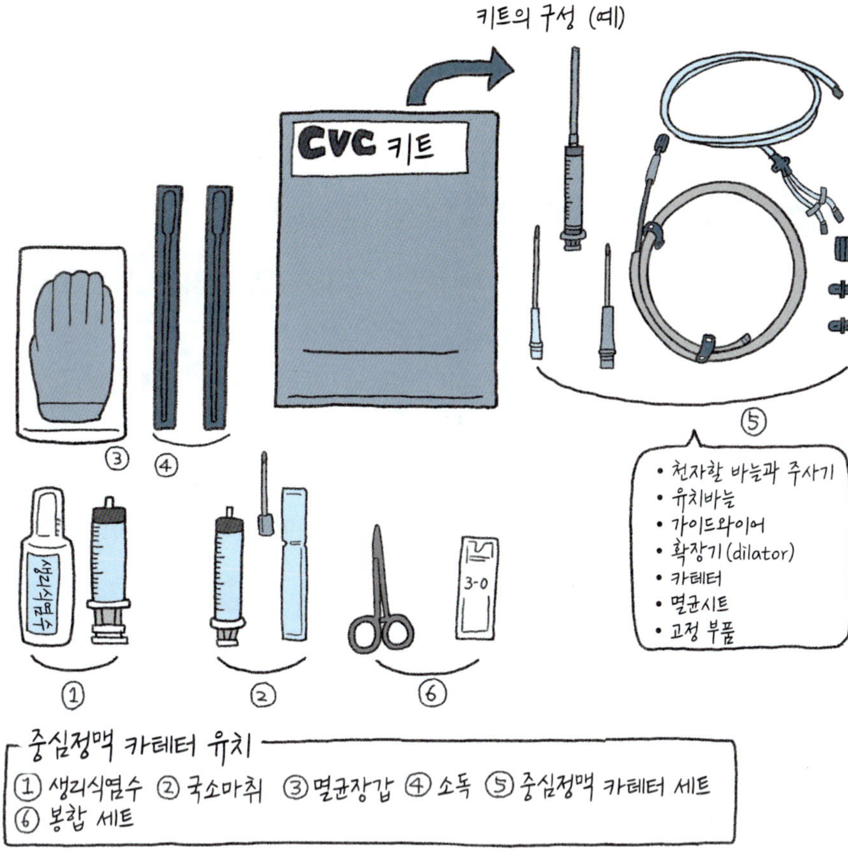

유치에 필요한 물품을 그림으로 정리했습니다. A라인 유치에서처럼 청결 조작이 필요한 수기이므로, 청결대를 준비하고 보조 인력이 물품을 꺼내 주며 준비를 진행합니다.

필요한 물품은 CVC 세트(카테터, 천자 바늘, 확장기 등 포함), 멸균 장갑, 국소마취제, 봉합 세트(고정 장치) 등입니다. 초음파 유도하에 진행하는 수기이므로 초음파 장비와 멸균 초음파 프로브 커버도 준비합니다. 병원마다 CVC 세트가 다르므로 자신의 병원은 어떤 물품을 사용하는지 확인해 두면 좋습니다.

좋아, 물품 준비 완료! 드디어 천자를 시작하는구나. 긴장되네….

잠깐만요, 선생님…. 환자의 오른쪽 목에 수액걸이가 있어 이대로는 처치가 힘들 것 같아요? 그리고 환자의 체위나 초음파 위치도 이대로 좋을까요?

Point! 물품의 위치와 환자 체위 조정이 되었는가?

전공의에게 "CVC 유치를 준비해!"라고 지시하면, 앞에서 설명한 물품 준비는 문제없이 잘하지만, 그 밖의 준비는 부족할 때가 많습니다. 여러분은 평소에 어떤 위치에서 초음파를 어디에 두고 환자를 어떤 자세로 하는지 생각해 본 적이 있나요? 물품의 위치 관계는 물론이고, 환자의 체위 조정도 준비 과정의 하나라고 알아야 합니다.

우선 우측 내경정맥으로 접근하려면 물품을 환자의 머리 쪽에 배치하고 충분한 작업 공간이 확보되도록 수액걸이와 침상 위치를 조정합니다. 초음파 화면을 보며 천자하므로 손과 초음파 화면의 시선이 일직선이 되도록 합니다.

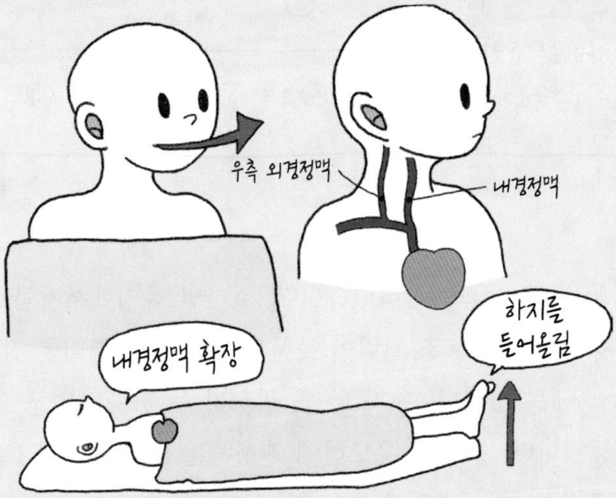

다음에 머리 밑의 베개를 빼서 어깨 밑에 받치고 목이 왼쪽을 향하도록 합니다. 하지가 심장보다 높게 되도록 담요 등을 이용하여 조정하거나, 침상을 역 트렌델렌버그 위치로 만듭니다. 인공호흡기 관리 중에 가능하면 잠시 PEEP 설정을 높이는 등으로 내경정맥이 조금이라도 더 확장되게 합니다. 이런 준비에 의해 수기의 난이도를 낮출 수 있습니다.

물품이 준비되면 천자 전에 초음파로 우측 내경정맥의 주행에 문제는 없는지, 혈관벽에 혈전은 없는지 확인합니다.

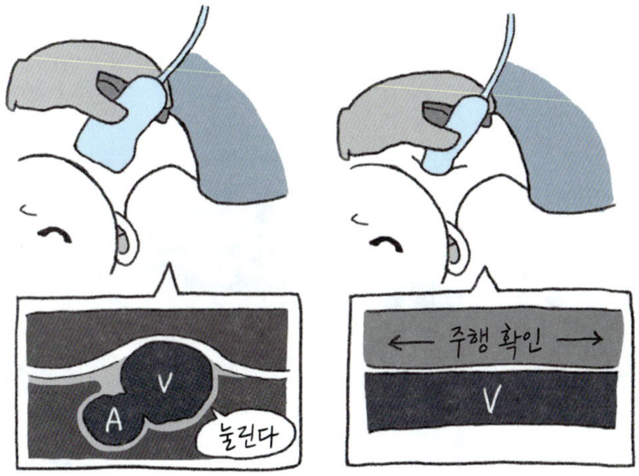

초음파를 대는 위치의 기준은 유양돌기와 흉골 상연 중앙을 잇는 선과 윤상연골의 교차점입니다. 압박하여 눌려지는 것은 정맥이고, 눌리지 않고 박동하는 것은 동맥입니다. 헷갈리면 컬러도플러를 이용하여 박동성 혈관이 동맥이라고 구별할 수 있습니다. 천자할 정맥의 위아래에서 동맥으로 덮이지 않은 위치를 찾아 천자 지점을 결정하여 피부에 펜으로 표시합니다. 천자 지점이 너무 발 쪽으로 내려가면 폐와의 거리가 가까워 의인성 기흉 위험이 높아집니다.

❷ CVC 유치의 흐름

1) 소독 및 국소마취

오른쪽 목을 클로르헥시딘에탄올로 넓게 소독하고 구멍이 있는 멸균시트를 덮어 처치를 시작합니다. 천자 부위 주위를 광범위하게 꼼꼼히 국소마취합니다.

2) 천자 및 가이드와이어 삽입

천자는 초음파 유도하에 시행합니다. 초음파 프로브커버를 사용하여 청결 초음파 조작을 준비하여 장축과 단축 양쪽에서 정맥 주행을 다시 확인합니다. 초음파 유도하 천자에 대해 앞의 칼럼을 참고합니다(➡ p.277).

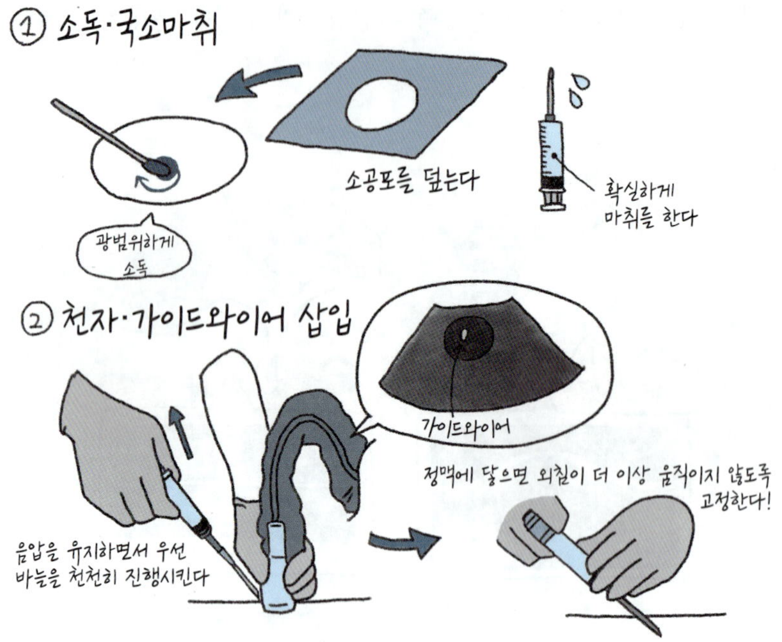

유치바늘을 잡는 방법은 익숙한 방식을 사용해도 좋습니다. 단, 주사기에 음압을 걸어 바늘의 똑바른 진행에 유념합니다. 바늘이 정맥 관통 직전에 도달하면 바늘로 가볍게 압박했을 때 혈관이 하트모양으로 눌리는 모습을 확인할 수 있습니다. 이 상태에서 살짝 찌르듯이 바늘을 진행하면 혈관 안에 도달합니다.

주사기에 역류혈액이 확인되면 바늘이 문제없이 혈관 안 도달을 의미합니다. 그다음에는 외침을 끝까지 삽입합니다. 바늘 그대로 가이드와이어를 삽입하는 타입에서는 외침 조작 과정이 없지만, 어떤 경우에도 바늘이 빠지지 않도록 왼손으로 고정해야 합니다.

그 후 가이드와이어를 삽입합니다. 가이드와이어를 부주의하게 삽입하면, 심장을 자극하여 부정맥이 나타나거나, 때로 우심실 손상으로 의인성 심장눌림증을 일으킬 위험이 있습니다. 가이드와이어는 20 cm 이상 넣지 않으며 일본인을 포함한 아시아인은 체격이 작아 짧은 유치가 안전하다는 보고도 있습니다[2]. 초음파로 단축과 장축에서 가이드와이어가 혈관 안에 있음을 확인하면 첫 단계는 종료됩니다.

3) 확장술 및 카테터 유치

피하조직과 혈관 벽에 카테터가 통과하는 공간을 만드는 것이 확장술(dilation)의 목적입니다. 확장술에서 예상하지 못한 저항이 있습니다. 천자 부위의 절개는 출혈을 일으키므로 루틴으로 시행하지 않지만, 피부 통과가 어려우면 고려합니다. 만약 절개하면 절대로 가이드

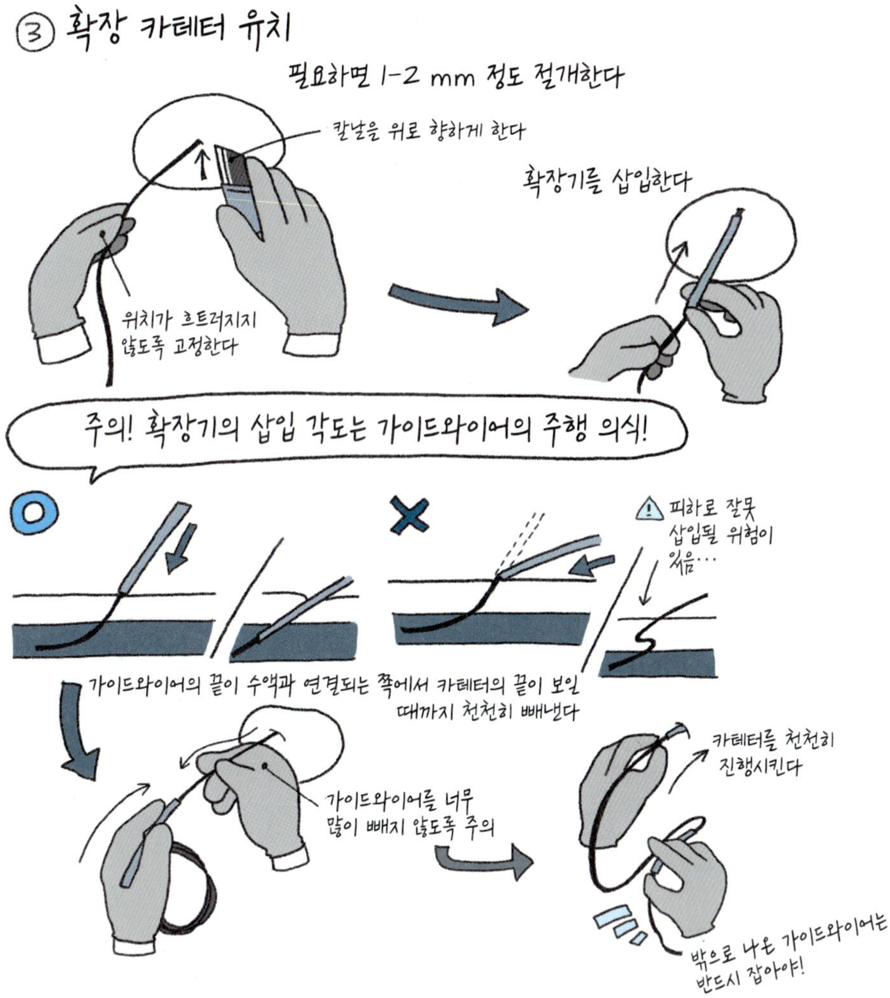

와이어를 자르지 않도록 칼날을 가이드와이어의 반대 방향으로 향하여 가볍게 누르는 정도로 합니다. 확장기의 끝부분을 손으로 잡고, 반대쪽 손으로 피부를 당겨 긴장시킨 상태에서 밀어 넣습니다. 이때 가이드와이어가 너무 들어가거나 빠지지 않도록 주의합니다. 확장술 단계에서 가장 주의해야 할 것은 확장기의 유치 각도입니다. 천자한 각도보다 낮은 각도로 확장기를 진행하면 가이드와이어가 꺾이거나 피하로 잘못 들어갈 수 있습니다. 확장기를 혈관 안까지 유치하고 거즈로 천자 부위를 압박하며 확장기를 제거합니다. 이때 가이드와이어가 빠지지 않도록 주의합니다.

다음에 가이드와이어를 따라 카테터를 유치합니다. 카테터 본체 유치 전에 가이드와이어의 근위단이 카테터 앞에 나와 있는지 확인합니다. 이 단계에서 가이드와이어 원위단을 고정하지 않고 카테터와 함께 혈관에 삽입하면 혈관내 이물질(가이드와이어의 혈관내 잔류)이 될 수 있습니다. 이것은 위험한 합병증이며 전문가에게 제거를 의뢰해야 하므로 가이드와이어 원위단을 확실히 고정해야 합니다.

한편, 가이드와이어를 뺄 때 혈관 안에서 빠지면 모든 과정을 처음부터 다시 해야 합니다. 수액과 연결하는 쪽의 카테터 끝에서 나온 가이드와이어의 원위단을 잡은 채로 카테터를 유치합니다. 목표 깊이(뒤에 설명하는 참고 참조)에 도달하면, 모든 내강에 역류혈액이 있는지 확인하고, 카테터 안에 생리식염수를 채워 잠급니다.

천자 부위의 혈액 등을 깨끗이 닦고, 멸균 투명 필름으로 덮습니다. 가능하면 클로르헥시딘 패드 부착 필름을 사용합니다.

4) 고정 및 위치 확인

(1) 고정 방법

카테터 고정은 아래 그림처럼 고정용 날개와 카테터 본체의 고정용 구멍을 이용하여 4부위를 고정합니다. 고정을 소홀히 하여 CVC가 빠졌다는 사고를 자주 봅니다. 반드시 4부위를 확실히 고정합니다.

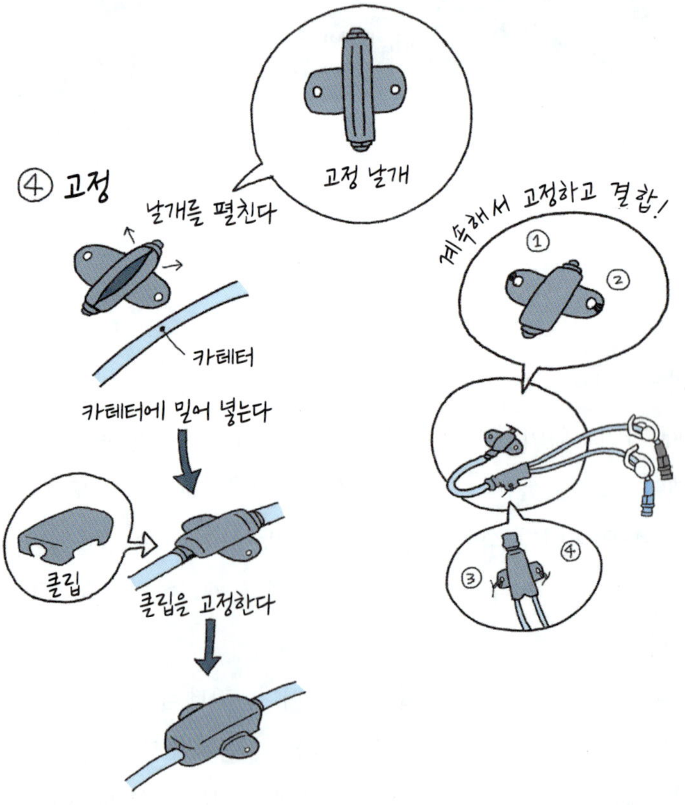

(2) 위치 확인

고정이 끝나면 X선으로 위치를 확인합니다. 우측 내경정맥에 유치한 카테터 끝의 적정 위치는 좌우 무명정맥의 결합 부위와 하대정맥 상부가 존재하는 아래 그림에 표시한 Zone B라고 부르는 곳입니다[1]. 기억하기 쉽도록, 기관 분지부보다 약간 위에 위치한다고 알고 있으면 좋습니다. 만약 깊이가 적정 위치에서 크게 벗어나 있으면 적절히 카테터의 깊이를 조정합니다.

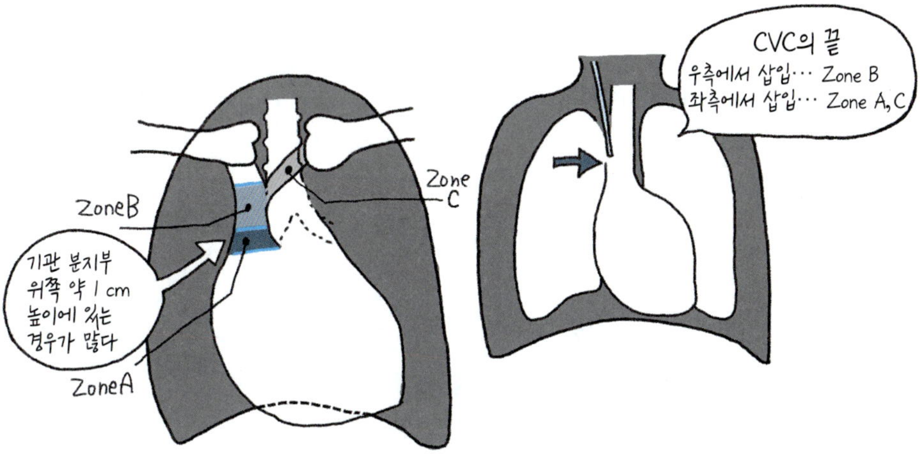

참고 CVC 유치 길이를 대략 계산하는 방법

몇 cm로 고정할지…. 이것은 CVC를 유치할 때마다 고민하는 요점입니다. 실제로 CVC 유치 길이를 대략 계산하는 공식이 있습니다.

(신장 cm) ÷ 10 − 3(왼쪽의 경우는 +5)

그런데 이 공식은 초음파 유도하 천자가 주류가 되기 전에 해부학적 랜드마크를 이용하여 CVC를 유치할 때의 계산식입니다. 초음파 유도하 천자에서는 이보다 1-2 cm 몸통 쪽에서 천자하는 경우가 많아,

(신장 cm)÷10 − (1~2)

이 공식으로 대략 길이를 계산할 수 있습니다. 이 방법으로 계산하여 깊이를 결정하면 좋아 권고합니다.

〈증례 경과〉

우측 내경정맥에 초음파 유도하 중심정맥 카테터 유치(13 cm)

X선으로 카테터 위치 확인 완료

노르아드레날린 0.3 μg/kg/min까지 증량하여 평균혈압 65 mmHg 이상으로 안정

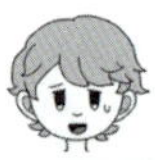

…어떻게 해냈어요. CVC 유치는 신경 써야 할 요점이 많네요.

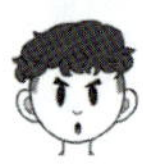

각 단계에서 주의할 요점이 몇 가지 있지만, 매번 주의하여 시행하면 자연히 익숙하게 될 거야. 고년차 밑에서 경험을 쌓아야지.

요약

- ☑ CVC 유치는 **침습적이며 합병증 위험도 적지 않은 수기**다!
- ☑ 물품 준비뿐 아니라 **공간 확보, 물품과의 위치 관계, 환자의 체위** 조정까지 소홀히 하지 않는다!
- ☑ 초음파 유도하 천자에서 **바늘 끝을 확실히 보면서** 바늘을 진행하자!
- ☑ **카테터 끝의 위치를 흉부 X선**으로 확인한다!

【참고문헌】

1) Stonelake PA, et al. Br J Anaesth. 2006; 96: 335-40.
2) Kim WY, et al. Injury. 2012; 43: 38-41.
3) 松島久雄, 등. 성공한다: 중심정맥 천자 비주얼가이드. 양토사. 2021.

Debriefing:

10 되돌아보기

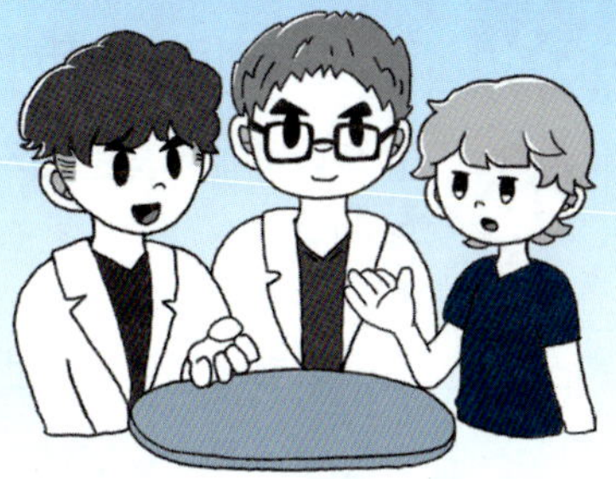

아츠시

이 환자는 CT 검사에서 결석에 의한 신우신염이 발견되어, 급히 비뇨기과에 의뢰하여 치료 개입한 증례였어!
소변 배양과 혈액배양을 의뢰하고 항생제를 투여하며 감염원을 제거하여 전신 상태가 좋아져서 다행이었어!
노조미 선생, 이번 증례를 경험하며 어떻게 느꼈어…?

Point 1 응급실에는 항상 최악의 상황을 예상하여 진료한다

노조미

처음에 확실하지 않은 병력을 들어 이 환자가 쇼크라고 깨닫기가 아츠시 선생님보다 매우 늦었다고 생각합니다…. 사실 사생활이나 인간관계에서는 항상 걱정이 많은 편인데, 업무에서는 오히려 낙관적으로 생각하는 것 같아요….

사생활은 그렇다 치고(웃음), 응급실에서는 너무 걱정한다는 정도로 걱정이 많아야 해. 처음에는 심각해 보이지 않는 병력으로 내원한 환자가 사실은 중증이었던 경우가 자주 있거든.

환자의 급격한 변화는 정말 무서워요….

급격한 변화라는 표현을 쓰지만, 항상 최악의 상황을 상상하며 초기 진료를 진행했다면 그것은 급격한 변화가 아닐 수 있지.

어떤 증례에도 첫인상 평가와 primary survey를 소홀히 하지 않는 것이 중요하군요!

Point ❷ 쇼크를 깨달은 후 행동 계획

그리고 쇼크를 깨달은 후 개입과 원인 검색의 동시 진행 흐름을 경험할 수 있어 정말 좋았어요. 앞으로의 진료에 참고하겠습니다!

만약 다음에 비슷한 환자를 혼자서 보아야 하는 상황이 된다면 다음에는 어떻게든 해낼 수 있을 것 같아?

어··· 그렇게 말씀하시면···.

다음번에 내가 혼자 본다면···이라고 생각하며 이 증례를 되돌아볼까! 쇼크 환자를 만나면, 가장 우선 무엇을 할까?

음··· 바로 지원을 요청합니다!

그렇지! 만약 한밤중에 병원에 도울 사람이 없어도 15분 정도면 반드시 누군가 도움을 주러 올 거야. 지원을 기다리며 할 수 있는 일은 무엇일까?

음, OMI를 시행하고 루트 확보와 함께 혈액검사와 혈액가스 분석을 의뢰한 다음, 초음파로 쇼크의 원인을 찾아보아요!

훌륭해! 거기까지 할 수 있으면 충분해.
쇼크 치료에서 진행 속도를 결정하는 것은 무엇보다 말초정맥로 확보야. 주사 루트가 없으면 약제 투여도, 수액도, 기관 삽관도 불가능하지. 그래서 말초정맥로 확보 기술을 연습해야 해!

Point ❸ 말초정맥로를 어떻게 해도 확보할 수 없을 때

하지만, 루트를 도저히 확보하기 어려우면 어떻게 해야 하나요?

실질적으로 좋은 질문이야! 외관상 말초정맥이 보이지 않으면 초음파를 사용하여 찾아야 해. 그래도 어렵거나, 혈압이 측정되지 않을 정도로 순환 상태가 나쁜 환자이면, 서혜부의 대퇴정맥에 긴 정맥 유치바늘이나 동맥쉬스(arterial sheath)를 사용해서 정맥로를 확보할 수도 있어.

오! 몰랐습니다.

그런데 실제로 약제나 수액 투여 경로를 확보하는 다른 방법도 있어. 뭔지 알겠어?

음… 뭘까요? 위관을 유치하여 입으로 약제나 물을 넣는 건가요….

참신한 생각인데(웃음). 정답은 골수바늘로 골수경로를 확보하는 것이야!

아! 그걸 잊고 있었네요. 한 번 경험한 적이 있었는데….

정맥로를 확보하지 못했을 때 다음 단계로 알아 둬(골수 천자 유치 ➡ p.394).

Point ❹ 원인불명의 쇼크가 의심될 때

그리고 쇼크 감별 흐름을 다시 복습해 볼까. 초음파로 폐쇄성이나 심장성 쇼크를 제외하고 수액 부하를 시행하며 병력과 신체 진찰에 의한 분류를 진행하지.

알겠습니다. 이번에는 뚜렷한 소견이 없어 감별이 정말 어려웠습니다….

마지막으로 남는 것은 혈액 분포 이상성 쇼크야. 응급실에서는 원인을 알 수 없는 쇼크를 봤을 때 빈도가 가장 많은 패혈증쇼크를 의심하여 대응해야 해.

원인불명 쇼크에서 반드시 패혈증의 감별을 명심하겠습니다.

Point ❺ 응급실에서 패혈증쇼크 관리

어, 되돌아보기를 하고 있구나.

노부로

노부로 선생님!

병력이나 주소가 명확하지 않은 고령자의 패혈증쇼크를 조기에 파악하여 치료까지 신속히 진행한 좋은 사례라고 생각해. 진료 흐름을 다시 생각해 보면, primary survey와 쇼크의 감별에 더해 감염원이 어디인지 검색하는 진찰까지 이루어졌다면 더욱 좋았을 것 같아.

그렇습니다…. 처음에는 순환 이상이나 쇼크의 원인 검색에만 신경 썼던 것 같아요. 패혈증이 의심된다고 생각한 후에도 카테콜아민 준비나 A라인, CVC 유치에 많은 시간을 쏟았어요….

예를 들어 A라인을 잡는 동안, 다른 사람이 초음파를 사용하여 신우 확장을 볼 수도 있었겠지. 패혈증을 의심하면 해야 할 일이 이미 정해져 있으니까 가능한 빠르게 진행해야 하지.

1시간 번들 말씀이죠! CT 촬영 전에 요로감염을 의심하여 소변 배양과 혈액배양 검체를 제출했더라면, 더 빠르게 항생제를 투여할 수 있었을지도 모르겠네요….

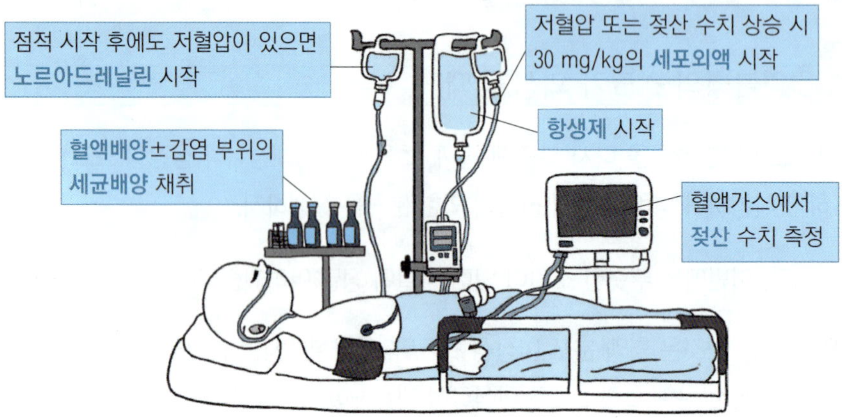

그렇지. 패혈증쇼크에서 항생제 치료가 1시간 늦어져도 사망률이 높아진다고 알려져 있어[1], 항생제 시작은 되도록 빠르면 좋아. 그러나 감염의 표적 장기를 알아보지도 않고 무작정 투여하는 것이 아니라, 동시에 감염원 검색을 진행하는 태도를 잊지 말아야지.

감사합니다! 이 1시간 번들은 패혈증 치료 경험이 적은 전공의에게 무엇을 우선해야 할지 정리되어 정말 알기 쉽네요! 더 많은 전공의와 공유하려고 생각합니다.

처음 들었어요…. 이걸 응급실에 붙여 두고 싶습니다!

좋은 아이디어네요.

Point ⑥ 패혈증쇼크의 순환 관리

노조미 선생, 이 환자와 같은 패혈증쇼크에서 왜 혈압이 떨어지는지 알고 있나요?

음…. 감염에 의한 염증이 일어나서 혈관이 확장되고 혈관 밖으로 수분이 누출되기 때문이 아닐까요?

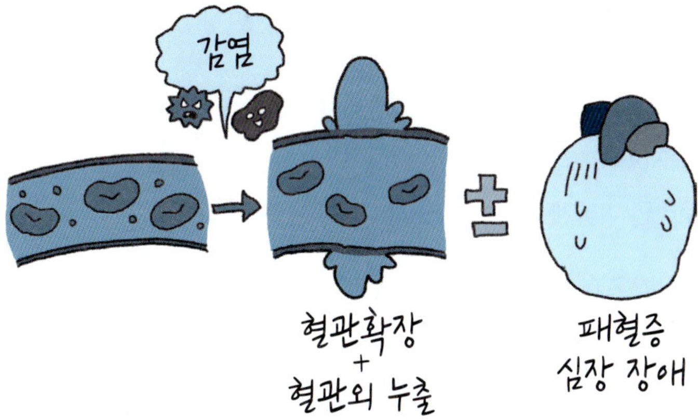

…일단 합격점을 줄 수 있는 대답이군요. 패혈증 치료 개입의 생각에도 병태생리에 대한 이해가 필수적이지. 패혈증에서 면역세포가 방출하는 사이토카인에 의해 혈관이 확장될 뿐 아니라, 혈관 투과성이 증가하여 물과 단백질이 혈관 안에서 사이질로 누출되지요. 그 결과, 순환혈액량이 저하되어 혈압이 떨어지게 되지.

역시 패혈증의 초기 대응에 수액과 혈관수축제가 중요하군요…. 머릿속이 정리됐어요!

그래요. 패혈증이 더욱 진행되면 패혈증심근증이라고 부르는 심기능 저하도 자주 동반되지. 패혈증쇼크 환자의 40% 정도에서 나타난다고도 하지[2]. 패혈증에서 쇼크가 되는 원인은 복합적이라고 알아야 하지.

노부로 선생님, 만약 패혈증쇼크에서 패혈증심근증이 있으면 도부타민을 병용하나요? 저는 항상 이 점이 고민이었습니다.

고민스러운 질문이군요. 심기능 저하가 있을 때 강심제인 도부타민 사용을 고려할 수 있지만, 그 개입이 생존율을 개선하는지 아직 명확하지 않아요. 혈관내용량 보충이나 노르아드레날린을 사용해도 순환 부전이 진행될 때 병용하는 사례도 있지만, 우선 이런 기본적 개입의 철저한 시행이지요. 적어도 도부타민 사용 시작은 ICU에 입실한 다음이 될 것이며, 응급실에서는 사용하지 않지요.

감사합니다! 패혈증쇼크 치료에서 어느 정도 수액을 한 후에 노르아드레날린을 병용하기 시작해야 할지 등 고민이 많습니다.

그것도 어려운 질문이군요. 노르아드레날린 사용을 시작하는 적절한 시점은 가이드라인에도 명확히 정해져 있지 않아요[3]. 개인적으로는 세포외액을 1 L 정도 급속히 투여해도 혈압 저하가 지속되면, 목표 평균혈압을 65 mmHg 이상으로 정하여 0.1 γ부터 시작해요. 이번 사례에서 병용 시작 시점이나 투여량은 어느 정도 적절했다고 생각해요.

그렇군요…!

다음부터 바로 실천할 수 있을 정도로 구체적 감각을 알게 되어 정말 많은 공부가 되었습니다! 그런데 한 가지 더 궁금한 점이 있습니다. 만약 노르아드레날린을 사용해도 목표 평균 혈압에 도달하지 못하면 어떻게 해야 하나요?

오, 더 중증 상황을 예상한 되돌아보기네!

충분한 수액을 투여하고, 어느 정도의 노르아드레날린 투여에도 혈압이 오르지 않으면 바소프레신이나 스테로이드가 등장하지. 어느 정도 노르아드레날린을 투여한 후에 사용해야 하는가는 어려움이 있지만, 가이드라인에 일단 기준이 제시되어 있어[2]. 이를 참고로 치료의 기준이 되는 흐름도가 구체적으로 만들어져 있어(다음 페이지 참조). 이것은 응급실에서의 초기 치료를 넘는 범위일지도 모르지만, 참고하기 바래.

이런 질문이 나올 것을 예상하여 흐름도까지 준비하셨군요…! 노부로 선생님, 정말 대단하세요!

다음부터 패혈증쇼크 증례를 만나도 침착하게 대응할 수 있을 것 같아요. 열심히 하겠습니다!

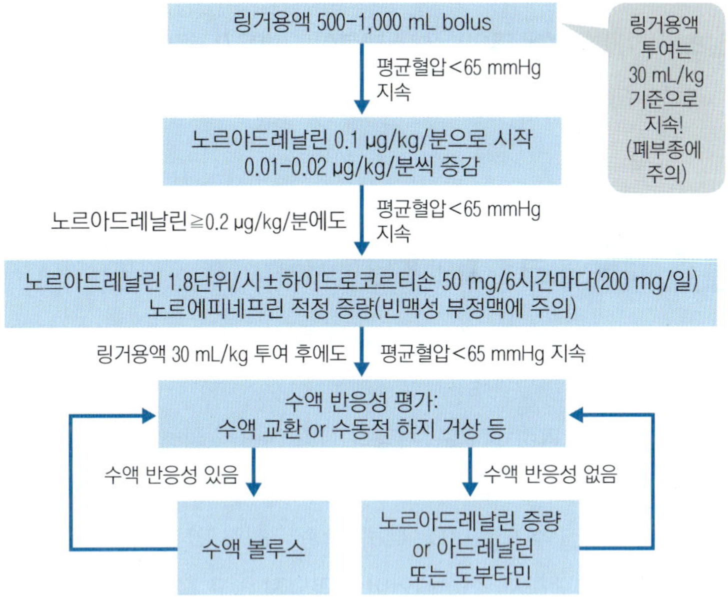

Point! 패혈증쇼크에서 사용하는 바소프레신과 스테로이드는?

바소프레신은 순수한 혈관수축 작용이 있으며, β수용체 자극 작용은 없어 노르아드레날린에 비해 빈맥이나 부정맥을 일으킬 가능성이 작은 특징이 있습니다. 저용량(1.8 단위/hr 이하)을 지속적으로 투여하여 심방세동 위험은 낮고 신장 기능은 개선할 가능성이 있다고 알려져 있습니다[4). 다만, 혈관수축제이므로 사지 말초나 장관의 허혈을 일으킬 수 있는 점에 주의합니다. 패혈증쇼크에서 노르아드레날린 사용에도 목표 평균혈압을 유지하기 어렵거나 노르아드레날린 용량을 줄이기 위한 목적으로 바소프레신을 병용이 제안되어 있습니다.

또한, 패혈증쇼크의 중증 예에서는 코티솔 분비 부전이나 당질코티코이드 수용체 감소를 볼 수 있습니다. 스테로이드는 쇼크나 장기 손상의 회복을 촉진하는 것으로 알려져 있기 때문에, 노르아드레날린 효과가 부족할 때 쇼크의 조기 회복을 기대하며 하이드로코티손 200 mg/일을 병용합니다.

요약하면, 저혈압이 지속될 때 선택지로 ① **추가 수액 부하(폐부종이나 울혈을 일으킬 수 있음)**, ② **혈관수축제 노르아드레날린 추가 증량(부정맥을 일으킬 수 있음)**, ③ **혈관수축제 바소**

프레신 병용(말초나 장관 허혈에 주의), ④ 스테로이드 병용(노르아드레날린에 대한 반응이 부족할 때) 등이 있습니다.

전문가에게 들었다! 쇼크 환자의 조영제 사용

결론부터 말하면 **'쇼크 환자에서 조영 CT 검사가 필요하면 주저하지 말고 시행해야 한다!'**고 생각합니다.

미국방사선학회의 조영제 관련 권고도 '치명적 질환 진단을 위해 조영제 투여가 필요한 경우에 신장기능을 이유로 사용을 피하면 안 된다'고 명시되어 있습니다. 쇼크에서 치명적 질환을 놓치는 것은 사망으로 이어질 수 있습니다. 특히 CKD는 심혈관질환 발생의 독립적 위험인자로 알려져 있으므로, 조영을 시행하지 않아 원인이 규명되지 않고 적절한 개입이 이루어지지 않으면, 환자의 예후가 나빠질 수 있습니다.

조영제에서 '조영제 신증'이 관심사이지만, 현재는 이렇게 부르지 않습니다. 조영제 투여로 신장애가 일어날 가능성은 있지만, 조영제만이 원인이라고 단정할 수는 없습니다. 패혈증이나 쇼크에 의한 급성 세뇨관괴사, 약제에 의한 급성 사이질신염 등 다른 원인에 의한 것인지 판단하기 어렵거나 불가능하기 때문입니다. 현재까지의 조영제 노출 후 신장 손상에 대한 연구에서도 이런 문제를 지적하였으며, 조영제 노출에 의한 신장 손상 발생의 근거 자료는 부족합니다.

따라서 최근에는 조영제 노출 후 48시간 이내에 발생한 AKI를 CA-AKI(contrast-associated AKI) 또는 PC-AKI(post-contrast AKI)라고 부르는 것이 일반적입니다. 이것이 조영제 노출과 AKI의 관련성을 시사하는 용어는 아닙니다. 조영제만을 AKI의 원인으로 단정하여 생각을 멈추지 않고, 신중히 고려하고 대응하라는 메시지를 담고 있어 보다 적절한 용어입니다. CA-AKI의 위험인자는 AKI의 위험인자와 동일하며, 여기에 다시 eGFR 감소($eGFR < 30$ mL/min/1.73 m^2)와 당뇨병이 추가되면 그 위험이 더욱 커진다고 알려져 있습니다.

CA-AKI 예방을 위해 다양한 방법이 제시되었지만 생리식염수 투여가 일반적입니다. 다만, 이상적 시점, 투여량, 투여 속도 등은 명확하지 않습니다. 다른 AKI의 개입에서처럼 신독성이 있는 약제 사용을 피하고 체액량을 정상으로 유지하는 등의 수단으로 대응하는 것이 중요합니다.

정리하면, 쇼크 환자에게 조영 CT 시행에서 다음과 같이 고려합니다.

① **원인 검색이나 치료 방침 결정에 필수적이라고 판단되면, 신장기능은 신경 쓰지 말고 조영 CT를 시행한다!** 신장이라는 하나의 장기만을 걱정하다가 생명을 잃게 된다면 아무 소용이 없습니다.

② **조영제 노출 후에 CA-AKI 예방을 위해 신독성이 있는 약제 사용을 피하고, 체액량을 정상으로 유지한다**! 쇼크 자체의 대응과 같습니다.

켄세이병원 응급집중치료부 ER **徳竹雅之**

【참고문헌】

1) ACR Manual On Contrast Media<https://www.acr.org/-/media/ACR/files/clinical-resources/contrast_ media.pdf>
2) Davenport MS. Radiology. 2020; 294: 660-8.
3) Lakhal K. Crit Care. 2020; 24: 641.

【참고문헌】

1) Kumar A. Crit Care Med. 2006; 34: 1586-96.
2) Evans L. Intensive Care Med. 2021; 47: 1181-247.
3) 일본판 패혈증진료가이드라인 2020특별위원회, 편. 일본판 패혈증진료가이드라인 2020. 일본집중치료의학회 · 일본응급의학회.
4) McIntyre WF. JAMA. 2018. 319: 1889-900.

Dysfunction of CNS

— 의식 —

- 의식 평가보다 ABC의 안정화가 최우선!
- 절박 D와 뇌경색 등 조기 치료 개입이 필요한 이상에 주목!
- 감별에는 발병 양상을 의식한 병력청취와 감별 질환에 따라 대표적 신체 소견을 염두에 둔 진찰이 중요
- 뇌경색 치료는 시간이 무엇보다 중요! t-PA와 혈관내 치료의 적응과 금기를 의식하며 병력을 청취하며 준비를 서두른다!
- 경련을 목격하면, 우선 ABC를 확인! 경련을 신속하게 멈춰 후유증을 최소한으로 방지!

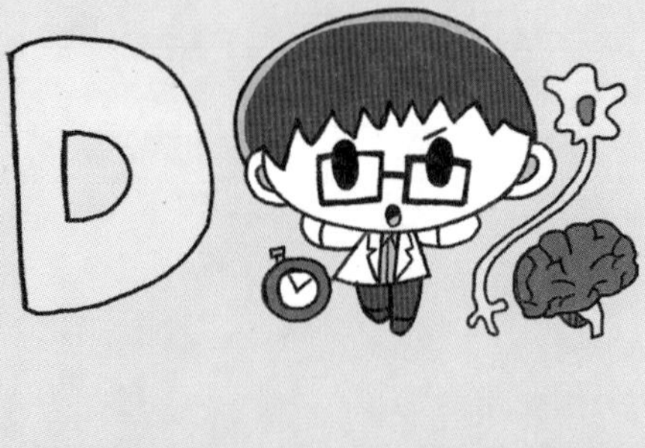

Dysfunction of CNS

— 의식 —

1 의식 이상 (의식장애)

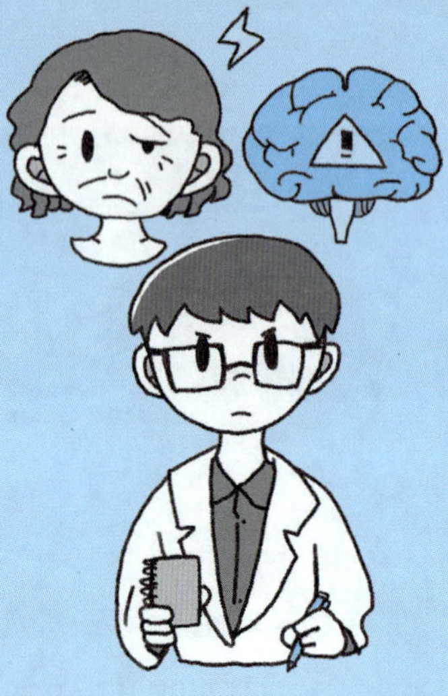

당직 시간이 끝나가는 아침, 새로운 환자가 이송되어 왔습니다.

증례: 72세 여성

주소: 우측 편마비, 움직임 어려움

현병력: 오늘 아침 7시경, 함께 살고 있는 가족이 방 안 침대 위에서 움직이지 못하는 상태를 발견하여 구급차를 요청함. 구급대 도착 시 명확한 경련이나 외상을 의심할 소견은 없었으나, 우측 편마비를 의심하는 소견이 있었음. 가족에 의하면 어젯밤 10시 방에 들어가 취침까지는 평소대로였다고 함

과거력: 만성심부전, 치매, 당뇨병, 고혈압

복용약: 푸로세미드 8 mg, 암로디핀 5 mg, 메트포민 500 mg, 시타글립틴 50 mg

생활력: 아들 부부와 2세대 주택에서 거주 중, 요양보호 2등급, 치매 있음, 주간 보호센터 이용 중

활력징후: JCS Ⅰ-3, 체온 36.5℃, 혈압 134/80 mmHg,
맥박 76/분, 호흡수 16/분, SpO_2 96% (실내 공기)

아츠시

아무래도 편마비 환자가 오는 것 같네.

츠바사

드디어 당직이 끝난다고 생각했는데…. 이 증례는 아마도 뇌졸중이겠네요. 바이탈도 안정적으로 보이니, CT실로 직행해서 MRI를 촬영하고 신경과 선생님을 불러야 하겠네요. 뇌졸중은 시간 싸움이라고 배웠거든요!

응? 그건 안 돼! 병력만으로 질환을 알기 쉽다고 해도 반드시 예상한 질환 이외의 가능성도 생각하여 평가해야 해. 그리고 어떤 경우에도 첫인상 평가와 primary survey가 중요해. 어쩌면 CT를 찍으러 갈 수 없을 정도로 중증일 가능성도 있으니까.

그, 그렇군요….

피곤할 때일수록 기본으로 돌아가서 진료해야 해! 이 환자는 의식 이상이 의심되지만, primary survey에서 중요한 요점은 뭘까?

의식을 평가하기 전에 우선 ABC가 안정되어 있는지 확인하는 것이 아닐까요?

그렇지! 우선 산소가 공급되는 순서에 따라 A(기도), B(호흡), C(순환)를 확인하고, 이상이 있으면 안정화가 최우선이야.

1 의식 이상

❶ ABC 안정화가 최우선

D(의식)의 이상 평가에서 대전제는 **A(기도), B(호흡), C(순환)에 이상이 있을 때 D(의식)의 정확한 평가가 어렵다**고 알아야 합니다. Primary survey에서 D보다 먼저 시행하는 ABC 중에서 하나라도 큰 이상이 있으면 의식을 담당하는 뇌에 산소 수급 균형도 무너졌을 가능성이 높습니다. 비록 **뇌에 명확한 장애가 없어도 저산소증에 의해 2차적으로 의식 이상이 일어날** 수 있습니다.

따라서 ABC에 이상이 있으면 ABC의 안정화가 최우선입니다. D 이상의 동시 평가는 중요하지만, ABC 이상에 의해 저산소증이 원인일 수 있으므로, **ABC 안정화 후 D의 재평가**가 필요합니다.

❷ 의식장애의 기전

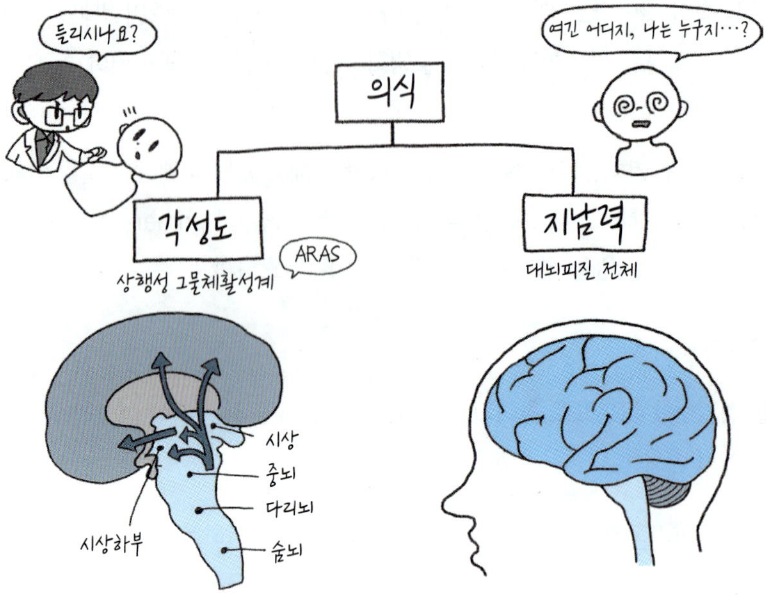

의식 이상 학습에 앞서, 우선 의식장애가 나타나는 기전을 확인합니다. 의식이라는 의학용어를 조금 더 깊이 파고들어가 보면, **'각성도'**와 **'지남력'**이라는 2가지 요소가 포함되어 있습니다.

각성도는 부름이나 자극에 대한 반응을 의미하며, **지남력**은 현재의 연월일, 시간, 자신이 있는 장소 등 주위의 기본 상황을 인식하는 능력을 뜻합니다. 이 2요소 중의 하나 또는 양쪽 모두에 이상이 있으면 의식장애가 나타납니다.

각성도는 뇌의 구성 요소 중 하나인 뇌간(중뇌와 다리뇌 배측)과 시상하부 조절계에 존재하는 상행성 그물체활성계(ARAS)※1가 담당합니다[1]. ARAS에 존재하는 신경세포의 자극이 시상에 도달하여 양쪽의 대뇌피질에 투사되면 각성 상태가 유지됩니다. 한편, 지남력은 **대뇌피질**에서 다양한 외부 정보의 통합과 의미 부여에 의해 형성됩니다.

이 기전으로 생각해 보면, 의식장애는 ① **뇌간(다리뇌)에서 시상으로 이어지는 ARAS 경로의 기능장애**나 ② **대뇌피질의 기능장애**에 의해 일어남을 알 수 있습니다[2]. 뇌간이나 시상의 이상은 뇌졸중, 뇌종양 등 국소의 제한적 기질적 이상이 원인이 됩니다. 대뇌피질의 이상은 뇌 전

【용어 설명】

※1 ARAS(ascending reticular activation system): 상행성 뇌간 그물체활성계

체에 손상을 일으키는 기질적 이상뿐 아니라 저산소증, 대사장애, 약제 등 뇌 전체의 기능저하를 일으키는 기능적 이상이 대표적입니다.

기질적 이상		뇌졸중, 뇌종양, 감염(뇌수막염, 뇌염 등) 혈관염, 수두증, 뇌전증
기능적 이상	약제성	알코올, 진정제, 수면제, 항우울제 항정신병약, 마약, 일산화탄소
	대사성	체온 이상, 혈당 이상, 전해질 이상 산염기평형 이상, 간장애, 비타민 결핍 내분비 질환(갑상선 기능이상 등)

의식장애 기전은 생각해 본 적이 없었어요.

ABC 이상처럼 기전을 아는 것이 중요해. 이를 이해하면 의식장애로 착각하기 쉬운 다른 병태생리를 알아차릴 수 있어.

그렇군요…. 구체적으로 어떤 사례가 있을까요?

예를 들어 실신이 대표적이야. 실신의 기전은 지금까지 설명한 의식장애 기전과 전혀 다르거든(아래 Point 참조).

정말 그렇군요! 의식장애라는 이유로 이송된 환자가 병원에 도착해서는 의식이 명료하고 실신이 주요 병태생리였던 경험이 여러 번 있었어요.

그렇지. 우선 눈앞의 환자가 정말로 의식장애인지 항상 의식하며 진찰할 필요가 있어!

Point! 실신과 의식장애는 전혀 다른 병태생리

예를 들어 10대 남성이 일과성 의식장애라는 진단으로 응급 이송된 사례를 생각해 봅니다. 이 환자는 집에서 가족과 TV를 보고 있던 중 갑자기 증상이 나타났으며, 몇 분간 반응이 없어 구급을 요청했습니다. 병원에 도착했을 때 환자는 의식이 명료하였고, 두부 CT에도 뚜렷한 이상이 없어 그날 집으로 돌아갔습니다. 그러나 며칠 후, 환자는 심폐정지 상태로 다시 이송되었습니다…. 지난번 의식장애로 판단했던 병태생리는 사실 치명적 부정맥에 의한 실신이었습니다.

이렇게 의식장애를 주소로 많은 환자가 이송되지만, 실제로는 의식장애가 아닌 경우를 자주 경험합니다. 특히, 의식장애라고 착각하기 쉬운 실신의 병태생리는 전혀 다르다고 인식해야 합니다.

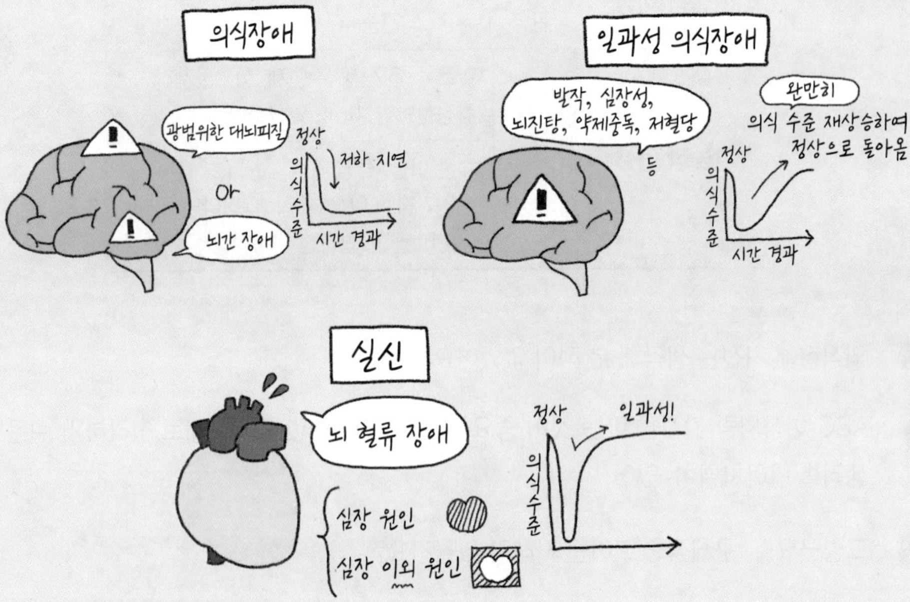

순환기 Dr. 푸의 비밀 공부방 실신과 의식장애를 일부 참고하여 그림 작성
<https://note.com/doctorpooh/n/n6021a5587c2c>

(1) 실신

실신은 양쪽 대뇌로 가는 혈류 저하나, 8-10초 정도 혈류가 차단되어 발생합니다. 심혈관계 문제 이외에 기립저혈압, 신경조절성, 약제성 등의 병태생리가 원인이 됩니다.

증상으로는 단기간의 일과성 의식 소실이 나타나며, 자세유지 근육의 긴장 소실 동반 빈도가 높습니다. 혈류 장애가 개선되면 의식 수준이 다시 회복되며, **단기간 내에 원래 의식 수준**으로 돌아오는 것이 전형적입니다[3].

(2) 의식장애

의식장애 기전은 ARAS 또는 대뇌피질의 기능장애입니다.

따라서 **기능이상의 원인이나 장애가 해소될 때까지 의식 수준 저하는 지속**됩니다. 그리고 그 장애가 비가역적이면 의식장애는 남아 있게 됩니다.

이 2가지를 혼동하면, 환자에게 커다란 불이익을 줄 수 있습니다. 실신과 의식장애는 병태생리와 진단 접근이 전혀 다르기 때문입니다. 특히 부정맥이나 허혈심질환에 의한 심장성 실신을 놓치면 치명적입니다. 따라서 목격자에게 의식장애 지속 시간, 당시의 자세, 의식 수준의 시간 경과에 따른 변화를 철저히 확인해야 합니다.

2 의식장애의 인식

실신에서 의식장애의 의심으로 이송하는 경우가 많습니다. 만약 의식장애가 아니면, 전혀 다른 치료나 검사가 필요합니다. 따라서 환자가 진정한 의식장애인지 항상 의심하며 진료해야 합니다. 구체적으로 ① **평소와의 비교,** ② **시간 경과에 따른 변화,** ③ **실어증 가능성** 등 3가지를 의식합니다.

❶ 평소와의 비교

전공의 때, 넘어져서 걷기가 어려운 요양병원에 입원한 고령 여성을 진료한 적이 있었습니다. 구급대원의 설명에 의하면, 환자는 불러도 반응이 둔하여 의식장애가 의심된다고 하였습니다. 평가에서 확실히 각성도에 이상이 있는 것처럼 보였습니다. 그러나 요양병원 직원의 이야기를 들어보니, 환자는 뇌출혈 병력이 있었고 평소와 큰 차이가 없다는 것이었습니다. 즉, 이 경우는 의식장애보다는 평소 의식 수준과 차이가 없는 뇌출혈 후유증을 본 것에 불과했습니다.

객관적 척도 평가에서 의식장애가 있다고 판단하여도, 그 의식장애가 문제인지는 평소의 의식 수준에 따라 다릅니다. 환자의 가족이나 평소 생활 상황을 알고 있는 사람이 있으면 병력을 들어 평소의 의식 수준과 비교합니다.

❷ 시간 경과에 따른 변화

다음에는 의식 수준이 시간 경과에 따라 어떻게 변화했는지 평가합니다. 의식 변화가 갑자기 나타났는지, 아니면 서서히 진행되었는지 확인합니다. 만약 갑자기 의식장애가 나타났다가 빠르게 원래 의식 수준으로 회복되었다면 실신을 생각합니다(앞 페이지 Point 참조). 그러나 개선되지 않으면 일과성 의식장애를 일으킨 병태생리가 숨겨져 있을 가능성이 있습니다.

❸ 실어증 가능성 평가

의식장애와 혼동하기 쉬운 증상으로 실어증이 있습니다. 불러서 말을 못 할 때 의식장애와 구별이 어렵다고 느낄 수 있지만, 실어증의 특징을 제대로 이해하면 구분할 수 있습니다(➡ p.320). 말을 하지 못한다고 안이하게 의식장애라고 단정하지 말아야 합니다.

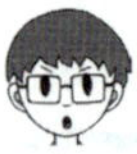

결국, 진짜 의식장애인지 구별이 중요하군요.

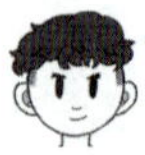

그렇지. 그래서 구급대원이 알려준 병력만으로 미리 의식장애라고 판단하여 안이하게 진료 계획을 결정하는 것은 바람직하지 않아.

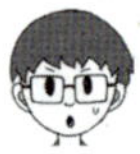

알겠습니다. 신중하게 판단하도록 하겠습니다.

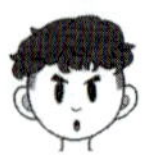

ABC의 안정성을 확인하면서 진짜 의식장애인지 평가하고, 원인을 파악하기 위해 병력청취와 신체 진찰, 검사를 진행해야 해. 의식장애로 보인다고 판단되어도, 의식장애를 일으키는 질환은 매우 다양하므로 응급실에서는 긴급성이 높고 놓쳐서는 안 되는 원인에 초점을 맞추어 진료하는 것이 중요해!

3 긴급도와 긴급성이 높은 의식장애

의식장애의 원인은 뇌졸중이나 뇌염 등 뇌의 기질적 이상은 물론, 전해질이상, 대사이상, 약제 등으로 감별이 다양합니다(➡ p.306).

그러나 제한된 시간에 신속한 평가와 개입을 반복하는 ABCD 접근 과정에서 포괄적 원인 검색은 현실적이 아닙니다. 긴급한 상황에서는 긴급한 사고방식으로 진료를 진행할 필요가 있습니다. 구체적으로 다음의 ① 절박 D와 ② 조기 개입이 필요한 의식장애 2종류를 놓치지 않는 진료를 진행합니다.

❶ 절박 D

Primary survey의 기본은 생명 위기에 직결된 이상의 조기 발견입니다. 기도 평가에서 상기도 폐쇄, 호흡 평가에서 호흡부전, 순환 평가에서 쇼크 등을 발견하여 치료 개입을 진행합니다.

의식 평가에서는 우선 생명 징후의 이상을 일으킬 수 있는 중증 의식장애, **'절박 D'** 유무를 확인합니다. ABC 이상에 의한 저산소증이 원인으로 의식장애를 일으킬 수 있지만, **신경계 이상이 ABC 이상을 일으키는 원인이 될 가능성도 있습니다.** 절박 D는 두부 외상의 초기 진료에서 자주 등장하는 개념이지만[4], 외상에 한정되지 않고 모든 응급의료에서 유용한 개념이므로 꼭 알아두어야 합니다.

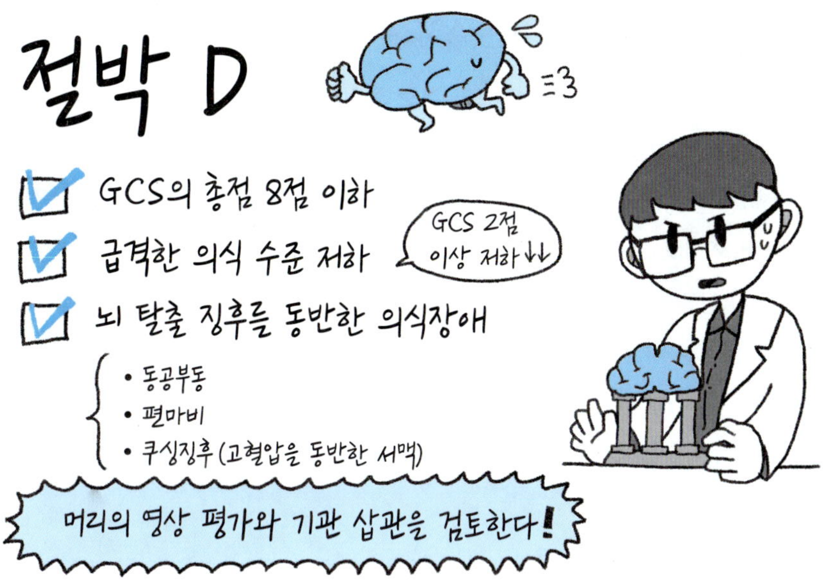

예를 들어 **중증 의식장애**를 일으킨 뇌출혈에서 의식장애에 의해 혀뿌리가 뒤로 밀려 기도 폐쇄를 일으킬 가능성이 있습니다. 그리고 혈종 증가에 따라 호흡중추나 혈관운동중추 등 생명 유지에 필수적인 뇌간을 압박하여 **뇌탈출 상태**가 되면, 호흡이나 순환에 영향을 줄 수 있습니다. 비정상적 호흡 양상으로 충분한 산소가 유입되지 않으면 두개내압이 상승되고 뇌 혈류를 유지하려고 혈압 상승과 반응성 서맥이 나타나는 쿠싱징후를 일으킬 수 있습니다.

절박 D는 ① **GCS(➡ p.319) 합계 8점 이하, ② 급격한 의식 수준 저하(구체적으로 GCS 2점 이상 감소), ③ 뇌 탈출 징후(동공부동, 편마비, 쿠싱징후 등) 등이 있는 의식장애**입니다.

여기서 설명한 GCS와 뇌 탈출 징후의 구체적 평가 방법은 다음 장(➡ p.316)에서 설명하며, 절박 D가 의심되면 ABC 평가와 안정화되면 영상검사가 시급합니다. 의식장애에 의한 기도 폐쇄나 호흡정지가 우려되면 영상 평가 전에 기관 삽관 필요성을 고려합니다.

Point! 절박 D의 영상검사는 ABC 확인 후에!

절박 D를 의심하면 중증 의식장애의 원인 검색을 위해 신속한 CT나 MRI 등 두개내 영상 평가가 필요합니다. 하지만 영상 평가를 위해 이동하기 전에 반드시 ABC가 안정되어 있는지 확인해야 합니다. 불안정한 상태에서 CT실로 보내 CT실에서 기도 폐쇄나 호흡정지를 일으켰을 때 응급실처럼 충분한 장비가 준비되어 있지 않아 개입이 지연될 가능성이 높습니다. 또한, CT 촬영 중에는 치명적 이상의 발견이 늦어질 수 있습니다. CT가 시체(Corpse)의 터널(Tunnel)이 되지 않도록 응급실에서 이동하기 전에 ABC를 철저히 평가합니다. 또한, 이송 중 호흡 상태의 악화에 대비하여 BVM과 산소 탱크를 준비하고, 혈압 저하를 예상하면 승압제를 즉시 사용할 수 있는 준비가 중요합니다.

❷ 조기 치료 개입이 필요한 의식장애

신속한 치료 개입이 가능한 의식장애를 놓치지 않는 평가가 중요합니다. 저혈당이나 비타민 B_1 결핍, 중독 등으로 대표되는 치료가 간단하며 조기 개입으로 2차 뇌기능장애를 최소화할 수 있는 질환을 놓치지 않습니다(➡ p.307).

뇌경색은 환자의 예후를 개선하는 근본적 치료법이 있으므로 치료 개입 속도가 환자의 신경학적 예후에 직접 영향을 줍니다. 시간을 의식하는 초기 진료 단계에서 다양한 감별진단 중에 조기 개입으로 예후를 개선할 수 있는 뇌경색에 특히 초점을 두어야 합니다. 병원 도착 전에 병력을 들었을 때 뇌경색이 의심된다고 느끼면 더욱 주의합니다.

Point! 뇌경색 가능성을 평가하는 신시내티 병원전 뇌졸중 척도(CPSS)※2란?

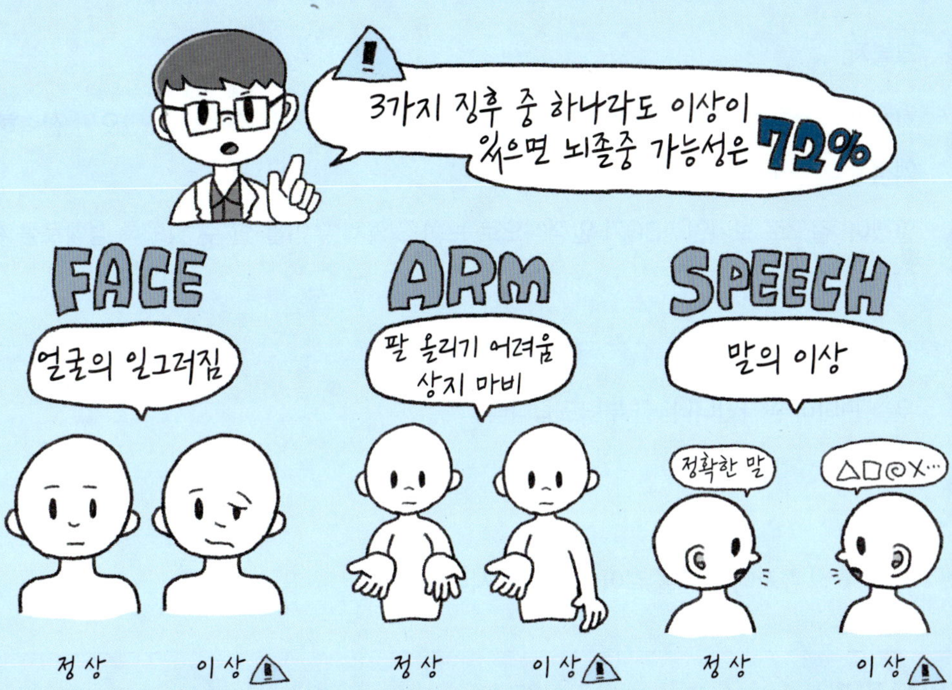
3가지 징후 중 하나라도 이상이 있으면 뇌졸중 가능성은 72%
FACE
얼굴의 일그러짐
ARM
팔 올리기 어려움 상지 마비
SPEECH
말의 이상
정확한 말
△□◎×…
정상
이상
정상
이상
정상
이상

사전 정보에서 뇌경색 의심은 어떤 경우일까요? 실제로 병원에 도착하기 전 정보를 바탕으로 뇌졸중 가능성을 평가하는 여러 척도가 있습니다. 그중에서도 CPSS※2라는 척도를 알고 있으면, '어떤 증상이 나타났을 때 뇌졸중일까?'를 간단하게 알 수 있습니다.

CPSS는 병원 전 단계에서 구급대가 뇌졸중을 의심하기 위한 기준을 만들기 위해 고안된 척도이며, 누구나 쉽게 평가할 수 있는 장점이 있습니다. '얼굴(Face), 팔(Arm), 말(Speech)'로 구성되며, 여기에 구급 요청 시간이나 시점(Time)을 추가한 FAST입니다. 구체적으로, 좌우가 비대칭인 얼굴 움직임이나 이완 여부, 상지 운동에 좌우 차이, 발음이 불명확하거나 실어증 등 의심되는 소견이 있는지 3가지 항목을 평가하며, **이 중 하나라도 이상이 있으면 뇌졸중 가능성이 72%**에 달한다고 알려져 있습니다[5].

구급대에게 정보를 들어 이런 징후가 있다고 하면 뇌졸중 가능성을 염두에 두어 초기 진료하는 습관을 갖습니다.

【용어 설명】

※ 2 CPSS(Cincinnati－Prehospital Stroke Scale): 신시내티 병원전 뇌졸중 척도

알겠습니다. 생명 징후에 위협이 되는 즉 '절박 D'가 없는지, 그리고 뇌경색 등 조기 개입이 필요한 이상이 없는지, 이 2가지에 초점을 두어 우선 진료를 진행하겠습니다!

그렇지.

환자가 도착하면 바로 ABC 안정을 확인하며 절박 D나 뇌경색 가능성이 있으면 신속하게 혈액검사나 영상검사로 넘어가요.

알겠어! 겉으로 보기엔 ABC가 안정적으로 보여도 약제 투여를 할 수 있도록 정맥로를 확보해야 해.

구급대원

우측 편마비 환자입니다! 잘 부탁드립니다!

환자

...

좋아, 우선 환자에게 말을 걸어보자. 들리시나요?

〈첫인상 평가〉

General appearance(**전신 상태**): 나쁨

A(**기도**): 기도 폐쇄를 의심하는 호흡음, 호흡 양상 없음

B(**호흡**): 3초에 1회 정도, 노력호흡 없음

C(**순환**): 말초 냉감 없음, 요골동맥 촉지 양호

D(**의식**): 불러서 눈을 뜸, 오른손은 악수할 수 없으나 왼손은 가능

E(**환경/체온**): 명확한 이상 체온 없음

첫인상 평가에서 ABC에 큰 이상은 없지만, 역시 의식장애가 의심되네요!

상태가 좋아 보이지는 않네. 서둘러 처치실에서 대응해야 하겠네!

미즈호

알겠습니다. 옮기고 바로 모니터를 연결하지요~.

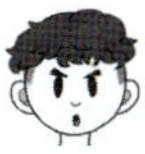
츠바사 선생, 지금 바로 의식 수준을 평가하세요! JCS와 GCS 점수를 알려줄 수 있을까?

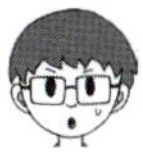
네, 알겠습니다!

To be continued

요약

- ☑ 의식 평가보다 **ABC 안정화가 최우선!**
- ☑ 의식장애는 ARAS를 손상시키는 **뇌간이나 시상의 이상** 또는 **대뇌피질의 이상**에 의해 발생!
- ☑ **진정한 의식장애인지** 항상 평가하며 진료 계속!
- ☑ **절박 D**와 뇌경색 등 **조기 치료 개입이 필요한 이상**에 주목!

【참고문헌】

1) Wijidicks EFM. Neurocrit Care 2019; 31: 231-44.
2) Traub SJ. Emerg Med Clin North Am. 2016; 34: 777-93.
3) Shen WK. Circulation. 2017 1; 136: e60-e122.
4) 일본외상학회 외상초기진료 개정 제6판 편집위원회, 편저. JATEC 제6판. 헬스출판 2021.
5) Kothari R. Ann Emerg Med. 1999. 33: 373-8.

2 의식 평가

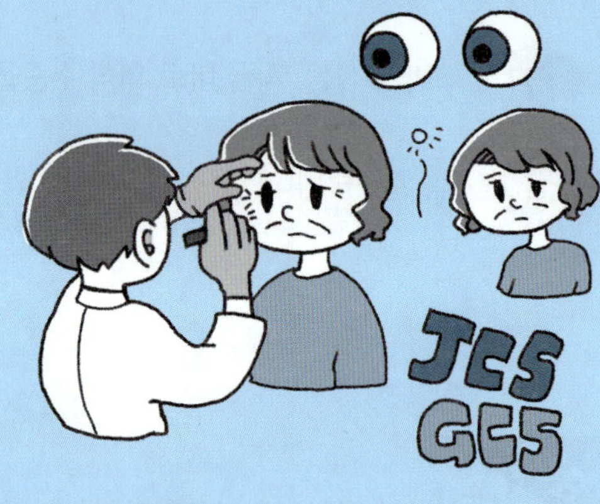

아츠시 츠바사 선생, 지금 바로 의식 수준을 확인해! 모니터는 의식 수준을 평가할 수 없어.

츠바사 알겠습니다. (불러서 눈을 떴고, 손도 악수할 수 있으니 이제 지남력 등을 확인해야 하겠군요 …) 이름이 뭐지요?

환자 으….

명확하게 말을 못 하네요…. 불러서 눈은 뜨고, 간단한 지시에는 반응하여, JCS I-3, GCS는 E4V2M6입니다.

고마워. 하지만 그 평가가 정말 맞는 걸까? 환자는 말을 계속하는 동안에는 눈을 뜨고 있지만 … 봐, 몇 초 지나지 않아 다시 눈을 감지.

아… 정말 그러네요.

정확하게 JCS II-10, GCS는 E3V2M6로 총 11점이네.

미즈호 모니터를 연결했어요!

〈모니터 활력징후〉

혈압 127/76 mmHg, 맥박 90/분, 호흡수 16/분, SpO_2 96% (실내 공기)

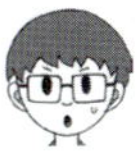

첫인상 평가에 더해 활력징후에도 ABC는 안정적으로 보이지만, 역시 의식장애가 있는 것 같아요. 게다가 구조대 도착 시보다 의식 수준이 저하된 상태예요!

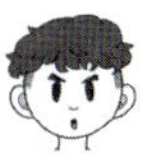

척도상으로는 그렇게 판단할 수 있겠네. 시간 경과에 따라 상태가 나빠지고 있어 시간 여유가 없는 상태라고 볼 수 있어. 서둘러 D(의식) 평가를 진행해야지!

의식 평가

	보고	듣고	느끼고	활력징후	검사
Dysfunction of CNS (의식)	• 동공 크기(동공부동) • 빛반사 • 공동편시 • 얼굴 및 사지의 명확한 마비 • 경련	• 언어 및 발성의 명료성	• 불안	• GCS • JCS	• 간이 혈당 측정 • 혈액가스 분석

D(의식)의 평가 항목을 정리합니다.

의식 이상의 평가에서 가장 우선해야 할 것은 **생명징후를 위협할 수 있는 '절박 D'의 인지와 신속한 치료 개입이 필요한 의식장애 원인의 검색**입니다. 이 목적 달성을 위해, 의식 수준 평가와 신체 진찰, 응급실에서 신속하게 시행할 수 있는 검사를 실시합니다. 구체적 평가 흐름을 배워봅니다.

❶ 의식 수준 평가

맥박산소측정기나 심전도 모니터 등 호흡과 순환 이상을 쉽게 인지할 수 있는 객관적 지표가 몇 개 있습니다. 하지만, 의식 수준을 객관적으로 평가할 수 있는 모니터는 응급실에 존재하지 않습니다. 이때 사용하는 것이 JCS※1와 GCS※2로 대표되는 의식 수준 평가 척도입니다.

【용어 설명】

※1 JCS(Japan Coma Scale): 일본에서 개발한 평가 지표이며, 주로 머리 외상이나 뇌졸중을 간편하게 평가하기 위해 만들었다. 구급대나 병원 전 단계에서 정보 공유나 병동에서 널리 사용한다.

※2 GCS(Glasgow Coma Scale): 1974년 Teasdale G 등이 발표한 의식 수준 평가 지표이며, 현재 전 세계에서 널리 사용하여 국제 표준이 되었다.

1) JCS

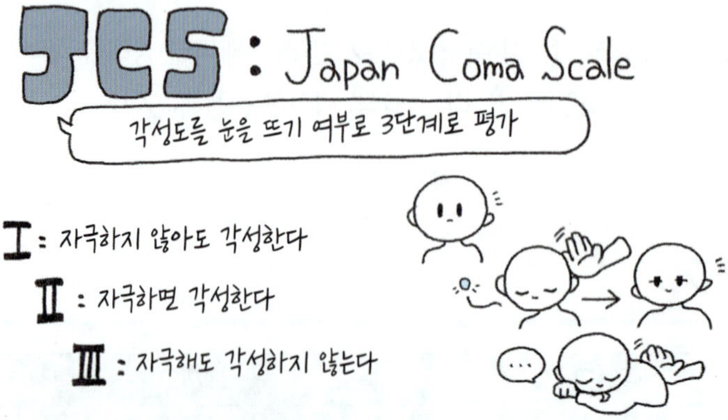
JCS : Japan Coma Scale
각성도를 눈을 뜨기 여부로 3단계로 평가
I : 자극하지 않아도 각성한다
II : 자극하면 각성한다
III : 자극해도 각성하지 않는다

III. 자극을 해도 각성하지 않는 상태(3자리 점수로 표현)	
300	압박 자극에 전혀 반응하지 않음
200	압박 자극에 약간 손발을 움직이거나 얼굴을 찡그림
100	압박 자극에 내치는 듯한 동작을 함
II. 자극하면 각성하는 상태(2자리 점수로 표현)	
30	압박 자극을 주면서 반복적으로 부르면 가까스로 눈을 뜸
20	큰 소리 또는 몸을 흔들면 눈을 뜸
10	일반적인 부름에 쉽게 눈을 뜸
I. 자극이 없어도 각성 상태(1자리 점수로 표현)	
3	자신의 이름이나 생년월일을 말하지 못함
2	지남력장애가 있음
1	완전히 의식이 명료하지 않음

JCS는 우선 **눈을 뜨는 상황에 따라 3단계로 분류하고, 눈뜨기 여부와 더불어 대화나 반응을 고려하여 10단계로 평가**합니다[1]. 주로 머리 외상이나 뇌졸중 평가를 위해 일본에서 만들었으며, 구급대를 포함한 병원 전 단계에서 정보 공유와 병동에서 평가 척도로 널리 사용합니다. 평가 방법은 간단하지만, 각성도에 따라 점수가 크게 변하기 때문에 평가자에 따라 차이가 날 수 있다는 특징이 있습니다.

각성도 판정은 우선 말을 걸어 반응이 없으면 압박 자극(손톱밑이나 안와의 상절흔을 좌우 10초 정도)을 줍니다. 대화하여 눈을 뜨면 흔히 눈을 뜬 것으로 평가하지만, **말을 걸기 전에 눈을 감고 있었는지, 대화 후에도 어느 정도 유지할 수 있는가를 함께 평가**합니다. 예를 들어 이 증례처럼 대화 중에 눈을 떴지만 그 후 바로 다시 눈을 감으면 JCS II단계로 판단합니다. 눈을 뜬 후 15-20초 정도 눈을 계속 뜨고 있으면 JCS I단계로 평가합니다.

그리고 JCS I-2와 I-3의 차이는 **지남력장애** 평가 질문 내용의 정답 여부로 구분합니다. 예를 들어 이름이나 생년월일처럼 **일반적 내용을 틀리면 I-3**으로 평가합니다. 날짜나 장소처럼 **변하는 내용을 틀린 경우 I-2**로 평가하여, 지남력장애가 있다고 판단합니다.

또한, 구별해야 할 이상 소견이 있는 대뇌제거경직이나 피질제거경직은 JCS III-200으로 일괄 평가된다는 점에 주의합니다.

2) GCS

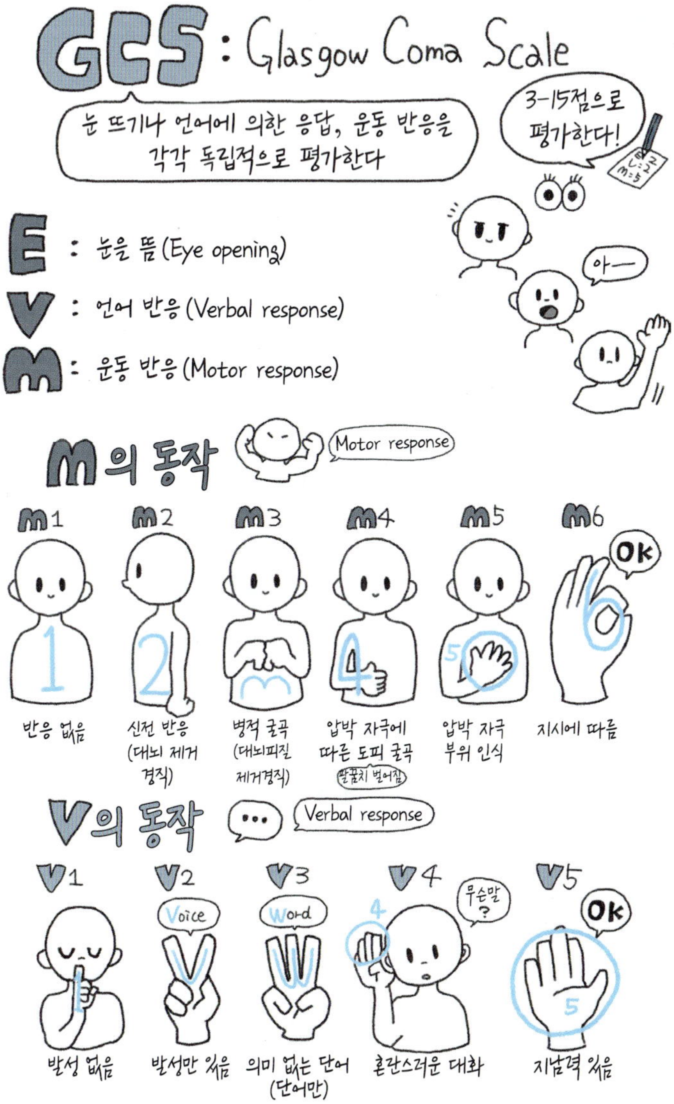

	3-15점
눈을 뜸(E)	
자발적으로	4
부르는 것에	3
압박 자극에	2
반응 없음	1
언어 반응(V)	
지남력이 유지됨	5
혼란스러운 대화	4
단어만 발음	3
발성만 있음	2
반응 없음	1
운동 반응(M)	
명령에 따름	6
압박 자극	5
도피	4
이상 굴곡위	3
이상 신전위	2
반응 없음	1

(일본외상학회 · 일본응급의학회, 감수. 외상초기진료 가이드라인 JATECTM 개정 제6판. 헬스출판 2021.을 참고하여 그림 작성)

GCS는 **눈을 뜸, 언어 반응, 운동 반응 등을 평가**하며[2], 세계 공통 평가 척도입니다. 눈을 뜨는 상태는 E 1–4의 4단계, 언어는 V 1–5의 5단계, 운동은 M 1–6의 6단계로 점수를 주어 최소 점수는 3점, 최대 점수는 15점입니다. 눈 뜨기 평가에 따라 점수가 크게 변할 수 있는 JCS에 비해 평가자 사이의 차이가 적은 점이 GCS의 특징입니다.

V와 M 평가를 문장으로 기억하려면 어려울 수 있지만 쉽게 기억할 수 있는 동작이 있습니다[3]. 자주 연습하며 외워두면 좋습니다. 참고로 기관 삽관 후에 V 평가는 불가능하므로 삽관 중에는 T로 표시하며 1점으로 취급합니다.

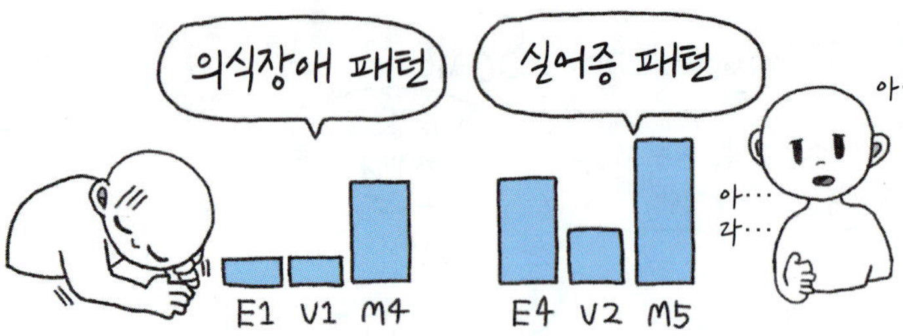

지남력 평가를 위한 질문은 환자가 **유창하게 말할 수 있는지, 지시에 따를 수 있는지, 복창할 수 있는지** 등을 함께 평가합니다. V 평가의 진행에서 실어증 가능성의 고려는 매우 중요합니다. 뇌경색 환자의 약 6%는 실어증만으로 병원에 오게 되므로[4], 실어증을 의식장애로 오인하면 치료 개입이 지연될 수 있어 주의합니다.

Broca 실어증※3이나 Wernicke 실어증※4의 기전은 복잡하지만(➡ p.366 참조), 실제로 GCS에서 실어증 가능성을 어느 정도 판단할 수 있습니다. 실어증에서 대화는 불가능하지만, 눈 뜨기 유지는 가능한 경우가 많습니다. 즉, 일반적 의식장애에서는 E1V1M4처럼 E와 V 점수가 함께 낮아지는 경향이 있습니다. 하지만 실어증에서는 E4V2M5처럼 E와 V 점수 사이에 차이가 있는 경우가 많습니다. **E와 V 평가에 차이가 크면 실어증 가능성이 있다**고 생각합니다. 말로 지시하여 통하지 않아도 '입을 벌려보세요'나 '손을 들어보세요'라고 말하며 행동하여 의사소통이 가능하면 실어증의 가능성이 높습니다.

【용어 설명】

※3 Broca 실어증: 우세한 반구의 하전두회 후부(브로카 영역) 주변의 손상에 의해 운동언어중추가 손상되어 나타나는 실어증.

※4 Wernicke 실어증: 베르니케 영역을 포함한 좌측 측두엽, 각회, 연상회 등의 후방 언어영역 손상에서 나타나는 실어증.

> **참고** 응급실에서 JCS와 GCS 사용 구분
>
> 응급실에서 2종류 척도의 특징을 이해하여 상황에 따라 사용합니다. 이런 척도는 모두 의식 수준의 세부 평가에 필요하며 긴급성 판단에는 빠르게 평가할 수 있는 JCS 사용도 좋습니다. 한편 내원 후 경과에 따른 변화의 평가에는 평가자 사이에 차이가 적고 연속 수치로 나타낼 수 있는 GCS를 참고합니다.

❷ 신체 진찰

의식 수준 평가에서 언어와 운동 항목을 평가하며, 의식 평가에 중요한 동공 소견과 신체 소견의 좌우 차이를 평가합니다.

1) 동공 소견

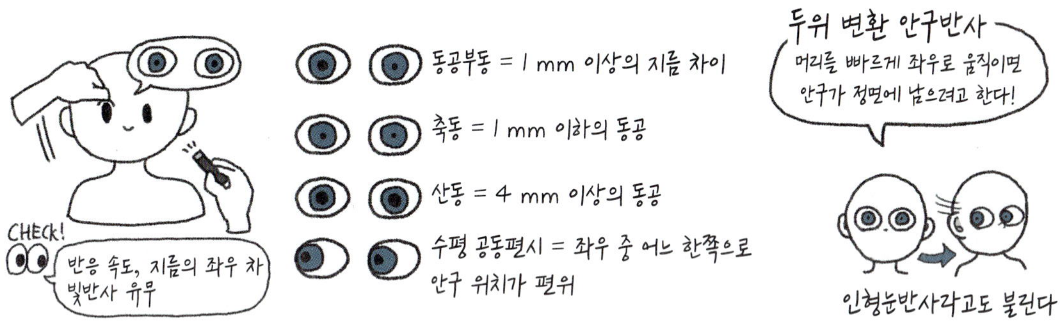

동공 관찰은 의식장애의 원인 검색에 필수적 관찰 항목입니다. 동공에 이상 소견이 있으면 머릿속에 이상이 있다고 생각하는 단서가 됩니다.

정상 동공은 기본적으로 좌우에 차이가 없으며, 양쪽 모두에서 빛반사가 있습니다. 좌우의 지름 차이가 1 mm 이상이면 **동공부동**이라고 부르며, 건강한 사람의 20%는 1 mm 정도의 차이가 있습니다[5]. 백내장 치료 후에는 참고되지 않으므로 주의합니다. 1 mm 이하이면 축동, 4 mm 이상이면 산동이라 부릅니다.

동공의 이상 소견과 응급실에서 생각해야 할 원인 질환을 표로 정리했습니다. 이런 질환이 어떻게 이상 소견을 나타내는지 이해가 중요하지만, 그 기전이 원인에 따라 크게 다르므로 모두 외우기는 어렵습니다. 또한, 실제 임상에서 교과서적으로 전형적 소견을 나타내지 않는

응급실에서 생각해야 할 동공 소견의 원인 질환	
	원인 질환
동공부동	천막위 병변에 의한 동안신경이나 뇌간의 압박(뇌탈출) 뇌간 병변
축동	다리뇌 출혈 · 중독(유기인 등)
산동	천막위 병변(환측) · 천막 아래 병변(건측) 발작(seizure): 천막위(건측) · 천막 아래(환측) 중뇌의 중증 손상 · 저산소뇌병증 · 중독(항콜린제 등)
눈머리반사 (인형눈반사) 소실	뇌간 손상

(野寺裕之. INTENSIVIST. 2016; 8: 739-40을 참고하여 작성)

경우도 많습니다. 응급실에서는 적어도, **① 동공부동이나 빛반사 소실 등 뇌탈출 상태를 시사하는 소견이 있는지, ② 중추병변을 의심하는 공동편시나 머리 위치 변화에 따른 안구 반사 소실(인형눈반사)이 있는지, ③ 양측 산동이나 축동이 나타난 약제성의 가능성** 등을 평가합니다.

참고 이상 동공 소견의 기전

기전을 모두 외울 필요는 없지만 원리를 알고 있으면 감별진단에 유용할 뿐 아니라 대표질환을 쉽게 기억할 수 있습니다. 왜 이런 이상 소견이 나타나는지 궁금한 독자도 있을 것입니다(필자가 독자라면 분명 궁금했을 것입니다…). 각각의 기전을 간단히 정리하겠습니다.

(1) 산동 · 축동

동공 크기는 교감신경의 작용으로 산동되고, 부교감신경의 작용으로 축동됩니다. 콜린에스터라제 활성화에 의한 전신의 부교감신경이 과도하게 항진되는 유기인제 등의 약제는 동공을 수축시키며, 항콜린 작용이 있고 상대적으로 교감신경을 우세하게 만드는 아트로핀 등의 약제는 동공을 확장시킵니다. 동공 크기는 저산소 뇌병증이나 대사장애에서도 양쪽에 이상이 나타날 수 있지만, 응급실에서는 중독을 우선 의심합니다. 확진하기 위해 병력청취나 검사가 추가적으로 필요합니다.

(2) 빛반사(축동)와 동공부동

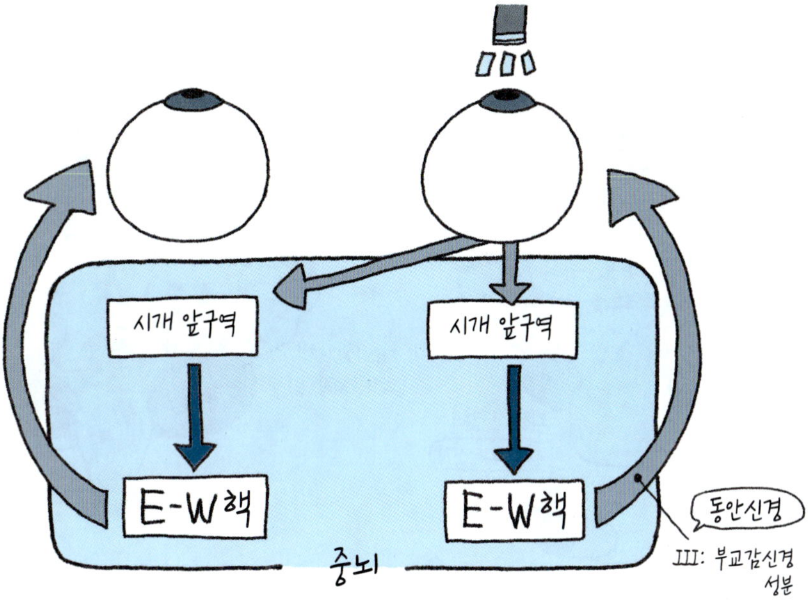

동공 소견의 이해에 중요한 동안신경은 **안구운동과 안검 거상을 담당하는 운동신경과 축동 및 빛반사를 담당하는 부교감신경**의 2가지 기능을 가지고 있다고 알아야 합니다.

눈에 빛이 들어오면 그 빛의 자극은 시개 앞구역으로 전달됩니다. 여기서 양쪽 E-W핵※5으로 입력이 전달되고, 양쪽 동안신경의 부교감신경 성분을 통해 축동이 일어납니다. 이것이 빛반사의 간단한 원리입니다.

시개 앞구역과 E-W핵은 중뇌에 있으며, 중뇌가 뇌졸중 등에 의해 광범위하게 손상되면 빛반사가 소실됩니다. 또한 뇌탈출에 의해 어느 한쪽 동안신경이 손상되면, 같은 쪽 동공은 수축되지 않습니다. 즉, 동공부동이 나타납니다.

【용어 설명】

※5 E-W핵(Edinger-Westphal Nucleus): 중뇌에 위치한 신경세포 집단이며, 빛반사, 원근 조절반사, 근거리 동공 반사 등을 조절하는 부교감신경핵입니다.

(3) 공동편시

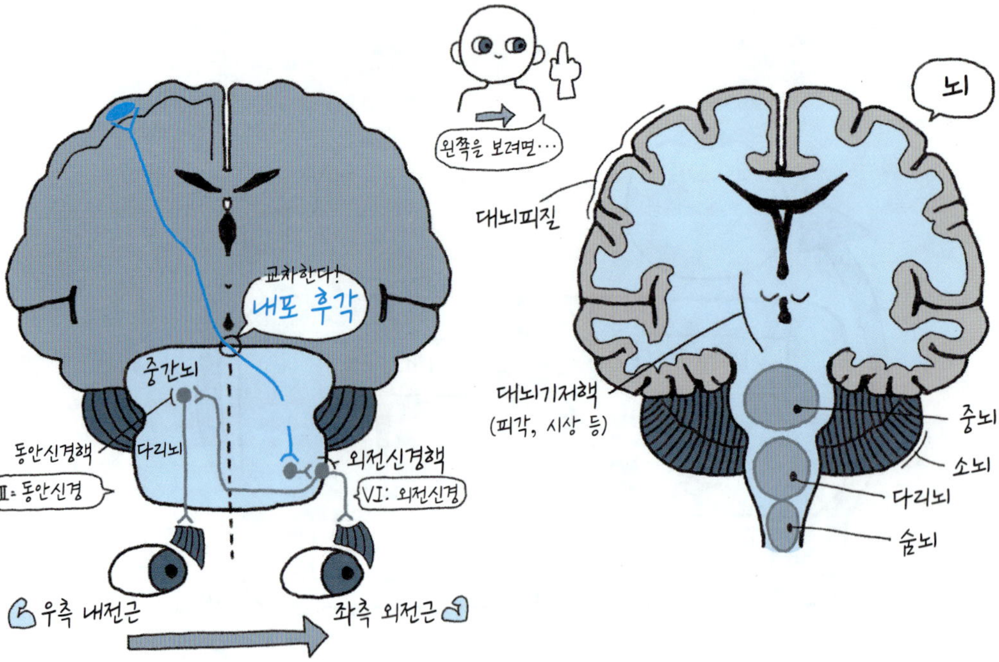

오른쪽 대뇌는 몸의 왼쪽, 왼쪽 대뇌는 몸의 오른쪽을 지배합니다. 이것은 **각각의 명령이 내포에서 좌우 교차**하기 때문입니다. 엄격히 따지면 예외가 있지만, 우선 이런 기본 이미지의 이해가 필요합니다. 일반적으로, 오른쪽 대뇌의 뇌경색에서 왼쪽 편마비가, 왼쪽 대뇌의 뇌경색에서 오른쪽 편마비가 나타납니다.

안구운동도 대뇌에서 명령이 나옵니다. 따라서 오른쪽 대뇌는 눈을 왼쪽으로 향하고, 왼쪽 대뇌는 눈을 오른쪽으로 향하는 움직임을 일으킵니다. 뇌의 기능이 정상이면 좌우의 대뇌에서 균등한 명령이 들어오므로 안구 위치가 치우치지 않습니다. 손상 부위에 따라 어느 쪽으로 공동편시가 나타나는지를 내포에서 교차가 일어나기 전인 천막 위와 교차 후인 천막 아래로 나누면 이해하기 쉽습니다.

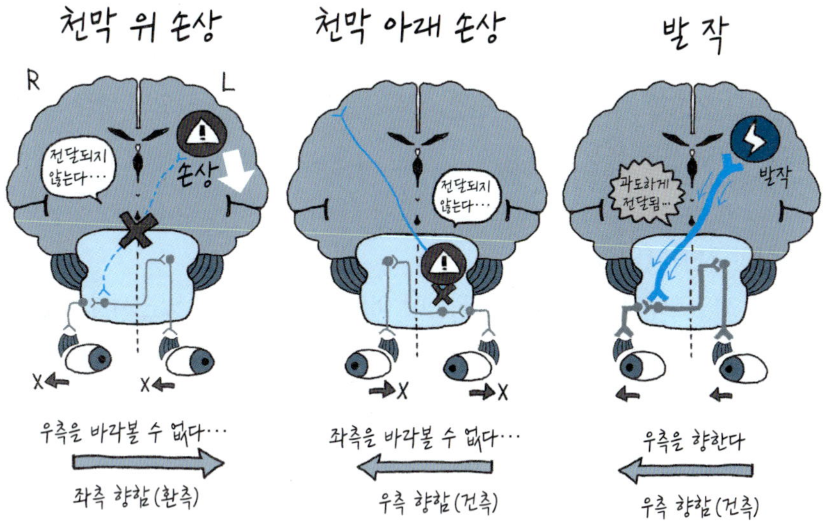

대뇌반구나 피각 등의 천막 위에 손상이 있으면 그 이후의 명령 전달이 장애됩니다. 만약 오른쪽에 손상이 있으면 안구를 왼쪽으로 움직이는 명령이 차단되며 그 결과 양쪽 눈이 오른쪽을 향합니다. 즉, 앞에서 설명한 대로 병변 쪽을 바라보는 공동편시가 나타납니다.

다리뇌나 소뇌 등의 천막 아래에 손상이 있으면 앞에서처럼 손상 이후의 명령 전달이 되지 않습니다. 대뇌의 명령은 내포에서 교차하여 반대쪽 다리뇌로 향하기 때문에, 왼쪽 다리뇌가 손상되면 눈을 왼쪽으로 향하는 움직임이 소실되어 오른쪽으로 공동편시를 일으킵니다. 주의할 점은 다리뇌는 해부학적으로 범위가 좁기 때문에 출혈이 있으면 양쪽이 손상될 수 있다는 것입니다. 이러면 양쪽 눈에 가는 명령이 전달되지 않아 눈이 오른쪽이나 왼쪽을 향하지 못하여 정중앙에 고정되는 상태가 됩니다.

또한, 이 **공동편시의 기전은 뇌졸중의 이상 부위 추정뿐만 아니라 발작(seizure)과의 감별에도 유용**합니다(경련, 발작, 뇌전증 등의 용어 사용 구분은 p.353에서 설명합니다). 뇌의 이상 신호에 의한 발작에서는 지금까지 설명한 대뇌 장애와 반대되는 기전이 일어납니다. 뇌경색이나 출혈에서는 기본적으로 신경 전도 장애가 일어났지만, **발작은 반대로 신경 전도가 항진된 상태**입니다. 따라서 오른쪽 대뇌에서 발작이 일어나면 왼쪽으로 향하는 공동편시가 나타납니다.

장애와 발작에서 각각의 공동편시 기전을 이용하여 실제로 감별해 봅니다. 예를 들어 급성으로 나타난 왼쪽 편마비 환자에 오른쪽으로 공동편시가 있으면, 오른쪽 대뇌반구에 광범위한 뇌경색이나 뇌출혈을 의심할 수 있습니다. 반면, 왼쪽으로 공동편시가 있으면 오른쪽 대뇌반구를 초점으로 한 발작 가능성을 생각합니다.

(4) 두위전환안구반사(인형눈반사)

머리를 빠르게 좌우로 움직여서 안구가 정면에 머무르려는 운동이 있는지를 확인합니다. 중뇌에 광범위한 안구 운동을 담당하는 동안신경핵이 있으며 중뇌까지 손상이 미치면 되면 외전 이외의 안구 운동이 장애됩니다. 또한, 외전신경이 위치한 다리뇌의 중부에 손상이 미치면 외전 운동이 소실됩니다.

2) 좌우 차이를 의식한 신체 진찰

다음에는 뇌졸중에서 특징적으로 나타나는 좌우의 차이를 의식하며 신체를 진찰합니다. 뇌졸중의 대표 증상으로 편측 운동마비와 감각 장애가 있습니다. 얼굴과 사지에 이런 증상이 있는지 신속하게 평가합니다. 뇌경색의 구체적 평가(➡ p.340)에 앞서 편마비가 있는가부터 확인합니다.

우선 얼굴에서 이마와 입꼬리에서 좌우 차이를 확인합니다. 환자에게 "이를 보여주세요." 하거나 웃게 하여 얼굴의 움직임에 좌우에 차이가 있는지 알아봅니다.

이마와 뺨 부분에 손가락을 대서 감각의 뚜렷한 좌우 차이가 있는지 확인합니다.

사지는 눈을 감은 상태에서 들어올려 10초 정도 유지할 수 있는지 평가합니다. 환자가 카트에 누워 있는 상태에서 양쪽 상지를 손바닥을 아래로 하여 45도 올리도록 하며, 양쪽 하지는 바닥에서 30도 올리도록 지시합니다. 중력을 이기지 못하고 내려가거나 전혀 올리지 못하면 좌우 차이가 있다고 판단합니다. 또한 감각의 명확한 좌우 차이도 확인합니다.

사지 이외에 얼굴 증상까지 있으면 뇌질환 가능성이 매우 높습니다. 얼굴 증상이 없으면 척수질환일 가능성도 있지만, 우선 발생빈도가 높은 뇌병변 가능성부터 생각합니다[6].

3) 검사

의식장애의 평가에서 반드시 저혈당을 제외해야 합니다. 구체적으로 신체 진찰을 시행하면서 동시에 간이 혈당측정이나 혈액가스 분석을 의뢰하여 혈당 수치를 확인합니다. 또한, 혈액가스 분석에서 전해질 이상 등 다른 의식장애 원인도 평가할 수 있습니다. 젖산 수치가 높으면 경련 후 의식장애 가능성이 높습니다. 혈당을 확인하지 않고 머리 영상 평가 진행은 절대로 피해야 합니다.

〈임상 경과〉

말을 하지 못하지만, 왼손의 악수나 왼팔을 들어올리는 지시에 반응함
동공 양쪽 3 mm 빛반사 정상, 왼쪽 공동편시 있음
얼굴에서 좌우 차이나 감각 장애는 명확하지 않음
오른쪽 상하지는 들어올린 후 몇 초 만에 내려감

환자가 말은 하지 못하지만, 지시에는 반응하므로 실어증을 의심할 수 있겠네요. 얼굴 증상은 뚜렷하지 않지만, 오른쪽 상 · 하지의 불완전 마비를 의심할 만한 소견이 있는 것 같아요. 공동편시도 있어요!

그런가. 뇌경색이 의심되는데! 그런데 뇌졸중에 비해 혈압이 좀 낮다는 느낌인데….

아… 그렇군요. 말씀을 듣고 보니, 뇌경색에서는 수축기혈압이 140 mmHg보다 높은 경우가 많았지요.

그렇지, 어쩌면 뇌졸중 이외의 다른 원인으로 마비 증상이 나타났을 가능성도 있겠군!

To be continued

요약

- ☑ JCS와 GCS 척도를 익혀 적절히 사용한다!
- ☑ **뇌 탈출**을 의심하는 소견을 놓치지 않는다!
- ☑ **동공 소견은 병력만으로 추측하기 어려운 의식장애 원인의 탐구에 단서**가 된다!
- ☑ 의식장애에는 **반드시 저혈당을 제외!**

【참고문헌】

1) Ohta T. No Shinkei Geka 1974; 2: 623-7.
2) Teasdale G. Lancet. 1974; 13; 2: 81-4.
3) 安心院康彦. 일본임상응급학회잡지 2008; 21: 110.
4) Polverino P. J Clin Neurosci. 2019; 7: 129-33.
5) 野寺裕之. INTENSIVIST 8권 4호 2016. 739-40.
6) Hukutake T. Spinal Surgery. 2012; 26: 9-17.

Dysfunction of CNS

— 의식 —

3 의식장애의 감별

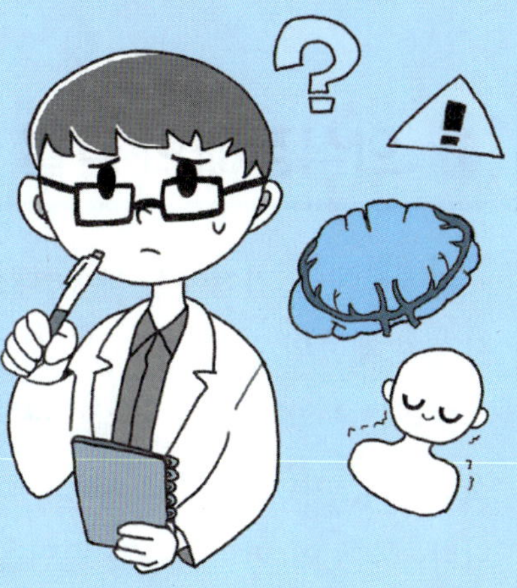

아츠시: 확실히 뇌경색으로 보이는 소견이 많긴 한데, 그렇다고 해도 혈압이 조금 낮은 느낌이 드네….

츠바사: 아…. 그렇지요…. 그렇게 말씀하시니까, 뇌경색에서는 수축기혈압이 높은 증례가 많다고 생각해요!

그렇지, 어쩌면 뇌졸중 이외의 다른 어떤 원인으로 의식장애나 마비증상을 일으켰을 가능성도 있겠어.

알겠습니다. 그럼 의식장애 원인을 다시 한번 검토해야겠네요…. (메모를 넘기며) AIUEOTIPS에 따라 처음부터 순서대로 감별을 진행하겠습니다! 『불타는 전공의! 열혈 ER 요약!』에는 어떤 의식장애 원인도 놓치지 않기 위해 요추천자나 뇌파검사까지 필요하다고 했어요!

모두가 그 비디오강의의 영향을 받고 있네…(웃음). 물론 의식장애의 원인을 전체적으로 알아두는 건 중요해. 하지만 제한된 시간에 초기 진료를 시행하는 상황에서 외우고 있는 머리글자 순서를 그대로 따라가는 원인 검색이 최선의 방법은 아니야.

어… 어렵게 메모해 뒀는데 조금 아쉽네요.

의식장애 감별을 포함하여 응급실에서 감별진단의 기본은 역시 병력청취와 신체 진찰이지. 이 단계를 생략하고 무작정 검사를 추가해서는 안 되지!

1 의식장애의 감별

의식장애의 기전에서 배운 대로(➡ p.306), 의식장애를 일으키는 원인은 매우 다양합니다. 시간이 제한된 응급실에서 의식장애를 감별하는 구체적 사고 과정을 익혀야 합니다.

여러분은 의식장애를 감별하는 방법으로 'AIUEOTIPS'라는 머리글자를 들은 적이 있을 것입니다. 아마 '의식장애라고 하면 일단 AIUEOTIPS!'라고 외우고 있는 경우도 많을 것입니다. 물론 이 머리글자가 원인을 알 수 없는 의식장애의 원인 검색에 유용한 지침이 되는 것은 사실입니다. 하지만 바쁜 응급실 환경에서 이 머리글자를 활용하여 순서대로 시행하는 원인 검색은 비효율적입니다. 우선 조기에 치료 개입이 필요한 것, 치료 속도가 예후를 좌우하는 질환부터 검색합니다.

A	Alcohol	알코올, 산혈증
I	Insulin	저혈당, 고혈당
U	Uremia	요독증
E	Encephalopathy, Endocrinopathy, Electrolytes	뇌병증, 내분비 이상(갑상선, 부신), 전해질(Na, K, Mg, Ca)
O	Over dose, O_2	약제중독, 저산소증
T	Trauma, Temperature	외상, 저/고체온
I	Infection	감염
P	Psychogenic, Porphyria	정신질환, 포르피린증
S	Seizure, Shock, Stroke	뇌전증, 쇼크, 뇌졸중

❶ Primary survey

우선 primary survey를 시행하여, ABC나 E(환경)의 이상에 의해 의식장애를 일으킨 가능성을 찾습니다. 만약 의식장애가 이런 이상에 의한 것이면, 가능한 모든 수단을 동원하여 우선 이상의 해결을 목표로 합니다. ABC와 E에 문제가 없다고 제외되면 다음과 같이 감별을 진행합니다.

❷ 발병 양상

다음에 의식장애가 어떻게 발병했는가에 따라 각 항목을 구분합니다. 거듭 강조하지만, 의식장애의 평가와 원인 검색에서 **기존 의식 수준과의 비교, 시간 경과에 따른 의식 수준 변화 확인**이 매우 중요합니다. 여기서는 ① 갑작스러운 발병과 ② 급성~아급성 경과의 2가지로 나누어 생각해 보겠습니다.

1) 갑작스러운 발병

갑자기 발생하는 의식장애의 원인에는 저혈당, 외상, 심장성, 뇌졸중, 경련 등이 있습니다. 이들은 병력이나 과거력으로 어느 정도 감별을 좁힐 수 있지만, 진단에는 머리 CT나 MRI가 필요한 경우가 많습니다. 또한 저혈당이 갑작스러운 의식 장애의 원인이 될 수 있으므로, 머리 영상 평가를 서두르더라도 **반드시 혈당 측정을 잊지 않아야** 합니다.

2) 급성~아급성

급성에서 아급성으로 진행하는 의식장애는 갑작스러운 발병에 비해 감별해야 할 질환이 더 많습니다. 이런 질환은 혈액가스 분석, 일반 혈액검사에 의해 응급실에서 순차적으로 원인을 제외해 나갑니다.

혈액가스 분석으로 확인할 수 있는 것은 혈당 이상과 전해질 이상입니다. 그 밖에도 고이산화탄소혈증이 동반된 산혈증에서 CO_2 혼수를 의심합니다. 활력징후가 비교적 안정적이며 젖산 수치가 높으면 경련 후 가능성을 생각합니다. 혈액검사에서는 혈액가스 분석으로 알 수 없는 마그네슘, 인 등의 전해질 이상과 요독증 등을 확인합니다.

여기까지의 검사에도 원인이 판단되지 않으면 소변의 약물신속검사나 뇌척수액검사, 뇌파검사, 머리 MRI 등이 필요할 수 있습니다. 그 밖에도 응급 상황에서 시행할 수 없는 검사나 외부 의뢰가 필요한 특수 혈액검사 항목 필요성을 검토합니다.

이론적으로는 응급실에서 확실하게 의식장애를 감별하기 위해 모든 환자에서 뇌척수액 검사와 뇌파검사를 시행해야 한다는 의견을 제시할 수 있지만 과연 그것이 진정으로 옳은 것일까요?

❸ 응급실에서의 한계

응급실에서 반드시 달성해야 할 목표는 **primary survey에 의해 적절한 중증도의 평가와 ABC의 안정화**이며, 그리고 **향후 치료 방침의 결정**입니다(➡ p.16). 반드시 진단을 확정해야 할 필요가 있는 것은 아닙니다. 현실적으로, 바쁜 응급실은 물적으로나 인적으로 자원이 제한적입니다. 아무리 노력해도 일반 혈액검사에 더해 소변검사, 각종 배양검사, 심전도, 영상검사

(X선, CT, MRI) 등을 포함한 원인 검색 시행은 한계가 있습니다. 모든 환자에게 뇌파검사나 요추천자를 시행하여 확진 내리기는 현실적이 아닙니다.

그래서 중요한 것은 역시 **병력청취**와 **신체 소견**입니다. 전문적 검사의 필요성을 검토하기 전에, 우선 자세한 병력청취와 신체 진찰을 통해 의심하는 감별진단의 생각이 중요합니다. 구급대원이 알려준 병력만으로 만족하지 말고, 환자 본인이나 가족으로부터 자세한 병력을 들어야 합니다.

의식장애를 감별하는 대표적 질환의 전형적 병력을 떠올릴 수 있나요? 문진하는 동안에도 감별을 시작해야 합니다. 감별할 질환의 전형적 진행 경과의 이해는 시간과 검사가 제한되는 응급실에서 매우 중요합니다. 경과를 이해하고 있으면 병력청취의 질이 크게 달라질 수 있습니다.

예를 들어 베르니케뇌병증(WE)※1은 알코올의존증의 과거력이나 임신 중에 급성 발생의 의식장애, 외안근마비에 의한 복시, 눈떨림, 이런 질환에 의한 보행장애 등이 전형적입니다. **감별 질환의 전형적 경과와 증상의 파악은 효과적 병력청취에 필요한 요소의 하나**입니다.

활력징후와 병력을 참고하여 감별을 좁힌 뒤에 응급실에서 시행 가능한 검사 결과에 의해 추정할 수 있는 의식장애의 원인을 정리한 다음 표를 참고하기 바랍니다.

병태	검사
산증, 혈당, 요독증, 내분비 등	혈액검사, 혈액가스 분석
베르니케뇌병증	비타민 B_1
알코올중독	혈중 에탄올 농도
약제 중독	소변 약물선별검사
뇌수막염	뇌척수액검사
뇌졸중, 머리속 공간점유병변	CT, MRI
비경련성 발작	뇌파

(구명응급 24, 중증 증례에서 배우는 현장의 생각, 중외의학사. 2018[3]을 참고하여 일부 변경)

【용어 설명】

※1 베르니케뇌병증(WE: Wernicke's encephalopathy): 비타민 B_1 부족에 의해 뇌의 기능장애를 일으키는 질환. 의식장애, 운동실조, 안구운동 장애 등의 특징적 증상을 나타낸다.

정말 그렇군요. 특수 검사를 모든 환자에게 시행하려면 하루가 다 가겠네요….

물론 병력과 신체 소견에서 세균성 뇌수막염이 의심되면, ABC를 안정화하고 신속히 요추천자를 시행해야 해. 검사의 필요성과 순서의 결정은 언제나 병력과 신체 소견이지. 검사를 의뢰하고 나서 감별 진단을 생각해서는 안 되지.

지금까지는 막연히 병력을 듣고 충분히 의식하지 않은 채 포괄적으로 검사를 의뢰했다는 느낌입니다. 이제부터는 감별 진단을 의식한 진료를 해야겠다고 생각합니다.

좋아, 그런 자세야!
그런데 이번에는 병력과 신체 소견으로 보아 뇌경색일 가능성이 높다고 판단되네. 조기 치료에는 신속하게 대응해야 하지. 그런데 '이건 뇌경색이다'라고 일단 생각의 스위치를 켜면 진정으로 뇌경색인지 확인하는 과정을 소홀히 하기 쉬워.

그렇지요. 치료 준비나 환자, 가족에게 설명하는 것만으로도 정신이 없어요.

그래서 뇌경색이라는 가능성을 생각하면 뇌경색과 반드시 감별해야 할 질환인 stroke mimics의 제외를 염두에 두어야 해!

2 뇌경색의 감별

❶ 뇌경색의 병태생리와 활력징후

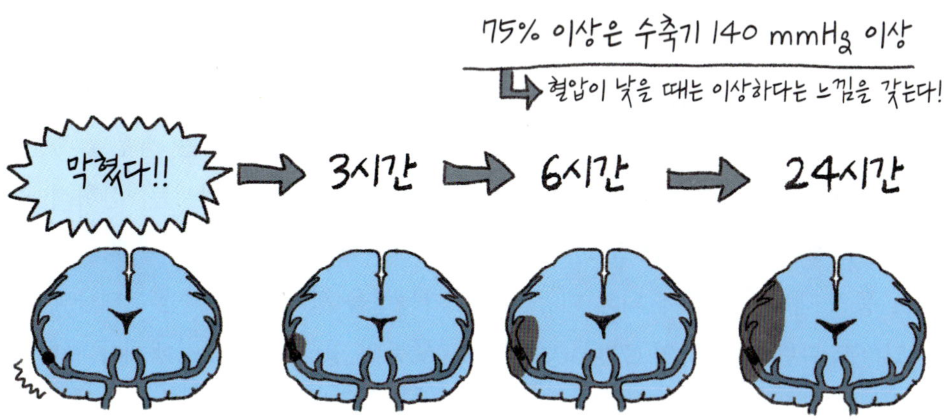

우선 여기서 뇌경색의 기본 병태생리 생리에 대해 다시 생각해 봅니다. 뇌경색은 뇌에 영양을 공급하는 혈관이 막혀 뇌세포에 산소 공급의 차단으로 발생합니다. 혈관 폐쇄에 따라 저산소 상태가 지속되면 뇌세포는 점차 기능장애를 일으킵니다.

그러면 어떻게든 혈류를 유지하고 관류압을 높이기 위해 보상기전이 작동하여 혈압을 높입니다. 한편 출혈을 동반한 뇌경색에서는 뇌부종이 나타나서 두개내압이 상승하며 고혈압이 됩니다. 급성기 뇌경색 환자의 75% 이상에서 수축기혈압이 140 mmHg 이상이 나타나는 것은[4] 이런 기전의 결과입니다. 이런 점을 고려하면 이 환자는 구급대원이 알려준 정보에서 혈압이 낮다고 생각되지 않나요?

❷ 감별 질환

뇌경색이 의심이라고 판단하면 'stroke mimics'는 아닌지 의심하여 진료를 진행할 필요가 있습니다. 병력, 임상 경과, 신체 진찰, 활력징후 등 모든 측면에서 '전형적 뇌경색과 다르다…. 뇌경색이 아닐 가능성은 없을까?'라는 위화감을 갖는 것이 중요합니다. 'Stroke mimics' 중에서 대표적으로 놓치면 안 되는 3가지 질환을 소개합니다.

1) 대동맥박리

혈압이 낮을 때 특히 주의할 질환은 대동맥박리입니다. 대동맥박리가 원인이 되는 뇌경색은 약 1%이며[1] 빈도는 높지 않지만, 진단과 치료 개입이 지연되면 치명적이므로 절대로 놓치면 안 됩니다. 게다가 단순한 뇌경색으로 오진하여 혈전용해요법(➡ p.343)을 시행하면, 치명적 출혈 합병증을 일으킬 수 있어 매우 위험합니다.

전형적 뇌경색에 비해 혈압이 낮거나, 혈압의 좌우 차이가 있으면 대동맥박리를 의심해야 합니다. 그러나 실제 임상에서 대동맥박리와 뇌경색의 감별에 고민하는 경우를 자주 경험합니다. 대동맥박리의 초기 증상으로 편마비가 있는 환자 3명 중 1명에서는, 전형적 흉통이나 등의 통증을 호소하지 않았다는 보고도 있습니다[2]. 병력과 신체 진찰에 더해, 초음파검사나 D-dimer 등의 객관적 지표에 의해 대동맥박리 가능성을 평가합니다. 만약 대동맥박리를 부정할 수 없다고 판단하면, 조영 CT나 경동맥 MRA 등의 영상 평가를 시행해야 합니다.

(표) 뇌경색과 대동맥박리 감별의 요점

- 신경 증상이 있는 대동맥박리 환자의 **약 1/3은 흉통을 호소하지 않는다.**
- **혈압 저하, D-dimer 증가**에 주의한다.
- **좌측 마비**는 특히 주의한다(주로 완두동맥에서 우측 총경동맥으로 박리의 파급이 많다). 초음파검사에서 경동맥이나 대동맥의 flap 유무, 심낭액 저류, 대동맥 역류(AR) 등을 확인한다.
- 조영 CT(우선 선택) 또는 **경동맥 MRA**로 제외한다.

(Medcina. 2021; 58: 16을 참고하여 일부 변경)

2) 저혈당

뇌경색뿐 아니라 의식장애에서 반드시 저혈당을 제외해야 합니다. 저혈당을 의심하는 증상은, 두근거림, 피로감, 메스꺼움과 같은 자율신경 증상에 더해 의식장애, 편마비, 경련과 같은 신경학적 증상까지 매우 다양합니다.

자율신경 장애를 의심하는 소견과 관계없이 의식장애나 편마비로 이송된 모든 환자에서 저혈당을 염두에 둔 진료가 중요합니다. 두개내 영상 평가를 시작하기 전에 간이 혈당 측정이나 혈액가스 검사 소견으로 저혈당을 반드시 제외해야 합니다. 저혈당 상태가 장시간 지속되면 비가역적 뇌 손상을 일으킬 수 있어 조기 발견과 혈당 보충에 노력해야 합니다[5]. 또한, 비타민 B_1 결핍에 의한 베르니케뇌병증을 의심하는 병력이 있으면, 비타민 B_1 보충도 고려합니다(전문가에게 들었다! ➡ p.336 참조).

3) 경련 후

어떤 원인에 의해 경련 발작이 일어난 후에 postictal state라고 부르는 의식장애나 뇌경색을 의심하는 편마비 증상(Todd 마비)이 나타날 수 있습니다. 병원에 오기 전에 경련을 목격할 수 있었으면 알 수 있지만, 목격자가 없다고 경련이 없었다고 부정할 수는 없습니다.

뇌경색의 의심에서 반드시 경련 후 상태인지를 감별에 넣어 진료합니다. 혀 깨물림, 요실금 등의 경련을 의심하는 신체 소견에 더해, CT나 MRI의 영상검사와 신경 소견의 일치를 확인합니다. 또한, 혈액가스 분석에서 젖산 수치 상승이 있는지 확인합니다. 젖산 수치는 경련에 의해 상승하지만, 대부분 경련 후 30분 이내에 상승이 멈추고, 발작 후 약 15분 정도가 지나면 저하하는 경우도 있습니다[6]. 젖산 수치가 2.5 mmol/L 이상이면 전신경련 발작이 있었을 가능성이 높으므로 참고합니다.

전문가에게 들었다! 저혈당 교정에서 비타민 B_1 투여는 필수?

여러분은 저혈당 교정 시에 비타민 B_1을 보충합니까?

갑자기 비타민 B_1 이야기가 나와서 당황하는 독자도 있을지 모르겠습니다. 비타민 보충을 고려하는 배경으로, 영양 상태가 나쁜 환자에게 비타민 B_1을 투여하기 전에 포도당을 투여하면 베르니케뇌병증(WE)을 일으킬 우려가 있다는 점입니다. 포도당이 대사되어 ATP가 되는 과정에 피루브산 탈수소효소와 α-케토글루탐산 탈수소효소가 관여하며 이 과정에 비타민 B_1이 있어야 작동합니다. 포도당을 투여하면 이 과정이 진행되고, 체내에 저장된 비타민 B_1이 적은 환자는 쉽게 고갈되어 WE를 일으킬 수 있다고 생각합니다. 생리적으로 가능성이 있는 이야기이며 실제로 일어날 수 있을까요?

실제로 저혈당에 포도당을 빠르게 정맥주사하여 WE가 발생한 보고는 없습니다. 비타민 B_1의 보충 없이 포도당 함유 수액을 투여하여 WE가 발생한 보고는 있습니다. 비타민 B_1 투여가 어느 정도 지연되면 WE가 유발되는지 알려지지 않았으며, 윤리적 이유에서 앞으로도 규명되기 어려울 것입니다.

저혈당에서 비타민 B_1을 투여하지 않고 포도당 함유 수액의 장기간 투여는 WE 유발 측면에서 피해야 한다고 생각합니다.

저혈당에서는 우선 포도당을 빠르게 정맥주사로 투여하고, 영양 상태가 나쁘거나 알코올 사용 장애, 신경성 식욕 부진증 등이 의심되면 비타민 B_1을 추가로 투여합니다.

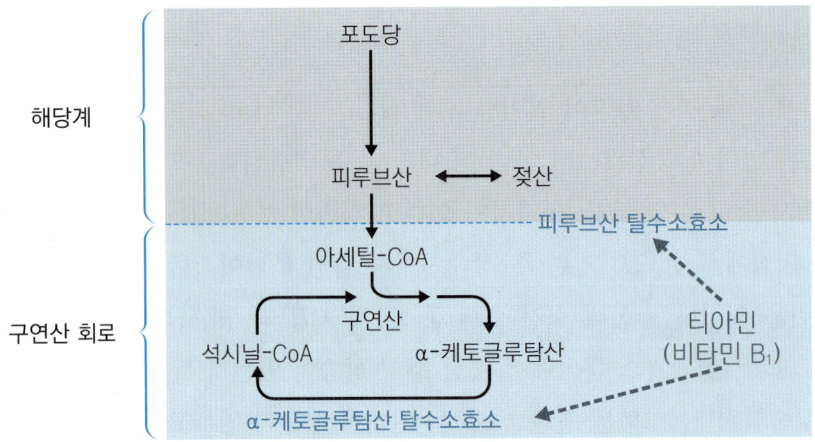

켄세이병원 응급집중치료부 ER **徳竹雅之**

【참고문헌】

Schabelman E. J Emerg Med. 2012; 42: 488-94.

Watson AJ. Ir J Med Sci. 1981; 150: 301-3.

- 증상이 시간 경과에 따라 개선된다.
- 혀를 깨물거나 요실금 등 경련을 시사하는 소견이 있다.
- 혈액가스 분석에서 젖산 수치(Lac)의 상승이 있다.
- 영상과 신경학적 소견이 일치하지 않는다.

(坂本　壮. 응급외래 지금 진료 중! 중외의학사. 2015[7]에서 일부 수정)

경련에 동반된 의식장애나 편마비 발생에서는 전형적 뇌경색에 비해 혈압이 낮거나 시간이 경과하며 증상이 개선되는 특징이 있습니다(Point ➡ p.338 참조). 경련 유무를 평가해야 하는 가장 큰 이유는 혈전용해요법의 금기 항목 중에 '뇌전증의 병력이 있는가'가 들어 있기 때문입니다. 물론 과거에 뇌전증 병력이 있어도 혈전용해요법이 필요한 뇌경색일 가능성이 있습니다. 전문의와 상의하여 신중하게 판단합니다.

덧붙여, 지금까지 설명한 경련, 발작, 뇌전증이라는 용어를 실제 임상에서 혼동하여 잘 못 사용할 수 있습니다. 이 용어의 사용 구분은 다음에 설명하며(➡ p.353) 확인 바랍니다.

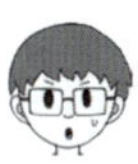
뇌경색과 헷갈릴 수 있는 질환이 이렇게 많다니…. 정말 주의 깊게 평가해야 하겠네요.

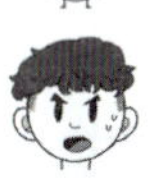
놓치면 두려운 질환은 역시 대동맥박리야. 나도 뇌경색을 의심하여 t-PA 준비를 하던 중에 CT에서 대동맥박리를 발견했을 때 정말 아찔했어.

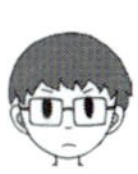
대동맥박리가 가슴이나 등의 통증 이외에 다양한 증상으로 병원을 찾는다는 이야기를 들었는데, 뇌경색과 비슷한 증상일 때도 있군요…. 명심하겠습니다.

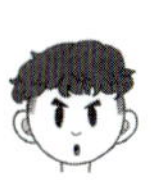
그렇지, 그리고 신체 소견이나 병력에서 발작 후 의식장애 가능성을 생각하고, CT 촬영 전에 저혈당의 제외도 잊으면 안 되지!

Point! 그것이 진정으로 의식장애? 발작 후(Postictal state)와 실신의 구별 방법

앞에서 의식장애와 구분해야 할 상태로 실신을 다뤘으며, 이번에는 실신과 구분이 필요한 발작 후 의식장애(postictal state)에 대해 설명합니다.

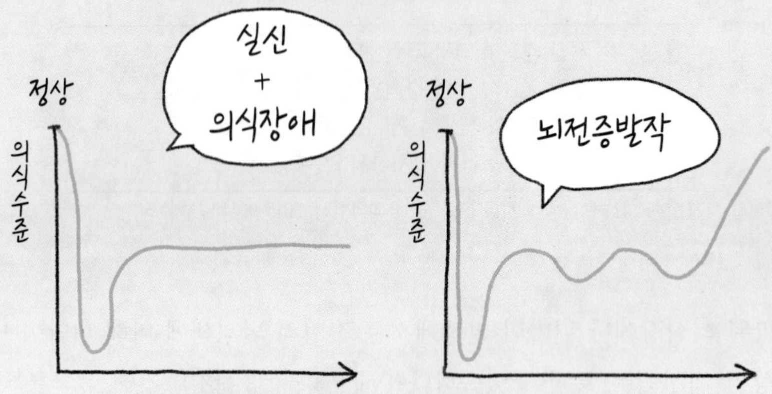

순환기 Dr. 푸의 비밀 공부방 '뇌전증 발작과 경련에 관한 생각'을 일부 참고하여 그림 작성.
<https://note.com/doctorpooh/n/n953a3bff5584>

발작을 일으킨 전기적 흥분 후에 일시적으로 뇌의 신호가 마비되는 postictal state가 발생합니다. 의식장애의 지속 기간은 연령이나 과거력에 따라 다르며, 개인차도 커서 일률적으로 말하기 어렵지만, 과거력이 없는 청년 · 중년층은 수분에서 수 시간 정도, 고령층은 수일에서 최대 일주일 정도 지속될 수 있습니다[8].

실신과 구별하는 요점은 **의식 수준이 회복 경향이 있지만 여전히 평소보다 저하된 상태이거나, 회복 후에도 의식 수준의 변동이 있으면 발작 후 의식장애 가능성이 높다**고 할 수 있습니다. 그러나 의식 수준 변동이 반드시 나타나는 특징은 아닙니다. 따라서 경련을 의심하는 병력이나 신체 소견이 없어도, 비경련성 발작에 의한 postictal state가 나타날 수 있다고 알아야 하며, 일과성 의식장애 후에 지속되는 의식장애가 있으면 발작 가능성의 고려가 중요합니다.

혈액가스 분석 결과가 나왔습니다~!

〈임상 경과〉

실내 공기(정맥 가스)

pH: 7.37, pCO_2: 39 mmHg, HCO_3^-: 22.1 mmol/L, 혈당 182 mg/dL

Lac 1.6 mmol/L, 기타 전해질 이상 없음

저혈당은 아니고, 젖산 수치도 올라가지 않았습니다!

좋아, ABC도 안정적인 것 같고 저혈당도 제외할 수 있네. 그럼 CT를 서두르지!

To be continued

요약

- ☑ 뇌경색과 헷갈릴 수 있는 stroke mimics에 주의!
- ☑ 대동맥박리는 혈압의 좌우 차이와 초음파 소견에서 의심하며, 필요시 조영 CT를!
- ☑ 머리 영상 평가 시행 전에 반드시 저혈당을 제외!
- ☑ 경련 후의 여부는 병력, 젖산 수치, 신체 소견을 단서로 의심!

【참고문헌】

1) Sakamoto Y. Cerebrovasc Dis. 2016; 42: 81-8.
2) Gaul C. Stroke. 2007; 38: 292-7.
3) 구명응급 24, 중증 증례에서 배우는 현장의 생각, 중외의학사. 2018.
4) Medcina. 2021; 58(증간호): 16.
5) Ikeda T. Dabetes Res Cin Pract. 2013; 101: 159-63.
6) Rao ML. Neuroendocrinology 1989; 49: 33-9.
7) 坂本　壮. 응급외래 지금 진료 중! 중외의학사. 2015.
8) Theodore WH. Epilepsy Behav, 2010; 19: 118-20.

4 뇌경색의 초기 진료

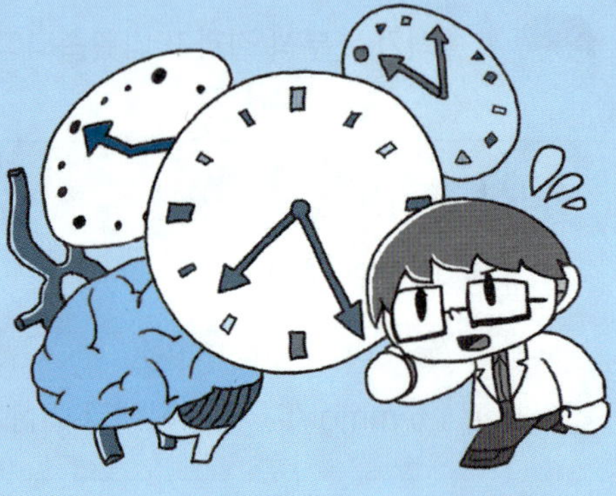

아츠시: ABC도 대체로 안정적인 것 같고, 혈액가스 분석 확인에서도 큰 문제는 없어 보여. 이제 CT 촬영을 하지!

츠바사: 알겠습니다!

〈임상 경과〉

병력과 신체 소견에서 뇌졸중 가능성이 높다고 판단하여 머리 CT를 촬영하였다.
단순 CT에서 두개내 출혈은 없었다.

명백한 뇌출혈은 아닌 것 같네요. 그렇다면 역시 뇌경색일까요?

그럴 가능성이 높아 보이네…. 어? 츠바사 선생, 여기 좀 봐!

어디 보자…. 혈관 안이 하얗게 빛나고 있어요… ?

이건 hyperdense MCA sign이라고 부르는, 초급성기 뇌경색을 의심할 수 있는 소견 중 하나일 수 있어!

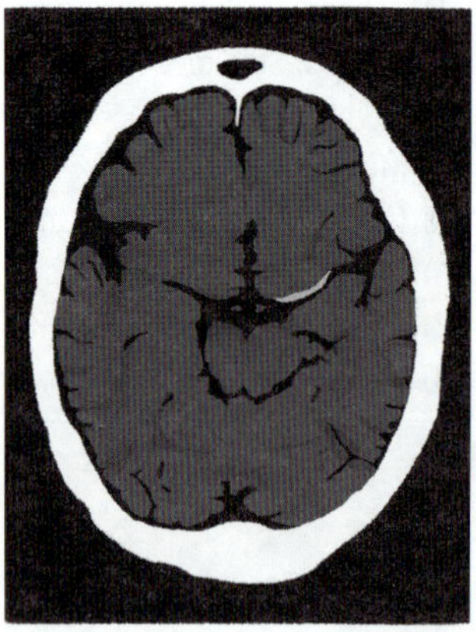

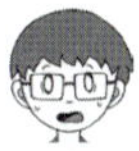
…! 이게 바로 early CT sign이라는 거군요!

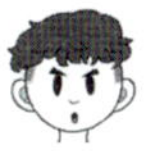
신경과 선생님께 연락하고, 뇌경색 치료를 진행하자! 이어서 조영 CT로 CTA※1 촬영도 의뢰해!

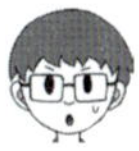
치료라면… 혈전용해요법이나 혈전제거술이겠네요!

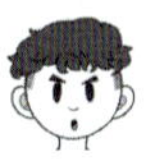
그렇지. 츠바사 선생은 구급차에 동승한 가족에게 환자의 병력과 복용 약제를 확인하여 t-PA의 금기 사항은 없는지 확인해 줘.

참고 Early CT sign이란?

단순 CT만으로 급성기 뇌경색의 진단은 어렵지만, 급성기 뇌경색에 특징적 영상 소견을 볼 수 있는 경우가 있습니다[1]. 이것을 early CT sign이라고 합니다. 몇 가지 대표적 소견을, 나타나는 순서대로 정리하였습니다. 물론 신체 소견에서 뇌경색을 의심하면 early CT sign과 관계없이 신속하게 전문의 의뢰가 필요하지만, 뇌경색 가능성의 평가에 이런 소견을 알고 있으면 유용합니다.

● Hyperdense MCA sign

중대뇌동맥(MCA) 안의 혈전을 반영하여 고감쇄 영역이 나타납니다. 발병 직후에도 볼 수 있습니다.

● 렌즈핵 윤곽의 불명확화

렌즈핵의 윤곽이 불명확하게 됩니다. 렌즈핵은 관통동맥의 관류 영역이며 허혈 변화를 일으키기 쉬운 부위의 하나입니다. 발병 후 약 1-2시간에 나타납니다.

● 피질백질 경계 및 섬피질의 불명확화

허혈의 영향으로 피질의 감쇄가 감소하여 백질과의 경계가 불명확해집니다. 발병 후 약 2-3시간에 나타납니다.

● 뇌구의 소실

뇌경색에 의한 부종 변화를 반영하여 뇌구가 소실됩니다. 기본적으로 발병 3시간 이후에 나타납니다.

【용어 설명】

※1 CTA(CT Angiography): CT 혈관조영술

1 뇌경색의 초기 진료

뇌경색의 초기 진료에서 가장 중요한 점은 시간입니다. 뇌경색은 혈관이 어떤 원인으로 막혀 혈류가 차단되면, 해당 혈관이 지배하고 있는 뇌세포가 서서히 기능을 잃게 됩니다. 그러나 뇌경색에는 예후를 크게 개선할 수 있는 근본적 치료법이 존재합니다. 조기에 혈류를 재개할 수 있으면, 아직 경색에 이르지 않은 영역(반음영[penumbra] 영역)을 구할 가능성이 있습니다. 혈류가 차단되면 1분에 약 190만 개의 뇌세포가 죽는다고 알려져 있으며[2], 초기 진료 단계에서 신속성은 매우 중요합니다.

2 뇌경색의 치료

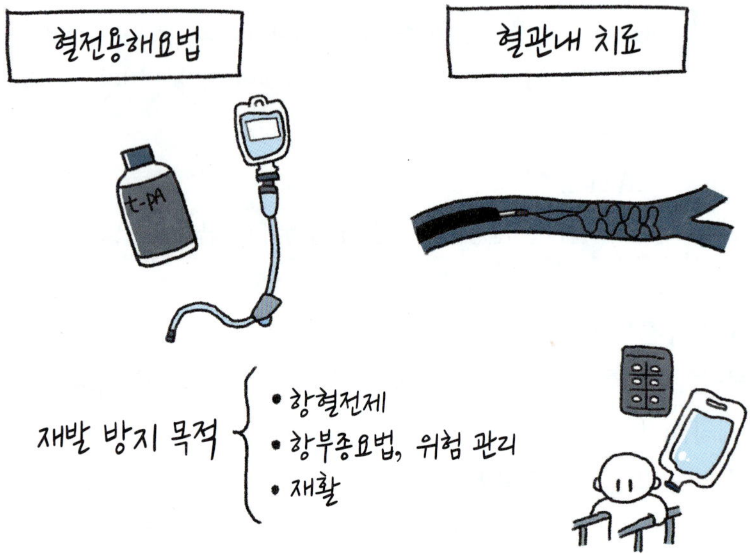

일반적으로 급성기 뇌경색 치료에 앞에서와 같은 사항을 생각할 수 있습니다. 이 중에서 뇌세포의 기능을 구할 가능성이 있는 혈류 재개를 위한 치료는 t-PA※2로 대표되는 **혈전용해요법**과 **혈관내 치료** 2가지가 있습니다. 그 밖의 치료는 재발 예방 또는 기능 회복을 목적으로 하며, 어디까지나 근본적 치료는 아니라고 인식해야 합니다. **혈전용해요법과 혈관내 치료의 적응이 있는지 확인이 뇌경색 치료에 중요**합니다.

【용어 설명】

※2 t-PA(tissue plasminogen activator): 조직플라스미노겐활성제

❶ 혈전용해요법의 적응

혈전용해요법은 뇌경색의 원인이 되는 혈전을 용해하는 치료입니다. 치료 시작이 빠르면 빠를수록 반음영 영역을 구할 수 있으므로 **뇌경색을 의심하면 즉시 머리 CT를 촬영하여 명확한 뇌출혈을 제외하고, 금기 사항이 없으면 곧바로 치료를 시작할 필요가 있습니다.** 이처럼 빠른 대응이 요구되는 반면, t-PA에 의한 혈전용해요법은 부작용으로 치명적 출혈 합병증을 일으킬 수 있어 실제 사용에 세심하게 주의합니다. 적응의 판단에 중요한 2개의 키워드는 **발병 시간**과 **금기 사항**입니다.

1) 발병 시간

원칙적으로 **발병부터 4.5시간 이내**의 뇌경색이 t-PA 투여 적응입니다. 병력에서 **발병 시간을 명확하게 알 수 없으면 최종 미발병 시각을 기준으로 치료 적응을 판단**합니다.

예를 들어 이 증례처럼 아침 7시에 가족에게 발견된 경우에는 뇌경색이 그 이전에 발생했을 것으로 예상합니다. 발병 시점이 명확하지 않으면 **최종 미발병 시각**을 확인합니다. 이 증례는 전날 밤 22시가 최종 미발병 시각이었고, 내원 시점에는 이미 4.5시간 이상 경과하여 발병 시간만으로는 혈전용해요법 적응에 해당하지 않습니다.

그러나 치료 시작 전에 경색 병소가 얼마나 완성되었는지 영상검사에서 추정하여 치료 적응이 확장될 가능성이 있습니다(➡ p.347 참조). 영상에 의한 판단은 전문성을 요구하며 전문과 의사와 상의합니다.

2) 금기 사항

병력청취, 신체 소견, 채혈 검사 등에 금기 사항에 해당하는 항목이 있는지 체크리스트를 이용하여 확인합니다. 항응고제 복용력, 3개월 이내의 외상 또는 입원 병력, 특히 뇌졸중 과거력의 확인이 필요합니다. 혈액응고계 소견뿐 아니라, 췌장 아밀라제와 암모니아 등의 항목을 추가하여 급성췌장염이나 중증 간손상도 확인합니다. 췌장염이나 간부전을 의심하는 신체 소견 및 과거력에서 해당 가능성의 평가도 중요합니다. 흉부 대동맥박리 의심, CT나 MRI에서 광범위한 초기 허혈성 변화가 있으면 적응 제외이므로 주의합니다. 금기 항목에 해당하면 투여할 수 없으며, 신중 투여 항목에 해당하면 전문과 의사와 상의하여 적응을 결정합니다.

(표) 정맥내 혈전용해요법의 체크리스트

일본뇌졸중학회 뇌졸중 의료 향상 · 사회보험위원회 정맥내 혈전용해요법 지침개정위원회. 정맥내 혈전용해(rt-PA) 요법 적정 치료 지침 제3판(2019년 10페이지)

적응 외(금기)	있음	없음
발병 또는 발견 시점으로부터 치료 시작까지의 시간 경과		
발병(시간 확정) 또는 발견으로부터 4.5시간 초과	□	□
발견으로부터 4.5시간 이내이나 DWI/FLAIR 불일치 없음 또는 미평가	□	□
과거력		
비외상성 두개내 출혈	□	□
1개월 이내의 뇌경색(증상이 단시간에 소실된 경우 포함되지 않음)	□	□
3개월 이내의 중증 두부 척수의 외상 또는 수술	□	□
21일 이내의 위장관 또는 요로 출혈	□	□
14일 이내의 대수술 또는 두부 이외의 중증 외상	□	□
치료 약제에 대한 과민 반응	□	□
임상 소견		
지주막하 출혈 의심	□	□
급성 대동맥박리 동반	□	□
출혈 동반(두개내, 위장관, 요로, 후복막, 객혈)	□	□
수축기혈압(강압요법 후에도 185 mmHg 이상)	□	□
확장기혈압(강압요법 후에도 110 mmHg 이상)	□	□
중증 간 손상	□	□
급성 췌장염	□	□
감염성 심내막염(진단 확정된 환자)	□	□
혈액 소견(치료 시작 전 반드시 혈당, 혈소판 수를 측정한다)		
혈당 이상(혈당 교정 후에도 <50 mg/dL, 또는 >400 mg/dL)	□	□
혈소판 수 100,000/mm^3 이하(간경변, 혈액질환 병력이 있는 환자)	□	□
※간경변, 혈액질환 병력이 없는 환자는 혈액검사 결과 확인 전에 치료 시작 가능하지만, 100,000/mm^3 이하가 확인되면 즉시 중단		
혈액 소견: 항응고요법 중이거나 혈액응고 이상증 있으면		
PT-INR>1.7	□	□
aPTT 연장(이전 값의 1.5배[기준 약 40초] 초과)	□	□
직접 작용형 경구항응고제 최종 복용 후 4시간 이내	□	□
※다비가트란 복용 환자에게 이달루시주맙 사용 후 이 요법을 검토, 위 소견은 적응 외 항목에 해당하지 않음		
CT/MR 소견		
광범위한 조기 허혈성 변화	□	□
압박 소견(정중 구조 편위)	□	□

신중 투여(적응 여부를 신중히 검토한다)	있음	없음
연령 81세 이상	□	□
최종 정상 상태 확인 후 4.5시간 초과하고, 발견 후 4.5시간 이내에 치료 시작 가능하고 DWI/FLAIR 불일치가 있음	□	□
과거력		
10일 이내의 생검 · 외상	□	□
10일 이내의 분만 · 유산	□	□
1개월 이상 경과한 뇌경색(특히 당뇨병 동반 증례)	□	□
단백질 제제 알레르기	□	□
신경 증상	□	□
NIHSS 점수 26 이상	□	□
경증	□	□
증상의 급속한 감소	□	□
경련(과거력 등으로 뇌전증 가능성이 높으면 적응 외)	□	□
임상 소견	□	□
뇌동맥류 · 두개내 종양 · 뇌동정맥 기형 · 모야모야병	□	□
흉부대동맥류	□	□
위장관 궤양 · 게실염, 대장염	□	□
활동성 결핵	□	□
당뇨병 출혈망막병증 · 출혈 안질환	□	□
혈전 용해제, 항혈전제 투여 중(특히 경구 항응고제 투여 중)	□	□
월경 기간 중	□	□
중증 신장 장애	□	□
조절이 어려운 당뇨병	□	□

※〈주의사항〉 하나의 항목이라도 적응 외에 해당되면 시행하지 않음.

t-PA 적응에 해당하면 0.6 mg/kg을 정맥으로 투여합니다. 전체 용량의 1/10을 처음에 급속 투여하고, 나머지는 1시간에 걸쳐 투여합니다. 투여 후에 신경학적 평가와 혈압 모니터링을 빈번하게 시행합니다.

① 대상은 발병 후 4.5시간 이내의 허혈성 뇌혈관 장애 환자
② 용량은 0.6 mg/kg
③ 방법은 정맥 내 투여(1/10을 급속으로, 나머지 양은 1시간에 걸쳐 정맥주사)

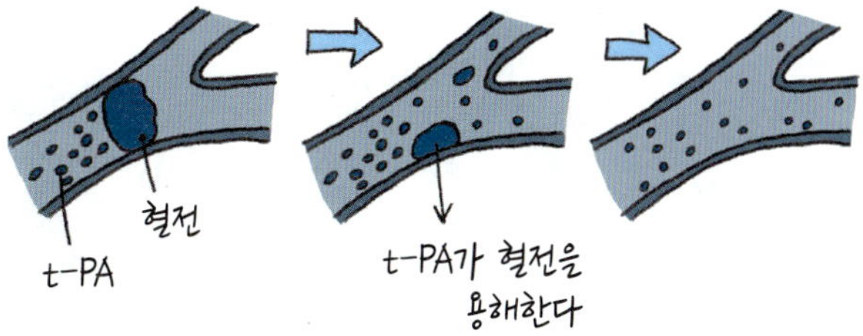

❷ 혈관내 치료

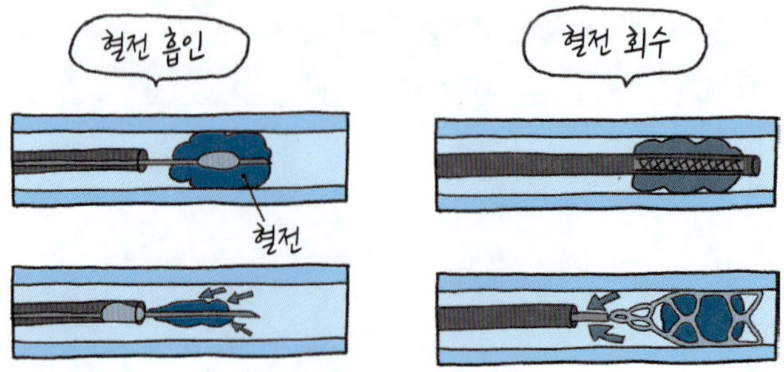

혈관내 치료는 나날이 연구가 진행되고 있는 분야이며, 일본뇌졸중학회의 뇌졸중 가이드라인도 자주 개정되고 있습니다. 적응을 외우기 어려울 수 있지만, 한 번쯤은 살펴보기를 바랍니다[3]. 여기서는 최소한으로 알고 있어야 할 요점 2가지를 정리했습니다. 또한, 연령, 성별, 평소의 ADL을 고려하여 최종 적응은 전문과 의사와 상의하여 결정합니다.

1) 주간동맥의 폐쇄가 확인되었을 것

적응의 판단에 중요한 요점의 하나는 **주간동맥의 폐쇄 여부**입니다. 주간동맥은 뇌경색의 병형과 치료의 판단에 중요하며 영상검사에서 폐쇄를 확인합니다(자세한 내용은 칼럼 참조). 주간동맥 폐쇄에서는 t-PA가 효과를 나타내기 어려워서 혈관내 치료 적응의 고려가 중요합니다.

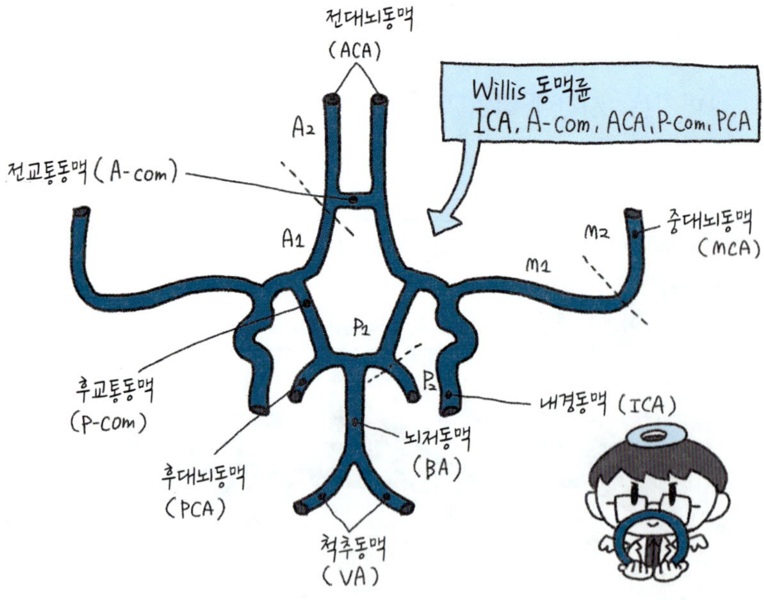

주간동맥은 Willis 동맥륜과 연결된 굵은 동맥을 총칭합니다. 이 혈관 중에서 내경동맥, 전대뇌동맥, 중대뇌동맥은 전방 순환계(주로 내경동맥에서 혈류를 받음), 척추동맥, 뇌저동맥, 후대뇌동맥은 후방 순환계(주로 척추동맥에서 혈류를 받음)라고 부릅니다.

더욱 세분하여 전대뇌동맥은 전교통동맥 연결부에서 근위 쪽은 A1, 원위 쪽은 A2라고 부릅니다. 중대뇌동맥은 수평으로 뻗어 있는 부분을 M1, 수직으로 올라가는 부분을 M2라고 부릅니다. 그리고 후대뇌동맥은 후교통동맥 연결부에서 근위 쪽은 P1, 원위 쪽은 P2라는 명칭이 붙습니다. 전방 순환과 후방 순환의 어느 동맥도 뇌의 순환에 필수적 주간동맥이며, 폐쇄가 있는 부위의 명칭은 전문과 의뢰에서나 프레젠테이션에 필수적 지식입니다. 이 기회에 외우길 바랍니다.

Point! 뇌경색의 영상검사

영상검사를 이용하여 발병 시간을 추정하거나 폐쇄된 혈관을 평가할 수 있습니다. 세부적 촬영 조건이나 이상 소견에는 전문 지식이 필요하지만, 전문의 선생님과 논의할 때 알아 두면 좋은 지식을 요약했습니다.

(1) 발병 시간 추정

MRI 검사는 다양한 조건으로 영상을 만들 수 있습니다. 약 30분에서 1시간의 변화를 확인할 수 있는 조건은 DWI[※3]입니다. 4-6시간 변화의 시각화는 FLAIR[※4]입니다. DWI와 FLAIR의 소견 유무를 조합하여 뇌경색의 발병 시간을 추정할 수 있습니다. DWI에 뇌경색을 의심하는 이상 소견이 보이지만, FLAIR에는 나타나지 않으면, 4.5시간 이내의 발병을 추정할 수 있습니다. 이렇게 불일치가 나타난 영역은 혈류 저하를 나타내며, 혈류가 재개되면 뇌경색이 되지 않는 영역(반음영 영역)입니다. 최종 미발병 시각으로 재관류 치료 적응이 아닌 것으로 추정되어도 반음영 영역이 존재하면 치료 적응 가능성이 있습니다. 이 평가는 조영 CT 검사의 CT perfusion[※5]에서도 가능하며, 뇌 혈류량을 측정하여 반음영 영역이 어느 정도 남아 있는지 평가할 수 있습니다.

【용어 설명】

※3 DWI(Diffusion Weighted Imaging): 확산강조영상

※4 FLAIR: fluid-attenuated inversion recovery

※5 CT-Perfusion: 조영제를 급속 정맥주사하여 촬영하고 뇌 혈류량, 뇌혈액량, 평균 통과 시간, 최대 도달 시간을 영상으로 평가하는 것

(2) 폐쇄 혈관의 평가

혈관내 치료 적응과 관련된 주간동맥 폐색 여부는 CTA 또는 두부 MRI의 MRA※6로 평가합니다. CTA는 조영제를 사용하여 전방 계열의 혈관 주행이나 혈전 크기를 신속히 평가할 수 있습니다. 만약 CTA에서 명확한 주간동맥 폐쇄가 확인되면, 추가 MRI 검사 없이 바로 혈전 회수를 진행합니다. 또한, MRI 검사에서 MRA는 조영제 없이 뇌동맥 평가가 가능하지만, CT에 비해 촬영 시간이 오래 걸리고, CTA보다 혈관 평가 정확도가 떨어질 수 있으므로 주의합니다. 병원에 따라서는 반음영 영역을 파악하기 쉬운 CT perfusion으로 막힌 동맥 평가를 선호합니다.

어떤 검사 소견을 참고하여 치료 방침을 결정할지 병원마다 다를 수 있으며, 각 병원의 방침을 미리 확인해 두면 좋습니다.

2) 발병 시간

발병 시간 역시 치료 적응의 판단에 매우 중요합니다. 혈관내 치료도 조기 개입으로 예후 개선을 기대하므로 신속한 재관류를 목표로 합니다. 기본적으로 최종 비발병 시각으로부터 6시간 이내가 적응에 해당하며, 주간동맥 폐쇄가 있으면 16시간까지 권고합니다[3].

〈임상 경과〉

단순 CT에서 명확한 뇌출혈이 없음을 확인하고, 영상에서 early CT sign이 관찰되어 신경과에 컨설트, 그 후 즉시 CTA 촬영

【용어 설명】

※6 MRA (MR Angiography): MRI 검사로 혈관의 모양, 혈전의 위치, 크기, 성질을 파악할 수 있는 검사

왼쪽 전방계의 순환이 차단되어 있습니다!

그렇군, 왼쪽 MCA의 M1 영역에 폐쇄가 의심되는 소견이 있네. 역시 이건 뇌경색이고, 영상 소견상 t-PA나 혈관내 치료의 적응이 있을 것 같아!

발병 시각을 객관적 영상 소견으로 추정할 수 있다는 점이 흥미로워요.

이 증례처럼 발병 시각을 알 수 없고, 아침에 발견되는 뇌경색을 wake-up stroke라고 부르며 전체 뇌경색의 14-27%를 차지한다고 알려져 있어[5)]. 영상 분석 기술이 계속 발전하고 있어 앞으로 더 많은 근거가 축적되면 지금까지 재관류가 불가능하다고 여겨졌던 증례도 적응이 점차 확대될 가능성이 있겠지!

그렇군요…!

카테터실 준비가 조금 더 걸릴 것 같으니, 우선 응급실에서 병력과 검사 소견을 수집해 볼까!

신경과에서 뇌경색 환자의 NIHSS(아래 칼럼 참조) 평가 방법을 배웠어요. 직접 해보겠어요!

훌륭해! NIHSS는 치료 적응 판단의 기준이 될 수도 있으니까.

치료 후 증상 경과를 볼 때도 자주 체크했던 기억이 나요.

NIHSS는 항목이 많아 어렵지만, 리스트를 보면서 하나씩 평가해 볼까!

좋아, 우선 의식 수준을 관찰하면… 어? 환자가 경련하고 있네..?

To be continued

환자 성명　　　　　　　　　　평가 일시 :　　　년　　월　　월　　시　　분　　　　　　평가자

항목	점수	내용	평가
1-a. 의식 수준	0	완전 각성	0 1 2 3
	1	간단한 자극에 각성	
	2	반복적 자극, 강한 자극으로 각성	
	3	완전히 무반응	
1-b 의식장애(질문) '몇 월 며칠' '연령'	0	양쪽 모두 맞음	0 1 2
	1	한쪽만 맞음	
	2	양쪽 모두 틀림	
1-c 의식장애 (명령) 눈 뜨기 · 눈 감기 손을 쥐다 · 펴다	0	양쪽 가능	0 1 2
	1	한쪽 가능	
	2	양쪽 불가능	
2 최상의 주시 수평 안구 운동만	0	정상(정중앙을 넘어서 좌우로 움직임)	0 1 2
	1	부분적 주시마비(이상이지만 고정된 편시는 아니며, 완전한 주시마비는 아님)	
	2	두위변환안구반사에서도 극복 불가능한 고정된 편시 및 완전 주시마비	
3. 시야 한쪽 눈씩 검사	0	시야 장애 없음	0 1 2 3
	1	부분적 반맹(4분맹 포함)	
	2	완전 반맹(동명 반맹 포함)	
	3	반측성 반맹(피질맹 포함 전맹)	
4. 얼굴 마비 이를 보이며 웃기 코를 찡그리기 눈을 감기	0	정상	0 1 2 3
	1	경도 마비 (얼굴 하반부에 마비가 있으나 약간 움직임은 있음)	
	2	중등도 마비(얼굴 하반부의 완전한 마비)	
	3	완전 마비(얼굴 상반부 및 하반부의 완전한 운동 마비)	
5. 상지의 운동 손바닥을 아래로 향하고 와위 → 45도 유지 좌위 → 90도 유지 비마비측부터 시행	0	떨어지지 않음(10초 동안 자세를 유지)	좌측 상지
	1	10초 이내에 하강하지만 침대에는 닿지 않음(흔들리는 경우 포함)	0 1 2 3 4 N
	2	10초 이내에 하강하여 침대에 닿음(중력에 저항하며 움직임은 있음)	
	3	침대에 툭 떨어지지만 움직임이 관찰됨(중력에 저항하며 움직이지 않음)	우측 상지
	4	침대에 툭 떨어지고 전혀 움직임이 관찰되지 않음	0 1 2 3 4 N
	N	절단 · 관절 융합	
6. 하지의 운동 와위로 30도 유지 비마비측부터 시행	0	하강 없음(5초 동안 자세 유지)	좌측 하지
	1	5초 이내에 하강하지만 침대에는 닿지 않음(흔들리는 경우 포함)	0 1 2 3 4 N
	2	5초 이내에 하강하여 침대에 닿음(중력에 저항하며 움직임은 있음)	
	3	침대에 툭 떨어지지만 움직임이 관찰됨(중력에 저항하여 움직이지 않음)	우측 하지
	4	침대에 툭 떨어지고 전혀 움직임이 관찰되지 않음	0 1 2 3 4 N
	N	절단 · 관절 유합	
7. 운동 실조 '코 · 손가락 · 코 시험' '팔을 완전히 뻗은 자세' '무릎 · 발뒤꿈치 시험'	0	없음	0 1 2 N
	1	1지에 존재	
	2	2지에 존재	
	N	절단 · 관절 유합	
8. 감각 '얼굴' '상지' '하지' '체간'에 pin prick	0	장애 없음	0 1 2
	1	경도~중등도(약한 통증 자극은 알지 못하지만, 강한 통증 자극은 인지 가능)	
	2	중증~완전(만져지고 있다는 것조차 알지 못함)	
9. 최상의 언어	0	실어증 없음	0 1 2 3
	1	경도~중등도(검사는 답변을 확정할 수 있음)	
	2	중증(검사는 답변을 확정할 수 없음)	
	3	무언, 완전 실어증	
10. 구음장애	0	정상	0 1 2 N
	1	경도~중등도(구음 이상은 있으나, 말하고 있는 것을 이해할 수 있음)	
	2	중증(말하고 있는 것을 이해할 수 없음)	
	N	삽관 또는 신체적 장애	
11. 소멸 현상과 주의 장애	0	이상 없음	0 1 2
	1	시각, 촉각, 청각, 시공간, 또는 자기 신체에 대한 부주의 또는 하나의 감각 방식에서 두 점 동시 자극에 대한 소멸 현상	
	2	중증의 편측 부주의 또는 2가지 이상의 감각 방식에 대한 소멸 현상 자신의 손을 인식하지 못함 또는 공간의 한쪽에만 주의를 기울임	
점수×개수			1× 개 2× 개 3× 개 4× 개
점수 소계			
점수 합계			점

(오카야마시립시민병원 뇌질환센터 NIHSS 평가 Ver3. 2017을 참고하여 작성)

참고 NIHSS 점수

NIHSS는 National Institutes of Health Stroke Scale의 약자이며 뇌졸중 중증도 평가 척도입니다. 초기 치료에서 NIHSS 점수가 6점 이상이면 혈전 제거술의 이점이 있다고 판단하며[6], NIHSS가 25점 이상으로 매우 높으면 t-PA에 의해 출혈 위험이 높다고 추정할 수 있습니다. 또한, t-PA 투여 후 증상 변화를 추적 관찰하기 위한 스코어링 도구로도 이용합니다. 리스트를 참고하여 위에서부터 항목 순서대로 평가합니다. 요점은 결과를 즉시 기록하여 신속하게 평가를 진행하며, 추측으로 평가하지 않는 것입니다. 또한, 이미 평가를 완료한 항목으로 돌아가 점수를 변경하지 않도록 주의합니다.

NIHSS 스코어링에는 어느 정도 요령이 필요합니다. 각 항목을 구체적으로 이해하기 쉬운 평가 방법은 아래에 소개한 온라인 자료를 참고하기를 바랍니다[7].

요약

- ☑ 뇌경색의 치료는 시간이 가장 중요! 신속한 **t-PA**! 신속한 **혈관내 치료**!
- ☑ t-PA와 혈관내 치료의 **적응과 금기**를 파악한 병력청취가 중요!
- ☑ **영상 소견에 따라 적응을 판단하는 증례**도 있으므로, 적응을 임의로 판단하지 말고 반드시 전문과에 신속하게 상의한다!

【참고문헌】

1) Wardlaw JM. Radiology. 2005; 235: 444-53.
2) Powers WJ. Stroke. 2019; 50. S344-418.
3) 일본뇌졸중학회 뇌졸중가이드라인위원회, 편. 뇌졸중치료가이드라인. 일본뇌졸중학회. 2021.
4) Thomalla G. Lancet Neurol. 2011; 10. 978-86.
5) Mackey J. Neurology 2011; 76. 1662-7.
6) Saver JL. JAMA. 2016; 316. 1279-88.
7) 오카야마시립시민병원 뇌질환센터 NIHSS 평가 ver.3. <https://okayama-gmc.or.jp/shimin/application/files/1215/5366/8042/board_nihss.pdf>

Dysfunction of CNS

— 의식 —

5 경련의 초기 대응

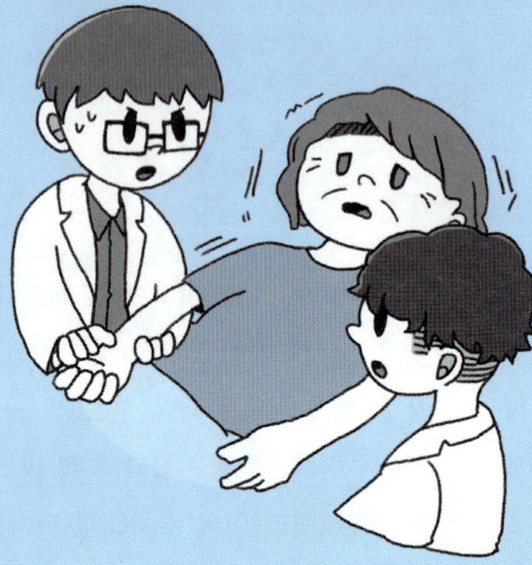

츠바사 어? 이거… 경련 아니야… ?

아츠시 …! 정말이네! 츠바사 선생, 맥박 촉지 확인해 줘!
나는 기도 확보하고 산소 투여하며 BVM으로 보조 환기할게. 미즈호, 디아제팜 준비해 줘.

미즈호 알겠습니다!

맥박은… 촉지됩니다!

좋아, 심정지 같은 최악의 상황은 아닌 것 같아. 어떤 상황에서도 가장 우선 ABC의 확보야! 그리고 빠르게 경련을 멈추도록 하지!

안정적이라고 생각했던 환자가 갑자기 눈앞에서 경련을 시작했다면… 이것은 누구나 당황할 수 있는 상황입니다. 경련 치료에는 다양한 항경련제 사용과 진정에 따른 기관 삽관, 인공호흡 관리 등의 지식이 필요합니다. 경련에 익숙하지 않은 의료인에게 이런 상황이 복잡하게 보일 수 있으며, 큰 부담을 느낄 수 있습니다.

그렇다고 해서 경련 중인 환자를 방치한 채, 전문과의 지원을 기다리는 것은 허용할 수 없습니다. 왜냐하면, 경련을 30분 이내에 조절하지 못하면 환자에게 비가역적 후유증이 남을 수 있기 때문입니다.

경련의 초기 대응에서 우선해야 할 것은 간단합니다. 그것은 **저산소증과 경련에 의한 뇌**

손상을 최소한으로 방지하는 것입니다. ABC를 확보하며 되도록 빨리 경련을 멈추는 것입니다.

1 경련, 발작, 뇌전증이란?

❶ 경련 관련 용어의 구분

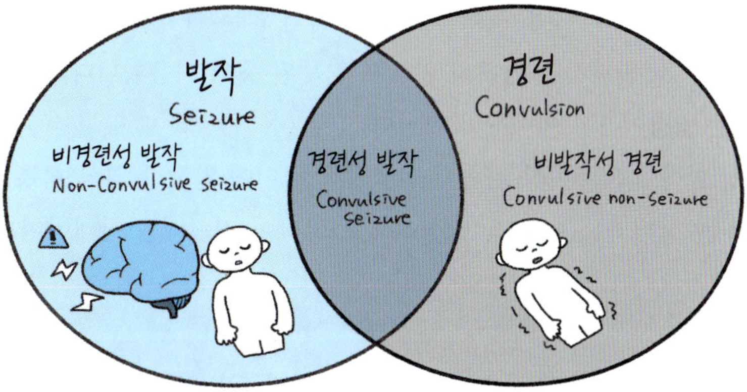

(宇川 義一. 일본내과학회잡지, 2016; 105: 105. 舩越 拓. Hospitalist 내과에센셜. 2019; 7권을 참고하여 작성)

경련 관련 용어를 실제로 구분하여 사용하려면 혼란되기 쉬워 간단히 정리했습니다. 경련, 발작, 뇌전증이라는 3개 용어의 의미와 차이를 이해하여 적절하게 사용해야 합니다.

1) 경련(convulsion)

우리가 일상적으로 사용하는 '경련'이라는 용어는 흔히 **전신 근육이 비정상적으로 수축하여 움직이는 상태**를 가리키는 경우가 많습니다. 경련의 영어 convulsion은 원인과 관계없이 근육이 움직이는 현상을 나타냅니다.

경련은 뇌의 신호가 과잉으로 작동하는 발작 시에 확인될 수 있지만, 호흡부전, 순환부전, 전해질이상 등의 결과로도 나타날 수 있습니다. 경련=뇌(의식) 장애라고 단정하기 어렵습니다. **근육이 비정상적으로 움직이는 증상 자체가 경련**이라고 이해하면 좋습니다.

2) 발작(seizure)

과도한 뇌의 이상 신호를 발작(seizure)이라고 부릅니다. 경련을 일으킨 발작을 **경련성 발작(convulsive seizure)**이라고 부릅니다. 비경련성 발작(non-convulsive seizure)이라고 부르는 경련을 일으키지 않는 발작도 존재하므로 주의가 필요합니다. **뇌가 팍팍 이상 신호를 일으킨 병태생리가 발작**이라고 이해하면 간단합니다.

3) 뇌전증(epilepsy)

뇌의 기질적 이상에 의해 발작이 만성적으로 일어나는 질환을 '뇌전증(epilepsy)'이라고 합니다. 뇌전증에는 경련을 일으키는 경우와 그렇지 않은 경우가 있습니다. 만성적으로 발작이 나타나는 상태가 키워드이며, 예를 들어 뇌전증 병력이 없는 환자가 처음으로 경련을 일으켰을 때 '뇌전증 발작'으로 판단하면 엄격히 말해서 잘못된 용어 사용입니다. **뇌전증은 만성적으로 발작을 일으키는 병명**이라고 이해해야 합니다.

참고로, 경련성 발작이 5분 이상 지속되거나 발작 사이에 완전한 의식 회복 없이 2회 이상의 발작이 일어나는 상태가 진행되면, 만성적으로 발작이 지속되는 상태이며 **뇌전증 중첩 상태**라고 부릅니다[3].

설명을 들으면 들을수록 혼란스럽다고 느낄 수 있지만, 간단히 말해서 **경련=증상, 발작=병태, 뇌전증=병명**이라는 것입니다. 평소에 용어를 의도적으로 구분하여 사용하면 점차 자연스럽게 이해될 것입니다.

❷ 경련과 발작이 뇌에 미치는 영향

우선 발작이 뇌에 미치는 영향을 생각해 봅니다. 뇌의 이상 전기 신호에 의한 발작은 신경세포의 대사를 항진시키며, 이에 상응하는 산소와 에너지를 공급하기 위해 뇌 혈류가 증가합니다. 그러나 발작에 의해 경련이 일어나면 경련 자체에 의해 효과적으로 환기가 되지 않고 산소 소비량은 증가하여 저산소에 의한 뇌 손상을 일으킬 수 있습니다.

더 나아가, 경련발작이 중첩 상태로 진행하면 뇌 혈류의 보상이 따라가지 못하여 산소 수급 균형이 더욱 무너집니다. 또한, 경련에 의한 과잉의 흥분성 아미노산의 과잉 자극도 뇌 손상 원인의 하나로 알려졌습니다.

따라서 중첩 상태에서 뇌 손상을 방지하기 위해 ABC 안정화뿐 아니라 뇌의 이상 신경 활동 자체의 중지가 필요합니다. 초기 진료에서 **ABC를 확보하며 얼마나 원활하게 경련을 조절할 수 있는지가 중요**합니다.

2 경련의 초기 대응

이제부터 눈앞의 환자가 경련을 일으킨 경우에 구체적 행동 계획을 순서대로 설명합니다.

❶ ABC의 안정화

눈앞에서 경련이 일어났을 때 심정지에 의한 경련을 놓치지 않도록 **반드시 맥박을 촉지하여 심박이 있는지 확인**합니다. 심정지나 그에 준하는 상태에서는 전신 순환 파탄에 따라 뇌 저산소증에 의해 경련이 일어납니다. 만약 맥박이 촉지되지 않으면 우선해야 할 것은 경련 치료가 아니라 심폐소생입니다.

맥박이 만져지는지 확인하며 기도와 호흡을 동시에 평가합니다. 수동적 기도 확보나 BVM에 의한 보조 환기가 필요한지 확인합니다. 경련이 일어나기 전에 기도폐쇄나 호흡부전, 쇼크가 의심되면, ABC 이상에 동반한 뇌의 저산소증에 의해 경련이 일어났을 가능성이 높습니다. 우선 지금까지 배운 다양한 개입 방법을 동원하여 **ABC 안정화**를 시도합니다[4]. 진료를 담당하는 팀원 사이에 역할을 분담하여 구강 내 흡인과 수동적 기도 확보로 기도를 유지합니다. BVM을 준비하여 보조 환기가 가능하게 합니다. 동시에 말초정맥로 확보 준비와 각종 모니터가 제대로 부착되어 있는지 확인합니다. 경련에 동반되는 2차 외상을 방지하기 위해 팔다리의 억제도 중요합니다.

❷ 항경련제 투여 및 원인 검색

경련을 멈추기 위한 치료와 원인 검색을 동시에 진행합니다. 말초정맥로를 확보하여 혈액검사를 의뢰하고, 간이 혈당측정기로 혈당을 확인합니다. 혈액가스 분석은 경련을 일으킬 수 있는 전해질이상을 신속히 확인할 수 있으므로 반드시 의뢰합니다. 원인 검색에서 경련 양상이나 안구 위치가 참고가 되므로, 경련 모습의 영상 기록도 좋습니다.

처음에 투여하는 항경련제는 벤조다이아제핀계 약제입니다. 디아제팜 또는 로라제팜을 말초정맥가 확보되면 즉시 투여합니다. 말초정맥로가 어떻게 해도 확보되지 않으면 미다졸람 근육 주사(또는 비강 내 투여)를 고려합니다.

항상 호흡 억제와 혈압 저하의 부작용이 있으므로 체격에 따라 투여량을 조정합니다(투여량은 ➡ p.360 참조). 디아제팜은 체격이 작은 여성이나 고령자에게는 1앰플(10 mg)의 절반(5 mg)을, 체격이 충분히 큰 남성은 1앰플(10 mg)을 기준으로 사용합니다. 호흡 억제를 일으키지 않는 적정 투여량은 일률적으로 결정할 수 없으며, 호흡 억제나 느린호흡이 나타나는 경우를 대비하여 보조 환기 준비합니다.

〈임상 경과〉

수동적 기도 확보를 유지하며 BVM 보조 환기도 준비하여, 산소 10 L/분 투여
ABC가 안정되어 있음을 확인하여 말초정맥로에 의해 디아제팜 5 mg 투여
그 후, 신속하게 눈에 보이는 경련이 멈춤

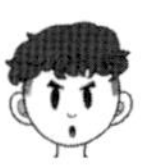
…어쨌든 경련은 진정됐네.

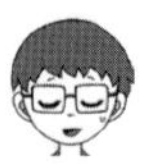
정말 당황스러웠어요….

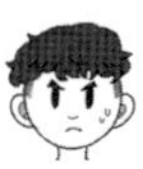
안심하기엔 아직 일러! 경련을 일으킨 원인을 반드시 찾아야 해!

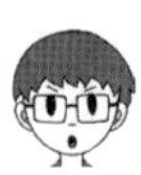
경련의 감별…! (메모를 빠르게 넘기며) 바로 MIT라는 머리글자로 외운 거지요. 검사 소견과 병력을 확인하여 꼼꼼히 확인해야겠어요.

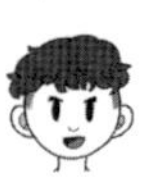
잘 알고 있네!
물론 원인의 빠짐없는 확인이 중요하지만, 정말 긴급한 상황에서 너무 천천히 모든 가능성을 고려하는 사고회로는 치료 시기를 놓치는 경우도 있어. 경련이 일어났을 때 우선 제외해야 할 상태나 질환은 어느 정도 정해져 있어!

3 경련의 감별

과거 뇌전증으로 진단받았거나, 경련 에피소드가 여러 번 있었던 경우를 제외하면, 응급실에서 새로운 원인이 배경이 되어 경련이 일어날 가능성을 우선 고려합니다. 이처럼, 어떤 원인에 의해 급성으로 중추신경 장애와 관련하여 발생하는 경련발작을 급성 증후성 발작이라고 부릅니다. 경련을 목격하면 우선 **급성 증후성 발작**을 생각하여 원인 검색을 시작합니다. MIT라는 머리글자를 참고하여 추가 영상검사, 뇌척수액 검사, 뇌파검사 등을 고려합니다.

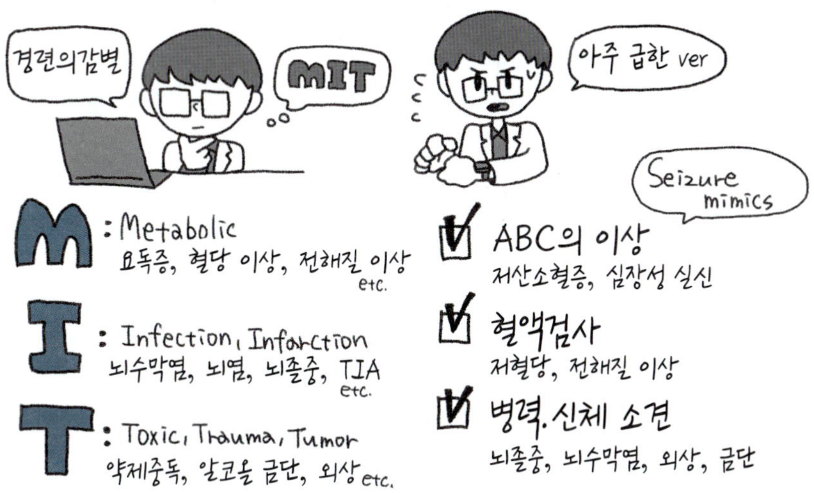

원인을 검색하며 포괄적인 진단 추구는 물론 중요합니다. 응급실에서 가장 우선 진단하거나 제외해야 할 원인이 어느 정도 정해져 있습니다. 빈도가 높고 즉시 치료 개입이 가능한 것, 놓치면 안 되는 원인을 우선 검색합니다.

거듭 강조하지만, 경련을 목격했을 때 우선 ABC에 이상이 있는지 평가하여 저산소혈증이나 심장성 실신을 제외해야 합니다. 이들은 뇌의 이상 전기 신호에 의한 발작이 아닌 원인으로 경련을 일으키므로 seizure mimics(경련 유사 증상)라고 부릅니다.

혈액검사로 확인할 수 있는 저혈당이나 전해질이상 여부를 평가하고, 병력과 신체 소견에서 뇌수막염이나 금단 증상의 가능성을 평가합니다.

뇌졸중은 반드시 제외해야 할 원인이며, 병력이나 신체 소견에 뇌졸중 가능성이 있으면 머리 영상검사는 필수입니다. 뇌졸중에는 단순히 경련만 조절하는 것이 아니라 원인에 대한 조기 치료 개입이 필요합니다.

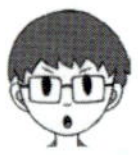

처음에 채취한 혈액가스 검사에서 저혈당이나 전해질이상은 없었어요. 병력에 알코올 과음이나 벤조다이아제핀계 복용도 없고, 외상이나 감염을 의심할 병력도 없으며 명확한 경부 강직도 없어요. 원인이 뇌경색일 가능성이 있나요?

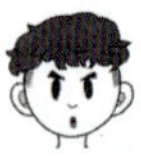

그래, 뇌경색에 의한 급성 증후성 발작일 가능성이 높아 보이네. 그렇다면 현재 디아제팜으로 일단 경련은 진정시켰지만, 재발 위험이 높겠지. 재발 예방 치료를 신속히 준비해야겠어.

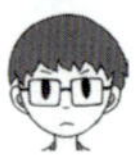

다음에 사용할 항경련제로는… (메모를 뒤적이며) 포스페니토인이 적합할까요?

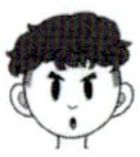

그렇지! 다른 약제 후보도 여러 가지 있지만, 우선 사용하기 쉬운 포스페니토인을 기억해 두면 좋아. 처음에 투여하는 벤조다이아제핀계 약제는 경련을 빠르게 진정시키는 효과가 있지만, 경련발작의 재발 예방 효과는 부족하거든.

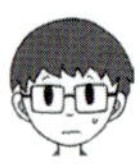

대증요법이며 근본적 해결책은 아니라는 거군요.

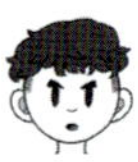

그렇지. 항경련제를 투여한 시점부터 재발 예방 효과가 있는 항뇌전증제를 사용할 수 있도록 바로 준비해야 해.

참고 처음 발생한 경련에 뇌전증 치료제가 필수일까??

다양한 책이나 세미나에서 '항경련제를 투여하여 경련을 멈춘 후에 재발을 예방하기 위해 뇌전증 치료제를 투여한다!'고 강조하는 경우가 많습니다. 과연 처음 발생한 모든 경련에 뇌전증 치료제를 투여할 필요가 있을까요?

일본의 가이드라인[4)]은 처음 경련발작에 원칙적으로 뇌전증 치료제를 시작할 필요는 없다고 하고 있습니다. 다만, 처음 발작이라도 신경학적 이상, 뇌파 이상, 뇌 영상 병변, 또는 뇌전증 가족력이 있으면 재발률이 높아 치료 시작의 고려를 권고합니다. 또한, 고령자는 처음 발작 후 재발률이 높으므로 치료 시작이 타당합니다.

이 증례는 머리 CT에서 뇌경색으로 진단된 고령자이며 재발률이 높다고 판단되어 뇌전증 치료제 투여가 권고됩니다. 예를 들어 젊은 1형당뇨병 환자의 저혈당에 의한 급성 증후성 발작에서 두개 내에 명확한 이상이 없고 혈당 정상화 후 경련 재발이 없으면 저혈당에 의한 급성 증후성 발작이므로 뇌전증 치료제는 필요 없습니다. 즉 '경련=뇌전증 치료제'는 아닙니다.

4 뇌전증 치료제의 선택

처음에 벤조다이아제핀계를 사용하여 경련이 멈추었어도 이것은 어디까지나 앞의 경련을 대증요법으로 중지한 것에 불과합니다. 경련발작의 재발을 예방하기 위해서는 뇌전증 치료제를 투여해야 합니다. 이때 등장하는 뇌전증 치료제는 발작을 억제할 목적으로 사용하므로 항발작제라고도 할 수 있습니다. 뇌전증 치료제는 재발 예방 효과 이외에 어느 정도의 항경련 효과도 있습니다.

부작용이 적으며 신장기능을 고려하지 않고 투여량을 계산할 수 있는 포스페니토인 사용 방법을 알아두어야 합니다(투여량은 ➡ p.360 참조). 저알부민혈증에서는 혈중 농도가 높아질 수 있어 주의가 필요합니다.

그 밖에, 최근 사용 빈도가 증가하는 레베티라세탐이 있습니다. 호흡과 순환에 미치는 영향이 적고, 다른 약제와의 상호작용도 적어 사용할 기회가 많습니다. 다만, 신장기능에 따라 용량을 조정할 필요가 있으며 일본에서 뇌전증 중첩 상태에는 적응이 없음에 주의합니다. 또한, 페노바르비탈은 다른 항경련제를 사용할 수 없을 때 고려합니다.

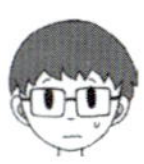

경련의 초기 대응에서 동시에 고려해야 할 사항이 많네요.

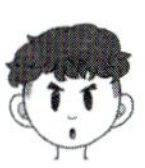

그렇지. 경련이 멈추어도 재발하지 않는 것이 최우선이므로 다음 단계를 끊임없이 준비해야 하지.

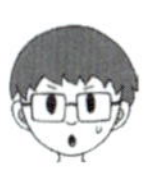

포스페니토인으로도 멈추지 않으면 어떻게 하나요?

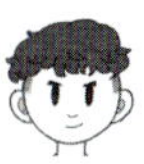

좋은 질문이야. 이 경련발작 중첩 상태 치료 알고리즘을 봐.

치료 개입 / **원인 검사**

안정화 · 초기 치료 내원 0-20분 이내

치료 개입
1. 기도 · 호흡 · 순환의 안정화
2. 정맥로 확보
3. 저혈당이 있으면 혈당 보충(비타민 첨가)
4. 1단계 치료제 투여

1단계 치료제
디아제팜 5-10 mg 정맥주사
로라제팜 2-4 mg 정맥주사
미다졸람 10 mg, 근육주사

원인 검사
1. 모니터링 부착
2. 의식 상태와 동공 소견, 눈 위치 등의 신경 검사
3. 병력청취와 복용력, 음주력 확인
4. 혈당 및 동맥혈 가스 분석
5. 약제 중독 스크리닝 및 항경련제 혈중 농도

발작 지속 또는 기준 의식까지 개선되지 않으면, 다음 단계로 진행

2차 치료 내원 후 20-40분 이내

치료 개입
1. 2단계 치료제 투여

	일본의 가이드라인 (2018)	미국 뇌전증학회 (2016)	미국 신경집중치료학회 (2012)
포스페니토인	22.5 mg/kg (투여 속도 150 mg/min 이하)	20 mg PE/kg 최대량 1,500 mg PE/dose	20 mg PE/kg 추가로 5 mg/kg 가능
페노바르비탈	15-20 mg/kg (투여 속도 100 mg/min 이하)	다른 약물을 사용할 수 없는 경우에 한하여 15 mg/kg	20 mg/kg 추가로 5-10 mg/kg 가능
레비티라세탐*1	1,000-3,000 mg (투여 속도 2-5 mg/kg/min 이하)	60 mg/kg 최대 용량 4,500 mg/dose	1,000-3,000 mg
발프로산	취급 없음	40 mg/kg 최대 용량 3,000 mg/dose	20-40 mg/kg 추가로 20 mg/kg 가능

원인 검사
1. 두부 CT/MRI 검사
2. 요추 천자(충분한 검체 보관)

발작 지속 또는 기준 의식까지 개선되지 않으면, 다음 단계로 진행

3차 치료 내원 후 40분 이후

치료 개입
1. 침습적 양압 환기
2. A-line
3. 정맥마취제에 의한 치료

24-48시간 지속

	일본의 가이드라인 (2018)	미국 뇌전증학회 (2016)	미국 신경집중치료학회 (2012)
미다졸람	0.05-0.4 mg/kg/hr	권장 없음	0.05-2 mg/kg/hr
프로포폴*2	2-5 mg/kg/hr		30-200 μg/kg/min
티오펜탈	2-5 mg/kg/hr 지속		0.5-5 mg/kg/hr

위험인자: 평균 투여 속도 5 mg/kg/hr, 48시간 이상 투여는 위험.
그 밖에도 스테로이드 사용이나 탄산탈수효소 사용이 지목되고 있다.

원인 검사
1. 지속 뇌파 모니터링
다음은 필요에 따라
2. 자가면역성뇌염 자가항체
3. 악성종양 정밀 검사

*1 보험 적응 외. 일반적으로 1,000-3,000 mg까지 사용. *2 프로포폴 주입 증후군에 주의.

(鈴木秀鷹, 등. 경련—3단계 접근 경련중첩상태「초기진료 에센셜」. Hospitalist. 2019; 7: 763-75[2])

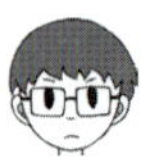

2차 치료에도 발작이 지속되면… 3차 치료로 넘어가 정맥을 통한 지속 진정을 시작하게 되는군요.

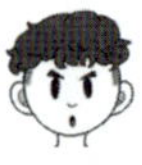

여기서부터는 기관 삽관과 인공호흡 관리가 필요한 경우가 많아. 중요한 건 각각의 치료 개입 시점이야.

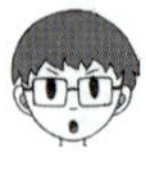

여기서는 치료 시작이 40분 이후로 되어 있네요.

3차 치료 시작 시점은 문헌에 따라 30-60분으로 권고가 다양해. 가이드라인에 명시된 시간 경과를 참고하며, 만약 디아제팜 15-20 mg 정도 사용에도 경련이 전혀 멈추지 않으면 보다 빠른 진정을 고려해야 할 때도 있지.

필요하면 치료를 더 앞당겨 진행할 준비가 중요하군요.

그렇지. 물론 2차 치료도 필요하지만 초기 치료 중에 준비를 시작해야 해. 그리고 2차 치료를 시작하여 뇌전증제 치료제를 투여하는 동안에도 발작의 지속을 확인하며 기관 삽관이나 인공호흡 관리, 지속 진정 등을 지체 없이 시작할 수 있는 준비가 중요해.

다시 말해서 상황을 예측하여 대비하는 능력이 중요하군요!

오, 전문의 선생님이 오셨군. 뇌전증제 치료제를 투여하며 앞으로 치료 방침을 상의할까!

〈임상 경과〉

추정 체중 약 50 kg으로 환산하여 포스페니토인 1,125 mg 투여

그 후 경련 재발 없음

신경과와 상의하여 t-PA 투여 후 IVR실에서 혈전 제거 치료를 시행하기로 결정

전문가에게 들었다! 미다졸람, 포스페니토인 투여 후에도 지속되는 경련의 대응

뇌전증 중첩 상태에서 2차 치료에도 발작이 억제되지 않을 때(난치성 뇌전증 중첩 상태)의 대응은 매우 어려운 주제입니다. 때로는 좋은 정답이 없습니다. 그런데 정답이 없어도 임상 현장에서는 행동을 결정해야 합니다. 임상 판단에 도움이 될 수 있는 알아두어야 할 지침을 설명합니다.

● 지침 1

2차 치료에 발작을 억제하지 못한 경우, 발작 후 약 60분 정도를 기준으로 3차 치료로 이행을 판단한다.

뇌전증 발작이 장시간 지속할수록 대뇌 기능장애가 남을 가능성이 높아집니다. 3차 치료로 이행에는 시간적 한계가 있으며, 발작 시작 후 적어도 60분 이내에 기능 예후를 악화시키지 않기 위해 3차 치료 이행을 결정해야 합니다. 그리고 3차 치료로 이행이 의미하는 것은 삽관 및 인공호흡 관리하에 정맥마취제(프로포폴 등)의 사용입니다. 인공호흡 관리가 필요한 점이 3차 치

료의 결정에 저항감을 주기도 합니다. 예를 들어 고령 환자에서 인공호흡기 관리까지 시행해야 하는지 고민이 당연합니다. 나중에 삽관 제거가 어려워질 우려가 있기 때문입니다.

● 지침 2

어떻게 해야 할지 고민되면 3차 치료로 이행을 선택

고민해도 답이 없을 때, 고민이 되면 적극적 치료 시행의 선택이 많습니다. 다만 환자나 가족이 원하지 않는 치료 시행을 하면 안 됩니다. 적극적 치료를 희망하면 3차 치료로 이행을 판단합니다. 3차 치료로 이행이 지연될수록 발작 억제가 어려워지고, 뇌 기능의 나쁜 예후로 이어질 가능성이 있습니다. 치료하려면 빠르게 결정하여 실행하는 것이 중요합니다. 이런 사실을 환자와 가족에게 충분히 이해시키고 논의하여 치료를 선택합니다.

쇼난가마쿠라종합병원 신경과 **山本大介**

요약

- ☑ **경련을 목격하면**, 우선 ABC를 확인!
- ☑ **경련을** 신속히 멈추어 후유증 방지!
- ☑ 우선 급성 증후성 발작을 의심하고 **원인 검색!**
- ☑ **경련 재발 예방**을 위해 **뇌전증 치료제 투여도 조기에 고려!**

【참고문헌】

1) 宇川義一. 일본내과학회잡지, 2016; 105: 105.
2) 鈴木秀鷹, 등. Hospitalist. 2019; 7: 763-75.
3) Ois A. Stroke. 2019; 50. 3331-2.
4) 뇌전증 진료가이드라인 작성위원회, 편. 뇌전증진료가이드라인.일본신경학회. 2018.
5) 山本大介, 편저. 모두의 뇌신경내과. 중외의학사. 2021.

Debriefing:

6 되돌아보기

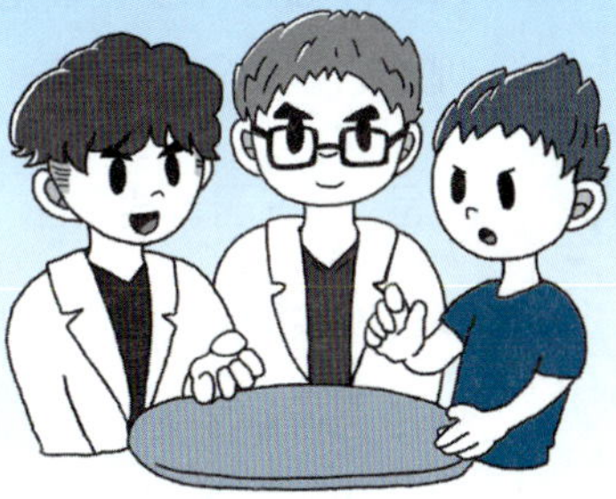

아츠시

이번에는 의식장애와 우측 편마비를 주소로 내원한 환자였으며, 뇌졸중을 의심하며 원인 검색과 영상 평가를 진행한 결과, 좌측 중대뇌동맥 영역의 급성기 심장성 뇌경색으로 진단하여 긴급하게 혈전 제거술을 시행한 증례였어. 치료 후에 증상이 상당히 개선되었고, 재활을 통해 거의 정상에 가까운 ADL 회복이 기대되고 있어! 정말 다행이야.

Point ① 시간에 민감한 뇌경색 진료에서도 primary survey가 최우선!

초바사

뇌경색이라고 생각하여 바로 CT실로 갈 생각만 했어요…. 반성합니다.

확실히 뇌경색은 치료 개입 시간이 중요하니까, 뇌경색을 의심하면 영상검사를 서두르는 건 이해가 돼. 하지만 응급의료의 기본은 어디까지나 primary survey야! 이것을 건너뛰어 영상 평가 시행은 매우 위험하니까, 반드시 본인이 진찰하여 A(기도), B(호흡), C(순환)를 확보하고 CT실로 가야 해.

그냥 CT실로 이송하려고 했던 자신이 두려워요…. 그리고 뇌경색으로 단정 짓는 건 정말 좋지 않다고 깨달았어요.

그렇지! 뇌경색 이외에도 편마비를 일으킬 수 있는 질환이 있기 때문에, 'stroke mimics'를 염두에 두고 진찰할 필요가 있어.
뇌경색 초기 진료는 전문과에 의뢰하고 영상 평가와 치료 준비를 신속히 진행하는, 일종의 타임어택 모드(시간공격 형태)라고 볼 수 있지.

확실히, 1초라도 빨리 치료 개입한다는 의지가 느껴져요.

휴, 그렇지! 모두가 머릿속으로 어떻게 하면 더 빨리 뇌경색을 치료할 수 있을까에 완전히 몰입하게 되는 거야. 그런데 그 상황에서도 초기 진료를 담당하는 응급의학과의 입장에서는, ① **ABC가 안정적인가,** ② 생명을 위협하는 **'절박 D'가 있는가,** ③ **뇌경색 이외의 질환**은 아닌가에 집중할 필요가 있어!

전문과의 도움을 받지만, 환자의 전신 상태를 지속적으로 평가하는 넓은 시야가 중요하군요!

예를 들어 이번처럼 경련을 일으킨 상황에서도 신속히 대응할 수 있도록 준비가 필요해. 이번에는 응급실에서 경련이 일어나서 응급 카트에서 바로 약을 꺼낼 수 있었지. 그런데 만약 CT실로 이동 중에 경련이 일어났다면… 어떻게 했을까?

그렇다면… 약제를 미리 준비해서 가지고 갈 필요가 있겠네요.

그렇지! 환자의 병력과 증상에서 예상 가능한 최악의 상황을 미리 상상해 보는 것이 중요해. 뇌졸중의 의심에서 경련이 언제 나타나도 이상하지 않아. 그래서 사실 이런 식으로 준비하고 있었어.

미즈호 네! (덮개를 열며)
사실 제가 약이 들어 있는 상자를 갖고 이동하고 있었어요.

그랬군요! 몰랐네요.

CT실로 이송 등, 응급실에서 이동할 경우에, 이송 중에 어떤 일이 발생해도 대응할 수 있도록 BVM, 산소통, 필요한 약이 준비되어 있는지 반드시 의식하는 것이 중요해.

알겠습니다!

Point ❷ 심장성 뇌경색의 병태생리와 위험인자

그리고 이번에 신경 쓰였던 것은, 이 뇌경색이 왜 발생했을까였어요. 심장성 뇌경색이라고 하면 기본적으로 심방세동이 있는 사람이 걸리는 질환이라는 이미지가 있어요.

좋은 관점이야. 지금 말한 대로, 심방세동이 있으면 심장 안의 혈류가 불규칙한 수축에 의해 정체되어 좌심방 안(특히 심방귀 안)에 혈전이 형성되어. 혈전이 어떤 계기로 뇌동맥 안으로 흘러 들어가서 혈관을 막지.

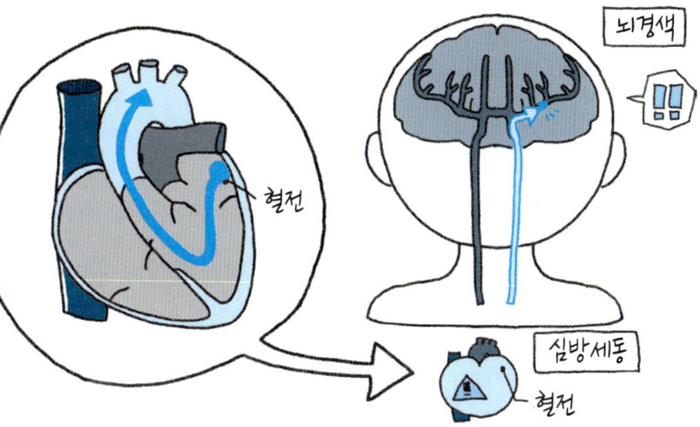

두 분 좋은 되돌아보기를 하고 있군요.

노부로

노부로 선생님!

뇌졸중 분류의 정의에는 여러 가지가 있지만 TOAST 분류 기준[1)]은 '심장에서 기원한 색전에 의해 발생했다고 생각되는 동맥 폐쇄에 의한 뇌경색에서, 색전의 원인으로 적어도 하나 이상의 위험인자에 해당하는 심장질환이 있는 것'이라고 정의하지요. 다음 표는 그 위험인자입니다.

1. 고위험 색전원(high-risk source)
인공판막, 심방세동 동반 승모판협착증, 심방세동(고립성 심방세동 제외), 좌심방/좌심방귀 혈전, 동기능 부전 증후군, 심근경색(발병 후 4주 미만), 좌심실 내 혈전, 확장형 심근증, 좌심실 벽운동의 부분 소실, 좌심방 점액종, 감염성 심내막염
2. 중등도 위험 색전원(medium-risk source)
승모판탈출, 승모판륜 석회화, 심방세동 동반하지 않은 승모판협착증, 좌심방 내 소용돌이 혈류(smoke), 심방 중격류, 난원공 개존증, 심방조동, 고립성 심방세동, 생체 판막, 비세균성 혈전성 심내막염, 울혈심부전, 좌심실 벽운동의 부분 저하, 심근경색(발병 후 4주에서 6개월 미만)

이 환자의 과거력에서 심부전은 중등도 위험 색전원에 해당한다고 볼 수 있을 것 같군요!

물론, 이 환자에게 본인이나 의료인이 지금까지 알아채지 못한 미치료 발작성 심방세동이 있을 가능성도 있지요. 사소한 것 같지만, 심부전이나 심기능 저하도 뇌경색의 위험인자가 된다고 알아 두세요.

뇌경색 분류에 과거력이 정말 중요하군요!

Point ❸ 뇌경색의 병형 진단

뇌경색의 병형 진단에 중요한 것은 병력과 신체 소견이지. 예를 들어 이번에 경험한 심장성 뇌경색의 증상은 혈전이 갑자기 혈관을 막기 때문에, 발병 양상이 돌발형으로 나타나지요.

그렇지요. 뇌경색의 병형은 크게 3개로 나누며 발병 양상과 증상을 조합하여 추정할 수 있어요(다음 전문가에게 들었다! 참고). 전문의가 아니어도 이 감별 방법은 반드시 익혀두어야지.

병형 추정은 다음 치료 방침 결정이나 약제 선택에 도움이 되지요.

전문가에게 들었다! 병력과 신체 소견으로 추정하는 뇌경색의 병형 진단

여기서는 고전적이지만 매우 중요한 병형 진단을 생각하는 방법을 설명합니다. 병형 진단은 **열공경색, 죽상동맥혈전성 뇌경색, 심장성 뇌색전** 등의 3대 병형 진단의 구분입니다. 우선 병력청취에서는 2개의 발병기전을 명확히 합니다. 2개의 발병기전은 '혈전성 기전'과 '색전성 기전'입니다. 각 발병기전의 발병 양상의 특징은 다음과 같습니다.

● 발병기전과 발병 양상의 특징

혈전성 기전	진행성 악화(계단형으로 악화: 점진적으로 점점 나빠지는 양상)를 보인다.
색전성 기전	갑자기 완성형 에피소드(갑자기 악화되어 그 상태에서 증상이 완성되는 양상)를 보인다.

병력청취에서 증상이 진행성으로 악화되었는가? 갑자기 발생하여 그 상태로 완성되었는가?를 확인합니다. 이 2개의 발병기전이 결정되면 병형 진단에 가까워집니다.

● 발병기전에 따라 분류되는 병형 분류

혈전성 기전이면… 열공뇌경색 또는 죽상동맥혈전성 뇌경색

색전성 기전이면… 심장성 뇌색전증 또는 죽상동맥혈전성 뇌경색(동맥성 색전증)

그리고 발병기전에 신경소견을 추가하면 진단에 더 가까워집니다. 의식적으로 평가할 신경소견은 **'피질 증상'**입니다. 피질 증상은 대뇌피질이 손상되었을 때 나타나는 증상입니다. **의식장애, 실어증, 실행증, 실인증 등이 있으면 피질 증상이 있다**고 평가합니다.

● 실어증, 실행증, 실인증이란?

조금 어렵게 느껴질 수 있는 내용이지만, 이것은 필수 사항이므로 반드시 숙지해야 합니다.

- **실어증**

우선 실어증입니다. **실어증을 한마디로 표현하면 대뇌피질의 손상으로 말을 할 수 없거나 말을 이해할 수 없는** 상태입니다. 구음장애와 비교하여 이해해야 합니다.

구음장애는 운동신경에 문제가 있어(입이 움직이지 않거나 목 주위 근육이 움직이지 않아) 말을 하지 못하는 상태입니다.

언어에 문제가 있을 때, 그 증상이 실어증인지 아니면 구음장애인지 구별이 중요합니다.

그리고 실어증은 크게 2가지로 나눌 수 있습니다. 언어 출력의 문제(운동실어증)와 언어의 입력(input)이 어려운(감각실어증) 경우입니다. 운동실어증을 일으키는 손상 부위는 브로카영역이며, 운동실어증(말을 하지 못함)에서 우세한 대뇌반구의 전두엽 손상을 생각합니다. 반면, 감각실어증을 일으키는 손상 부위는 베르니케영역이며, 감각실어증(언어를 이해하지 못함)에서 우세한 대뇌반구의 측두엽 기능장애를 생각합니다.

- **실행증**

다음은 실행증입니다. **실행증이란 운동장애가 없어도, 대뇌피질의 손상으로 동작이 제대로 시행되지 못하는 상태**입니다. 병력에서 도구를 제대로 사용할 수 없게 된 경우(예를 들어 TV나 에어컨의 리모컨 작동을 알지 못한다)를 생각할 수 있습니다.

- **실인증**

마지막으로 실인증입니다. 다양한 실인증이 있지만, 가장 이해하기 쉽고 자주 나타나는 것은 **한쪽공간무시**입니다. 한쪽의 인식 능력이 저하되어, 그쪽에서 말을 걸면 주의를 기울이지 못하는 상태입니다.

한쪽공간실인증이 있으면, 인지 못 하는 쪽과 반대 방향으로 고개를 돌리는 경향이 있습니다. 예를 들어 왼쪽에 한쪽공간실인증이 있는 사람은 항상 오른쪽을 바라보는 상태가 됩니다. 진찰에서 한쪽으로 고개를 돌리는 경향이 있으면 실인증을 의심합니다.

● 피질 증상이란?

의식장애, 실어증, 실행증, 실인증입니다.

그리고 피질 증상 유무에 따라 병형 분류를 진행합니다.

● 피질 증상 있음? 없음?

피질 증상 있음… 심장성 뇌 색전증 또는 죽상동맥혈전성 뇌경색
피질 증상 없음… 열공경색

구체적 증례를 보겠습니다.

발병 시부터 진행성으로 악화하는 구음장애와 오른쪽 편마비를 주소로 응급실을 방문한 증례입니다. 증상이 진행성으로 악화되므로, 발병기전은 혈전성 기전이라고 할 수 있습니다. 여기서 병형 분류는 열공뇌경색 또는 죽상동맥혈전성 뇌경색의 2개로 좁혀집니다.

죽상동맥혈전성 뇌경색은 주간동맥의 협착에 의한 뇌경색이며, 대뇌피질까지 허혈을 일으키는 병형입니다. 따라서 피질 증상이 나타날 가능성이 있습니다.

열공경색은 피질까지 이르지 않은 관통동맥 장애에 의한 병형입니다. 이 증례는 이른바 '마비만 있는 뇌경색'이며, 피질 증상이 없다고 평가됩니다. 앞에서 설명한 혈전성 기전+피질 증상 없음에서 열공뇌경색으로 평가 가능합니다.

이런 논리적 사고의 구축은 병형 진단으로 이어집니다. 개개 증례의 병형 분류에서 이 논리를 의식하여 이해합니다. 피드백을 통해 병형 진단 능력을 키워 갑시다. 이를 마스터하면, MRI를 시행하지 않아도 병력만으로 뇌경색을 진단할 수 있으며, 이것은 매우 멋진 일입니다. 임상 현장에서 크게 도움이 됩니다.

쇼난 가마쿠라 종합병원 신경과 **山本大介**

Point ④ 뇌경색의 치료 적응과 drip and ship

이 증례와 같은 경우에 전에는 혈관내 치료 적응이 없어 보존 치료와 재활만 할 수밖에 없었지요. 하지만 최근 뇌경색 치료의 발전은 눈부실 정도지요.

t-PA나 혈관내 치료 적응이 점점 확대될 가능성도 있겠네요!

이렇게 적응이 확대되는 배경에 일본뇌졸중학회에서 24시간 365일 치료에 대한 체계의 구축이 있어요. 혈관내 치료를 언제나 시행할 수 있는 병원은 제한적이지만, t-PA를 언제나 투여할 수 있는 병원은 어느 정도 있어요. t-PA 투여에 이어 같은 병원에서 혈관내 치료를 할 수 없으면 투여 후에 혈관내 치료가 가능한 병원으로 신속한 이송도 중요하지요.

'Drip and ship'이라는 개념이군요!
저도 다른 병원에서 당직 중에 구급차를 이용하여 전문 병원으로 이송한 경험이 있습니다.

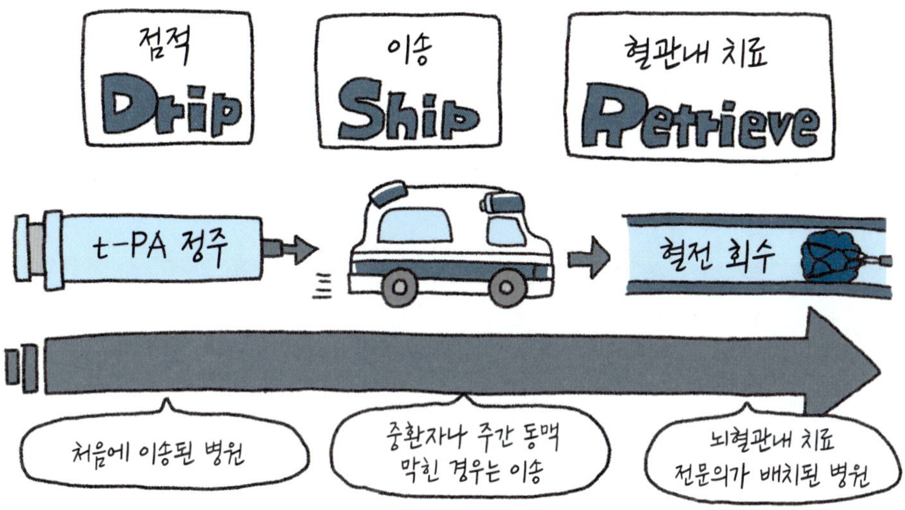
점적
Drip
이송
Ship
혈관내 치료
Retrieve
t-PA 정주
혈전 회수
처음에 이송된 병원
중환자나 주간 동맥 막힌 경우는 이송
뇌혈관내 치료 전문의가 배치된 병원

최선의 치료를 목표로, 자신의 병원의 한계와 다른 병원과의 연락까지 알고 있어야 하겠네요. 응급의료는 심오하여….

환자에게 가장 적합한 치료를 위해 어디로 가야 할지 매의 눈으로 지역을 조망할 수 있는 시각도 중요해요. 모두가 협력하여 최적의 의료 제공을 목표로 해야 하지요.

【참고문헌】

1) Adams HP Jr, et al. Stroke. 1993; 24: 35-41.

CPR

— 심폐정지 —

- 심정지 판단은 신속하게! 망설여지면 흉골압박!
- 흉골압박은 강하게, 빠르게, 끊임없이 압박하고 흉곽의 되돌아옴(recoil)을 의식
- 제세동은 3가지, lead, 감도, 유도 등을 의식하여 안전하게 시행!
- 알고리즘에 따라 진료하며 4가지(환자, 가족, 차트, 간단한 검사)에 의한 원인 검색을!
- ROSC 후에 ABC를 안정화하고, 심초음파와 12유도 심전도를 평가하여 치료 방침을 결정!

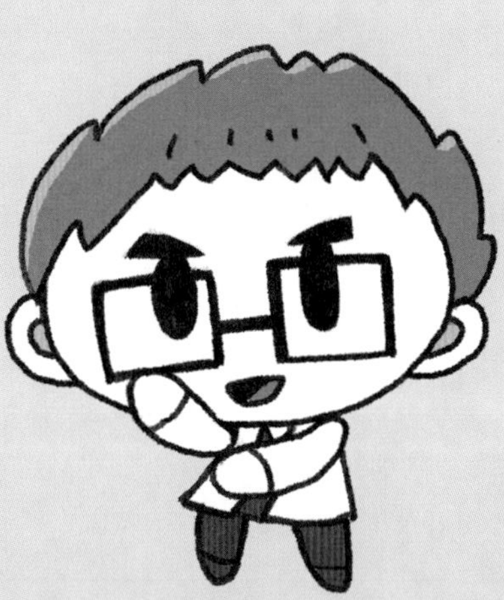

1 BLS

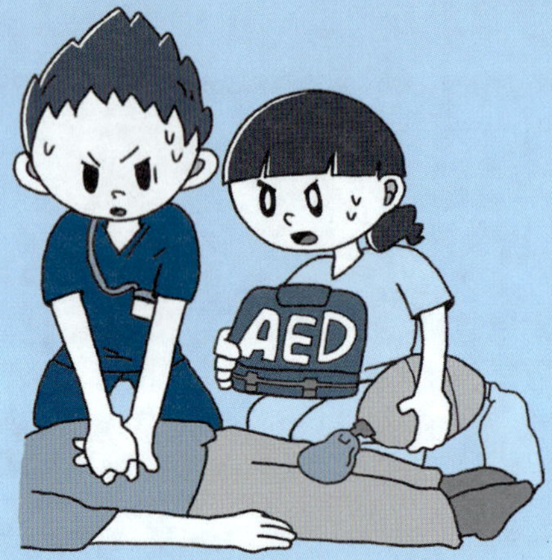

바쁜 응급실 휴식 시간에 하야테 선생과 히카리 선생이 자판기에서 음료수를 뽑으려고 한다.

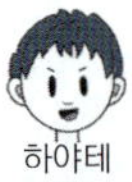
하야테

아~. 아까 CT 이송을 도와줘서 정말 고마웠어. 고맙다는 뜻으로 뭐 하나 살게!

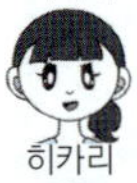
히카리

정말? 고마워~ 그럼… 녹차로 할까!

차가 좋겠어? 히카리 선생은 항상 건강을 조심하네.

밤에 간식을 너무 많이 먹어 될 수 있으면 탄수화물을 줄이려고 해…. 어? 저 사람 얼굴색이 나빠 보이지 않아?

음—, 그러게. 응급실에 걸어서 들어온 환자인가…?

…어! 쓰러졌어!

뭐라고!?

【용어 설명】

※ CPR(Cardio Pulmonary Resuscitation): 심폐소생

갑자기 눈앞에서 사람이 쓰러졌다!

주위의 안전을 확인하고 감염 방지 조치를 한 뒤, "괜찮으세요?"라고 말을 걸며…. 여러분은 임상 실습이나 졸업 전 OSCE※1에서 이런 심폐소생 시뮬레이션을 한 번은 받은 적이 있을 것입니다. 필자도 과거 OSCE에서 연기하여 실행했으며, 뭔가 어색하다고 느끼며 강의를 들었던 기억이 있습니다. 어쨌든 의사가 되려는 의대생이었으며, 언젠가 이런 상황이 닥치면 어떻게든 할 수 있을 거라고 대수롭지 않게 생각했습니다.

그러나 **시뮬레이션과 현실은 전혀 달랐습니다.** 필자가 국가시험을 준비하던 몇 달 전, 할머니가 갑자기 제 눈앞에서 쓰러지셨습니다. OSCE도 마쳤었지만, 막상 그런 상황이 닥치자 머릿속이 새하얗게 되어 아무것도 할 수 없었습니다. 구급차를 부르고, 응급구조센터에서 전화로 지시를 받아 그대로 따라 하기도 힘들었습니다. 그때의 당황과 무력감은 지금도 잊을 수 없습니다.

이 장에서는 눈앞에서 갑자기 심폐정지나 호흡정지에 빠진 사람을 구하기 위한 심폐소생에 대해 배웁니다. 아마 이 책을 손에 든 대부분의 독자는 의대생이나 의료 종사자이므로 심폐소생은 기본적 내용이니까 그냥 넘어가도 좋다고 생각할 수도 있습니다. 하지만, **막상 현실에서 눈앞에 쓰러진 사람을 만났을 때, 과연 얼마나 많은 사람이 침착하고 정확하게 대응할 자신이 있을까요?**

심폐소생이 필요한 상황은 언제, 어디서, 누구에게도 일어날 수 있습니다. 그럴 때를 대비하여 함께 배웁니다.

1 BLS (basic life support)

❶ BLS란

BLS는 basic life support의 약자이며, 심폐정지 또는 호흡정지에 대한 일차적 응급 처치입니다. 전문 장비나 약제를 사용할 필요가 없으며, 올바른 지식과 적절한 처치 방법을 알고 있으면 의료 종사자가 아니어도 누구나 시행할 수 있습니다. 병원 내외를 불문하고 BLS

【용어 설명】

※1 OSCE (Objective Structured Clinical Examination): 객관적 임상능력시험

의 지식이 필요할 가능성이 있어 누구나 **반드시 익혀야 할 응급 처치**입니다.

❷ BLS의 목적

전국적으로 시뮬레이션 교육이 시행도 되고 있고, 일반 시민에게 보급이 시급하다는 BLS가 왜 중요할까요? BLS의 가장 큰 목적은 **심폐기능을 잃은 환자의 뇌와 심장에 어떻게든 산소를 공급하는 것**입니다. 심장이 멈추면 뇌로 가는 산소공급이 끊기게 됩니다. 저산소에 빠진 뇌는 점차 손상을 받기 시작하며, 심폐정지 후 몇 분이 지나면 뇌세포가 죽기 시작합니다. 일반적으로 15분 이상이 지나면 소생하여도 마비 등의 후유증이 나타날 수 있다고 알려져 있습니다. **뇌를 보호하기 위해서는 BLS 실행에 의한 산소공급의 유지가 무엇보다 중요**합니다. 또한, 뇌와 마찬가지로, 일단 멈춘 심장에는 관상동맥을 통한 산소공급이 끊기게 됩니다. 심정지 후 3분, 호흡 정지 후 10분이 지나면 생존율이 절반 이하가 되므로 **얼마나 빠르게 BLS를 시행할 수 있는지가 생존율과 직결됩니다.**

이것은 지금까지 배운 ABCD 접근에서 여러 번 등장한 산소공급을 유지한다는 개념 자체입니다.

즉 응급의료에서의 가장 큰 목표는 **전신에 산소 공급의 유지**이며, 이것은 중환자나 심폐정지 증례와 관계없이 우리가 추구하는 같은 목표입니다. 심정지에서는 초기에 심정지를 인지하고 지원을 요청하며, 흉골압박이나 인공호흡을 통해 산소공급을 유지하며, 제세동으로 심박 재개를 목표로 합니다.

2 실제의 흐름

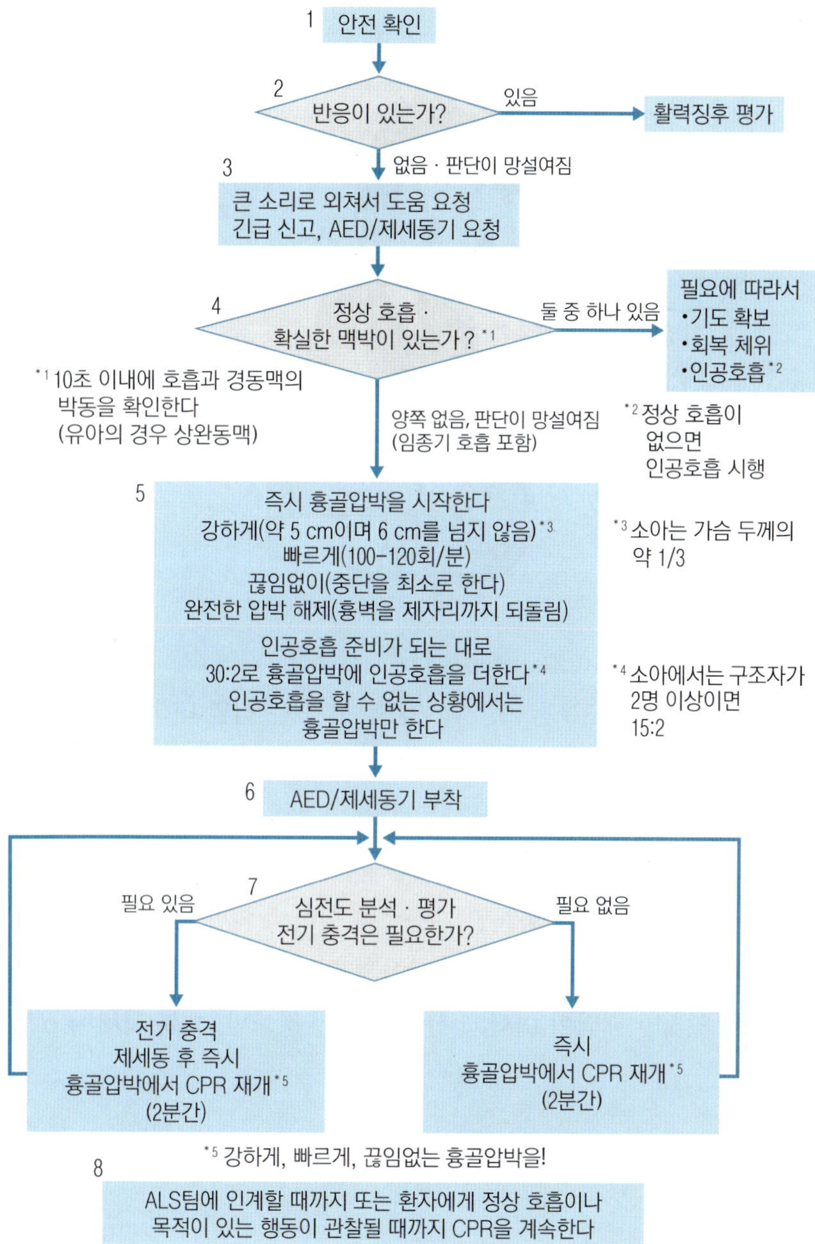

(일본소생협의회, 감수. JRC 소생가이드라인2020. 도쿄: 의학서원. 2021; p.51)[1)]

의료인을 위한 BLS 알고리즘을 참고하여 구체적 평가와 개입을 배워봅시다.

❶ 반응 확인

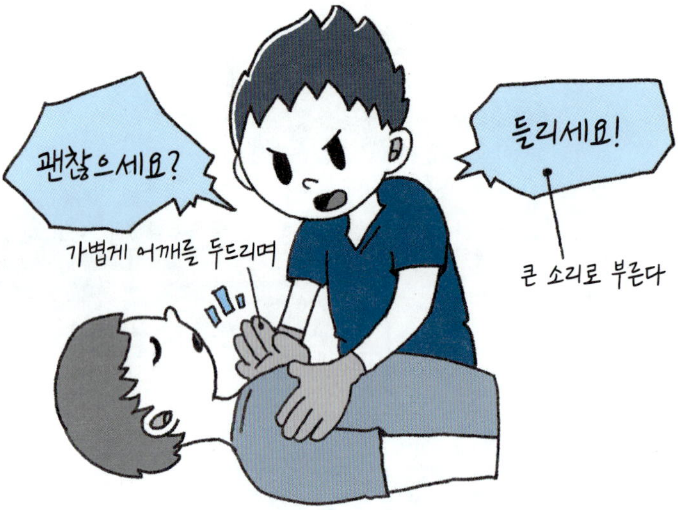
괜찮으세요?
가볍게 어깨를 두드리며
들리세요!
큰 소리로 부른다

주위의 안전을 확인하고(➡ p.377 참조), 자신이 할 수 있는 **감염 대책**(➡ p.382 참조)을 시행한 뒤, **환자의 반응을 확인**합니다. 가볍게 어깨를 두드리며 큰 소리로 불러서 '눈을 뜨는지', '어떻게든 반응이 있는지', '목적하는 행동을 하는지' 등의 반응을 확인합니다. 이런 반응이 없으면 '반응 없음'으로 판단합니다. 필요 이상으로 몸을 심하게 흔드는 행동은 피합니다. 특히 경추 불안정이 있으면 척수 손상을 악화시킬 가능성이 있어 주의합니다.

반응이 있을 때의 대응은, 어느 정도의 대답이 가능하면, 환자가 편안한 자세를 취하도록 도와줍니다. 반응은 있지만 대답이 어렵고 신음만 내는 정도면, **회복 자세**(➡ p.380 참조)로 바꾸어줍니다.

참고 안전(Safety) 확인은 3개의 'S'로!

BLS 시뮬레이션에서는 '주위 안전 양호!'만으로 끝내는 안전 확인이지만 여기에 대해 조금 말할 것이 있습니다. 구체적으로 3개의 S에 따라 확인합니다.

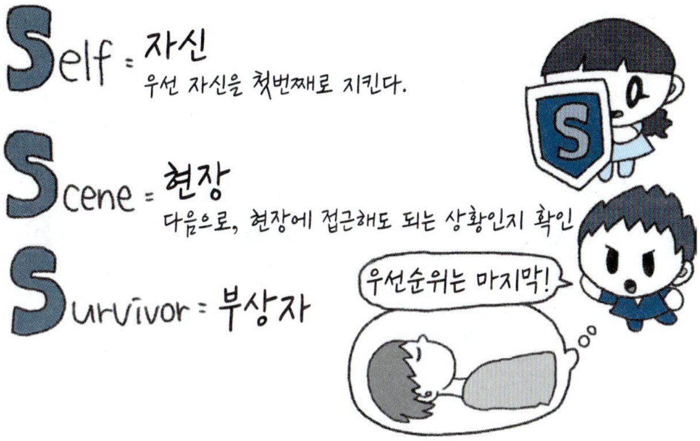
Self : 자신
우선 자신을 첫번째로 지킨다.
Scene : 현장
다음으로, 현장에 접근해도 되는 상황인지 확인
Survivor : 부상자
우선순위는 마지막!

(1) Self(자신)

눈앞에서 사람이 쓰러지면 즉시 달려가고 싶지만, 우선 자신의 몸을 첫째로 지켜야 합니다. 만약 자신도 부상을 입게 되면, 처치가 필요한 부상자는 한 명 더 늘어나며 구할 수 있는 생명도 구하지 못하게 됩니다.

(2) Scene(현장)

다음에, 현장에 접근해도 좋은 상태인지 판단합니다. 구조가 필요한 사람이 1명이면 접근하지만, 2명 이상인 현장에서는 일단 거리를 두어야 한다고 합니다. 그 이유는, 2명 이상이 쓰러져 있으면 유독가스가 가득 차서 중독된 가능성이나, 주위에 범인이 있는 살상 사건이 의심되기 때문입니다.

필자는 과거 구급차를 타고 현장에 출동하여 가슴을 칼에 찔린 쇼크 환자를 진료한 경험이 있습니다. 당시 우선 경찰과 소방대원에게 범인의 정보와 위치를 확인하고, 안전을 충분히 확보한 후 환자에게 접근했습니다. 갑작스러운 상황에서 당황하여 곧바로 가까이 가고 싶지만, 주위 상황을 신중히 관찰하고 정보를 수집하여 현장이 안전한지 항상 의심하는 습관을 갖는 것이 중요합니다.

(3) Survivor(부상자)

Self와 Scene의 안전을 확인하고 나서 쓰러진 환자를 구조합니다. 부상자는 안전의 우선 순위에서 어디까지나 마지막입니다.

❷ 협력 요청

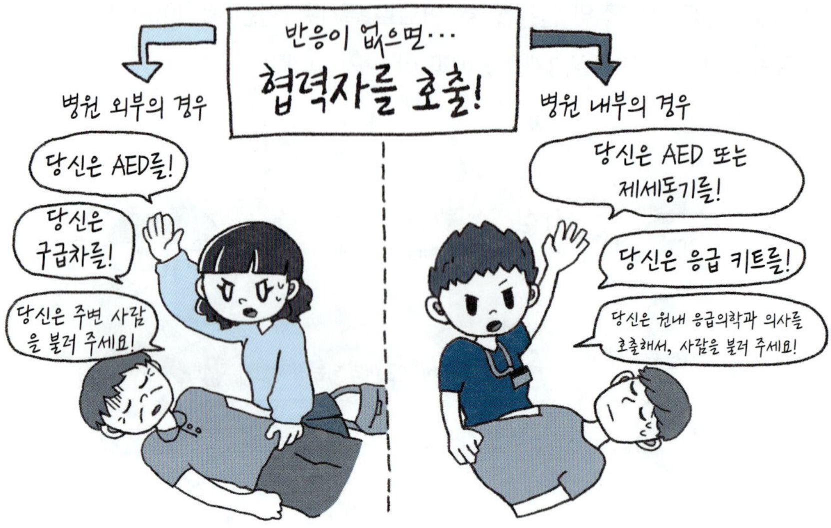
반응이 없으면…
협력자를 호출!
병원 외부의 경우
당신은 AED를!
당신은 구급차를!
당신은 주변 사람을 불러 주세요!
병원 내부의 경우
당신은 AED 또는 제세동기를!
당신은 응급 키트를!
당신은 원내 응급의학과 의사를 호출해서, 사람을 불러 주세요!

환자에게 반응이 없으면, 다음으로 해야 할 일은 **협력을 요청**하는 것입니다. 심폐소생에는 많은 사람의 도움이 필요합니다. 당황하여 바로 호흡이나 맥박 확인으로 넘어가는 경우가 많지만 **우선 지원 요청을 잊지 않습니다.**

괜찮으세요? 제 말 들리세요? (어깨를 두드리며)

반응이 없는 것 같네….

히카리 선생, 응급 호출을 하고 AED※2, 응급 카트를 준비해 줄래? 나는 계속 대응할게!

알았어! 바로 갔다 올게요!

좋아…, 이제 호흡과 맥박의 확인이다….

【용어 설명】

※2 AED(Automated External Defibrillator): 자동 체외제세동기

〈임상 경과〉

5초에 1회 빈도로 빠르게 호흡하고 있음

경동맥은 촉지되지 않음

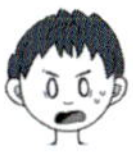

이건… 심정지 같은데?! 흉골압박을 시작해야겠어!

❸ 호흡 및 순환 확인

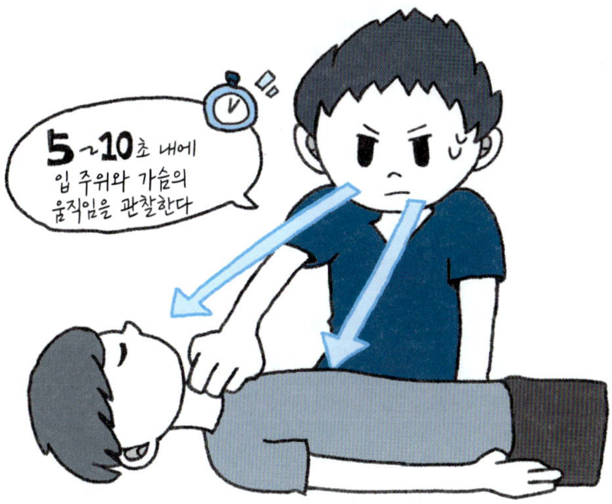
5~10초 내에
입 주위와 가슴의
움직임을 관찰한다

1) 호흡 확인

(1) 확인 방법과 주의 사항

협력을 요청한 후에 **호흡과 순환 확인**으로 넘어갑니다. 호흡 여부는 **5-10초 이내**에 입 주위와 흉곽의 움직임을 넓게 관찰하며 호흡이 있는지 판단합니다.

과거에는 호흡의 확인에 입 주위에서 공기의 흐름을 확인하는 자세한 평가를 권고했지만, 이런 확인에는 시간이 걸리기 때문에 2010년 JRC 가이드라인 이후에는 삭제되었습니다[1]. 겉보기에 호흡을 하는 것처럼 보이는 **임종기 호흡(사망전 호흡)에 주의**합니다.

임종기 호흡은 임종 상태에 나타나는 거의 완전히 소실된 호흡중추 기능에 의한 비정상적 호흡 패턴입니다. 전형적으로 분당 몇 회 이하의 느린호흡으로 나타나며, 흡기 시에 호흡 보조근의 협동 운동으로 머리가 뒤로 젖혀지는 움직임이 특징입니다. 효과적 환기 운동이 되지 않기 때문에 즉시 심폐소생(CPR)이 필요합니다.

(2) 확인 후: 호흡이 있으면

반응은 없지만 평소와 같은 호흡을 하고 있으면, 기도를 확보하며 지원을 기다립니다. BVM 등의 기구가 있으면 필요에 따라 보조 호흡을 시행합니다. 기본적으로는 머리를 뒤로 기울이고 턱을 들어올리는 방법으로 기도를 확보하지만, 구토물 등에 의해 질식 위험이 있거나 어쩔 수 없이 부상자의 곁을 떠나야 할 때는 아래 그림처럼 **회복 자세**를 취하게 합니다. 이 자세는 혀뿌리 침하를 방지하며, 입안 이물질 제거를 쉽게 할 수 있는 장점이 있습니다.

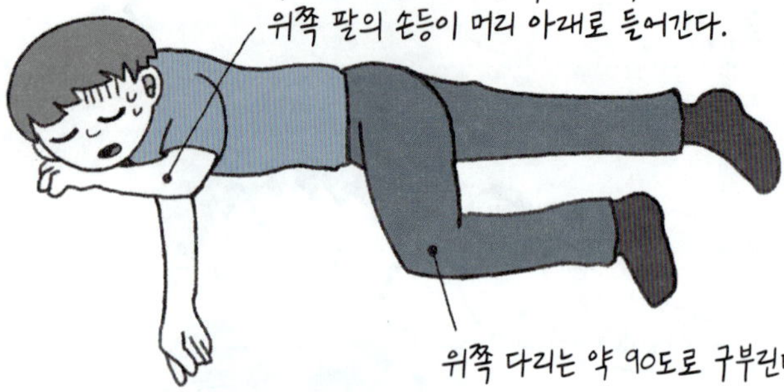

2) 순환 확인

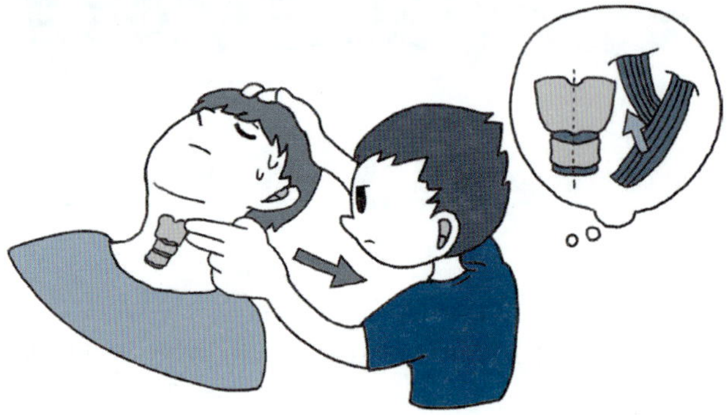

다음에 **경동맥에서 맥박 촉지를 확인**합니다.

전공의를 관찰해 보면 실제 동맥의 위치보다 바깥쪽을 촉지하는 경우가 많다는 인상입니다. 동맥의 위치는 여러분이 생각하는 것보다 안쪽에 위치하는 경우가 많습니다. 우선 손가락 끝으로 갑상연골의 정중앙을 촉지하고, 그 손을 자신 쪽으로 끌어당기듯이 움직이도록 권고합니다. 해부학적으로 갑상연골과 흉쇄유돌근 사이의 틈에서 맥박을 촉지한다는 이미지를 가지면 좋습니다.

3) 호흡과 맥박이 없거나, 판단하기 어려운 경우

임종기 호흡의 판단이나 경동맥 촉지는 익숙하지 않으면 어려울 수 있습니다. 정상 호흡이 아니거나 맥박이 촉지되지 않으면, 또는 판단이 어려우면 10초 이내에 망설이지 말고 흉골압박을 시행합니다. 거듭 말하지만, 얼마나 빠른 BLS 시행 가능이 생존율에 직결됩니다.

❹ 흉골압박과 인공호흡

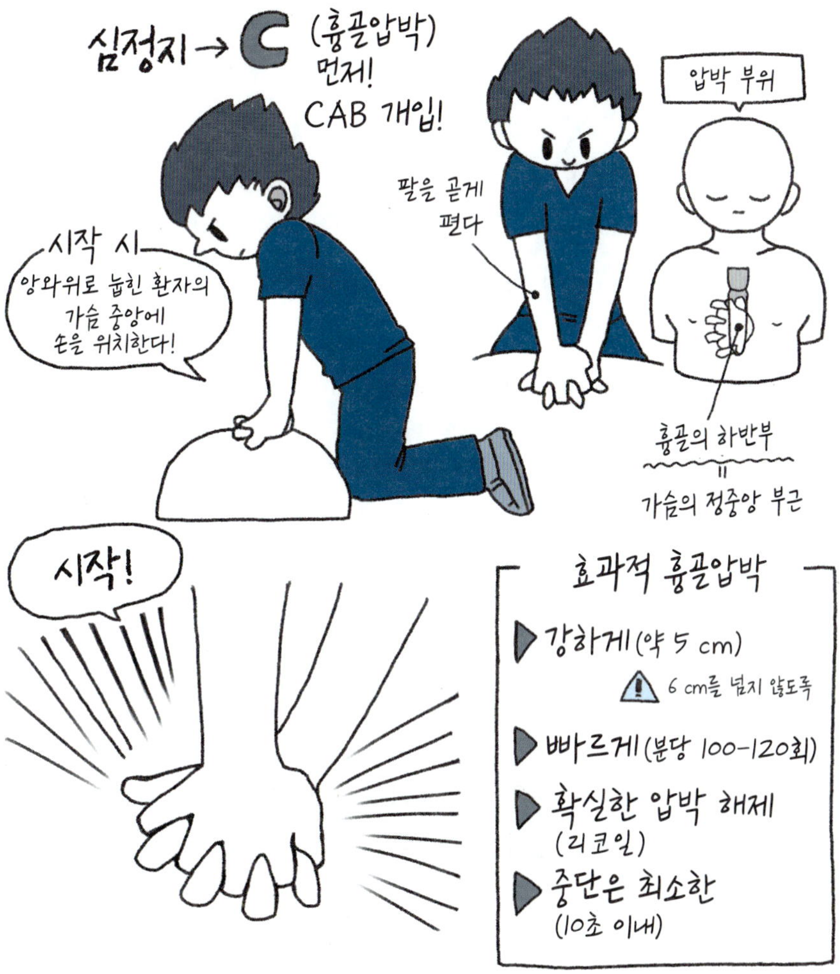
심정지 → C (흉골압박) 먼저!
CAB 개입!
시작 시
앙와위로 눕힌 환자의 가슴 중앙에 손을 위치한다!
팔을 곧게 편다
압박 부위
흉골의 하반부
=
가슴의 정중앙 부근
시작!
효과적 흉골압박
강하게(약 5 cm)
6 cm를 넘지 않도록
빠르게(분당 100-120회)
확실한 압박 해제 (리코일)
중단은 최소한 (10초 이내)

흉골압박은 BLS에서 가장 중요한 기술의 하나입니다. 지금까지 응급의료에서 ABCD 접근의 중요성을 설명했지만, 심폐소생에서는 A(기도 확보)나 B(보조 환기)보다 C(흉골압박)가 우선입니다. **심정지에서는 ABC 순서가 아니라 CAB 순서로 개입**할 필요가 있습니다.

흉골압박은 환자 옆에 위치하여 시작합니다. 압박 부위는 흉골의 하반부(=가슴 중앙 부근)를 이미지하며, 팔꿈치를 곧게 펴야 합니다. 양쪽 젖꼭지 사이를 잇는 선과 흉골이 만나는 점을 압박 부위로 하는 방법도 있지만, 이것은 환자에 따라 위치가 달라질 수 있어 권고하지 않습니다. 압박 부위가 어긋나면 갈비뼈 골절이나 내장의 손상을 일으킬 수 있을 뿐 아니라 흉골압박 자체가 불충분할 수 있어 주의합니다. 효과적 흉골압박 시행을 위해 침대 높이 조정, 발판 준비, 부드러운 침대에서는 등판 유치 등의 환경 조정이 중요합니다.

흉골압박의 핵심은 **'강하게, 빠르게, 끊임없이'**입니다. 구체적으로 **약 5 cm에서 6 cm를 넘지 않는 깊이로 1분에 100-120회의 리듬**으로, 기본적으로 **중단 시간을 최소한(10초 이내)**으로 시행합니다. 심장 압박 후에 확실하게 **압박 해제(리코일)**하여 심강 안에 혈류를 충분히 채우기가 중요합니다.

흉골압박과 함께 30:2의 비율로 흉골압박과 인공호흡을 반복합니다. 인공호흡은 수동적 기도 확보 후에 원칙적으로 포켓마스크나 BVM을 이용하여 환기를 시행합니다. 만약 이런 장비가 없으면 mouth to mouth의 인공호흡을 고려할 수 있지만, 감염 위험과 맞물려 있습니다. CPR에서 가장 중요한 것은 인공호흡보다 흉골압박이며, JRC 가이드라인은 인공호흡에 부담을 느끼면 무리할 필요는 없다고 명시되어 있습니다[1]. 공기 보내기는 약 1초를 목표로 하고, 실패하면 반복하지 않으며, 인공호흡을 위한 흉골압박 중단을 최소화합니다.

참고 표준 예방 대책과 인공호흡

심폐소생에서 표준 예방 대책과 인공호흡에 대한 추가 설명입니다. 크게 병원 밖과 병원 안의 2가지 상황으로 나누어 생각해 봅시다.

(1) 병원 밖의 경우

병원 밖의 심폐소생 시행에서는 아마도 감염 방지 장비가 없는 경우가 많을 것입니다. 구조자가 1명이거나 감염 방지 장비가 없어 마우스 투 마우스 인공호흡이 어려우면 흉골압박만 시행합니다.

일반 시민 대상의 데이터에서 흉골압박과 인공호흡 시행보다 흉골압박만 시행에서 더 높은 생존율이 알려졌습니다[2]. 익숙하지 않은 인공호흡을 시도하며 흉골압박 중단 시간이 길어지는 것이 원인이라고 생각합니다. 물론, 의료인이 적절하게 인공호흡을 시행하면 심폐소생에 효과적인 것은 분명하지만, BLS에서는 무엇보다 질 높은 흉골압박의 끊임없는 시행이 중요합니다.

(2) 병원 안의 경우

병원 안에서 심폐소생의 시행에서는 평소 진료에 사용하는 장갑, 가운 등 표준 예방 대책을 빠짐없이 시행해야 합니다. 또한, 에어로졸 등 공기를 통한 감염 가능성이 있으면 N95 마스크와 고글을 착용하고 심폐소생을 시행합니다.

앞에서 설명한 숫자의 기억은 중요하지만, 실제로 얼마나 깊이, 어떤 템포로 시행해야 하는지는 시뮬레이션과 현장에서 반복된 경험으로 몸에 익히는 것이 중요합니다. 직접 해보면 알겠지만, 흉골압박의 계속은 꽤 힘이 듭니다. 여러 사람이 CPR을 시행하고 있으면, 적어도 5사이클 또는 약 2분마다 역할 교대가 좋습니다.

Point! 흉골압박에서 의복의 처리

거듭 강조하지만 BLS에서 중요한 것은 심정지를 조기에 판단하여 신속한 흉골압박 시작입니다. 따라서 2020년 JRC 가이드라인은 옷을 벗기기 어려우면 옷 위에서 흉골압박도 좋다고 했습니다. 옷을 벗기기 위한 시간 소실이 있을 것 같으면 그대로 흉골압박을 합니다.

〈임상 경과〉

심정지로 판단하여, 30:2의 비율로 흉골압박과 인공호흡을 계속

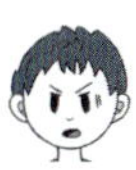
1, 2, 3, 4….

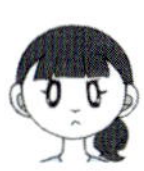
AED와 가까이 있는 BVM도 가져왔어!
응급 호출도 했으니까 응급실 스태프가 올 거라고 생각해!

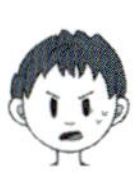
고마워!

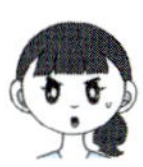
힘들지 않아? 내가 흉골압박을 교대할게. 하야테 선생은 AED로 제세동 준비를 부탁해!

❺ AED

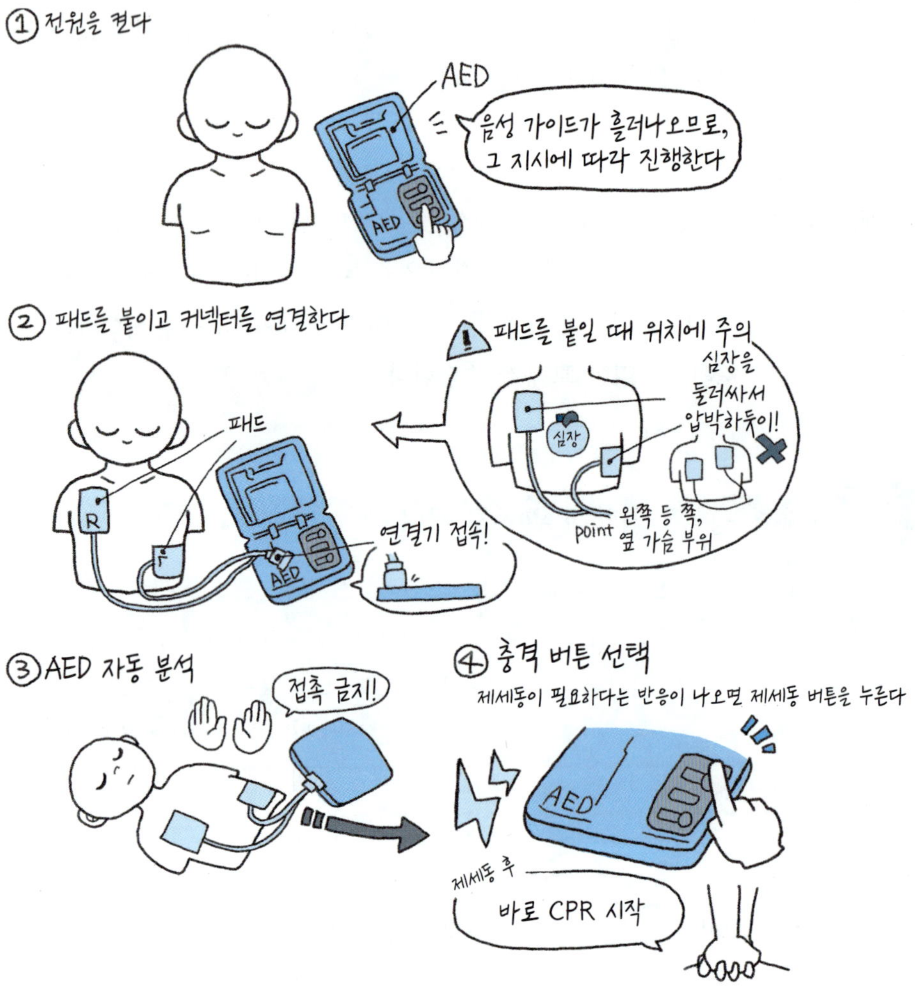
① 전원을 켠다
AED
음성 가이드가 흘러나오므로,
그 지시에 따라 진행한다
AED
② 패드를 붙이고 커넥터를 연결한다
패드
R
L
AED
연결기 접속!
패드를 붙일 때 위치에 주의
심장을
둘러싸서
압박하듯이!
심장
point 왼쪽 등 쪽,
옆 가슴 부위
③ AED 자동 분석
접촉 금지!
④ 충격 버튼 선택
제세동이 필요하다는 반응이 나오면 제세동 버튼을 누른다
AED
제세동 후
바로 CPR 시작

AED는 구명에 필요한 전기적 제세동을 자동으로 시행할 수 있는 기기입니다. 누구나 사용할 수 있도록 음성 가이드에 따라 사용하게 되어 있습니다. 눈앞의 환자에게 제세동이 필요한지를 자동으로 분석합니다.

AED 사용 방법의 요점과 순서를 그림으로 정리했습니다. 전원을 켜면 음성 가이드가 시작되므로, 기본적으로 그 지시에 따라 진행합니다.

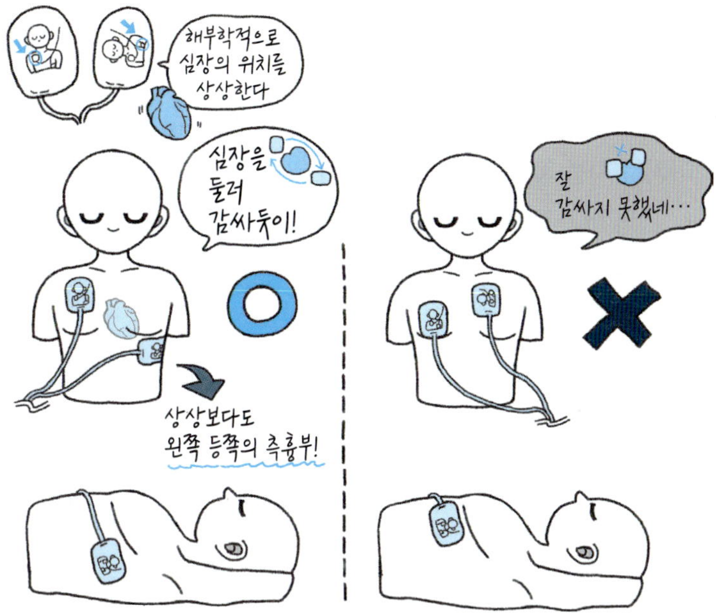

패드 부착은 심장의 위치를 해부학적으로 이미지하여 심장을 양쪽에서 감싸듯이 붙입니다. 중요한 사항은 왼쪽 등의 측흉부에 부착하는 것입니다. 커넥터를 연결한 후, 심전도 자동 분석 결과에 따라 제세동을 시행합니다. 제세동 직전에 **"나 OK, 너 OK, 주위 사람 OK, 제세동합니다."**라고 선언하여 자신을 포함하여 주위 사람이 환자의 몸에 닿지 않았는지 반드시 확인합니다. **제세동 시행 후에 효과 확인을 기다리지 않고 신속하게 흉골압박을 재개합니다.** 제세동 후에도 2분 간격으로 기계가 심전도 분석을 자동으로 시행하므로, 그때마다 제세동 적응이 있는지 판단하여 주위 사람과 협력하여 쉬지 않는 CPR 계속을 의식합니다.

참고 이런 상황에서는 어떻게 할까? 특수한 상황에서 AED 사용

만약 가슴에 털이 많거나 젖어 있는 등 일반적 상황과 다른 경우에 어떻게 대응해야 할지를 다음과 같이 정리했습니다.

(1) 가슴에 털이 많을 때

가슴에 털이 많아 패드와 피부 사이에 틈이 있으면 효과적 제세동이 되지 않을 가능성이 있습니다. **예비 패드가 있으면 패드를 붙였다가 강하게 떼어내서 털을 제거합니다.** 그 후 새 패드를 다시 부착합니다.

(2) 가슴에 물에 젖어 있을 때

가슴이 젖어 있으면, 전기가 물을 따라 흘러가서 심장이 효과적으로 제세동될 수 없으므로 **수건으로 물기를 제거합니다**. 배나 팔까지 닦을 필요는 없습니다.

(3) 페이스메이커나 자동 제세동기가 유치되어 있는 환자

체외에서 페이스메이커나 자동 제세동기가 체내에 유치된 것이 관찰될 경우, 가능하면 해당 기기 바로 위에 패드 부착은 피해야 합니다.

(4) 약제 패치가 부착되어 있으면

약제 패치를 떼고 그 부위를 닦은 후 패드를 부착합니다. 약제 패치 위에 패드를 붙이면 전류가 제대로 전달되지 않을 수 있으며, 때로 화상을 일으킬 수도 있습니다.

〈임상 경과〉

패드 부착 후, AED의 자동 분석에서 충격(쇼크) 적응으로 판단

AED 제세동이 필요합니다! 몸에서 떨어져 주세요! 충전 중입니다….

히카리 선생, 떨어지세요!
나 OK, 너 OK, 주변 OK! 제세동 실시합니다!

쿵! …

흉골압박을 다시 시작합니다!

미즈호 선생님, 카트와 응급키트를 가져왔어요!

아츠시 심정지 환자군! CPR을 계속하며 바로 응급실로 이송하지!

알겠습니다!

To be continued

요약

- ☑ BLS는 병원 안팎과 관계없이 반드시 익혀야 할 응급처치다!
- ☑ CPR의 목적은 뇌와 심장에 산소를 공급하는 것이다!
- ☑ 심정지 판단은 신속하게! 망설여지면 CPR!
- ☑ 흉골압박은 강하게, 빠르게, 끊임없이와 가슴의 되돌아옴(리코일)을 의식하며!
- ☑ AED 패드는 심장을 감싸듯 부착하고, 음성 가이드에 따라 안전하게 제세동을!

【문헌】

1) 일본소생협의회, 감수. JRC 소생가이드라인 의학서원. 2021; p.51.
2) SOS-KANTO. Lancet. 2007; 369: 920-6. AHA guidelines 2005. Circulation. 2005; 112: 620-3. Nagao K. Current Opinion in Critical Care. 2009; 15.
3) 2020 American Heart Association Guidelines for Cardiopulmonary Resuscitation and Emergency Cardiovascular Care. 2020.

2 ALS

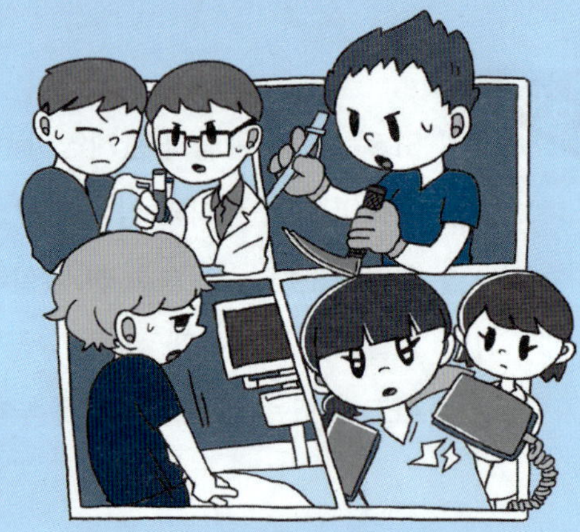

아츠시: 심정지 환자군! 지금 상황이 어떻지?

하야테: 갑자기 쓰러진 중년 남성입니다! 마침 히카리 선생과 제가 목격했습니다. 심정지로 판단하여 CPR을 시작했고, AED로 2번 제세동을 시행했지만, 아직 심박이 재개되지 않았습니다!

갑자기 발병에 제세동 적응 심정지군…. 알겠어! 응급실로 이송하여 치료를 계속하지! CPR을 계속하며 이동해!

히카리: 알겠습니다!

1 ALS (advanced life support)

지금까지의 BLS만으로 소생되지 않아 약제나 기구를 사용하여 계속 시행하는 2차 응급처치를 ALS라고 부릅니다. 문헌에 따라서는 ACLS※1라고도 부릅니다. 기본적으로 의료 장비가 갖추어진 병원 안에서 시행하는 심폐소생은 ALS입니다. 의료종사자가 반드시 숙지해야 할 내용이므로 확실히 이해해야 합니다.

【용어 설명】

※1 ACLS: Advanced Cardiovascular Life Support

2 ALS의 흐름

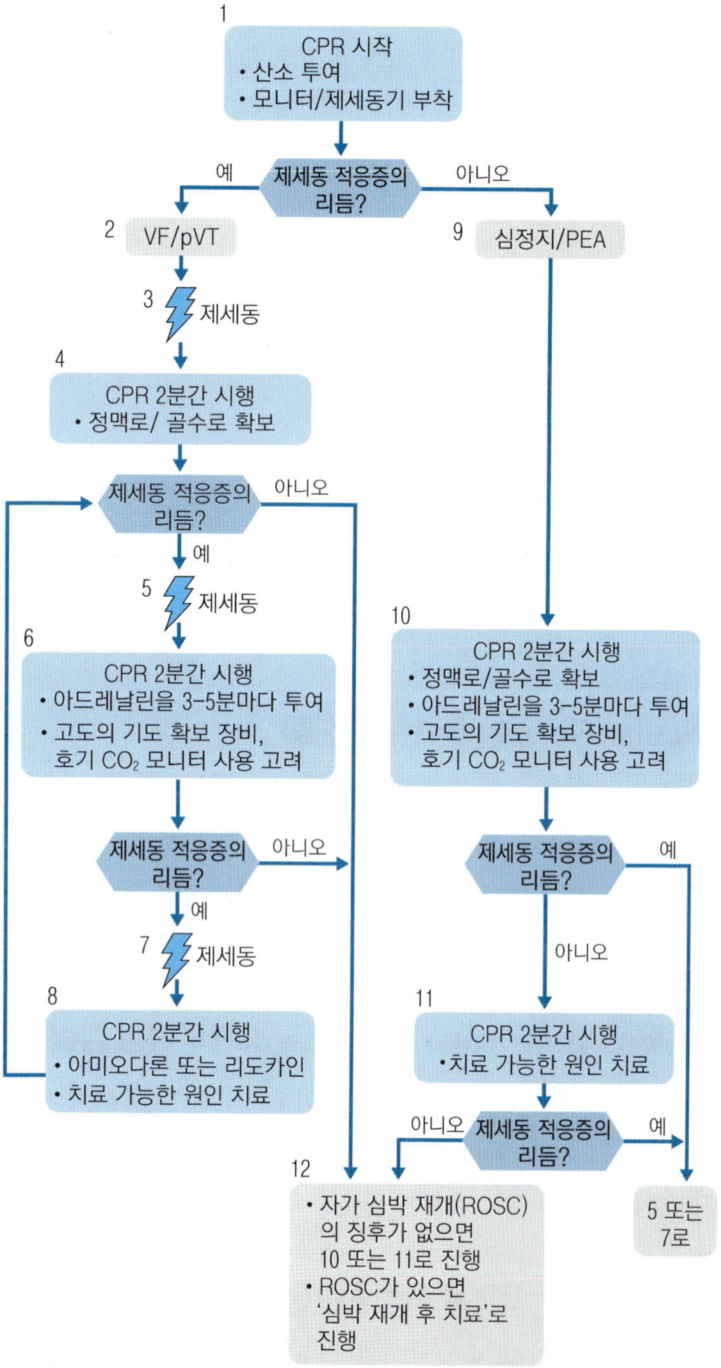

(2020 American Heart Association Guidelines for Cardiopulmonary Resuscitation and Emergency Cardiovascular Care. 2020을 참고하여 작성[1])

ALS 알고리즘은 위와 같이 되어 있습니다. BLS와 가장 큰 차이점은 **심전도 파형을 진단하여 제세동 여부와 약제 투여의 결정**입니다. BLS에서 AED가 자동으로 분석했던 심전도를, ALS에서는 자신이 진단하여 제세동 적응을 결정합니다. 이와 더불어, 진단 후 제세동기의 사용 방법, 약제 선택과 투여량 결정, 보다 고도의 기도 확보 지식과 기술이 요구됩니다.

❶ OMI 시행

CPR을 지속하며 ALS 진행을 준비합니다. 지금까지 중환자 진료에서 우선 실시해야 할 3개 항목이 여러 번 등장했지요? 그것은 바로 OMI입니다(➡ p.18 참조). BVM을 산소공급 라인에 연결하여 고농도 산소에서 기도 확보 및 호흡 보조를 시행하면서, 모니터 부착과 말초 정맥로 확보를 신속히 시행합니다.

❷ 파형 진단

심전도 파형 진단으로 넘어가기 전에, 우선 심정지를 일으키는 4가지 심전도 파형을 확인합니다.

1) VF: Ventricular Fibrillation (심실세동)

VF는 심장이 규칙적 수축을 하지 못하여 유효한 심박출이 없는 상태입니다. 심전도 파형은 넓은 QRS가 불규칙적으로 나타나며, 진동과 같은 파형을 보입니다. 심전도 패드의 접촉 불량이나 인공물(artifact)에 의해 VF로 잘못 판단할 가능성이 있어 리드가 제대로 연결되어 있는지 확인합니다.

2) pVT: pulseless Ventricular Tachycardia (무맥성 심실빈맥)

pVT는 VT(심실빈맥) 중에서 유효한 심수축이 이루어지지 않아 맥박이 없는 상태입니다. 심전도 파형에서 넓은 QRS가 거의 규칙적으로 분당 약 140–250회 나타납니다. 맥박 유무의 판단에 **심전도와 함께 중추의 맥박 촉지가 필수**입니다.

3) PEA: Pulseless Electrical Activity (무맥성 전기 활동)

PEA는 심전도에 어떤 형태의 파형은 보이지만, 심박출이 없고 맥박이 촉지되지 않는 상태입니다. 다음 페이지의 그림은 PEA의 한 예이며, 파형이 다양하게 나타날 수 있으므로, 심전도와 함께 **중추의 맥박 촉지가 진단에 필수**입니다.

4) Asystole (Asys): 심정지

Asys는 심장의 전기 활동이 없는 심장이 정지된 상태입니다. 심전도 파형이 거의 평탄한 상태로 나타납니다. **심전도 모니터가 떨어지면 다른 파형이 있어도 심정지로 오진할 수 있어** 주의합니다.

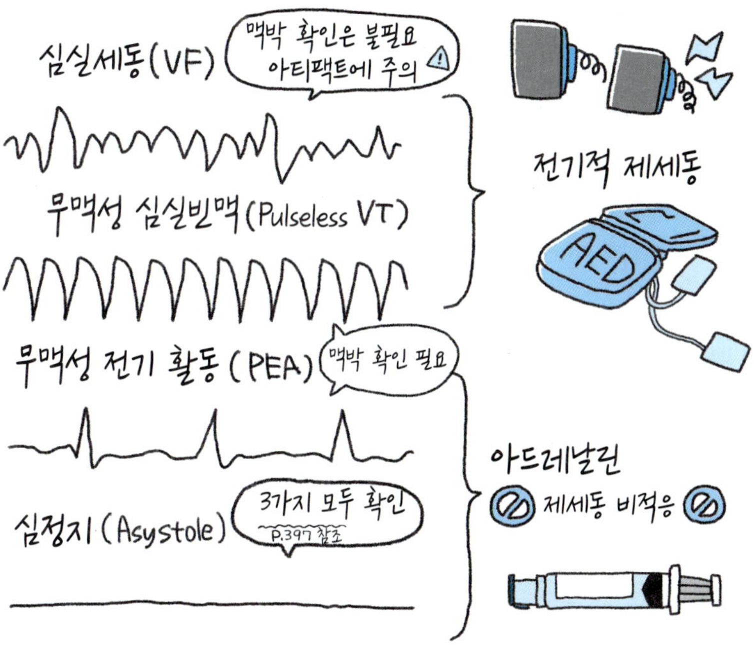

심전도 파형을 진단하는 가장 중요한 목적은 **제세동으로 구명할 수 있는가의 판단**입니다. 특히 **VF와 pulseless VT는 제세동 적응에 해당**하며 신속하게 제세동을 시행합니다.

그리고 파형 진단에서 **심전도 파형의 확인(리듬 체크)**뿐 아니라, 반드시 경동맥을 비롯한 **중추의 맥박 촉지도 동시에 확인(맥박 체크)**해야 합니다. 왜냐하면, pulseless VT와 PEA에서는 중추의 맥박 촉지 유무가 진단 기준이 되며, 심전도만으로 진단할 수 없기 때문입니다. 리듬 확인과 함께 반드시 펄스 체크하는 습관이 필요합니다.

Point! 심정지 판단이 지연되기 쉬운 3가지 요인

(1) 임종기 호흡을 이상 없음으로 판단

이것은 BLS 항목에서 설명한 **임종기 호흡**(➡ p.379)을 정상 호흡으로 잘못 판단한 경우입니다. 이때 경동맥 촉지를 함께 시행하면 심정지를 인지할 수 있습니다. 반드시 호흡과 맥박을 함께 확인합니다. 만약 정상 호흡인지 판단하기 어려우면 망설이지 말고 흉골압박을 시작합니다.

(2) 맥박이 촉지되는지 고민하다가 흉골압박 지연

일반인은 물론, 의료인도 경동맥 맥박 촉지 여부의 판단에 어려움이 있습니다. 필자도 맥박이 촉지된다는 느낌이 제 맥박이었던 적이 있어 판단을 잘못한 경험이 있습니다. **잘 모를 때는 흉골압박을 주저하지 마세요.**

(3) PEA를 놓친다

병원 안에서 발생한 심정지를 놓치는 이유로 많은 것은 PEA입니다. 거듭 강조하지만, PEA는 맥박을 촉지하지 않으면 진단할 수 없습니다. 모니터의 심전도에 파형이 나타나도 환자의 **반응이 없으면 반드시 맥박을 촉지**하는 습관을 갖습니다.

〈임상 경과〉

CPR을 계속하며 응급실로 이송

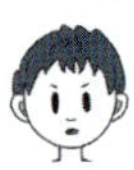
잘 부탁드립니다!

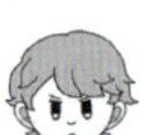
노조미
두 분 정말 고생 많았어요…. 제가 흉골압박을 교대할게요!

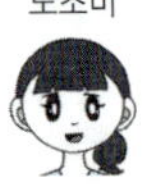
노조미 선생님, 감사합니다!

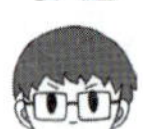
초바사
우선 모니터를 부착하고 바로 리듬을 체크를 해야 하겠군요.

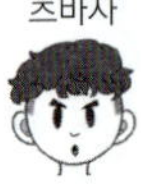
그렇지! 파형 진단에 따라 치료 흐름이 크게 달라지니까.

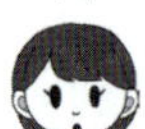
사쿠라
모니터 부착했어요!

리듬은…. (맥박을 촉지하며)

어떤 파형은 있지만, 맥박이 촉지되지 않고 박출도 이루어지지 않는다

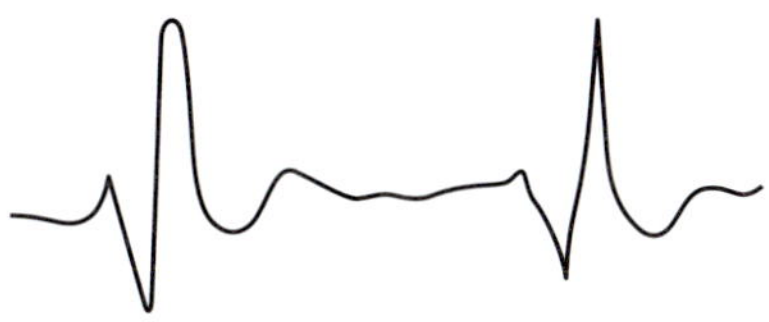

무맥성 전기 활동(PEA)

맥박이 촉지되지 않으니… PEA입니다! 흉골압박을 재개하세요!

쇼크 비적응 흐름에 따라 치료를 진행합니다. 모두 역할을 나누어 진료를 이어가요! 미즈호는 바로 루트 확보, 나는 약제 준비를 하며 전체 관리를 맡을게. 사쿠라 선생은 기록과 2분 타이머를 부탁해요!

노조미 선생은 흉골압박을 계속하고, 히카리 선생은 제세동 준비, 하야테 선생은 기도 관리, 츠바사 선생은 서혜부에서 채혈하고 심정지 원인 검색을 진행해 주세요.

전　원　알겠습니다!

❸ 말초정맥로 확보

CPR을 지속하며 신속하게 약제 투여를 진행하기 위해서는 투여 경로가 될 정맥로 확보가 필요합니다. 중환자 진료에서처럼 환자를 구하기 위해서는 역시 말초정맥로가 중요합니다. 말초정맥로 확보 후의 수액제는 쇼크 진료에서와 동일하게 혈관내 용적을 쉽게 증가시키는 등장 결정액을 연결하여 최대 유속으로 투여합니다.

Point! 말초정맥로 확보가 어려운 경우에… 골수로 확보

심정지 환자는 유효 순환혈액량이 감소된 경우가 많아, 말초정맥로 확보가 어려운 상황이 자주 있습니다. 말초정맥로 확보가 어려워 시간이 지체되는 경우에 **골수바늘**을 사용하여 골수로를 확보합니다. CVC 유치와 비교하여 유치까지 시간이 빠르고 처음 시도의 성공률도 높다고 알려져 있습니다[2]. **중증 외상 환자나 중증 소아 환자**에서도 골수로 확보는 유용한 방법입니다.

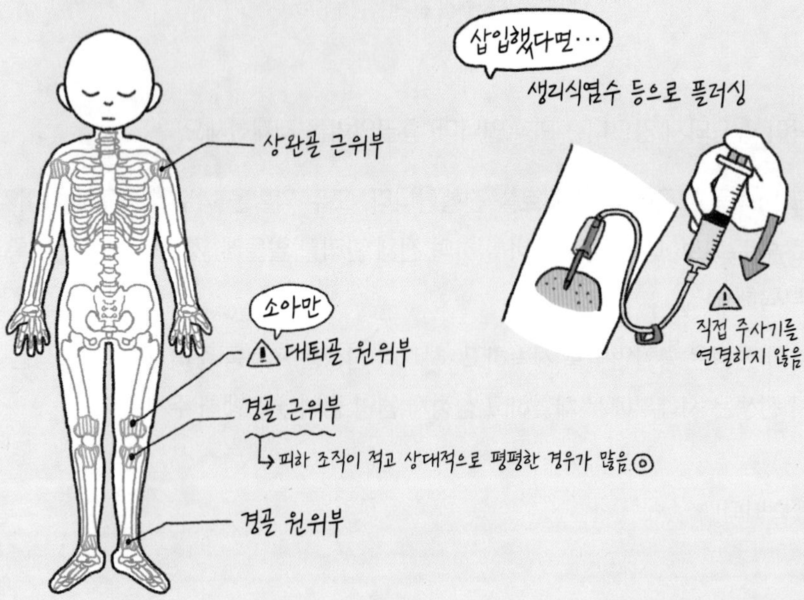

골수바늘은 손으로 유치하는 방식과 드릴을 사용하는 방식이 있으며, 각 병원에서 사용하는 장비를 확인해 두어야 합니다. 다음은 꼭 알아야 할 요점 3가지입니다.

(1) 바늘 크기 결정

골수바늘에는 신생아용에서부터 성인용까지 다양한 크기가 있습니다. 적절한 길이를 선택하지 못하면, 너무 길어 뼈를 관통하거나, 너무 짧아 뼈에 도달하지 못할 가능성이 있습니다. 추정 체중이나 연령에 따라 최적의 크기를 선택합니다.

(2) 유치 위치

골수바늘 유치 위치에는 몇 개의 장소가 있지만, 정통적 위치는 경골 근위부입니다. 피하조직이 적고 비교적 평평한 경우가 많아 근위 경골 내측에서 접근합니다. 그러나 골반 골절이 의심되면 상완 근위부에 유치합니다.

(3) 생리식염수로 플러싱

유치 후에 반드시 생리식염수로 플러싱합니다. 저항이 있으면 골수바늘이 적절히 유치되지 않았을 가능성이 높아 위치 조정이나 재유치가 필요합니다.

❹ 약제 투여

투여 속도를 결정하는 정맥로 확보를 신속하게 시행하며 약제 투여 준비도 함께 진행합니다. 심정지 치료제에는 아드레날린과 아미오다론의 2종류가 있으며, 용량과 투여 시점을 정확히 알아야 합니다.

아드레날린	아미오다론
1 mg/1 mL/A	150 mg/3 mL/A
원액으로 사용	1A를 5% 포도당 10 mL에 용해하여 사용
투여량 1 mg (0.01 mg/kg)	초기 투여량 300 mg (5 mg/kg) 추가 투여량 150 mg (2.5 mg/kg)
VF/pVT 2번째 제세동 후 투여	VF/pVT 3번째 제세동 후 투여
Asys/PEA 즉시 투여	Asys/PEA 사용하지 않음
4분마다 반복 투여	4분 후 1회만 추가 투여

1) 아드레날린

아드레날린은 카테콜아민 중에서 α 작용과 β 작용을 모두 가진 강력한 제제입니다. 아드레날린 투여 자체에 의해 소생 후 신경학적 예후를 개선한다는 근거는 부족하지만, 심박 재개 가능성을 높이는 것으로 알려졌습니다. **투여량은 1 mg**이며, 대부분의 병원에서 1 mg의 사전 충전주사기(pre-filled syringe)를 사용합니다. Asys 또는 PEA에는 주사기 하나의 전량을 정맥으로 투여합니다. 또한, 제세동 적응이 있는 VF와 pVT에는 우선 제세동을 하고 리듬 체크에서 지속되고 있으면 제세동 후에 투여합니다. 투여 간격은 가이드라인에 따르면 3-5분 간격으로 되어 있습니다. 실제 임상에서는 2분마다의 리듬 체크에 따라 투여를 판단하므로 **최초 투여 후 4분 간격으로 반복 투여**한다고 알고 있어야 합니다.

2) 아미오다론

아미오다론은 항부정맥제의 하나입니다. 제세동 적응이 있는 VF나 pVT에서 두 번째 리듬 체크 후에 투여합니다. 아드레날린과는 달리 **초기 투여량은 300 mg, 그 후는 150 mg으로 투여량이 달라지므로** 주의합니다. 투여 간격은 초기 투여 후 4분 후이며, 기본적으로 추가 투여는 1회만 시행합니다. 생리식염수로 희석하면 침전되므로 5% 포도당액으로 투여 전후에 플러싱합니다.

미즈호: 오른쪽 팔에 말초정맥로 확보 완료했습니다! 링거용액을 최대 유속으로 투여 시작합니다.

고마워. 이제 아드레날린 1 mg 투여!

알겠습니다, 아드레날린 1 mg 투여합니다. 정맥주사 주위에 누출이나 부종 없습니다!

미즈호, 고마워! 노조미 선생, 하야테 선생, CPR에 문제는 없어?

BVM으로 환기는 잘 되고 있습니다! 흉골압박도 질적으로 문제없습니다.

네, 환기에 의한 흉부 상승도 확인됩니다!

CPR의 질을 평가하며 진행하여 좋군요. 하야테 선생은 기관 삽관 준비도 병행해 줘. 나도 도울게!

채혈 완료했어요. 혈액가스 분석 결과를 기다리고 있어요.

제세동 모니터 패드 부착 완료했어요!

고마워! 각자 맡은 역할을 잘 시행하고 있네.

…2분 지났습니다, 리듬 체크합니다!

리듬은…. (맥박을 촉지하며)

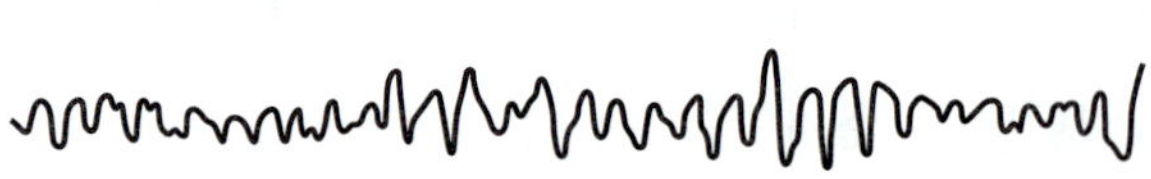

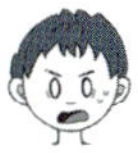

VF입니다! 제세동합니다!

❺ 제세동

제세동 적응으로 판단하는 파형으로 진단하면 신속히 **제세동**을 시행합니다. 제세동은 소생 과정에 효과적 치료 개입이지만, **안전하게 시행하도록 주의하지 않으면 유해반응을 일으킬 우려가 있습니다.**

예를 들어 부적절한 방법으로 제세동을 시행하면 환자가 화상을 입거나 주위 의료인 또는 자신이 감전되어 심정지를 일으킬 위험이 있습니다. 따라서 제세동의 안전하고 확실한 시행이 가장 중요한 목표가 되어야 합니다. 이런 목표 달성 이외에 흉골압박 중단 시간의 최소화에도 노력해야 합니다. BLS에 사용하는 AED로도 제세동 시행이 가능하지만, ALS에서는 **모니터가 부착된 제세동기** 사용법을 배워야 합니다.

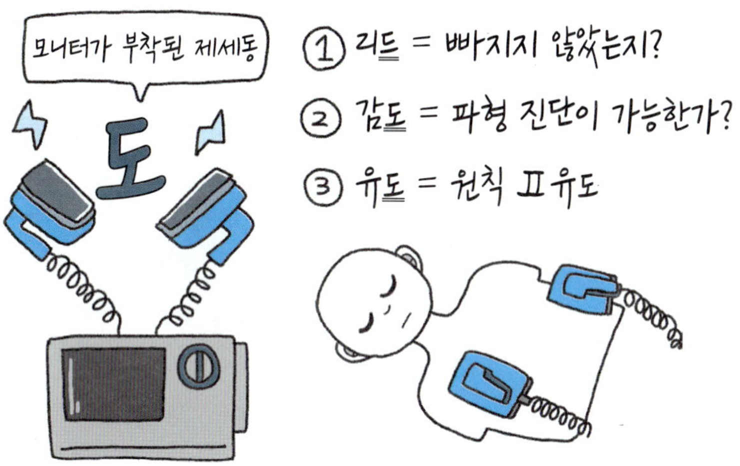

모니터 부착 제세동기를 사용에서는 **리드 · 감도 · 유도**의 **3가지**를 확인합니다. 심전도 모니터에 사용하는 **리드가 체표면에서 떨어지지 않았는지, 파형이 정확히 표시되도록 감도가 설정**되어 있는지, **유도 파형 진단이 가능하도록 II유도로 되어 있는지** 확인합니다.

예를 들어 리드가 떨어졌거나 감도가 낮게 설정된 경우에는 실제로는 제세동 적응 파형이지만 모니터에 평탄하게 보여 심정지로 오진할 수 있습니다.

펄스 체크와 함께 모니터의 파형을 확인하여 제세동 적응으로 판단되면 제세동을 시행합니다. 제세동에 의해 산소에 불이 붙을 가능성도 있어 BVM이나 인공호흡기 튜브가 패들 주변에 닿지 않도록 주의합니다. 제세동은 패드나 패들을 사용하여 시행합니다.

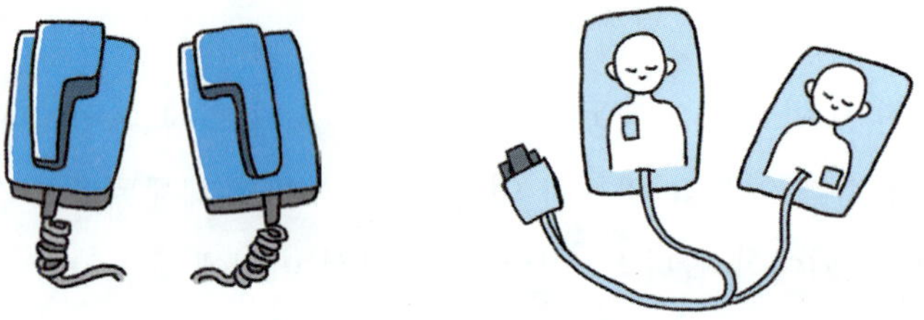

패들	패드
장점 • 제세동까지 시간이 짧음 (제세동의 연결부 변경 필요 없음) • 비용이 적게 듦	장점 • 주변의 감전 위험이 적음 • 반복적인 제세동 필요시 사용 용이 • 구급대원이 부착한 AED용 코드가 기기 호환 시 바로 사용 가능
단점 • 주변의 감전 위험 있음 • 전용 젤 또는 제세동용 패드 필요 ※ 심전도용 크림이나 초음파 젤은 저항을 증가시키므로 사용하지 않음	단점 • 제세동까지 시간이 소요됨 (패드 포장에서 꺼내 부착/연결 변경 필요) • 패드는 일회용이므로 비용 발생

1) 패들

제세동기의 연결부는 패들 구성이 많으며, 제세동까지의 시간이 짧은 장점이 있습니다. 하지만, 주위에 감전 위험이 있어 주의가 필요합니다. 패들로 제세동할 때 우선 패들을 제세동기에서 분리한 후 흉벽에 밀착시킵니다. 충전은 반드시 패들을 밀착한 상태에서 시행합니다. 만약 공중에서 충전하면 공기 방전이 일어나서 매우 위험합니다.

2) 패드

패드는 패들과 비교하여 안전하게 사용할 수 있으며 제세동을 여러 번 시행해야 할 필요가 있을 때 쇼크 버튼만 누르면 되므로 조작이 간편한 장점이 있습니다. 그러나 패드는 일회용이므로 사용 후 폐기해야 하며, 포장을 뜯어 제세동기에 연결하는 과정이 필요하여 약간의 시간이 소요되는 단점이 있습니다.

사용 시에는 AED의 패드와 마찬가지로 심장을 감싸듯 부착합니다.

Point! 결국 패들과 패드, 어떤 것을 사용해야 할까?

실제로 이 둘을 어떻게 구분하여 사용하면 좋을까요?

결론부터 말하자면, 실제 임상에서 **안전성이나 반복적 제세동이 필요한 상황을 고려하여 패드 사용이 많습니다.** 한편 패들이 적합한 상황은, 예를 들어 응급실에서 모니터를 부착한 환자에서 갑자기 VF 발생 경우입니다. **제세동기에 미리 연결되어 있는 패들의 사용은 시간 지체가 적기 때문에**, 우선 패들로 제세동을 시행하고, 다음 리듬 체크 전에 패드를 부착하면 좋습니다.

또한 제세동기 사용에서는 AED와 달리 제세동 시의 에너지양을 결정해야 합니다. 제세동기의 출력 방식에는 제조사에 따라 단상성(일상성)과 이상성이 있습니다. 단상성은 전류가 한 방향으로만 흐르며, 이상성은 전류가 양방향으로 오가는 방식입니다. 단상성은 전류가 한 방향으로만 흐르기 때문에 더 강한 에너지가 필요하다고 알고 있어야 합니다.

단상성은 360 J, 이상성은 처음에 150 J, 그 후에는 200 J로 설정합니다. 이 2가지 출력 방식은 최대 출력이 360 J인지 여부로 구분할 수 있습니다. 360 J까지 출력이 가능하면 단상성, 360 J이 없으면 이상성으로 판단합니다.

그리고 제세동 직전에는 AED 사용에서처럼 **"나 OK, 너 OK."**를 확인하고 모니터 파형을 재확인하여 **"최종 파형은 ○○입니다. 제세동합니다."**라고 선언합니다. **제세동 후 심박 재개 여부를 확인하지 않고, 바로 흉골압박을 재개**합니다.

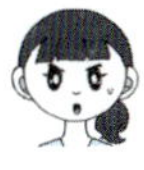
이상성이므로 출력 150 J로 설정했어요. 모두 환자에서 떨어져 주세요! 나 OK, 너 OK, 주위 OK, 최종 파형은 VF입니다. 제세동을 합니다! …제세동 완료했습니다!

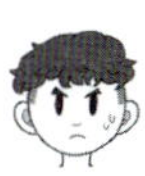
즉시 흉골압박을 재개해! AED를 포함하여 이번이 3회째 제세동이니까 이건 난치성 VF로 보이네. 아미오다론 300 mg도 투여하지!

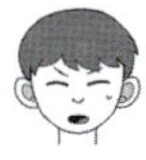
알겠습니다, 아미오다론 300 mg 정맥주사합니다…. 정맥주사 완료했습니다!

고마워! 그리고 하야테 선생의 후두 열림은… 좋아 보이네! 기관 튜브 줄까?

감사합니다…. 삽관 완료했습니다! 환기 시작합니다! …$EtCO_2$ 모니터에 파형이 나타났고, 20 mmHg입니다. 5부위 청진에도 문제가 없는 것 같습니다.

좋아. 이제부터는 환기와 흉골압박을 비동기가 되니 주의해! 노조미 선생, 흉골압박이 힘들지 않아?

조금 힘들고 있습니다…. 츠바사 선생님, 교대해 줄래?

알겠습니다!

고마워! 심정지 원인도 함께 찾아볼까. 노조미 선생, 초음파로 평가를 해봐.

알겠습니다!

❻ 기도 관리

ALS에서 기도 관리에는 고도의 기도 확보를 고려합니다. 우선 수동적 기도 확보와 BVM 환기를 시행하며, 흉골압박과 30:2의 비율로 인공호흡의 시행은 BLS와 같습니다. 인력이 어느 정도 확보되었을 때, 특히 기도나 호흡 문제로 저산소증이 되어 심정지에 이른 것으로 생각되는 환자이면, 장치를 사용하여 확실한 기도 확보와 인공호흡을 준비로 진행합니다.

신속한 방법은 후두마스크 등 성문 위 기도 장치(➡ p.103)의 유치입니다. 이 장치를 올바르게 유치하면 수동적 기도 확보보다 확실한 환기를 시행할 수 있습니다. 수기에 익숙해지면 보다 확실한 기도 확보 방법으로 기관 삽관을 고려합니다(➡ p.78). 참고로, 심정지 환자에서는 진정이나 진통, 근이완 목적의 전처치 약제는 필요하지 않습니다.

이때 가장 중요한 점은 **기관 삽관을 위해 일시적으로 흉골압박을 중단하는 시간의 최소화**입니다. 반복해서 말하지만, 심폐소생에서 가장 중요한 것은 끊임없는 흉골압박입니다. 기관 삽관을 우선시하여 긴 시간 흉골압박을 중단하면 안 되며, 중단하더라도 **5-10초 정도**를 넘지 말아야 합니다. 기관 삽관의 확인은 $EtCO_2$ 모니터와 5점 청진법으로 시행합니다(➡ p.89).

삽관 후 자주 있는 문제는 BVM 환기의 과잉입니다. 심폐소생 중 절박 상황에 환기 빈도를 높이고 싶어도 6초에 한 번 정도의 환기로 충분합니다. **삽관 후 시점부터는 인공호흡 비율과 흉골압박이 비동기적으로 되는** 것을 주의합니다. 반대로 말하면, 기관 삽관의 시행으로 끊임없는 흉골압박이 됩니다. 이것도 기관 삽관 장점의 하나라고 할 수 있습니다.

❼ 치료 가능한 원인 검색

심정지 파형 진단에 따른 알고리즘으로 심폐소생의 철저한 지속은 중요합니다. 하지만 그에 만족하지 않고, ALS를 계속하며 치료 개입이 가능한 원인이 있는지 항상 검색을 진행합니다. 대표적 원인을 기억하기 위한 암기 방법으로 6H6T라는 머리글자가 있습니다. 신체 소견과 정보 수집, 검사 결과에 의해 이런 원인이 있는지 진단을 추구합니다.

6H6T	원인
Hypothemia	저체온
Hypoxemia	저산소혈증
Hypo/Hyperkalemia	저/고칼륨혈증
Hypoglycemia	저혈당
H^+ (acidosis)	산증
Hypovolemia	탈수, 출혈
Tamponade	심장눌림증
Thrombosis pulmonary	폐색전증
Thrombosis colonary	심근경색증
Tension pneumothorax	긴장기흉
Trauma	외상
Toxins	중독

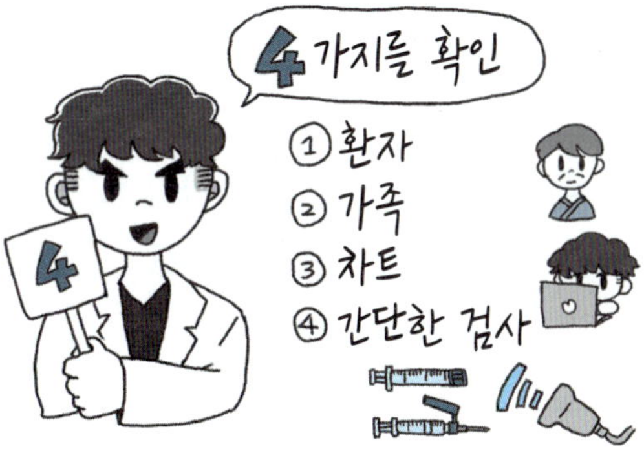
4가지를 확인
①환자
②가족
③차트
④간단한 검사
4

1) 환자

우선 환자의 진찰에서 심정지 원인을 알아낼 단서가 있는지 확인합니다. 예를 들어 병력을 모르는 경우에도 양쪽 발에 부종이 있고 팔에 션트가 있으면 만성 신부전으로 혈액투석 중이라고 알 수 있습니다. 신체 소견으로 신부전에 동반된 고칼륨혈증에 의한 심정지를 의심할 수 있습니다. 또한, 환자를 옷을 벗겨 진찰했을 때 대량의 하혈이 있으면, 대량 출혈에 의한 심정지를 추정할 수 있습니다.

2) 가족

가족이나 목격자에게 들은 정보는 원인 검색에 도움이 됩니다. 예를 들어 식사 중에 음식물이 목에 걸렸다는 정보는 저산소증에 동반한 심정지 가능성이 높습니다. 또한, 약제 과다 복용 병력이 있으며, 환자 주위에 약제 포장지가 흩어져 있으면 중독에 의한 심정지를 의심합니다.

3) 차트

만약 환자가 병원에 다니고 있으면, 진료 기록을 통해 정보를 수집할 수 있습니다. 예를 들어 입원 중 갑자기 심정지 환자가 절제술 치료 후였다면 합병증에 의한 심장눌림증 가능성을 생각할 수 있습니다. 하지골절 후 장기간 누워 있으면 폐색전증을 감별에 올릴 수 있습니다.

4) 간단한 검사

마지막으로, 혈액가스 분석이나 초음파 등의 간단한 검사를 이용하여 원인을 검색합니다. 혈액가스 분석으로 저산소증, 고칼륨혈증, 저혈당, 산증 등을 확인합니다.

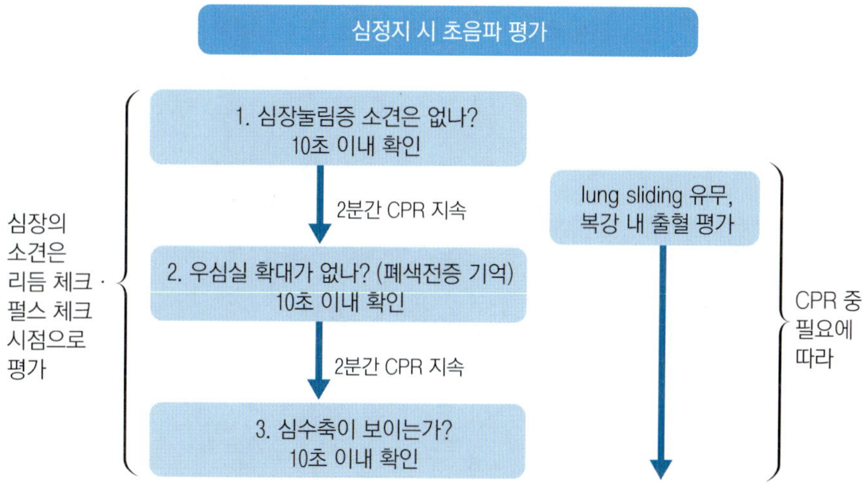

(Gardner KF. Am J Emerg Med. 2018; 36: 729-31[2]을 참고하여 작성)

그리고 초음파는 실시간으로 시행할 수 있는 유용한 검사의 하나입니다. CPR 중 초음파에 의한 평가 순서를 소개합니다[2]. 흉골압박 중에 심와부에서 심초음파를 보기 어려우므로, CPR 중에는 폐 초음파에서 lung sliding을, 복부초음파에서 복강내 출혈을 평가합니다(➡ p.248). 이렇게 lung sliding 소실이 있으면 긴장기흉을 진단하고, 복강내 출혈이 있으면 대량 출혈에 의한 심정지를 추정합니다. 리듬 체크와 펄스 체크 사이에 심낭액 저류가 있는지, 우심계가 좌심계에 비해 커져 있는지 확인합니다. 심장눌림증이나 폐색전증 가능성을 검색합니다.

또한, 심초음파로 심장의 움직임도 함께 확인합니다. 리듬 체크에서 맥박이 없는 PEA에서도 심 수축이 보이면 자가 심박 재개 가능성이 높아집니다[3].

5) 요약

이상 **4개의 정보를 바탕으로 6H6T의 감별**을 정리한 표가 다음 페이지에 있습니다. 물론, 모든 증례가 전형적으로 나타나지는 않지만, 각각의 원인에서 심정지를 일으켰을 때 나타나는 특징적 병력이나 신체 소견을 알아 두어야 합니다. 치료 개입이 혼자만으로는 어렵지만, 치료 방침이 결정되면 전문과의 의사를 동원하여 진료할 수 있습니다. 심정지의 근본 원인을 해결하기 위해 어떻게든 진단에 도달하도록 노력합니다.

6H6T	원인	신체 소견	정보 수집	검사	대응 방법
Hypothemia	저체온	피부 온도, 동상	저온 환경	직장/방광/겨드랑이 온도	보온 따뜻한 수액 투여
Hypoxemia	저산소		식사 중 질식	동맥혈 가스, 채혈	원인 제거, 산소 투여 기관 삽관
Hypo/Hyperkalemia	저/고칼륨혈증	양쪽 다리 부종, 아래팔 션트	현병력, 투석 환자 내복약의 종류	동맥혈 가스, 채혈	글루콘산 칼슘 GI 요법※2, 긴급 투석
Hypoglycemia	저혈당		현병력, 당뇨병 환자	동맥혈 가스, 채혈	포도당 투여
H^+(acidosis)	산증		현병력, 과거력	동맥혈 가스, 채혈	원인에 관한 치료 개입 중탄산나트륨 투여
Hypovolemia	탈수, 출혈	외상의 유무, 토혈, 하혈	현병력, 과거력 내복약의 종류	동맥혈 가스, 채혈	급속 수액이나 수혈 외과적 지혈술
Tamponade	심장눌림증	흉부 타박흔, 경정맥 확장	흉부 외상, 절제술 후	경동맥 확장 심초음파	심낭 천자 심낭 배액
Thrombosis pulmonary	폐색전증	한쪽의 다리 부종	재활 중, 침상 이탈 직후, 장기 침상 생활	심초음파	혈전 용해 VA-ECMO※3 삽입
Thrombosis colonary	심근경색증		흉통 호소, 과거력	ECG, 채혈	심장 카테터 VA-ECMO 삽입
Tension pneumothorax	긴장기흉	피하 기종, 흉부 타박흔 경정맥 확장, 기관 편위	외상 유무 인공호흡 관리 중 CV 유치 후	흉곽의 상승 좌우 차이 호흡음의 좌우 차이 초음파	긴급 공기 제거 흉강 배액
Trauma	외상	외상의 유무	현병력	초음파	지혈술, 수혈, 흉강 배액, 심낭 배액
Toxins	중독	구토물, 옷 오염	약제 복용의 과거력, 약제 포장(PTP)	동맥혈 가스 채혈, ECG	위 세척, 약제 투여 VA-ECMO 유치

【용어 설명】

※2 GI 요법: 포도당 · 인슐린 요법

※3 VA-ECMO(ExtraCorporeal Membrane Oxygenation)

초음파에서 양쪽 lung sliding이 보이고, FAST도 음성입니다!

고마워! 다음 리듬 체크 시점에 심장도 평가해 줘.

우리들이 환자가 쓰러지는 것을 봤을 때 주위에 다른 사람은 없었어요. 환자가 가슴에 손을 대고 쓰러져서 가슴에 통증이 있었을 것 같아요.

그렇군. 겉으로 보기에 심정지 원인을 추정할 소견은 없어 보이네.

혈액가스 분석 결과가 나왔어요.

좋아! 음, 명확한 저산소증, 고칼륨혈증, 저혈당, 산증 등은 뚜렷하지 않네. 현시점에서 심근경색 가능성이 높아 보이네.

리듬 체크입니다!

심낭액이나 우심계 확장은 없어 보이고… 어라? 심장이 움직이고 있어요!

심전도 파형은 sinus, 경동맥도 촉지되어, 심박이 재개되었어요!

❽ 심박 재개의 판단과 그 후의 대처

리듬 체크 시점의 평가에서 자발적 심박이 재개되어 환자의 심장으로 순환이 재개된 상태를 ROSC[※4]라고 합니다. 2분마다의 리듬 체크에서 맥박이 촉지되면 ROSC로 판단합니다. 또한 흉골압박 중에 몸의 움직임이나 발성이 있어도 ROSC를 판단할 수 있습니다. 그러나 이 기준만으로는 CPR에 의한 몸의 움직임을 착각하여 판단이 틀릴 위험이 있어 주의합니다.

ROSC 후에 우선 시행할 것은, 이 책에서 지금까지 배운 primary survey입니다. 모니터와 신체 소견을 종합한 ABC 평가 및 안정화에 노력합니다. 구체적으로 기관 삽관이 되어 있지 않으면 기도 확보의 적응을 검토하며, 자발호흡이 약하거나 불규칙하면 인공호흡을 시행합니다. 혈압을 바로 측정하여 낮으면 등장결정액 투여나 카테콜아민을 사용합니다.

【용어 설명】

※4 ROSC(Return of Spontaneous Circulation)

그다음에 **12유도 심전도와 초음파 소견을 확인하여 심근경색 가능성을 확인**합니다. 만약 심전도에서 ST 변화 동반 심근경색(STEMI)이 의심되면, 관상동맥 재관류를 위한 심장 카테터 치료가 필요합니다. 또한 초음파 소견 등으로 순환 역학을 평가하여 심장성 쇼크를 의심하면 보조 순환 장치가 필요할 수 있으므로 신속하게 전문의와 상의합니다.

또한 의식 수준을 평가하여 GCS 8점 이하의 혼수 상태이면 **체온 유지 요법**이나 **두개내 영상 평가**가 필요합니다. 추후 치료 방침을 생각하기 위해 ABC 평가와 더불어 D의 평가도 잊지 말고 시행합니다. ROSC 후 구체적 진료 과정은 다음 페이지의 흐름도에서 확인할 수 있습니다.

ROSC가 되었네! 모두가 바로 primary survey를 해야지!

기도는 기관 삽관으로 유지되고 있으며, 자발 호흡은 없지만 BVM 보조 환기로 SpO_2는 100%로 유지되고 있어요!

혈압은 130/82이고, 심박수는 102, 요골동맥도 잘 촉지됩니다. 빈맥이 있지만, 순환은 어느 정도 유지되고 있는 것 같아요!

의식 수준은 GCS E1VTM4이며 혼수 상태입니다. 명확한 동공부동은 없고, 사지 움직임이 보이므로 뚜렷한 마비는 없는 것으로 보입니다.

체온은 겨드랑에서 36.1℃입니다.

현재 ABC는 대체로 안정적 상태로 보이네. 의식 수준이 나빠 앞으로 체온 관리 등 집중치료가 필요할 것 같네. 그런데 초음파 소견은 어떻지?

심초음파에서 전체적 심수축은 어느 정도 유지되고 있지만, 전벽의 움직임이 약간 나빠 보입니다….

ROSC 후에는 심정지의 영향으로 심초음파만으로 심근경색을 평가하기는 어려워. 미즈호 선생, 12유도 심전도는 어때!

알겠습니다~!

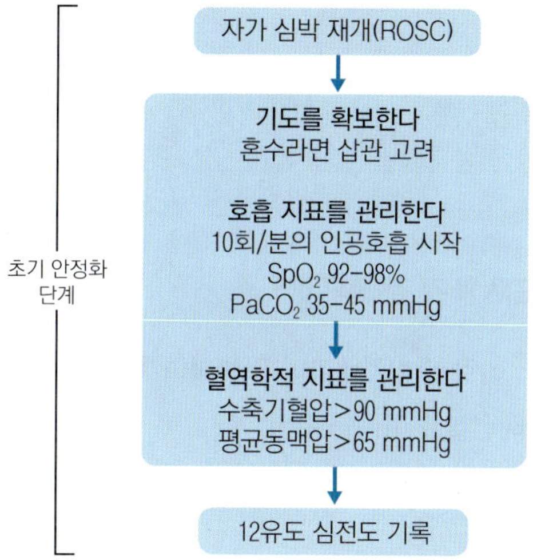

초기 안정화 단계

- 소생은 ROSC 후에도 지속되며, 이러한 활동 중 많은 부분은 동시 수행할 수 있다. 다만, 우선순위가 필요한 경우 다음 순서를 따른다.
- 기도 확보: 파형 표시 호기 CO_2 모니터 또는 capnometry를 이용해 기관튜브 위치 확인과 모니터링
- 호흡 지표 관리:
  SpO_2가 92–98%가 되도록 FiO_2를 조절한다. 10회/분으로 인공호흡을 시작한다.
  $PaCO_2$가 35–45 mmHg로 유지하도록 조절한다.
- 혈역학적 지표 관리:
  목표 수축기혈압>90 mmHg. 또는 평균동맥압>65 mmHg로 유지하기 위해, 결정수액 및/또는 혈관수축제 또는 심장작용제를 투여한다.

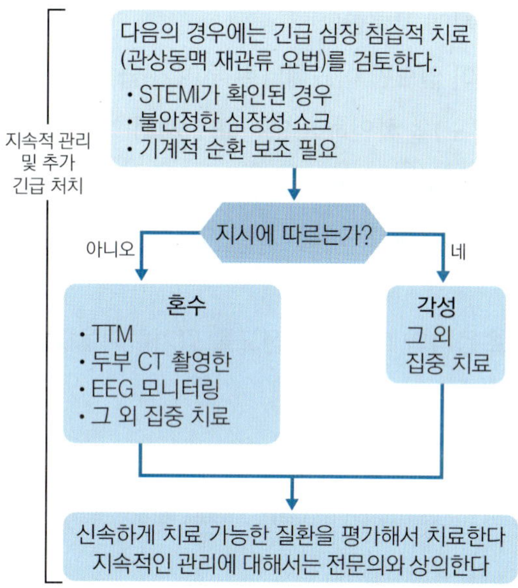

지속적 관리 및 추가의 긴급 조치

긴급 심장 침습적 치료와 마찬가지로 목표 체온 관리(TTM)에 대한 결정에 높은 우선순위를 두고 평가를 동시에 진행해야 한다.

- 긴급 심장 침습적 치료: 12 유도 심전도(ECG)의 상기 평가. 심장 침습적 치료의 결정을 위해 혈역학적 상태를 검토한다.
- TTM: 환자가 지시에 따르지 않을 경우, 가능한 한 빨리 TTM을 시작한다.
  피드백 제어가 가능한 냉각 처치를 사용하여 24시간 동안 36℃ 이하로 일정한 온도로 유지
- 그 외 집중 치료 활동
  – 심부체온(식도, 직장, 방광)의 지속적 모니터링
  – 정상 산소혈증, 정상 이산화탄소혈증 및 정상 혈당 유지
  – 지속적 또는 간헐적 뇌파(EEG) 모니터링 시행
  – 기도 확보 환기 시행

(2020 American Heart Association Guidelines for Cardiopulmonary Resuscitation and Emergency Cardiovascular Care. 2020[1]을 참고하여 작성)

〈임상 소견〉

sinus, HR 104, V1-V4에서 ST 상승 있음

심전도에서 전벽의 경색이 의심되는 STEMI인 것 같습니다!

그렇군. 심장 카테터 검사가 필요하겠군. 바로 순환기내과에 의뢰하여 치료 개입을 서두르지! 모두 ABC를 주의 깊게 모니터링하며 카테터실로 이송을 준비!

전 원 알겠습니다!

요약

- BLS를 지속하며 **OMI**를 시행!
- 리듬 체크는 **반드시 펄스 체크와 동시에** 시행한다!
- **제세동 적응이 있으면 제세동, 적응이 없으면 아드레날린 투여**가 급하다!
- 제세동은 **3개의 요점(리드, 감도, 유도)**을 확인하여 안전하게 시행!
- 기관 삽관 등의 처치 중에도 **질이 높은 CPR이 최우선!**
- 알고리즘에 따라 진료하며 **4개의 요점(환자, 가족, 차트, 간단한 검사)**으로 원인 검색!
- ROSC 후에 **ABC 안정화**하고, **심초음파**와 **12유도 심전도**를 평가하여 치료 방침 결정!

【참고문헌】

1) 2020 American Heart Association Guidelines for Cardiopulmonary Resuscitation and Emergency Cardiovascular Care. 2020.
2) Gardner KF. Am J Emerg Med. 2018; 36: 729-31.
3) Gaspari R. Resuscitation. 2016; 109: 33-9.
4) JRC 소생가이드라인 2020 작성편집위원회, 편. JRC 소생가이드라인. 일본소생협의회. 2020.

Debriefing:

3 되돌아보기

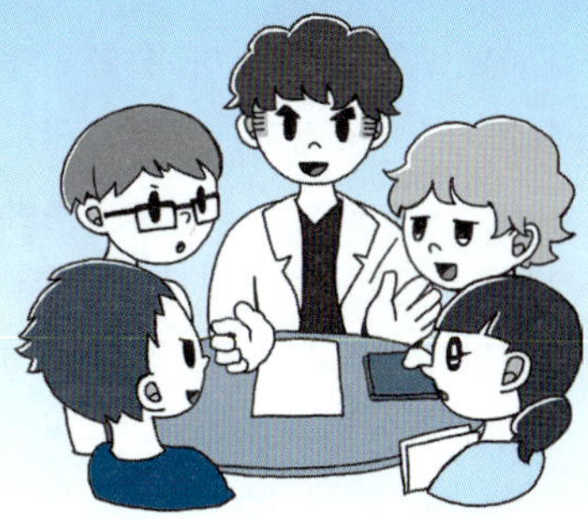

아츠시 이번에는 흉통을 자각하며 졸도하여 심정지 된 환자에서 모두가 BLS와 ACLS를 시행하여 소생시켰어. 12유도 심전도에서 STEMI를 진단하여 긴급 카테터 치료를 시행한 증례였어. 조영 결과 관상동맥 협착이 있어 스텐트를 유치하고, 그 후 체온 관리 중심의 집중 치료를 ICU에서 시행했으며, 며칠 전 기관 삽관을 제거했어요.

하야테 오늘 진료해 보니 좋아졌어요! 특별한 후유증도 없어 보여 정말 다행이에요.

모두가 하나가 되어 원활하게 심폐소생을 할 수 있었던 좋은 증례였다고 생각해요. 츠바사 선생은 어떻게 느꼈나요?

츠바사 원래 저는 성격상 긴급한 돌발상황이 힘들었어요…. 하지만 병원에서 정기적으로 시행하는 심폐소생 시뮬레이션에 참가한 덕분에 어떻게든 역할을 할 수 있었다고 생각합니다.

츠바사 선생뿐 아니라, 모두가 각각 재빠르게 움직였다고 생각해요! 평소 모두가 연습한 보람이 있었네요.

노조미 저, 저도 항상 허둥대곤 했는데, 이번에는 조금 차분하게 대처할 수 있었어요….

그만큼 모두가 성장했다는 증거에요! 정말로 전공의 선생님 모두의 성장이 눈부시네요…. 나도 마치 내 일처럼 기뻐요! 자, 이제 기록을 토대로 되돌아보기를 해봅시다.

〈기록〉

시각	내용
12:00	환자 졸도, 하야테와 히카리가 접촉
12:01	의식 없음, 히카리: AED 및 응급 카트 준비 후 지원 요청 ⇒ 하야테: 호흡 및 맥박 없음으로 판단하여 CPR 시작
12:03	히카리: 병원 내 응급 호출 후 AED 가져옴
12:04	AED에서 제세동 적응으로 판단, 제세동①
12:06	지원 도착, 응급실로 이송: 이송 중 AED에서 제세동 적응 판단, 제세동②
12:08	응급실 도착 후 리듬 체크, PEA
12:09	말초정맥로 확보, 아드레날린 1 mg 정맥주사
12:10	리듬 체크, VF, 제세동③(150 J), 아미오다론 300 mg 투여
12:11	기관 삽관, 우측 입가 23 cm 고정
12:12	리듬 체크, ROSC
12:13	바이탈 재검사
12:16	12유도 심전도에서 STEMI 진단, 긴급 카테터 방침으로

Point ❶ BLS의 핵심: 신속한 흉골압박과 제세동!

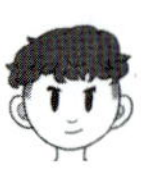

시간 경과를 보면, 시간 손실이 적은 대응이었다고 생각해! 쓰러진 장소가 응급실 바로 근처였던 점도 시간 단축에 도움이 되었던 것 같네. 무엇보다 BLS 단계에서 AED 준비가 매우 빨랐어!

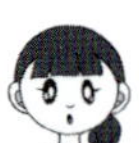

히카리

근처 복도 코너에 AED가 있는 것을 기억하고 있어 바로 가져올 수 있었어요!

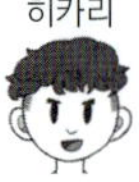

정말 좋았어!

BLS에서 가장 중요한 것은 빠른 흉골압박과 제세동이지. 병원 안은 물론, 근처나 도심, 자신이 생활하는 공간에 AED가 어디에 설치되어 있는지 평소에 기억해 두는 것이 중요해.

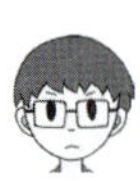

AED가 어디에 있는지 알려주는 스마트폰 앱도 있어요(AED Go).

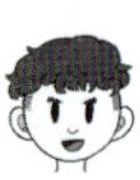

응급 상황에 대비하여 다운로드해 두면 좋을 것 같군! 그리고 하야테 선생이 임종기 호흡에서 바로 심정지를 판단한 것도 좋았어.

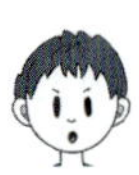

예전에 심폐소생 시뮬레이션에서 보여준 비디오의 호흡과 비슷했어요. 잠시 망설였지만, 주저하면 흉골압박 시작이라고 생각하여 CPR을 시작했어요!

잘했어요. 물론 흉골압박으로 갈비뼈나 흉골의 골절 같은 합병증 가능성도 있지만, 흉골압박이 필요한 환자에게 CPR 지연은 더 큰 문제야. 망설이면 압박한다! 이런 정신이 심폐소생이지.

Point ❷ 팀의료에서 역할 분담과 의사소통 기법

그러면 다음은 ALS에 대해서야. 모두 7명이 역할을 나누어 진행할 수 있었어. 각자가 맡았던 역할을 한 번 적어 볼까.

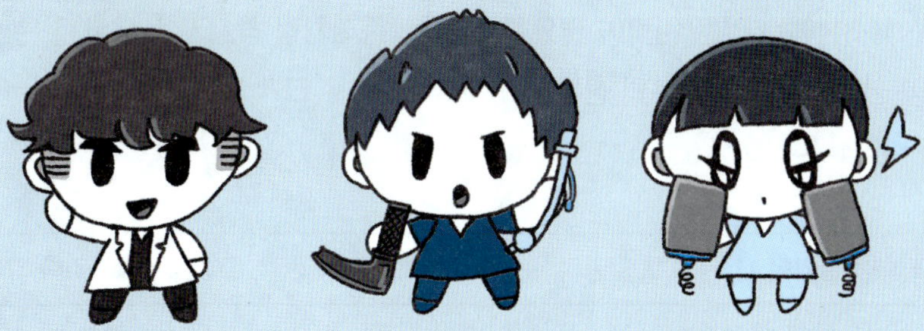

아츠시: 지휘자, 약제 준비, 삽관 보조

하야테: 기도 호흡 관리

히카리: 제세동

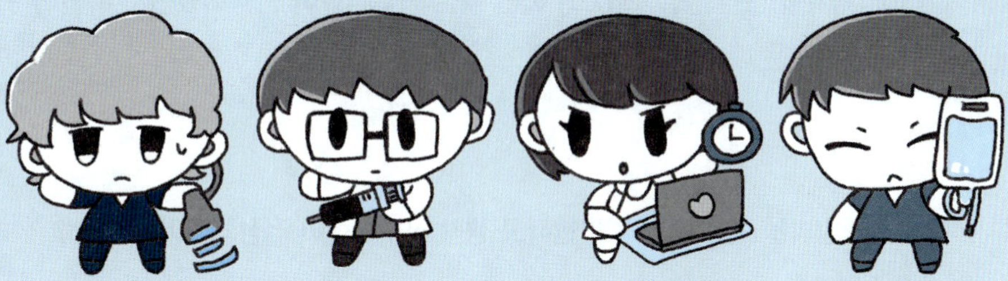

노조미: 흉부압박
➡ 원인 검색 (심초음파)

츠바사: 원인 검색 (채혈)
➡ 흉골압박

사쿠라: 기록 및 시간 관리 담당

미즈호: 정맥로 확보, 약제 투여

아츠시 선생님은 다양한 역할을 하고 있었군요…!

사실 지휘자는 전체를 조망하며 모두에게 지시하는 것이 원칙이야. 하지만 이번에는 여러분이 다양한 역할을 하길 바라서 나도 약간의 보조 역할을 했어.

감사합니다! 저는 기도 관리에만 전념할 수 있었어요!

그리고 역할에는 각각의 특징이 있어. 겸임하기 쉬운 것과 하나에만 전념해야 하는 것도 있어. 예를 들어 기록과 시간 계측자는 시계나 타이머를 보며 동시에 시행하면 효율적이야. 반면 기도와 호흡 관리는 기본적으로 하나에만 전념해야지. 기도 관리를 하며 기록까지 한다고 상상해 보면 얼마나 힘들까….

Point! ALS에 필요한 6가지 역할

ALS의 심폐소생에는 많은 인력이 필요합니다. 이 증례처럼 각자가 다음과 같은 역할을 분담하여 진료에 참여합니다. 대부분의 심폐소생 시뮬레이션은 크게 6가지 역할을 나누어 각각 담당하는 경우가 많습니다.

① 지휘자, ② 흉골압박, ③ 기도 호흡 관리, ④ 정맥로 확보, 약제 관리, ⑤ 제세동, ⑥ 기록 및 시간 계측

물론 이것은 원칙론이며, 도중에 역할을 적절히 교대하며 진료를 이어 나갑니다. 이 중에는 원인 검색 시행 역할이 들어있지 않으며, 6명 이하의 팀에서는 몇 개의 역할을 겸할 필요가 있습니다. 이 증례에서 각자가 어떤 역할을 맡았고, 어떤 시점에서 역할이 변경되었는지 확인하며 ALS 항목을 다시 읽으면 새로운 배움이 될 것입니다.

처음에는 흉골압박을 쭉 계속해야만 한다고 생각하여 체력이 걱정되었어요….

여러분도 해보고 느꼈다고 생각하지만 흉골압박은 몇 분만 열심히 해도 상당히 피로하게 되지요. 흉골압박 역할은 누가 고정해서 맡는 것이 아니라, 피로하지 않은지 항상 배려하여 적절히 교대해야 좋아요.

노조미 선생, 후반부에는 피곤해 보였어요. 머리말에서 느껴졌어요.

어머~ 들켰군요….

좋은 관점이야! 각자 다른 역할을 맡고 있어도, 환기와 흉골압박이 제대로 이루어지고 있는지 실시간으로 피드백을 주면, 질이 높은 CPR을 계속할 수 있어. 자신의 역할에 집중하면서도 다른 팀원들의 처치를 평가하고 돕는 것이 중요해.

제세동만 생각하고 있었는데…. 앞으로는 다른 팀원의 처치와 체력도 배려하고, 역할 교대를 제안할 수 있도록 노력하겠어요!

전체를 볼 수 있게 되면 팀 안에서 제안이나 대화가 늘어나게 되지. 그런 팀워크를 높이는 의사소통 기법에 대해 조금 되돌아볼까. 여러분, 미즈호 선생이 약제를 투여하기 전에 매번 시행했던 일이 있는데… 혹시 기억나?

아! 약품명을 복창했습니다!

그렇지! 게다가 약제 투여량까지 함께 복창해 주었어.

이게 바로 closed loop communication이군요!

그대로야! 정말 잘 알고 있네. 구체적으로는 지시하는 사람과 받는 사람이 내용을 구체적으로 반복하는 대화에서 서로 확인하는 방식이야.

미즈호

그렇군요. 평소에 실수하지 않으려고 무의식적으로 했던 행동인데, 그렇게 멋진 이름이 붙어 있을 줄이야~.

자연스럽게 할 수 있다는 게 정말 대단해! 이렇게 하면 지시하는 쪽도, 받는 쪽도 실수를 깨닫기 쉬워지지.

사쿠라

그리고 저는 일부러 말을 바꿔서 복창하기도 해요. 예를 들어 의사선생님이 '아드레날린 한 앰플 투여'라고 지시하면, '아드레날린 1 mg을 정맥주사합니다'라고 대답해요. 단위를 바꾸거나 투여 방법을 보다 구체적으로 표현합니다.

그건 더 고급 기술이네! 지시하는 의사도 1앰플이나 1튜브에 몇 mg의 약제가 들어 있는지 착각하는 경우가 있지. 병원에 따라 약제의 규격이 다를 수도 있지. 이렇게 하면 실수나 착각을 알기 쉬울 것 같네.

Point ❸ 심폐소생 중 $EtCO_2$ 모니터

노부로: 좋아요, 훌륭한 팀워크를 발휘하셨다고 들었어요. 정말 고생 많았어요.

노부로 선생님, 감사합니다!

아츠시 선생의 말처럼, 심폐소생 중에 흉골압박의 질 등을 서로 피드백하는 것은 중요하지요. 물론, 팀원끼리 압박의 깊이나 강도의 평가가 중요하지만 실제로 흉골압박의 질을 객관적으로 평가하는 방법이 있다는 것을 알고 있나요?

음… 영상을 촬영해 두는 걸까요?

그렇게 나중에 자신의 자세나 강도, 깊이를 되돌아볼 수 있지요. 하지만 그것은 실시간 평가와는 다르지. 힌트는 어떤 모니터와 관련이 있어.

아! $EtCO_2$ 모니터인가요?

그래요. $EtCO_2$는 호기 중의 이산화탄소 농도를 측정하는 기기이며, 공기가 몸 안에 들어와서 폐세포 안에서 가스 교환이 이루어지고 체내 이산화탄소가 체외로 배출되면서 농도가 올라가지요. 즉 폐 혈류가 유지되고 가스 교환이 적절히 이루어질 때 상승하게 되지요.

그렇다면 심정지에서는 폐 혈류가 끊기기 때문에 수치가 낮게 유지되겠군요?

그렇지요. 하지만 흉골압박으로 심장에서 폐를 포함하여 전신에 어떻게든 혈류를 흐르게 할 수 있지요. 그 결과, 흉골압박이 제대로 이루어지면 불충분한 흉골압박에 비해 $EtCO_2$ 수치가 높아지지요. 심정지 시간에 따라 다르겠지만 일반적으로 효과적으로 흉골압박을 시행하면 $EtCO_2$가 20 mmHg 정도, 불충분한 흉골압박에서는 10 mmHg 미만이라고 알려져 있어요.

불충분한 흉골압박 시

$ETCO_2$ 10 mmHg 미만

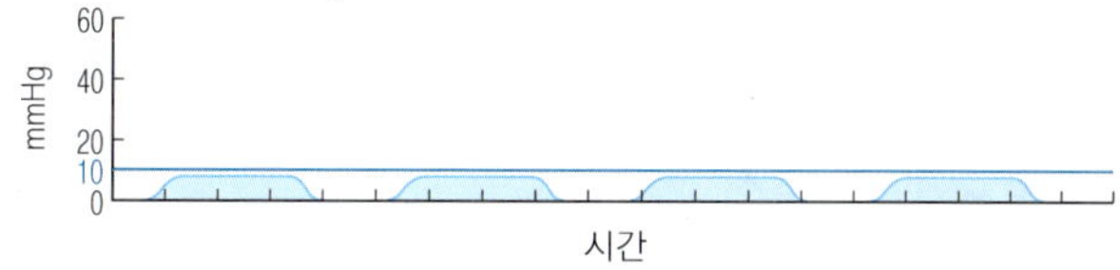

유효한 흉골압박 시

$ETCO_2$ 20 mmHg 정도

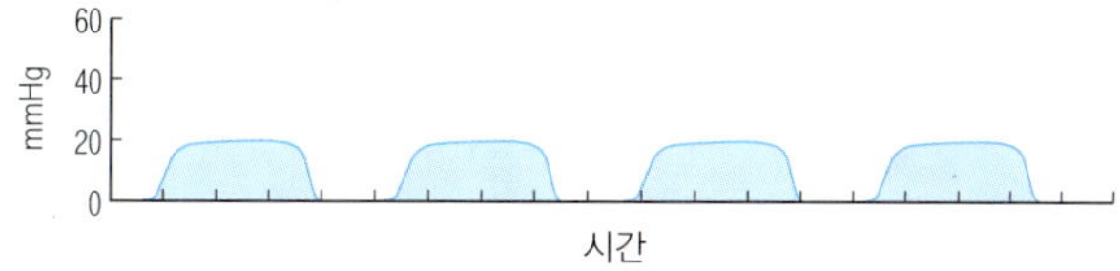

객관적 수치로 판단할 수 있어 흥미롭군요.

물론 이 수치는 개인차가 커서 어디까지나 참고 값이지요.

그리고 심박이 재개되면 폐순환도 다시 시작되기 때문에 $EtCO_2$도 상승하지요. $EtCO_2$의 급격한 상승은 ROSC의 징후로 유용하다고 알려져 있어요. 기관 삽관 시에 기관 내 삽관의 확인에도 $EtCO_2$ 파형이 유용하여(➡ p.89) 의식적으로 관찰하면 좋아요.

소생(ROSC)

$ETCO_2$ 40 mmHg 정도

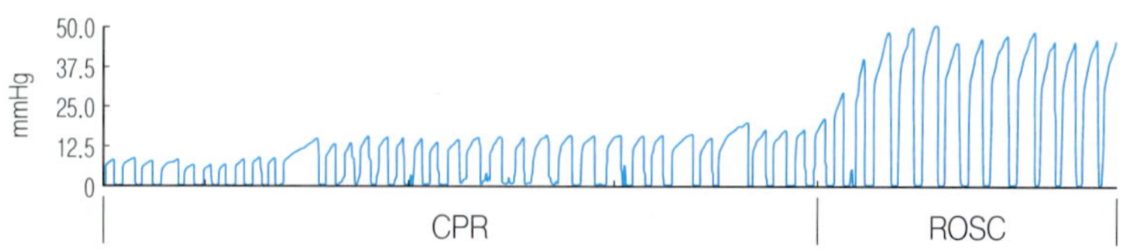

Point ④ ECPR

그리고 이 증례에서는 ALS 실시 후 비교적 짧은 시간에 ROSC에 도달하여 다행이었지만, 체외 순환 사용도 검토했어야 했을지도 몰라요.

ECPR※이지요.
저도 그 부분을 고민했어요…. ROSC 직전 리듬 체크에서 VF가 계속되면, 심장내과 선생님에게 바로 연락하려고 했어요….

ECPR…?

체외순환을 이용한 심폐소생을 말해요. VA-ECMO 중에서 심폐소생에 적용하는 방법이며 체외순환 장치에 의해 관상동맥과 뇌 혈류를 유지하여 예후 개선을 목표로 하지요.

심박이 재개되기를 기다리지 않고 인공적으로 전신 혈류를 재개하지요. 간단히 말해서 심장과 폐를 대신하여 정맥계에서 나온 혈액에 인공폐에서 산소화시켜 동맥계로 되돌려 전신에 산소를 공급하는 방식이지요.

아하… 정말 궁극적 산소 공급법이네요.

그렇지요. 하지만 모든 심정지 환자에게 필요한 것도 효과적인 것도 아니에요. CPR 시작부터 체외순환 시작까지의 시간이 30분 미만이면 생존 퇴원의 오즈비가 1.9라는 보고도 있지만[1], 심정지 후 60분을 넘으면 생존율이나 신경학적 예후가 좋지 않다고 알려져 있어요[2].

적응으로 이번과 같은 심근경색이나 폐색전증, 중독, 저체온증 등을 생각할 수 있어요. 그러나 VA-ECMO 도입 자체가 목적이 아니라, 신속하게 도입하여 심장과 뇌를 보호한 후에 심정지의 근본 원인에 대한 개입이 중요하지요.

그렇습니다. 일본에서 SAVE-J라는 연구에 의해 세계에 제안한 ECPR 도입 기준이 있어요[4].
물론, 병원마다 적응이 다를 수 있지만, 심폐 정지 환자 신고가 접수되었을 때 이 도입 기준을 염두에 두어 ECPR 적응을 검토하지요.

물론, 도입에는 전문의와 전문기사의 협력이 필수적이에요. 각 병원의 ECPR 도입 프로토콜을 확인해두면 좋아요.

【용어 설명】

※ ECPR (extracorporeal cardiopulmonary resuscitation)

시작 기준
• 연령 20-75세 • 초기 모니터의 심전도 파형이 VF 또는 무맥성 VT • 표준 CPR에 반응하지 않음
제외 기준
• 초진 도착까지의 시간이 45분 이상 • 의사가 환자에게 15분간의 표준 CPR에 반응하여 ROSC • 심정지 발생 이전부터 ADL이 불량 • 가족의 동의를 얻을 수 없음

문헌 4에서 인용, 일부 필자가 수정.

ADL: activitiea of daily living. 일상 생활의 기본 동작.

【참고문헌】

1) Cardarelli MG. ASAIO J. 2009; 55: 581-6.
2) Chen YS. J Am Coll Cardiol. 2003; 41: 197-203.
3) JRC 소생 가이드라인 2020 작성편집위원회, 편. JRC 소생 가이드라인. 일본소생협의회. 2020.
4) Sakamoto T. Resuscitation. 2014; 85: 762-8.

혈액가스

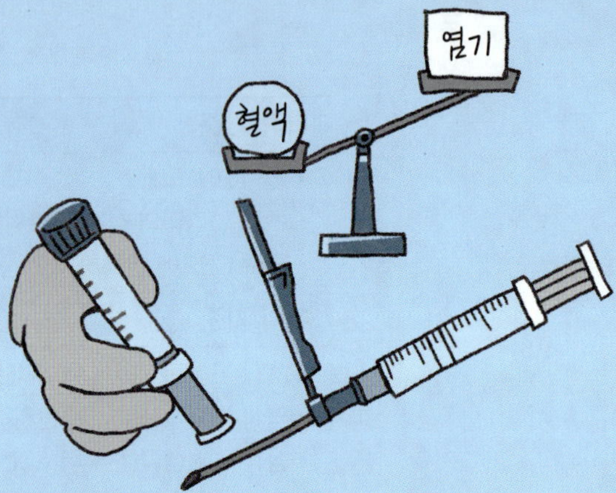

혈액가스 분석은 ABCD 접근에서 매우 유용한 검사입니다. 검체를 보내고 몇 분 내에 결과를 얻을 수 있어 거의 실시간으로 호흡 상태와 순환 상태를 파악할 수 있습니다. 또한, 산염기평형 분석 방법을 알고 있으면, 긴급도와 병태생리 파악, 필요한 치료의 예측 등에 요긴합니다.

혈액가스 분석을 원리에서부터 배우려면 매우 심오하여 자세히 설명하려면 한 권의 책을 쓸 정도로 방대한 주제가 되는 것이 사실입니다. 여기서는 **임상에서 바로 실천할 수 있는 사고 방식과 해석의 틀에 초점을 맞추어 설명**하겠습니다. 얼핏 보기에 해석하기 어려운 검사라고 생각할 수 있지만, 기본 틀을 따라가면 누구나 계산과 해석할 수 있습니다. 내일부터 응급실 진료를 보다 나은 방향으로 발전시킬 수 있도록, 함께 혈액가스 분석을 마스터해 봅시다.

1 혈액가스 Step 해석법

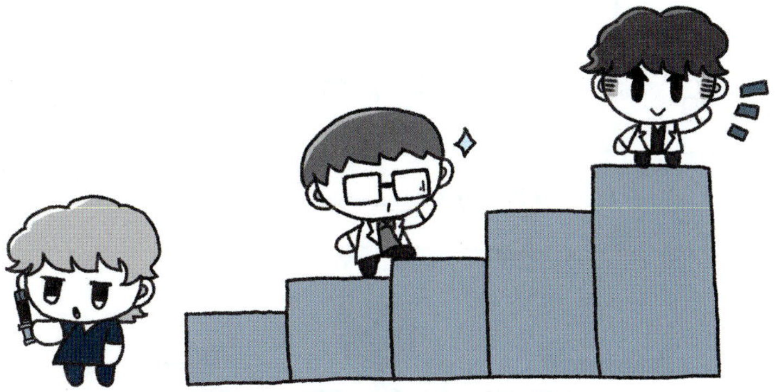

계산편

1. 산혈증인가 알칼리혈증인가
2. 그 배경이 호흡성인가 대사성인가
3. AG 증가 대사산증인가
4. AG 증가가 있으면 보정 HCO_3^-를 이용하여 다른 대사성 변화를 점검
5. 현재의 산염기평형이 보상 범위 안에 있는가

해석편

6. 산염기평형의 조합으로 병태생리를 확인한다

(藤谷茂樹. FCCS 제공자 매뉴얼 제3판. 메디칼사이언스인터네셔널. 2018[1)]을 참고하여 작성)

혈액가스 Step 해석법이라고 부르는 틀에 따라 설명을 진행합니다. 대략의 **틀에 따라 계산하는 계산편**과, **임상 경과와 계산 결과를 조합하여 병태생리를 추정하는 해석편**으로 나눕니다.

계산편은 5단계를 거칩니다. **체내에서 산염기평형을 변화시키는 힘이 몇 개 있는지, 전체적으로 어떤 방향으로 기울어져 있는지 밝히는 것이 목적**입니다. 때로 적어도 3개의 힘이 합병되어 매우 복잡하게 보일 수 있지만, Step에 따라 계산하면 반드시 해결할 수 있습니다.

❶ Step 1. 산혈증과 알칼리혈증의 확인

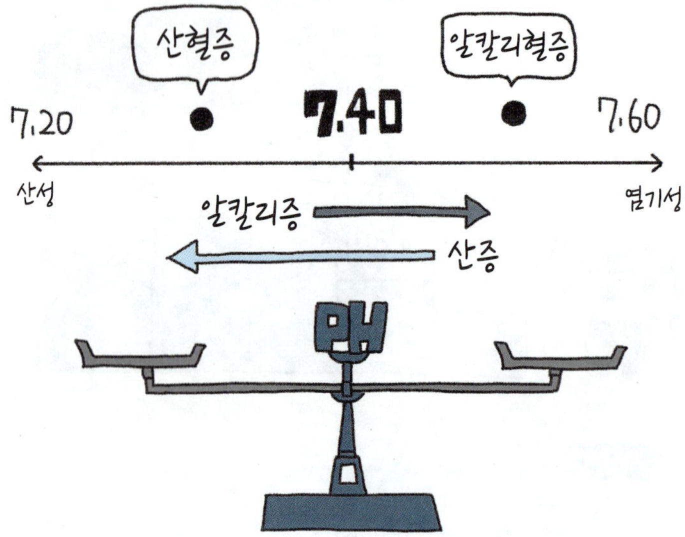

우선 pH값을 확인하여 7.4보다 작으면 **산혈증**, 크면 **알칼리혈증**으로 판단합니다. 산혈증과 알칼리혈증은 **현재의 산염기평형이 산성 또는 염기성 중에서 어느 쪽에 위치하는지** 나타내는 용어입니다. **산성 또는 염기성으로 기울어지는 힘**을 의미하는 **산증**이나 **알칼리증**과 다릅니다.

참고 산염기평형과 pH

pH값은 액체의 산성 또는 염기성 정도를 0에서 14까지로 나타내는 수치이며, 액체 내 수소 이온의 양에 따라 결정합니다. **pH값이 낮을수록 수소 이온 농도가 높아 산성이 강하다**고 기억하세요. 화학의 세계에서 중성의 pH값은 7.0이지만, 생체 내 산염기평형을 나타내는 **혈액가스 분석에서는 7.4를 중성으로 판단**합니다. 이것은 7.4 부근이 전신의 세포가 충분한 기능을 발휘하기에 가장 적합한 산염기평형 상태이기 때문입니다. 체내에는 산이나 염기의 과잉으로 일어나는 세포 손상을 비롯한 피해를 방지하기 위해 다양한 보상 기전을 이용하여 혈액이 중성(pH 7.4)을 유지하도록 조절하고 있습니다.

❷ Step 2. 배경이 호흡성인가? 대사성인가?

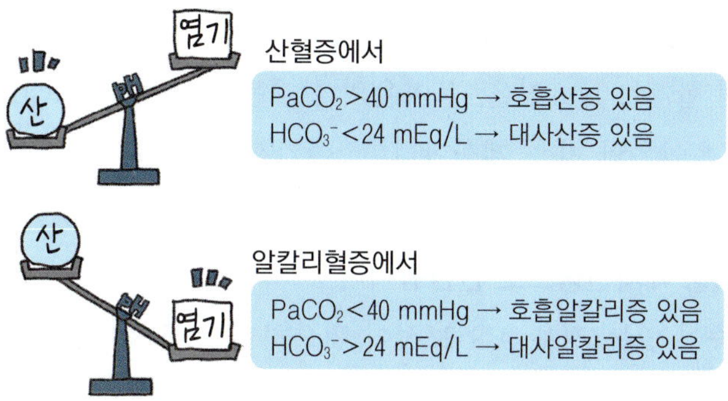

산혈증이나 알칼리혈증의 주요 원인으로 **호흡성과 대사성**을 확인합니다. 산혈증에서 $PaCO_2$가 40 mmHg 이상이면 호흡산증, HCO_3^-가 24 mEq/L 이하이면 대사산증으로 판단합니다. 반대로 알칼리혈증에서 $PaCO_2$가 40 mmHg 이하이면 호흡알칼리증, HCO_3^-가 24 mEq/L 이상이면 대사알칼리증으로 판단합니다.

❸ Step 3. AG 상승 대사산증인가?

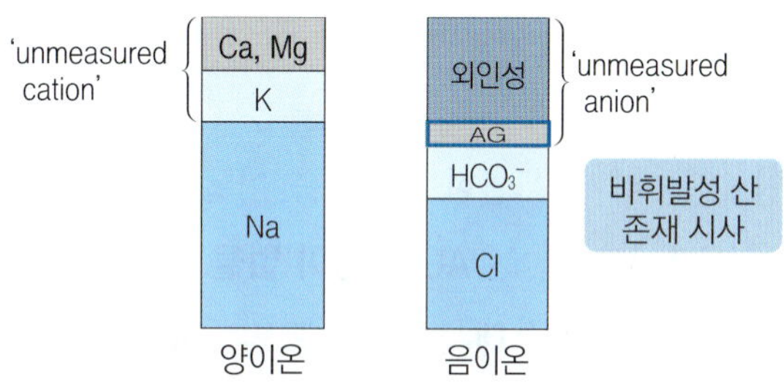

$AG = Na-(Cl + HCO_3^-)$

※저Alb → 보정 $AG = AG + \{2.5 \times (4-Alb)\}$

(보정) AG>12 → AG 상승성 대사산증 있음

여기서는 pH 계산에서 잠시 벗어나, **AG(Anion Gap)**라고 부르는 혈액 속의 양이온(cation)과 음이온(anion) 차이를 계산합니다. AG가 정상 수치인 12보다 증가했는지 평가하면, 숫자로는 드러나지 않는 비휘발성 산의 존재를 확인할 수 있습니다.

왜 이 시점에서 갑자기 AG를 계산해야 할까요? 이것은 **pH만으로는 추정할 수 없는 숨겨진 AG 상승 대사산증을 알 수 있기** 때문입니다. 체내 양이온과 음이온은 앞에서와 같은 균형을 이루고 있기 때문에, 검사 결과에서 얻은 각각의 총량 차이에서 AG를 계산할 수 있습니다. 구체적으로 양이온의 합계는 Na 이온, 음이온의 합계는 Cl 이온과 HCO_3^- 이온의 합으로 계산하여, 양이온에서 음이온의 차를 계산합니다. 여기서 K 이온이나 Ca 이온과 같은 미세한 양이온(unmeasured cation)이나 미세한 음이온(unmeasured anion)은 무시합니다. **AG가 12를 넘으면 AG 상승 대사산증으로 판단**합니다.

저알부민(Alb)혈증이 있는 경우 AG 보정이 필요하며, 2.5 × (4 − Alb)를 AG에 더한 보정 AG를 계산합니다.

❹ Step 4. AG 상승 있음→보정 HCO_3^- 확인

보정 HCO_3^- = HCO_3^- + ⊿AG
(⊿AG = AG − 12)

보정 HCO_3^- >24 → 대사알칼리증 있음
보정 HCO_3^- <24 → AG 비상승 대사산증 있음

AG가 12보다 높으면 **보정 HCO_3^-**를 계산하여 AG 정상 대사산증이나 대사알칼리증 동반을 판단합니다.

우선 AG에서 정상값인 12를 빼서 계산한 ⊿AG를 이용하여 HCO_3^-에 ⊿AG를 더하여 보정 HCO_3^-를 구합니다. 이 보정 HCO_3^-는 **AG 상승이 없을 때의 HCO_3^-** 수준을 의미합니다.

보정 HCO_3^-가 **24 이하이면 AG 정상 대사산증의 동반, 24 이상이면 대사알칼리증의 동반**이라고 판단합니다. 정확히 24이면 다른 동반이 없다고 판단합니다.

❺ Step 5. 보상 범위 내인가?

실측값과 예측값의 괴리?

예측 $PaCO_2$보다 실제 $PaCO_2$가
- 5 이상 높음 → 호흡산증 있음
- 5 이상 낮음 → 호흡알칼리증 있음

예측 HCO_3^-보다 실제 HCO_3^-가
- 2 이상 높음 → 대사알칼리증 있음
- 2 이상 낮음 → AG 비상승 대사산증 있음

대사산증
- 예측 $PaCO_2 = 1.5 \times HCO_3^- + 8$

대사알칼리증
- 예측 $PaCO_2 = 0.6 \times HCO_3^- + 26$ or $HCO_3^- + 15$

호흡산증
- 급성 경과 → 예측 $HCO_3^- = 0.1 \times PaCO_2 + 20$
- 만성 경과 → 예측 $HCO_3^- = 0.4 \times PaCO_2 + 8$

호흡알칼리증
- 급성 경과 → 예측 $HCO_3^- = 0.2 \times PaCO_2 + 16$
- 만성 경과 → 예측 $HCO_3^- = 0.5 \times PaCO_2 + 4$

마지막으로, Step 2에서 확인한 기본적 산염기평형이 **보상 범위 내에 있는지** 확인합니다. 각 상태에 등장한 예측식을 사용하여 보상성 변화에서 예상하는 $PaCO_2$와 HCO_3^-값을 계산합니다. 보상 변화가 예상 범위 내에 있는지 확인하여, 추가적 산증이나 알칼리증이 있는지 판단합니다. 특히, 대사산증에 대한 호흡 보상이 적절하게 이루어지고 있는지는 매우 중요합니다. 겉보기에는 $PaCO_2$에 이상이 없어 보여도 보상이 충분히 이루어지지 못하면 인공호흡을 고려할 수 있습니다. 이때 계산에 사용하는 HCO_3^-는 보정 HCO_3^-가 아니라, 실측 HCO_3^-를 사용하는 점에 주의합니다.

❻ Step 6. 병태생리와 원인의 해석

Step 5까지 확인한 다양한 힘에 실제 임상 정보를 조합하여 해석합니다. 구체적으로 산증과 알칼리증의 원인을 추정하여 각각에 적합한 개입을 검토합니다.

2 산증과 알칼리증의 감별

4종류의 힘의 원인을 파악하기 위한 사고방식을 요약했습니다. 대사산증은 AG 증가 여부에 따라 원인이 다르므로 각각에 대해 설명합니다.

❶ 대사산증

1) AG 상승 대사산증

AG 상승의 원인	비휘발성 산
젖산산증	젖산(1 mmol/L=9 mg/dL)
신부전	인산, 황산, 요산, 마뇨산
케토산증	β하이드록시뷰티르산
중독	외인성 산

임상에서 빈도가 높은 원인에는 젖산 축적에 의한 **젖산산증**, 신기능 저하에 의해 비휘발성 산이 축적되는 **신부전**, 케톤체 축적에 따른 **케토산증**, 외인성 산의 과다 섭취에 의한 **중독** 등 4개가 있습니다. 이것은 반드시 암기해 두어야 합니다. 이들은 치료 개입이 지연되면 치명적이므로 즉시 원인을 밝혀야 하기 때문입니다.

우선 혈액가스 분석에서 젖산 수치를 확인하고, 젖산이 높으면 젖산산증으로 판단하여 감별을 진행합니다(Point ➡ p.425 참조). 그 밖의 원인은 병력에서 의심하여 참고할 검사를 의뢰하고 치료 개입을 진행합니다. 구체적으로 당뇨병이나 과도한 음주력에 있으면 케토산증을, 과거력이나 무뇨의 병력이 있으면 신부전, 약제 과다 복용이 의심되는 병력이 있으면 중독을 염두에 두어 진료합니다.

케토산증은 당뇨병에 의한 당뇨병케토산증(DKA)이나 알코올 과다 섭취에 의한 알코올케토산증(AKA)이 원인이 됩니다. 케톤체에는 아세토아세트산, β하이드록시뷰티르산, 아세톤 등 3종류가 있으며, DKA나 AKA에서는 주로 β하이드록시뷰티르산이 상승합니다. 소변 정성 검사의 케톤체 검사에서는 주로 아세토아세트산을 검출하며(β하이드록시뷰티르산은 검출되지 않음) 음성이라고 해서 케토산증을 부정할 수 없음이 주의할 점입니다. 정확한 케톤체 평가를 위해서는 혈중 케톤체를 확인합니다(이 검사 결과는 병원에 따라 며칠이 걸릴 수 있습니다).

병력과 동공 소견(➡ p.321) 등의 신체 소견에서 중독이 의심되면, 구급대원이 가져온 약품 포장재(PTP)나 소변의 신속약물검사를 참고하여 원인 약제를 추정합니다. 일부 약제는 대항제나 신대체요법으로 치료 개입이 가능합니다.

Point! 젖산산증(고젖산혈증)의 감별은?

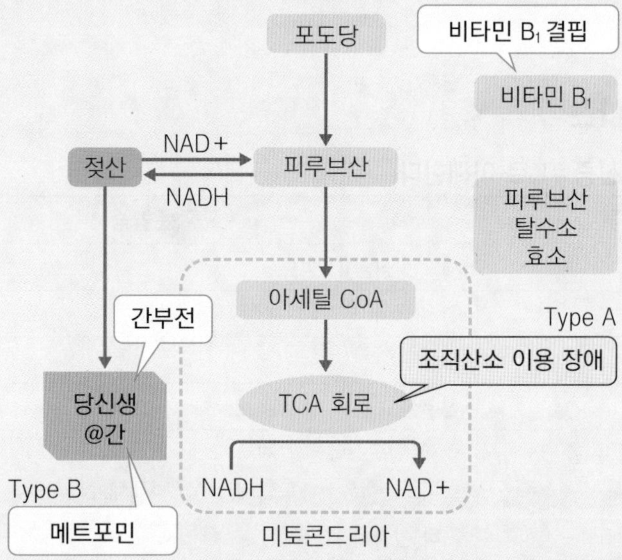

(Kraut JA. N Engl J Med. 2014; 371: 2309-19[2])을 참고하여 작성)

고젖산혈증에 의한 젖산산증은 혈액가스 분석 결과에서 쉽게 알 수 있지만, 문제는 그 원인입니다. 고젖산혈증을 일으키는 과정을 위에 요약했습니다. 젖산산증에서 우선 산소 공급과 수요의 균형이 무너진 조직 저관류를 의심하여(➡ p.206), 신속한 치료 개입의 필요를 강조합니다. 이것은 고젖산혈증 중에서 Type A에 해당하며, 쇼크, 심정지 후 소생, 장관이나 사지의 허혈과 같은 조직 허혈이 원인입니다. 이 경우에는 산소공급을 늘리거나 조직 관류를 유지하기 위한 조치가 필요합니다. 또한, 경련이나 격렬한 운동 같은 전신성 저산소증이나 근육의 과도한 운동에서도 발생할 수 있습니다(➡ p.335).

반면, Type A 이외에 Type B라고 부르는 고젖산혈증이 있으며, 위에서 설명한 세포내의 대사부전이 원인입니다. 대표적 원인으로는 인슐린 고갈에 의해 해당계(glycolysis)의 회로가 제대로 작동하지 못하는 DKA나 세포내 대사회로를 방해하는 약제가 있습니다. 해당계의 보조효소 역할을 하는 비타민 B_1 결핍이나 간기능 저하에서 젖산 제거 능력 저하도 원인입니다.

Type B를 의심하는 병력이나 과거력이 있어도 Type A가 동반된 고젖산혈증의 가능성을 항상 고려해야 합니다. 간부전에 의한 고젖산혈증으로 진단하여 쇼크의 인지와 개입이 늦어지면 안 됩니다. 응급실에서 고젖산혈증을 발견하면 우선 Type A 가능성을 고려하며, 장기의 산소 공급을 유지하려는 사고방식을 가져야 합니다. 순환 상태 안정화한 후에도 젖산 수치가 계속 높으면, Type B의 원인에서 개입 가능한 요인을 검색합니다.

2) AG 정상 대사산증

● AG 비상승 대사산증=K로 이해한다

저칼륨혈증	고칼륨혈증
설사	세뇨관 산증(IV형)
세뇨관산증(I형/II형)	Cl 대량 투여
아세타졸아마이드	부신부전
요로 변경술 후	신부전 초기
췌장액 누출, 장루, 담즙 누출	약제: 알도스테론 억제제 스피로놀락톤, AT복합제, RAS 억제제, NSAIDs
	기타 신장 질환

저칼륨혈증이 있으면 우선 빈도가 높은 설사를 예상합니다. 그 밖의 원인으로 소화액의 중탄산이온(HCO_3^-)이 소실되는 췌액루, 장루, 담즙루를 생각할 수 있습니다. 특수한 산증의 원인으로 세뇨관산증과 이뇨제 아세타졸아마이드 사용도 감별에 듭니다.

고칼륨혈증에서는 생리식염수로 대표되는 염화물(Cl) 이온이 다량 들어 있는 수액제의 대량 투여(Cl 상승을 보상하기 위해 HCO_3^-가 감소)나 부신부전, 알도스테론 작용을 억제하여 칼륨이 축적되는 약제를 원인으로 생각할 수 있습니다.

❷ 대사알칼리증

	요중 Cl<25 mEq/L: Cl 결핍성 질환	요중 Cl>40 mEq/L: Cl 배출성 또는 미네랄코티코이드과잉증
고혈압 유효 순환 혈장량 정상~증가	생리식염수 부하 검토	원발성 알도스테론증 Cushing병 감초 등 코티코이드 작용물질 섭취 Liddle 증후군
혈압 정상~저혈압 유효 순환 혈장량 감소	구토 경비 위관에서의 위액 흡입 과거 이뇨제 사용 Cl 섭취 부족	Bartter 증후군, Gitelman 증후군 탄산수소나트륨 투여 현재 이뇨제 사용 저Mg혈증

(Galla JH. J Am Soc Nephrol. 2000; 11: 369-75 [3]. Sheta MA. N Engl J Med. 2015; 372: 2409-22[4]을 참고하여 작성)

우선 병력청취에서 원인을 추정하기 위해, 구토에 의한 위액 손실 여부, 이뇨제(특히 고리 이뇨제나 싸이아자이드 이뇨제) 사용력을 확인합니다. 탄산수소나트륨이나 산화마그네슘 복용력, 다량의 수혈(수혈제에 구연산 포함) 등의 알칼리 과다 유입 원인이 있는지 확인합니다.

다음에 신체 진찰과 초음파 소견으로 혈압과 유효 순환혈액량을 평가합니다. 아울러, 소변 Cl 농도를 확인하여 Cl 결핍형인지 Cl 배출형인지를 분류할 수 있습니다.

유효 순환 혈장량 감소에 더해 Cl 결핍성이 동반된 질환으로는 신혈류 감소에 의한 대사알칼리증(contraction alkalosis)(참고 ➡ p.428 참조)이나 구토 등을 감별합니다. 부족한 Cl 이온이나 유효 순환 혈장량을 보충하기 위해 생리식염수 투여를 검토합니다.

고혈압이 있거나 유효 순환혈액량이 정상 또는 증가한 경우에는, 알도스테론증이나 그와 유사 질환, 약제성 알도스테론 작용 항진 가능성을 고려하여 혈청 알도스테론이나 레닌 측정을 검토합니다.

※) 긴급 투석의 적응: 중증 산증, 수분 과다, 요독증, 전해질 이상(대표적으로 고칼륨혈증), 중독

참고 **Contraction alkalosis의 기전**

순환혈액량 감소나 신혈류 저하가 어떻게 대사알칼리증을 일으키는지 이해하기 어려운 분을 위해 간단하게 기전을 설명합니다[5)].

유효 순환혈액량이 감소하면, 근위 세뇨관에서 알도스테론 작용으로 나트륨(Na) 재흡수가 항진됩니다. 이에 의해 체액량을 증가시키려는 작용이 이루어집니다. 알도스테론은 Na을 재흡수할 때 HCO_3^-도 함께 재흡수하므로 대사알칼리증이 됩니다.

우리가 운동하여 땀을 흘려 순환혈액량이 약간 감소하면 모두 대사알칼리증이 될까요? 실제로 신기능이 정상이면 HCO_3^- 배출 능력이 높아 HCO_3^- 양이 곧바로 조절되어 원래 상태로 돌아갑니다. 이때 신장 장애나 중증 유효 순환혈액량 감소와 같은 중탄산 배출을 저해하는 병태생리가 있으면 대사알칼리증 상태가 유지됩니다.

❸ 호흡산증

의식장애, 기도 폐쇄, 호흡근 피로, 신경근 질환, 만성 폐쇄폐질환(COPD), 폐 손상(폐렴, 흉수 저류, ARDS 등)

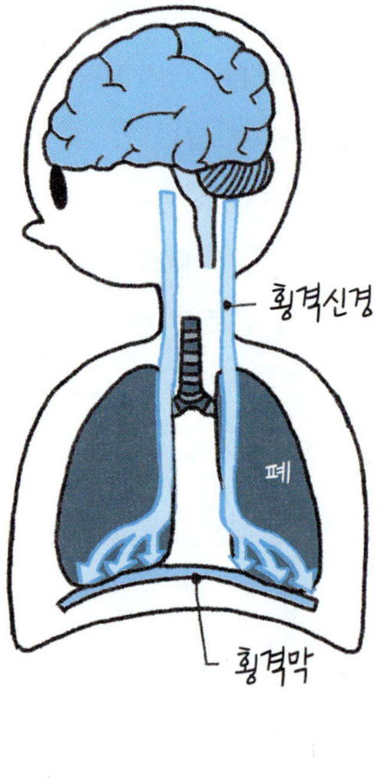

① 호흡 중추에서 명령이 내려온다
② 횡격막 등 호흡근이 각각 협조하여 수축한다
③ 폐가 음압 상태가 되어 기도에서 공기가 유입되고 가스 교환이 이루어진다

$PaCO_2$ 축적에 의해 산증이 진행되는 상태이며, II형 호흡부전인 폐포 저환기(➡ p.136)를 일으키는 원인을 검색합니다. 호흡의 기전을 고려하여, 관련된 요소 각각에 대한 평가를 진행합니다(➡ p.118 호흡 평가 참조).

❹ 호흡알칼리증

- **호흡알칼리증 = 환기량의 증가**

기전	병태
중추신경 자극	통증, 불안, 발열 등
혈중/조직 저산소	저산소혈증, 중증 빈혈 등
흉부 병변	혈흉, 폐색전증, 폐렴, 심부전 등
기타	**패혈증, 살리실산 중독**, 임신, 간부전
호흡알칼리증+AG 상승 대사산증 ➡ **패혈증, 살리실산 중독**을 감별로!	

1회 환기량의 증가나 빠른호흡에 의해 환기량이 증가하는 원인을 검색합니다. 폐렴이나 폐부종 등 산소화 이상을 일으킨 질환의 초기에 산소화를 유지하려고 빠른호흡으로 보상하므로, 호흡알칼리증이 나타날 수 있습니다. 이런 I형 호흡부전은 진행되면 의식장애나 호흡근 피로를 동반하여 II형 호흡부전의 호흡산증으로 이행될 수 있어 주의합니다.

임상적으로 놓치면 안 되는 감별질환으로 폐색전증이 있습니다. 폐색전증은 임상 소견만으로 알기 어려운 경우가 많으며, 원인이 명확하지 않은 빠른호흡이나 호흡알칼리증이 단서가 될 수 있습니다. 또한, 원인 불명의 AG 상승 대사산증에 호흡알칼리증이 동반된 경우에 가장 놓치면 안 되는 질환인 살리실산 중독과 패혈증을 의심하는 습관을 가져야 합니다.

Point! 혈액가스 분석의 검체에 동맥혈과 정맥혈 중에서 어떤 것이 적합한가?

☑ pH
- 동맥혈액가스−0.03 = 정맥혈액가스

☑ HCO_3^-
- 동맥혈액가스 + 1.03 = 정맥혈액가스

pH와 HCO_3^-는 수치를 예측할 수 있다

☑ pCO_2
- 정맥혈액가스≦45 mmHg → 동맥혈액가스≦50 mmHg
- (V는 A보다 4 정도 높음)

☑ Lac
- 정맥혈액가스로 기준 범위 내 → 동맥혈액가스도 기준 범위 내

(Bloom BM. Eur J Emerg Med. 2014; 21: 81-8[6]
Kelly AM. J Emerg Med. 2005; 28: 377-9[7]을 참고하여 작성)

정맥혈액가스는 다른 혈액과 함께 채혈할 수 있는 장점이 있지만, 동맥혈액가스는 대퇴동맥 천자나 A라인 유치 후 채취해야 하므로, 침습성과 합병증 문제 때문에 오더에 약간의 어려움이 있습니다. 정맥혈과 동맥혈의 검사 소견은 각각 위와 같이 상관관계가 있으며, pH와 HCO_3^-는 정맥혈로 동맥혈의 값을 예측할 수 있습니다. 그러나 pCO_2와 젖산 수치는 동맥혈과 정맥혈의 차이가 크기 때문에, 정맥혈로 대체할 수 없다고 생각하면 좋습니다. 또한, 폐의 가스 교환 지표인 pO_2는 동맥혈 가스로만 확인할 수 있으므로, 말초 순환부전 등의 영향으로 SpO_2가 정확히 측정되지 않으면 반드시 동맥혈을 채취해야 합니다.

① 젖산산증 평가가 필요할 때(쇼크, 장기 허혈 등)나, **② 호흡 평가(산소화, 환기)가 필요하면** 동맥혈액가스를 의뢰합니다.

요약

- ☑ **우선 기계적으로 계산하여, 배경에 있는 산염기평형을 흐트러뜨린 힘**을 밝힌다!
- ☑ 계산 결과를 **병력과 병태생리**와 비교하여 **원인 검색과 치료 개입**을 진행!
- ☑ **AG 상승 대사산증**은 빠른 원인 검색과 치료 개입 필요!

【참고문헌】

1) 藤谷茂樹. FCCS 제공자 매뉴얼 제3판. 메디칼사이언스인터네셔널 2018.
2) Kraut JA. N Engl J Med. 2014; 371: 2309-19.
3) Galla JH. J Am Soc Nephrol. 2000; 11: 369-75.
4) Sheta MA. N Engl J Med. 2015; 372: 2409-22.
5) Galla JH. J Am Soc. Nephrol. 2000; 11: 369-75.
6) Bloom BM. Eur J Emerg Med. 2014; 21: 81-8.
7) Kelly AM. J Emerg Med. 2005; 28: 377-9.

색 인

영문

A

B

C

나도 응급의료 전문가

2025년 2월 17일 인쇄
2025년 2월 27일 발행

역 자 | 김 영 설
저 자 | Yuki Mitani
감 수 | Nobuaki Shime
표지 일러스트 | 이 민 정
본문 일러스트 | Fuchi Kadono

임프린트 | 도서출판 대한의학
발행인 | 신은주
책임편집 | 황인애
출판등록 | 2003년 9월 27일 제 25100-2014-000011호
발행처 | ㈜에스앤씨퍼블리싱
주소 | 서울특별시 구로구 디지털로 288 대륭포스트타워1차 1209호
전화 | (02)921-0653
e-mail | medbook2000@daum.net
홈페이지 | www.dhmbook.co.kr
www.medbook.co.kr

정가 | 50,000원
ISBN | 979-11-5590-305-6 93510